# 临床五官科疾病综合救护精要

主　编　高　阳　王　璐　张　雷　周海辉
张丽红　何　蕾　王　胜　耿江桥

中国海洋大学出版社
·青岛·

**图书在版编目(CIP)数据**

临床五官科疾病综合救护精要 / 高阳等主编. —青岛:中国海洋大学出版社,2023.6

ISBN 978-7-5670-3517-1

Ⅰ.①临… Ⅱ.①高… Ⅲ.①五官科学-疾病-诊疗 Ⅳ.①R76

中国国家版本馆 CIP 数据核字(2023)第 098041 号

| | | | |
|---|---|---|---|
| **出版发行** | 中国海洋大学出版社 | | |
| **社　　址** | 青岛市香港东路 23 号 | **邮政编码** | 266071 |
| **出 版 人** | 刘文菁 | | |
| **网　　址** | http://pub.ouc.edu.cn | | |
| **电子信箱** | 369839221@qq.com | | |
| **订购电话** | 0532－82032573(传真) | | |
| **责任编辑** | 韩玉堂 | **电　　话** | 0532－85902349 |
| **印　　制** | 蓬莱利华印刷有限公司 | | |
| **版　　次** | 2023 年 6 月第 1 版 | | |
| **印　　次** | 2023 年 6 月第 1 次印刷 | | |
| **成品尺寸** | 185 mm×260 mm | | |
| **印　　张** | 27.75 | | |
| **字　　数** | 725 千 | | |
| **印　　数** | 1～1000 | | |
| **定　　价** | 168.00 元 | | |

发现印装质量问题,请致电 0535－5651533,由印刷厂负责调换。

# 《临床五官科疾病综合救护精要》编委会


**主　编**

高　阳　山东第一医科大学第一附属医院
　　　　山东省千佛山医院

王　璐　昆明市儿童医院

张　雷　淄博一四八医院

周海辉　烟台市烟台山医院

张丽红　长治市人民医院

何　蕾　达拉特旗人民医院

王　胜　济南市莱芜区杨庄镇卫生院

耿江桥　河北省儿童医院

**副主编**

吕　建　泰安市妇幼保健院

赵发银　石家庄市第二医院

郝俊玲　山西医科大学口腔医院
　　　　山西省口腔医院

张晓晓　山西医科大学口腔医院
　　　　山西省口腔医院

葛艳芳　阳泉煤业集团总医院

张　莹　宁夏医科大学总医院

王红霞　中国海洋大学校医院

李智敏　大同市第三人民医院

张宏娟　内蒙古赤峰市巴林右旗医院

张　燕　中国人民解放军总医院第七医学中心

刘　伟　呼和浩特市第一医院

于志涛　淄博市桓台县人民医院

李佳佳　威海口腔医院

赵　洁　东营爱尔眼科医院

刘翠莲　呼伦贝尔市中蒙医院

程　微　宜昌爱尔眼科医院

王嘉珺　长治医学院附属和平医院

**编　委**

卢　虹　贵州医科大学附属口腔医院

张　佳　山西医科大学口腔医院
　　　　山西省口腔医院

# 前　言

耳鼻咽喉头颈诸器官在解剖结构、生理功能和疾病的发生发展方面相互之间有着紧密的联系。随着现代医学的迅猛发展，耳鼻咽喉头颈外科疾病的诊断和治疗水平也取得了长足的进步。五官科疾病相关内容包括耳鼻喉科疾病、眼科疾病、口腔科疾病。五官科各科室疾病分类复杂，且诊断与治疗方法较多。为适应当前耳鼻咽喉头颈外科的发展形势，满足广大医务工作者的需要，我们编写了本书。

本书涵盖耳鼻咽喉科、眼科、口腔科等多科室的相关内容，将大量的五官科疾病相关知识以一种容易阅读的形式呈现给读者。书中内容包括疾病的检查、临床表现、诊断、治疗等内容，层次分明，临床实践性强，具有较强的科学性与临床应用价值，可作为广大基层医生、临床医师的参考用书。

本书编写设置：主编高阳编写了前言、第四章第十二节至第十七节、第四章第二十八节至第二十九节、第四章第四十五节至第四十六节，共40.98千字；主编王璐编写了第六章第一节至第十一节，共30.76千字；主编张雷编写了第二章第十一节至第十三节、第三章第三节、第三章第五节，共20.84千字；主编周海辉编写了第四章第五节、第四章第十节至第十一节、第四章第三十节至第三十二节，共20.81千字；主编张丽红编写了第十章第一节至第六节，共20.78千字；主编何蕾编写了第四章第一节至第三节、第四章第十八节至第二十节、第四章第二十四节至第二十七节，共50.93千字；主编王胜编写了第四章第七节至第九节、第四章第三十三节，共20.71千字；主编耿江桥编写了第九章，共20.64千字；副主编吕建编写了第一章第十五节、第二章第十四节，共20.61千字；副主编赵发银编写了第五章第四节至第六节，共10.72千字；副主编郝俊玲编写了第八章，共50.87千字；副主编张晓晓编写了

第七章第一节至第五节、第七章第七节至第九节，共 50.82 千字；副主编葛艳芳编写了第一章第一节至第十节、第一章第十三节、第一章第十六节、第二章第十节、第三章第六节至第七节、第三章第十二节至第十四节，共 50.75 千字；副主编张莹编写了第五章第二十五节至第二十九节，共 30.74 千字；副主编王红霞编写了第五章第一节至第二节、第五章第三十节至第三十一节、第十章第七节至第八节，共 32.74 千字；副主编李智敏编写了第四章第四节、第四章第六节、第四章第二十一节至第二十三节、第四章第三十八节至第四十二节、第四章第四十七节至第四十九节，共 50.71 千字；副主编张宏娟编写了第五章第七节至第九节，共 10.68 千字；副主编张燕编写了第四章第三十五节至第三十六节，共 5.84 千字；副主编刘伟编写了第一章第十一节至第十二节、第二章第一节至第九节、第三章第一节、第三章第四节、第三章第八节至第十一节，共 50.64 千字；副主编于志涛编写了第四章第三十四节，共 5.72 千字；副主编李佳佳编写了第七章第六节，共 5.63 千字；副主编赵洁编写了第四章第四十三节至第四十四节，共 5.54 千字；副主编刘翠莲编写了第一章第十四节、第三章第二节，共 10.62 千字；副主编程微编写了第四章第三十七节，共 5.46 千字；副主编王嘉珺编写了第五章第十节至第二十四节，共 50.51 千字；编委卢虹编写了第六章第十二节，共 2.87 千字；编委张佳编写了第五章第三节，共 3.25 千字。

本书虽经反复讨论、修改和审阅，但由于我们的水平和能力有限，书中不足之处在所难免，敬请广大读者批评指正。

编者

2023 年 3 月

# 目　录

# 第一章　耳部疾病

## 第一节　耳郭及外耳道创伤

### 一、病因

耳郭创伤是外耳创伤中的常见病，因为耳郭暴露于头颅两侧，易遭各种外力损伤。原因有机械性挫伤、锐器或钝器所致撕裂伤、冻伤等。前两种多见，耳郭创伤可单独发生，也可伴发邻近组织的创伤。如累及外耳道，可引起外耳道狭窄或闭锁。

因耳郭独特的组织结构和解剖形态，受伤后产生的症状和后果也有一定的特点。耳郭是由较薄的皮肤覆盖在凹凸不平的软骨上组成，耳郭前面皮肤较薄与软骨紧密相贴；耳郭后面皮肤较厚，与软骨粘贴疏松。耳郭软骨薄而富有弹性，是整个耳郭的支架，耳郭软骨如因外伤、感染发生缺损或变形则可造成耳郭的畸形，影响外耳的功能和外观，且此种畸形的修复较困难，故对耳郭的外伤处理要给予重视。

### 二、临床表现

不同原因所致耳郭创伤在不同时期出现的症状亦不同。常见症状表现：早期有血肿、出血、耳郭撕裂，破损处感染；后期多为缺损或畸形。

出血多见于耳郭撕裂伤，大出血常见于耳郭前面的颞浅动脉和耳郭后面的耳后动脉受损。血肿常见于挫伤时出血积于皮下或软骨膜下呈紫红色半圆形隆起，面积视外力大小不同。因耳郭皮下组织少，血液循环差，血肿不易吸收，处理不及时可形成机化致耳郭增厚，大面积血肿可导致感染、软骨坏死、耳郭畸形。

### 三、治疗

治疗原则：及时清创止血，控制感染，预防畸形。耳郭局部裂伤可以小限度切除挫灭创缘，皮肤和软骨膜对位缝合；耳郭完全离断如试行缝合存活希望不大时，可仅将耳郭软骨剥离并埋于皮下以备日后成形之用。

当耳郭形成血肿时，应早期行抽吸治疗，大面积血肿应尽早手术切开清除积血，以免继发感染。血肿或开放性创口均易引发感染，多见绿脓假单胞菌和金黄色葡萄球菌感染，故应选用相应的敏感的抗生素，感染可造成软骨坏死液化，愈合后瘢痕挛缩出现耳郭畸形，再行手术矫正很难达到理想的成形。外耳道皮肤伴有裂伤时应同时清创，将皮肤和软骨对位并用抗生素软膏纱条压迫，以防继发瘢痕性狭窄或闭锁。

（葛艳芳）

## 第二节　鼓膜创伤

### 一、病因

鼓膜位于外耳道深处，在传音过程中起重要作用，鼓膜创伤常因直接外力或间接外力作用所致，如用各种棒状物挖耳、火星溅入、小虫飞入、烧伤、掌击、颞骨纵形骨折、气压伤等。

### 二、临床表现

(1)患者可感突然耳痛、耳道出血、耳闷、听力减退、耳鸣。气压伤时，还常因气压作用使听骨强烈震动而致内耳受损，出现眩晕、恶心、混合性听力损伤。

(2)耳镜检查可见鼓膜多呈裂隙状穿孔，穿孔边缘及耳道内有血迹或血痂，颞骨骨折伴脑脊液漏时，可见有清水样液渗出。听力检查为传导性听力损失或混合性听力损失。

(3)鼓膜创伤有时可伴有听骨链中断，听力检查可表现为明显的传导性听力损失。

### 三、治疗

应用抗生素预防感染，外耳道酒精擦拭消毒，耳道口放置消毒棉球，保持耳道内清洁干燥。预防上呼吸道感染，嘱患者勿用力擤鼻涕。如无继发感染，局部禁止滴入任何滴耳液。小的穿孔如无感染一般可自行愈合；较大穿孔可在显微镜下无菌操作将翻入鼓室内的鼓膜残缘复位，表面贴无菌纸片可促进鼓膜愈合。穿孔不愈合者可择期行鼓膜修补术。

（葛艳芳）

## 第三节　先天性耳畸形

### 一、先天性耳前瘘管

先天性耳前瘘管是临床常见的先天性耳畸形，为胚胎发育时期第 1、2 鳃弓的耳郭原基融合不良或是第 1 鳃沟封闭不全所致。遗传特征为常染色体显性遗传。

#### (一)临床表现

瘘管多为单侧，少数为双侧。瘘口多位于耳轮角前，少数可在耳郭之三角窝或耳甲腔部，另一端为盲管。一般无症状，按压时可有少许白色黏稠性或干酪样分泌物自瘘口溢出，局部有瘙痒不适。如继发感染，局部红肿疼痛或化脓，反复感染可致脓肿或囊肿，破溃后形成脓瘘或瘢痕。

#### (二)治疗

无症状或无感染者可不进行处理。局部瘙痒、有分泌物溢出者，宜行手术切除。急性感染者，全身使用抗生素，若形成脓肿，先切开排脓，待感染控制后再行手术切除。

### 二、先天性外耳及中耳畸形

先天性外耳及中耳畸形常同时发生，多为单侧。前者系第 1、2 鳃弓发育不良及第 1 鳃沟发育障碍所致。后者常伴有第 1 咽囊发育不全，可导致鼓室内结构、咽鼓管甚至乳突发育畸形等。临床上习惯统称为先天性小耳畸形。与遗传、胚胎期药物损害或病毒感染有关。

#### （一）临床表现

按畸形发生的部位和程度分为 3 级。第 1 级：耳郭小而畸形，各部尚可分辨；外耳道狭窄或部分闭锁，鼓膜存在，听力基本正常。第 2 级：耳郭呈条索状，外耳道闭锁，鼓膜未发育，伴传导性聋，为临床常见类型。第 3 级：耳郭残缺，外耳道闭锁伴有内耳功能障碍，伴混合性或感音神经性聋。此型发病率最低。第 2 级、3 级畸形如伴颌面发育不全者，称为下颌面骨发育不全。单侧发病者，不影响语言功能，双侧者因听觉障碍可致语言发育不良。

#### （二）治疗

酌情手术治疗。单耳畸形而另一耳听力正常者其耳郭畸形矫正一般主张在成年后进行。单侧外耳道闭锁伴感染性瘘管或胆脂瘤者，视具体情况尽早考虑手术。双耳畸形伴中度以上传导性聋者，可于 2 岁后行耳道及鼓室成形术，以提高听力，促进患儿语言、智力的发育。

### 三、先天性内耳畸形

先天性内耳畸形的病种繁多，诊断较难，临床最常见的内耳畸形有以下两种。

#### （一）大前庭水管综合征

常染色体隐性遗传病，一般在 2 岁左右开始发病，主要表现为听力波动性下降，最后可致全聋。主要通过高分辨 CT 确诊。目前尚无有效治疗方法，极重度聋者可行人工耳蜗植入术。

#### （二）先天性耳蜗畸形

最常见的内耳畸形，主要为常染色体显性或隐性遗传病，也可为非遗传因素所致。其主要表现为出生即无听力，或 1～2 岁时才出现听力减退，耳聋性质主要为感音神经性聋。临床主要根据听力学及影像学检查确诊本病，目前尚无有效治疗方法。

（葛艳芳）

## 第四节　耳郭假性囊肿

耳郭假性囊肿亦称耳郭软骨间积液、耳郭浆液性软骨膜炎、耳郭非化脓性软骨膜炎等，系指耳郭软骨夹层内的非化脓性浆液性囊肿，表现为耳郭前面上方的囊肿样隆起。本病多发于 20～50 岁的成年人，男性多于女性。

### 一、病因

病因不明，可能与耳郭受到挤压、触摸等机械刺激致局部循环障碍，引起组织间无菌性炎性渗出积聚等有关。

### 二、临床表现

（1）小囊肿可无症状，大的可有胀感、波动感、灼热感或痒感等症状，但常无痛感。

（2）患者常无意发现耳郭前面上半部出现一个局限性逐渐增大的无痛性囊性隆起，多位于舟状窝和三角窝，分界清楚，皮肤颜色正常，有良好透光性。

(3)穿刺抽吸时可吸出淡黄色清亮液体，蛋白质含量丰富，培养无细菌生长。

### 三、治疗

方法较多，主要目的是促进囊壁纤维化，防止液体再生，使囊壁粘连愈合。

(1)发病早期无明显积液者，可用冷冻、紫外线照射、超短波、磁疗、射频等物理疗法，以制止渗出，促进吸收。

(2)积液明显者，在严格无菌条件下采取穿刺抽液加压包扎，亦可用15%高渗盐水、50%葡萄糖溶液、平阳霉素或1%～2%碘酊等在抽液后注入囊腔做挤压包扎，促进囊壁粘连愈合。

(3)经上述治疗效果不佳者行手术治疗。在局麻或全麻下，在囊肿隆起最明显处切除部分前壁，刮除肉芽及增厚组织后用无菌纱布加压包扎。

（葛艳芳）

## 第五节　耵聍栓塞

耵聍栓塞是指外耳道耵聍分泌或积聚过多，形成较硬团块阻塞外耳道。

### 一、临床表现

常因阻塞的程度和位置而有不同症状。未完全阻塞者多无症状；完全阻塞者有听力减退；耳胀闷不适。

如果鼓膜受到刺激，可引起眩晕、耳鸣及听力减退；如果外耳道皮肤受到刺激，可致外耳道炎。检查可见棕黑色或黄褐色团块阻塞外耳道，质地坚硬或松软如泥。

### 二、治疗

取出外耳道耵聍。

(1)较小或成片状、可活动、未完全阻塞外耳道的耵聍用枪状镊或耵聍钩取出。较软耵聍可将其与外耳道壁分离后用枪状镊分次取出。

(2)耵聍钩取出法：对较硬者，用耵聍钩沿外耳道后上壁与耵聍之间轻轻伸入到耵聍后部，转动耵聍钩扎入耵聍团块中央，慢慢向外拉出。

(3)冲洗法：对坚硬如石、首次难以取出者，用5%碳酸氢钠溶液或1%～3%酚甘油滴耳，每天4～6次，经2～3 d待耵聍软化后用温水将其冲出。如伴外耳道狭窄、外耳道炎、化脓性中耳炎，忌冲洗。

(4)抽吸法：对忌用冲洗法或用药物软化耵聍后用冲洗法不能取出者，可用吸引器慢慢将其吸出。

（葛艳芳）

# 第六节　外耳道疖

外耳道疖是外耳道皮肤毛囊、皮脂腺或耵聍腺的局限性化脓性炎症。致病菌主要为葡萄球菌。

## 一、病因

挖耳损伤外耳道皮肤后继发感染为最常见原因；游泳、洗头、洗澡时污水入耳及外耳道冲洗、中耳长期流脓、外耳道湿疹等诱发细菌感染，易致本病；全身因素，如糖尿病、身体虚弱等情况下易患本病。

## 二、临床表现

(1)早期以剧烈跳动性耳痛为主要症状，张口、咀嚼、打呵欠时加重，可放射至同侧头部，可伴耳前、耳后或耳下淋巴结肿大及压痛。多有全身不适。检查可见外耳道软骨部有局限性红肿，有明显触痛、耳屏压痛和耳郭牵拉痛，此点可作为与急性中耳炎耳痛的鉴别。晚期脓肿破溃后有脓性或脓血性分泌物排出，耳痛减轻。

(2)外耳道后壁疖肿可使耳后皮肤红肿，引起耳后沟消失和耳郭外突，易误诊为乳突炎。外耳道前下壁疖肿可致耳屏前下方肿痛，易误诊为腮腺炎。

## 三、治疗

(1)早期未化脓时，用10%鱼石脂甘油或1%～3%酚甘油滴耳，或用纱条浸上述药液后敷于患处，每日更换1～2次。可配合局部热敷、超短波照射等物理疗法。

(2)疖肿成熟而未破溃者及时挑破或沿外耳道长轴方向切开排脓，脓腔置入浸有抗生素的纱条或橡皮条引流。

(3)感染严重者，在局部治疗的同时全身使用抗生素控制感染，服用镇静剂、止痛药等。

（葛艳芳）

# 第七节　弥漫性外耳道炎

弥漫性外耳道炎是指外耳道皮肤及皮下组织的急、慢性弥漫性炎症。

## 一、病因

致病菌多为金黄色葡萄球菌、链球菌、铜绿假单胞菌和变形杆菌等，外耳道被液体浸渍、外伤、耵聍缺乏、化脓性中耳炎脓液的刺激、变态反应等为其诱因。糖尿病患者及变应体质者易反复发作。

## 二、临床表现

1.急性弥漫性外耳道炎

初期出现耳痛、灼热，随病情发展耳痛加剧，伴稀薄或黏稠分泌物流出。检查有耳郭牵引痛和耳屏压痛，外耳道皮肤弥漫性红肿，或有溃烂、分泌物积聚，有时可见小脓疱，外耳道腔变窄，可有耳周淋巴结肿痛。

2.慢性弥漫性外耳道炎

常见耳痒不适，伴少量渗出物。外耳道皮肤增厚、皲裂、脱屑，或附着痂皮，外耳道深部可有带臭味的分泌物积聚，严重者可造成外耳道狭窄。

### 三、治疗

1.急性弥漫性外耳道炎

清洁外耳道，保持局部清洁、干燥和引流通畅，使外耳道处于酸性环境。除不进行切开引流之外，其他治疗同外耳道疖。

2.慢性外耳道炎

先清除外耳道内的皮屑、分泌物及痂皮，用含抗生素和糖皮质激素霜剂、糊剂或合剂局部涂敷。

（葛艳芳）

## 第八节　外耳湿疹

外耳湿疹是指耳郭、外耳道及其周围皮肤的变应性、多形性的浅表性炎症。一般分为急、慢性两类。

### 一、病因

可能与变态反应、精神-神经因素、内分泌失调、代谢障碍等有关。药物、外耳道长期脓液刺激或其他过敏物质刺激，以及鱼、虾、蟹、牛奶、肠寄生虫、毛织品、化妆品、湿热等为其可能的变应原。

### 二、临床表现

1.急性湿疹

多见于婴儿，局部剧痒，伴有烧灼感。检查见外耳皮肤红肿、散在红斑或粟粒状小丘疹及半透明的小水疱，水疱破溃后流出黄水样分泌物，出现红色糜烂面，分泌物结痂后黏附其上。如继发感染，则皮损扩大，渗液增多，可出现浅小溃疡。

2.慢性湿疹

自觉剧痒，外耳皮肤增厚、粗糙、皲裂、结痂、脱屑、局部色素沉着等，累及鼓膜，可致轻度传导性聋及耳鸣。

### 三、治疗

（1）祛除病因，避免接触致敏原，调整饮食，忌酒及避免进食具有较强变应原性的食物。

（2）局部严禁搔抓，忌用热水或肥皂水清洗，或涂擦有刺激性的药物。

（3）渗出液较多者先用3％双氧水或炉甘石洗剂清洗局部，再3％硼酸溶液或15％氧化锌溶液湿敷。渗出液较少者先涂擦1%～2%甲紫液，干燥后涂抹糖皮质激素霜剂或软膏、氧化锌油或糊剂等。

(4)慢性湿疹皮肤增厚或皲裂者，可用10%～15%硝酸银涂擦或3%水杨酸软膏涂敷患处。

(5)全身治疗可选用具有抗过敏作用的药物，口服大量维生素C，继发感染者全身和局部使用抗生素。

（葛艳芳）

## 第九节　外耳道真菌病

外耳道真菌病又称真菌性外耳道炎，是侵入外耳道或外耳道内的条件致病性真菌，在适宜条件下繁殖引起的外耳道的炎性病变。

### 一、病因

致病真菌以曲霉菌、青霉菌及念珠菌等较常见。外耳道进水、挖耳损伤、中耳流脓、长期全身或局部使用抗生素、糖皮质激素等均可诱发真菌感染。

### 二、临床表现

轻者可无症状。一般表现为耳内瘙痒及闷胀感，甚至是奇痒，以夜间为甚。如脱屑与菌丝共同形成的痂皮阻塞外耳道或覆盖鼓膜时可出现听力减退及耳鸣。继发感染可有外耳道肿胀、疼痛及流脓等症状。

检查见外耳道深部和鼓膜表面覆盖白色、灰色或黄黑色粉末状或绒毛状霉苔，形如薄膜、细丝、碎屑，为筒状或块状，去除后可见患处充血、肿胀、轻度糜烂等。

### 三、治疗

清除外耳道内的痂皮和分泌物，保持干燥。用1%～3%柳酸酒精或1%～2%麝香草酚酒精溶液涂耳。亦可局部涂用克霉唑、咪康唑、酮康唑、氟康唑等的霜剂或软膏。

（葛艳芳）

## 第十节　分泌性中耳炎

分泌性中耳炎是以中耳积液及传导性聋为主要特征的中耳非化脓性炎性疾病，为耳鼻喉科常见疾病之一。多发于冬春，以儿童多见，是儿童和成人听力下降的常见原因之一。中耳积液可为浆液性分泌物、渗出液或黏液。本病可分为急性和慢性两种。急性者病程持续6～8周，病程超过8周未愈者为慢性。慢性分泌性中耳炎亦可缓慢起病或由急性分泌性中耳炎反复发作迁延而来。

## 一、病因

目前认为咽鼓管功能障碍、中耳局部感染和变态反应等为其主要病因。

1.咽鼓管功能障碍

(1)机械性阻塞:咽鼓管咽口受到周围组织的压迫或阻塞,如腺样体肥大、肥厚性鼻炎、鼻咽部淋巴组织或肿瘤增生、慢性鼻窦炎脓性分泌物、长期后鼻孔及鼻咽部填塞等。

(2)非机械性阻塞:小儿咽鼓管软骨弹性差,司其开闭的肌肉薄弱、收缩无力,中耳易产生负压。当鼓室处于负压时,软骨段易塌陷,导致管腔狭窄或阻塞;腭裂患者因腭肌肉无中线附着点,以致吞咽时咽鼓管不能主动开放;因细菌蛋白溶解酶破坏,使咽鼓管表面活性物质减少,致管内表面张力升高,影响咽鼓管的正常开放。

(3)咽鼓管的清洁与防御功能障碍:咽鼓管黏膜上皮的纤毛细胞及其上方的黏液毯共同组成"黏液纤毛输送系统",通过纤毛向咽口的单向摆动将中耳内的异物和分泌物运输到鼻咽部。如纤毛运动障碍可致中耳分泌物积聚。此外,因咽鼓管壁周围组织弹性降低等因素导致的咽鼓管关闭不全亦有利于病原体进入中耳。

2.中耳局部感染

近年来研究发现在中耳积液中检测出细菌、病毒等病原微生物,结合组织学检查结果及临床征象,提示本病可能是轻型或低毒性细菌或病毒等感染所致。

3.变态反应

在中耳积液中检测出细菌的特异性抗体和免疫复合物、补体系统、溶酶体酶以及前列腺素等炎性介质,提示慢性分泌性中耳炎可能是一种由抗体所介导的免疫复合物疾病。

4.其他

任何原因导致的全身或局部抵抗力低下都可诱发本病,其中母亲吸烟、哺乳方法不当、居住环境不良、腭裂及家族成员中有本病病史等为患本病的危险因素。

## 二、临床表现

1.症状

(1)听力减退:急性患者发病前大多有感冒病史,以后听力渐降,伴自听增强。慢性者起病隐匿,患者常说不清具体的发病时间。当头位前倾或偏向健侧时,因积液离开蜗窗,听力可暂时改善。积液黏稠时,听力不随头位改变而改变。小儿大多表现为对父母呼唤声反应迟钝、注意力不集中、学习成绩下降等。

(2)耳痛:急性患者常有持续性轻微耳痛,慢性患者耳痛不明显。

(3)耳鸣:一般不重,多为低调间歇性,如"噼啪"声。头部运动或打呵欠、擤鼻、鼓气时,耳内可出现流水声。

(4)耳内闭塞感:耳内闭塞或闷胀感常为成人患者就诊的主诉原因,按压耳屏后可暂时减轻。

2.检查

(1)鼓膜:急性者松弛部或全鼓膜有放射状扩张的血管,并出现内陷,表现为光锥缩短、变形或消失,锤骨柄向后上移位,锤骨柄短突明显外突。鼓室积液时,鼓膜呈淡黄色、橙红色或琥珀色。慢性者可呈乳白色或灰蓝色,如毛玻璃状,鼓膜紧张部有扩张的微血管。若液体未充满鼓室,可透过鼓膜见到液平面,此液平面呈凹面向上,头位改变时,其与地面的平行关系不变。

有时透过鼓膜可见到液中气泡，咽鼓管吹张后气泡可移位、增多。

(2)鼓气耳镜检查见鼓膜活动受限。

(3)听力检查：音叉试验及纯音听阈测试均显示传导性聋。听力损失轻重不一，且以低频为主，高频气导及骨导亦可下降，积液排出后听力即改善。少数患者因细菌及毒素经卵圆窗致耳蜗毛细胞受损而合并感音神经性聋。声导抗图对本病诊断有重要价值，平坦型(B 型)为本病的典型曲线，负压型(C 型)显示咽鼓管功能不良，部分患者有鼓室积液。

(4)颞骨 CT 检查：可见鼓室内不同程度的密度增高，乳突气房中可见有液平面。

## 三、诊断

根据病史、临床表现及听力学检查结果，诊断一般不难。必要时可做鼓膜穿刺确诊。

## 四、鉴别诊断

1. 鼻咽癌

对于一侧慢性分泌性中耳炎的成人患者，应常规仔细做鼻咽部检查、血清 EBV-VCA-IgA 抗体测定，以排除鼻咽癌的可能。必要时做电子鼻咽镜、鼻咽部 CT 或 MRI 检查及鼻咽部活检。

2. 脑脊液耳漏

此为先天性颞骨缺损破裂或骨折、内耳畸形等鼓膜完整者，脑脊液积于中耳产生类似分泌性中耳炎的临床表现。根据先天性感音神经性聋病史或头颅外伤史、鼓室液体的实验室检查结果及颞骨 X 线或 CT 检查等可鉴别。

3. 胆固醇肉芽肿

原因不明，亦称特发性血鼓室，可为分泌性中耳炎的晚期并发症。鼓室内有棕褐色液体，可见胆固醇结晶，鼓室及乳突气房内有暗红色或棕褐色肉芽肿，内有铁红/黄素与胆固醇结晶溶解后形成的裂隙，伴异物巨细胞反应。鼓膜呈蓝色或蓝黑色。颞骨 CT 检查有助于诊断。

## 五、治疗

病因治疗、清除中耳积液及改善中耳通气和引流为本病的治疗原则。

1. 非手术治疗

(1)抗生素：急性者可根据病情选用青霉素类、头孢菌素类或氟喹诺酮类药物。

(2)保持鼻腔和咽鼓管通畅：1%麻黄碱或 1%麻黄碱与含糖皮质激素的抗生素复合滴鼻液交替滴鼻，每天 3～4 次。可配合捏鼻鼓气法、导管法或波氏球法行咽鼓管吹张。

(3)糖皮质激素：选用长、中效类糖皮质激素短暂口服，以抑制炎症反应。

(4)促进纤毛运动：选用稀化黏素类药物以促进纤毛运动，降低咽鼓管黏膜表面张力和咽鼓管开放的压力。

2. 手术治疗

(1)鼓膜穿刺术：在无菌技术下做鼓膜穿刺抽吸积液，必要时可经 1～2 周重复穿刺，可于抽液后注入 α-糜蛋白酶、糖皮质激素等。

(2)鼓膜切开术：适用于鼓室积液较黏稠，鼓膜穿刺不能吸尽，或反复穿刺抽吸后迅速生成，或小儿不合作，局麻下无法做鼓膜穿刺等。

(3)鼓室置管术：病情迁延不愈或反复发作的慢性分泌性中耳炎、胶耳及因鼻咽癌等做头部放疗后咽鼓管功能不能在短期恢复者，均可在鼓膜切开抽吸积液后在切口处放置一通气管，改善通气引流，促进咽鼓管功能恢复。通气管留置时间一般为6～8周，最长不超过3年。

(4)积极治疗鼻及咽喉疾病：如鼻中隔矫正、鼻息肉摘除、下鼻甲手术、腺样体切除、扁桃体切除等。

（葛艳芳）

# 第十一节　急性化脓性中耳炎

急性化脓性中耳炎是感染所致的中耳黏膜的急性化脓性炎症。本病好发于儿童，冬春季多见，以耳痛、听力减退、鼓膜穿孔、耳漏为其主要临床特征。

## 一、病因

主要致病菌为流感嗜血杆菌、肺炎链球菌、溶血性链球菌、葡萄球菌及铜绿假单胞菌等。常见感染途径有以下几种。

1. 咽鼓管途径

咽鼓管途径最常见。

(1)急性上呼吸道感染：上呼吸道的急性炎症向咽鼓管蔓延，引起咽鼓管黏膜充血、肿胀，纤毛运动障碍，导致潜伏于鼻腔、咽部等的细菌经咽鼓管侵入中耳，引起感染。

(2)急性传染病：患猩红热、麻疹、百日咳、白喉、流感、伤寒等病时，病原微生物循咽鼓管引起本病。

(3)不当的鼻腔冲洗、鼻咽部填塞、捏鼻鼓气或擤鼻、咽鼓管吹张及在不洁的水中游泳或跳水等，致病菌可循咽鼓管侵入中耳。

(4)婴幼儿咽鼓管短而宽，鼓口位置较低，哺乳位置不当，如平卧哺乳，乳汁可经此途径进入中耳。咽部致病菌亦可易循咽鼓管侵入中耳。

2. 外耳道鼓膜途径

致病菌因鼓膜外伤，中耳炎遗留的鼓膜穿孔，未遵循无菌操作的鼓膜穿刺术、鼓膜切开术、鼓室置管术等，由外耳道进入中耳。

3. 血行感染

血行感染罕见。

## 二、临床表现

1. 症状

(1)全身症状：轻重不一。穿孔前，症状较重，可有畏寒、发热、倦怠、食欲减退等。

小儿全身症状常较成人重，可有高热、惊厥，常伴恶心、呕吐、腹泻等消化道症状。鼓膜穿孔后，体温很快下降，全身症状明显减轻。

(2)耳痛：本病的早期症状。耳深部剧痛，如搏动性跳痛或刺痛，可经三叉神经向同侧头部或牙齿放射，吞咽、咳嗽、打喷嚏时疼痛加重。鼓膜穿孔后疼痛顿减。

(3)耳鸣及听力减退：发病早期常有低调耳鸣，听力渐降。耳痛剧烈者，耳鸣可不被察觉。

鼓膜穿孔后听力有所提高。

(4)流脓：鼓膜穿孔后耳内有液体流出，初为浆液-血水样，以后变为黏脓性或脓性分泌物。

2.检查

(1)耳镜检查：病初，鼓膜松弛部充血，锤骨柄和紧张部周边见扩张的、呈放射状的血管。以后鼓膜逐渐出现弥漫性充血、肿胀，其标志不易辨认。如病情没得到及时控制，将发生鼓膜穿孔。穿孔多发生在鼓膜紧张部，开始穿孔很小，不易看清，清洁外耳道分泌物后在电耳镜下可见穿孔处有搏动亮点，中耳分泌物从该处流出。

(2)触诊：乳头部及鼓窦区有压痛。

(3)听力检查：多为传导性聋，少数可为感音神经性聋或混合性聋。

(4)血常规：白细胞总数增多，中性粒细胞增多，鼓膜穿孔后血常规逐渐恢复正常。

## 三、诊断

根据病史和临床表现即可确诊。

## 四、治疗

祛除病因、控制感染和通畅引流为本病的治疗原则。

1.病因治疗

积极治疗鼻腔、鼻窦、鼻咽部等邻近组织的慢性疾病，有利于预防中耳炎的复发。

2.局部治疗

(1)鼓膜穿孔前：①2%苯酚甘油滴耳，以消炎、止痛。鼓膜穿孔后应立即停用，以防腐蚀鼓室黏膜。慢性化脓性中耳炎患者忌用。②1%麻黄碱和含糖皮质激素的抗生素滴鼻液交替滴鼻，以改善咽鼓管的引流。③全身及局部症状重，鼓膜膨出明显，经治疗无明显好转；或鼓膜穿孔太小，分泌物引流不畅；或疑有急性乳突炎并发但尚无需立即手术者，应在无菌操作下行鼓膜切开术，以通畅引流、促进炎症的消退。

(2)鼓膜穿孔后：①局部清洁，用3%双氧水或3%硼酸溶液彻底清洗、拭净外耳道分泌物，或用吸引器吸尽分泌物；②用无耳毒性的抗生素滴耳液滴耳，如0.3%泰利必妥滴耳液、0.25%氯霉素滴耳液、0.1%复方利福平滴耳液等；③当脓液减少、炎症减轻时，用3%硼酸酒精甘油或3%硼酸酒精或5%氯霉素甘油等滴耳；④炎症完全消退后，部分患者穿孔可自行愈合，如不能愈合者，可行鼓膜成形术。

3.全身治疗

(1)尽早足量使用有效抗菌药物控制感染，彻底治愈。

(2)注意休息，清淡饮食，保持大便通畅。重症者应给予支持疗法。

（刘　伟）

# 第十二节　慢性化脓性中耳炎

慢性化脓性中耳炎是中耳黏膜、骨膜或骨质的慢性化脓性炎症，常合并慢性乳突炎。本病为耳科常见病，病变不仅位于鼓室，还常侵犯鼓窦、乳突及咽鼓管，可导致颅内、外并发症而危及患者生命。鼓膜穿孔、耳内长期反复流脓和听力下降为主要临床特征。

## 一、病因

(1)急性化脓性中耳炎未及时有效治疗或治疗不当,病程迁延6周以上转为慢性。或急性坏死性中耳炎病变深达骨膜及骨质,组织损害严重,迁延为慢性。

(2)鼻腔、鼻窦等邻近组织的慢性疾病,咽鼓管引流不畅或长期阻塞者,易致中耳炎反复发作。

(3)全身或局部抵抗力低下,如全身慢性疾病、传染性疾病、营养不良等,尤其是婴幼儿,急性中耳炎易转变为慢性。

(4)常见致病菌为金黄色葡萄球菌、铜绿假单胞菌、变形杆菌、大肠埃希菌、表皮葡萄球菌等,以革兰氏阴性菌较多见。病程较长者常出现两种或两种以上细菌的混合感染,且菌种可发生改变。无芽孢厌氧菌感染或其与需氧菌的混合感染逐年增多。

## 二、病理改变及临床表现

根据病理改变及临床表现可将本病分为单纯型、骨疡型、胆脂瘤型。

1. 单纯型

单纯型最多见。病变主要局限于鼓室黏膜,病理表现为鼓室黏膜充血、水肿、增厚及炎细胞浸润,杯状细胞及腺体分泌活跃。主要临床表现为间歇性耳流脓,量多少不等。上呼吸道感染时,流脓发作或脓量增多;脓液呈黏液性或黏脓性,一般不臭,鼓膜穿孔位于紧张部,无肉芽及胆脂瘤,听觉障碍一般为轻度传导性聋。CT检查提示无肉芽或息肉。

2. 骨疡型

骨疡型亦称坏死型或肉芽型。病变较重,超出黏膜组织,深达骨膜、骨质。病理表现为黏膜组织广泛破坏,听小骨、鼓环、鼓窦及乳突小房均可发生出血、坏死,鼓室内有肉芽或息肉形成。主要临床表现为耳内持续少量流脓,常带臭味。鼓膜发生边缘性穿孔,通过穿孔见鼓室内有息肉或肉芽。听力下降明显。患儿乳突发育严重受影响,呈硬化型。乳突X线片提示骨质破坏。此型中耳炎可发生各种并发症。

3. 胆脂瘤型

此型非真性肿瘤,是因鼓膜、外耳道的复层鳞状上皮经穿孔向中耳腔生长堆积而成的囊性结构,其外由纤维组织包围,内含脱落上皮、角化物和胆固醇结晶,故称为胆脂瘤。病理表现为胆脂瘤对周围骨质的直接压迫,或由于其基质及基质下方的炎性肉芽组织产生的多种酶和前列腺素等物质使周围骨质脱钙,骨壁破坏,同时胆脂瘤分泌产生的肿瘤坏死因子-α对骨质破坏也起一定作用。胆脂瘤可分为先天性和后天性。先天性者是由胚胎外胚层组织遗留于颅骨发展而成。后天性者形成的确切机制不清楚,目前主要的学说有袋状内陷学说、上皮移入学说、鳞状上皮化生学说、基底细胞增殖学说等。主要临床特征:伴感染的胆脂瘤型耳内长期流带血丝及特殊恶臭的脓液,量多少不一,但后天性原发性者早期可无流脓症状。鼓膜松弛部穿孔或紧张部后上方发生边缘性穿孔,从穿孔处可见鼓室内有灰白色鳞状或豆腐渣样物,奇臭。一般具有不同程度的传导性聋。CT检查上鼓室、鼓窦或乳突提示有骨质破坏,边缘多硬化,但浓密、整齐。

## 三、诊断与鉴别诊断

根据病史、鼓膜穿孔、鼓室改变结合颞骨CT检查即可诊断。但应与中耳癌、结核性中耳乳突炎等相鉴别。

## 四、治疗

治疗原则为消除病因，控制感染，清理病灶，通畅引流，恢复听力。

1. 病因治疗

及时治疗上呼吸道疾病，如慢性鼻窦炎、慢性扁桃体炎等；及时治愈化脓性中耳炎。

2. 局部药物与手术治疗

(1)单纯型：以局部用药为主。在局部用3%过氧化氢彻底清洗拭干后滴入抗生素、激素等滴耳液，忌用粉剂及有耳毒性、腐蚀性的药物。如鼓室黏膜充血、水肿，有脓性或黏脓性分泌物时，可选用0.3%氧氟沙星滴耳液、3%洁霉素滴耳液、0.25%氯霉素滴耳液、复方利福平滴耳液等滴耳；如黏膜炎症减轻、脓液少、中耳潮湿者，可选用酒精或甘油制剂，如3%～4%硼酸酒精、3%硼酸甘油、2.5%～5%氯霉素甘油等。

(2)骨疡型：引流通畅者，以局部用药为主。中鼓室肉芽可用10%～20% $AgNO_3$ 烧灼；肉芽较大者，可用刮匙刮除或用圈套器摘除。引流不畅或疑有并发症者，行乳突根治术。

(3)胆脂瘤型：尽早行乳突根治术，彻底清除病灶，预防并发症。

（刘　伟）

# 第十三节　外耳道异物

外耳道异物多见于儿童，可分为动物性、植物性和非生物性等。

## 一、病因

(1)儿童在玩耍时可将各种小异物(如小玻璃球、钢珠、石子、玉米粒、豆子等)塞入外耳道。

(2)成人挖耳时将火柴棍、棉花球等不慎留在外耳道内。

(3)夏季露宿或野外作业时昆虫可飞入外耳道内。

## 二、临床表现

(1)活的昆虫进入外耳道，患者常奇痒难忍，有的还可以引起剧烈耳痛和耳鸣。植物性异物遇水体积膨胀，会很快引起患耳的胀痛或感染。

(2)小而无刺激性的异物可在外耳道长期存留而无症状。较大的异物可引起耳痛、耳鸣及反射性咳嗽。

(3)有的异物被耵聍包绕形成耵聍栓塞。

## 三、诊断

外耳道异物的诊断并不困难，一般通过临床表现结合耳镜检查多能确诊，但有时因异物刺激，患者本人或家长自己试图取异物而损伤外耳道，致外耳道肿胀，并发中耳及外耳道炎或耵聍包绕。

## 四、治疗

外耳道异物必须取出，在取出异物之前，应了解异物的种类、形状和大小，异物在外耳道内的位置及外耳道有无肿胀及弯曲情况，采用合适的器械和正确的取出方法。

(1)球形光滑异物，如玻璃球、塑料球、豌豆和黄豆等，宜用细而头端带钩的异物钩，于外耳道与异物之间的缝隙伸到异物的内侧，一边松动一边轻轻将异物向外拨动，不能用镊子夹取。

(2)活的昆虫等动物性异物，可先用无刺激的油类滴入外耳道，使其被黏附不动或淹死，再行取出，对于飞虫也可试行用亮光诱出。

(3)儿童在取异物时常不合作，而异物又比较难取，这种情况下需在全麻下取出。

(4)如外耳道异物继发感染，这时根据异物的种类确定取异物的时机，如金属或石头等对外耳道刺激性小的异物，可先消炎后再取出；但有些植物性异物可刺激外耳道引起炎症，只有取出异物炎症才能消散。

（葛艳芳）

# 第十四节　遗传性聋

遗传性聋的病理基础是由来自亲代的致聋基因，或新发生的突变致聋基因所导致的耳部发育异常，或代谢障碍，以致出现听功能不良。遗传性聋既有因外耳、中耳发育畸形引起的传导性聋，亦有因内耳发育不全等所致之感音神经性聋，其中，感音神经性聋在遗传性耳聋中占有重要的位置。目前发现，人类基因组中有 200 个基因与耳聋的关系密切。在综合征性耳聋中，已经定位的与耳聋相关的基因约为 100 个，其中 60 多个已被克隆；在非综合征性耳聋中，已定位的基因也约有 100 个。

## 一、遗传性非综合征性感音神经性聋

遗传性非综合征性感音神经性聋大多为先天性，出生时即有耳聋，且多为重度或极重度聋。少数出生时听力正常，于生后某一年龄阶段方始出现进行性听力下降，称为迟发性感音神经性聋。这种迟发性的进行性感音神经性聋可分为高频下降型、低频下降型、中频下降型和早发型 4 型，以高频下降型较多见。但无论为哪一型，随着耳聋的进行性加重，各型其他频率的听力也将逐渐受损，最终发展为重度聋。

非综合征性感音神经性聋大多通过常染色体隐性遗传的方式传递，也有少数显性遗传或性连锁遗传。常染色体隐性遗传在非综合征性感音神经性聋中约占 75%～80%。目前的研究证明，在常染色体隐性遗传性聋中，有 40%～50% 与编码缝隙连接蛋白 *Connexin-26*(*Cx-26*)基因，即 *GJB2*(*gapjunction beta-2*)基因突变有关。

## 二、遗传性综合征性聋

1. 颅面骨发育不全综合征

颅面骨发育不全综合征又称 Crouzon 病。常染色体显性遗传。可能由于颅骨骨缝过早融合之故，患者的脑颅及面颅骨发育不全。表现为颅面骨形态异常，颅小、头短，上、下颌骨发育不良，眼距过宽、突眼，鹦鹉鼻等。并常伴有智力障碍。本病约1/3伴发传导性聋，多由中耳畸形引起，如锤骨头与上鼓室外侧壁融合，镫骨与鼓岬融合、固定，前庭窗全部或部分骨封，蜗窗龛狭小。此外，尚可并发外耳道狭窄或闭锁，鼓膜阙如。由于颅底骨质发育不全，岩骨的发育受其影响，以致中耳和内耳的位置可能倾斜，面神经管亦可移位。

2. 颌面骨发育不全综合征

颌面骨发育不全综合征又称 Treacher-Collins 综合征或 Franceschetti-Klein 综合征。为常染色体显性遗传。最常见的表现为颧骨、上颌骨和下颌骨发育不全，眼睑畸形，睑裂斜位等（不伴眼畸形者），称为耳-下颌发育不全。

可伴有耳郭畸形（如小耳）、外耳道狭窄或闭锁，或外耳道深部有骨板闭锁、鼓室狭小或未育，或上鼓室骨封、听小骨畸形、鼓膜张肌、镫骨肌阙如、鼓窦甚小或消失和乳突多呈坚质型。如并发内耳畸形，常为前庭受犯，但内耳及面神经极少受累，有时咽鼓管口可有畸形。偶伴后鼻孔闭锁、隐睾、先天性心脏病及智力低下。本畸形与 TCOF 基因突变有关。

3. 颈-眼-耳发育不全综合征

颈-眼-耳发育不全综合征又称 Duane 综合征。属常染色体显性遗传。表现为颈椎畸形（椎体融合）、颈短、外展麻痹及眼球陷没。耳部畸形主要在外耳和中耳，如小耳、外耳道闭锁、听小骨融合、镫骨与前庭窗脱离，前庭窗膜性闭锁。也可出现内耳畸形。

4. 成骨不全综合征

成骨不全综合征以蓝巩膜、脆骨症和耳聋（传导性，混合性，感音神经性）为特征，可分为2型。

（1）先天性成骨不全：为常染色体显性遗传，但外显率不高。有些胎儿可于宫内发生骨折，颅骨骨折是造成宫内死亡的常见原因。

（2）延迟性成骨不全：为常染色体隐性遗传。进行性听力下降一般开始于青春发育期以后。高发病年龄为30～40岁。耳聋开始为传导性，以后可发展为混合性及感音神经性。Schuknecht 发现患者耳部病变位于前庭窗区，该区有新生的含有丰富血管的海绵状骨质，如耳硬化症。小儿时期即开始出现进行性听力下降的成骨不全称为 VanderHoeve 综合征。

5. 眼-耳郭发育不全综合征

眼-耳郭发育不全以眼部畸形或皮样囊肿、副耳郭及先天性耳前瘘管为主要表现。耳前瘘管开口于口角与耳屏之间，即上颌突与下颌突融合线上。眼部畸形可表现为睑裂、虹膜裂、白内障等。尚可伴有颈椎畸形、耳部畸形、巨口畸形及下颌骨发育不全等。也可发生中耳畸形。先天性聋为半规管变形及前庭扩大。亦可有外耳道闭锁，鼓室骨封、鼓骨未发育及小听骨畸形。

6. Marfan 综合征

Marfan 综合征为常染色体显性遗传。患者身材高，脊柱侧凸，长指（趾），肌张力下降，有晶状体脱位倾向，可并发心脏病，特别是主动脉瘤。耳聋呈传导性、混合性或感音神经性。

7. 腭裂、颌小及舌下垂综合征

腭裂、颌小及舌下垂综合征又称 PierreRobin 综合征。可为常染色体显性遗传，亦可因妊娠早期（第3、4个月）母亲感染疾病所致。表现为腭裂、颌小畸形、舌下垂，马蹄内翻足、髋部脱位，并有头小畸形、脑积水、智力低下等。耳部畸形则表现为耳郭低位、杯状耳、镫骨足板及足弓增厚；尚可并发内耳发育不全，如耳蜗中、顶周交通，蜗轴发育不全，内耳道狭窄等，故耳聋可为传导性或混合性。

8. 软骨发育不全综合征

软骨发育不全综合征又称侏儒症。本病虽属常染色体显性遗传，但约有3/4病例系由基因发生新的突变所致。发病率随父母妊娠时的年龄增高而增加。主要表现为头大，躯干小，听小骨可与鼓室骨缘融合，尚可伴有耳蜗畸形。耳聋多为传导性。有易患分泌性中耳炎的倾向。

9. 尖头并指(趾)畸形综合征

尖头并指(趾)畸形综合征又称Apert综合征。可为常染色体显性遗传，亦可为基因发生新的突变的结果。患儿头颅高耸、前额扁平、上颌骨发育不全、硬腭高拱、鞍鼻、并指(趾)。伴有程度不等的传导性聋，术中可见镫骨足板固定。

10. 耳-腭-指综合征

耳-腭-指综合征为性连锁遗传。额骨及枕骨隆凸、下颌及腭骨发育不全、短指、棒状指伴智力发育不全。耳屏过低、小耳、听骨链畸形。

11. 21-三体(trisomy 21)综合征

染色体的先天性异常表现为染色体的增多或染色体的减少、缺损。染色体增多者，即在某一对染色体中增加了一个额外的染色体，由原来的两个染色体一组变为三个一组，故称为“三体综合征”。三体综合征可分为3类：即13-三体综合征(patau综合征)，18-三染色体综合征(Edwards综合征)和21-三体综合征(Down综合征，先天性愚型)。Down综合征有一额外的第21号染色体。该病在新生儿的发病率为1∶600，母亲妊娠时的年龄愈大，发病率愈高。临床上的主要表现为：反复发作的上呼吸道感染，如鼻窦炎、中耳炎等；外耳道比较狭窄，听骨链有异常；亦可伴有耳蜗发育异常。

12. 先天性短颈畸形(brevicollis)综合征

先天性短颈畸形综合征又称Klippel-Feil综合征，先天性颈胸椎骨性连接及先天性斜颈等。为常染色体显性遗传，但外显率不高；有些为常染色体隐性遗传。女性较为多见。患者有2个或2个以上的颈椎互相融合，甚者全部颈椎融合成一整块，胸椎亦可受累，寰椎可与枕骨融合。颈短，可给人以头部似乎直接位于胸部之上的错觉，头部运动受限，但为无痛性，可伴有脊柱裂、低发际。耳蜗发育不全，如Mondini畸形等，内耳道可能畸形。耳聋呈感音神经性聋，如并发外、中耳畸形，耳聋为混合性。

13. 耳聋、视网膜色素变性综合征

耳聋、视网膜色素变性综合征又称Usher综合征。为常染色体显性或隐性遗传，亦可为性连锁遗传。本病的主要特点为感音神经性聋，并发进行性视网膜色素变性，亦可伴有眩晕和癫痫。耳蜗底周螺旋器萎缩，血管纹有不规则变性；由于视网膜色素沉着，视野逐渐变小。根据耳聋的严重程度和前庭受累情况，本病可分为2个临床亚型。①Ⅰ型：耳聋严重，前庭功能低下；②Ⅱ型：中度耳聋，前庭功能正常。眼科检查是诊断本病的重要方法之一。

14. 额部白化、鼻根增宽、耳聋综合征

本病又称Waardenburg综合征。是最常见的综合征之一。

属常染色体显性遗传，亦可为隐性遗传或性连锁遗传。基本症状：患者前额有一束白发或头发全白，眼眦异位、鼻根部扁平、鼻梁增宽、鼻翼发育不良、球状鼻、虹膜异色、睑裂细小、浓眉、连字眉，耳聋出现于单耳或双耳，为中度或重度感音神经性聋；前庭功能减退。本综合征可分为 4 个亚型：Ⅰ型，除上述基本症状外并发内眦外移，耳聋发生率约为 25%～58%；Ⅱ型，基本特征中内眦无外移，可出现单侧上睑下垂，耳聋发生率较高，50%～87%；Ⅲ型，并发上肢畸形，余同Ⅰ型；Ⅳ型，伴巨结肠、胃肠闭锁、先天性心脏病。

15. 甲状腺肿耳聋综合征

甲状腺肿耳聋综合征又称 Pendred 综合征。患者有严重的先天性感音神经性聋，并发碘代谢障碍，5～10 岁以后逐渐出现甲状腺肿大，20～30 岁时最重，56%甲状腺功能低下。患者多在出生后数周或数月听力急剧下降，1～2 岁时听力损失明显，患者可伴 Mondini 畸形。为常染色体隐性遗传。致病基因为 *PDS*(*SLC26A4*)基因。前庭水管扩大综合征患者亦可检出与此相同的致病基因。

16. Fanconi 综合征

常染色体隐性遗传。表现为先天性贫血、皮肤色素沉着、骨骼畸形和智力低下。感音神经性聋为缓慢进行性，高频首先受损。

17. 生殖腺畸形综合征

生殖腺畸形综合征又称 Turner 综合征。为性染色体畸变。表现为生殖腺畸形，并发两侧对称性感音神经性聋，亦可出现外耳及中耳畸形。

18. 耳聋、心电图异常综合征

耳聋、心电图异常综合征又称 Jervell and Lange Nielsen 综合征。两侧重度感音神经性聋，并发先天性心电图异常，特别是 Q-T 延长，患者多在 20 岁以前死亡。约半数为常染色体隐性遗传。

19. Alport 综合征

患儿在 10 岁以前出现血尿、蛋白尿、高血压，约 50%患者在 10 岁左右开始出现两耳高频下降型感音神经性聋，缓慢进行性加重，但在中年以后听力基本稳定。两耳常听力不完全对称，也可出现平坦型听力曲线。并有眼部前锥形晶状体、黄斑周围视网膜斑、黄斑周围融合斑、白内障等。眼部症状多在肾功能不全以后出现，故在儿童期极少见。男性多在 40 岁以前死亡，女性预后稍好。

20. Refsum 病

为常染色体隐性遗传。视网膜色素变性，并发周围神经病变及小脑性共济失调。进行性感音神经性聋通常开始于 10～20 岁。

21. Norrie 综合征

Norrie 综合征为性连锁隐性遗传。表现为进行性视力下降、智力低下，约 1/3 患者有进行性感音神经性聋。

## 三、遗传性耳聋的诊断

1. 排除引起耳聋的其他原因

遗传性聋的诊断步骤之一，是排除可能引起耳聋的其他原因，如先天性非遗传性聋、药物中毒性聋、病毒性或细菌性迷路炎，以及自身免疫性聋等。

2. 全面的体格检查

进行仔细的全身体格检查，了解有无有关各种综合征的其他器官畸形，并进行颞骨 CT 扫描，膜迷路 MR 三维重建及水成像，观察内耳有无畸形。

3. 家族病史的询问和调查

仔细询问家族中至少 3 代人的耳聋病史，包括耳聋的发病时间、严重程度、伴发症状，以及是否近亲结婚等，根据病史画出系谱图，通过对系谱图的分析，有助于判断遗传方式；必要时须对家族中的现存成员进行检查，包括听力学检查等，以助诊断。

4. 染色体组型分析

分析染色体的大小、数目、形态，注意染色体有无重组、缺失、倒位、转位等异常。

5. 基因诊断

基因诊断又称 DNA 诊断或 DNA 探针技术。其基本原理是应用现代分子生物学和分子遗传学的方法，检查基因的结构及其表达功能。

## 四、遗传性耳聋的治疗和预防

(1)对遗传性传导性耳聋，大多可通过手术进行治疗，提高听力。

(2)目前对遗传性感音神经性聋尚无有效的治疗方法。有残余听力者，可根据具体情况，佩戴适当的助听器，有适应证者作人工耳蜗植入术。

(3)广泛开展遗传学咨询活动，大力宣传优生优育，使人们认识到提高人口素质的重要性。

(4)在完善基因诊断的基础上，开展遗传性聋的产前诊断，有可能降低其发病率。

(刘翠莲)

# 第十五节　特发性突聋

突然发生的听力损失称为突聋，这种耳聋大多为感音神经性。许多疾病都可以引起突聋。特发性突聋则是指突然发生的、原因不明的感音神经性听力损失，患者的听力一般在数分钟或数小时内下降至最低点，少数患者可在 3 d 内；可同时或先后伴有耳鸣及眩晕；除第Ⅷ对脑神经外，无其他脑神经症状。

目前，临床上多将这种特发性突聋称为“突发性聋”。由迷路(内耳)窗膜破裂引起的突聋已作为一个单独的疾病，不再包括在“突发性聋”之内。

## 一、病因

病因未明。主要的学说有以下 2 种。

1. 病毒感染学说

据临床观察，不少患者在发病前曾有感冒史；不少有关病毒的血清学检查报告和病毒分离结果也支持这一学说。据认为，许多病毒都可能与本病有关，如腮腺炎病毒、巨细胞病毒、疱疹病毒、水痘-带状疱疹病毒、流感病毒、副流感病毒、鼻病毒、腺病毒Ⅲ型、EB 病毒、柯萨奇病毒等。

2. 内耳供血障碍学说

内耳的血液供应来自迷路动脉。迷路动脉从椎-基底动脉的分支——小脑下后动脉或小脑下前动脉或直接从基底动脉分出。迷路动脉虽然可以通过鼓岬和骨半规管上的裂隙与颈内、颈外动脉的分支相交通，但是这些吻合支均甚纤细，所以迷路动脉基本上是供应内耳血液的椎动脉。加之椎-基底动脉-迷路动脉系统常常出现解剖变异，这就更增加了内耳供血系统的脆弱性。内耳微循环的调控机制目前尚未完全阐明，现已知，它除受自主神经系统及局部调控机制的影响外，也受血压、血流动力学的影响。不少学者证实，来自颈神经节和胸神经节的交感神经节后纤维沿血管（颈内动脉、颈外动脉和椎-基底动脉）周围神经丛，并沿鼓丛神经、第Ⅶ、Ⅷ、Ⅹ对脑神经耳支的周围行走，进入耳蜗后，循螺旋蜗轴动脉及其分支伸抵放射状动脉的起始段。而螺旋韧带、血管纹、螺旋缘及基底膜处的小血管则无肾上腺素能神经支配。内耳供血障碍学说认为，特发性突聋可因血栓或栓塞形成、出血、血管痉挛等引起。

## 二、临床表现

本病多见于中年人，男女两性的发病率无明显差异。病前大多无明显的全身不适感，但多数患者有过度劳累、精神抑郁、焦虑状态、情绪激动、受凉或感冒史。患者一般均能回忆发病的准确时间（某月某日某时）、地点及当时从事的活动，约 1/3 患者在清晨起床后发病。

1. 听力下降

听力下降可为首发症状。听力一般在数分钟或数小时内下降至最低点，少数患者听力下降较为缓慢，在 3 d 以内方达到最低点。听力损失为感音神经性。轻者在相邻的 3 个频率内听力下降达 30 dB 以上；而多数则为中度或重度耳聋。如眩晕为首发症状，患者由于严重的眩晕和耳鸣，耳聋可被忽视，待眩晕减轻后，方始发现患耳已聋。

2. 耳鸣

耳鸣可为始发症状。患者突然发生一侧耳鸣，音调很高，同时或相继出现听力迅速下降。经治疗后，多数患者听力虽可提高，但耳鸣可长期不消失。

3. 眩晕

约半数患者在听力下降前或听力下降发生后出现眩晕。这种眩晕多为旋转性眩晕，少数为颠簸、不稳感，大多伴有恶心、呕吐、出冷汗、卧床不起。以眩晕为首发症状者，常于夜间睡眠之中突然发生。与梅尼埃病不同，本病无眩晕反复发作史。

4. 其他

部分患者有患耳耳内堵塞、压迫感，以及耳周麻木或沉重感。多数患者单耳发病，极少数可同时或先后相继侵犯两耳。

## 三、检查

1. 一般检查

一般检查外耳道，鼓膜无明显病变。

2. 听力测试

(1)纯音听阈测试：纯音听力曲线示感音神经性聋，大多为中度或重度聋。可为以高频下降为主的下降性（陡降型或缓降型），或以低频下降为主的上升型，也可呈平坦型曲线。听力损失严重者可出现岛状曲线。

(2)重振试验阳性，自描听力曲线多为Ⅱ型或Ⅲ型。

(3)声导抗测试：鼓室导抗图正常。镫骨肌反射阈降低，无病理性衰减。

(4)耳蜗电图及听性脑干诱发电位示耳蜗损害。

3. 前庭功能试验

本检查一般在眩晕缓解后进行。前庭功能正常或明显降低。

4. 瘘管试验

瘘管试验(Hennebert 征,Tullio 试验)阴性。

5. 实验室检查

实验室检查包括血、尿常规,血液流变学等。

6. 影像学检查

内耳道脑池造影、CT、MRI(必要时增强)示内耳道及颅脑无病变。

## 四、诊断及鉴别诊断

只有在排除了由其他疾病引起的突聋后,本病的诊断方可成立,如听神经瘤、梅尼埃病、窗膜破裂、耳毒性药物中毒、脑血管意外、化脓性迷路炎、大前庭水管综合征、梅毒、多发性硬化、血液或血管疾病、自身免疫性内耳病等等。

听神经瘤可能由于肿瘤出血、周围组织水肿等而压迫耳蜗神经,引起神经传导阻滞;或因肿瘤压迫动脉,导致耳蜗急性缺血,故可引起突发性感音神经性聋。据文献报告,其发生率为10%~26%不等。应注意鉴别。

艾滋病患者发生突聋者已有报告,突聋也可为艾滋病的首发症状,两者之间的关系尚不明了。由于艾滋病可以并发中枢神经系统的感染、肿瘤以及血管病变等,如这些病变发生于听系、脑干等处,则可发生突聋。此外,艾滋病患者在治疗中如使用耳毒性药物,也可引起突聋。

少数分泌性中耳炎患者也可主诉突聋,鼓膜像和听力检查结果可资鉴别。反之,临床上也有将特发性突聋误诊为分泌性中耳炎者,这种错误并不罕见。

由于本病容易发生误诊,为慎重起见,建议对特发性突聋患者进行 6~12 个月的随诊观察,以了解听力的变化情况,病情的转归,进一步排除其他疾病。

## 五、预后

本病有自愈的倾向。国外报告,有 50%~60%的病例在发病的 15 d 内,其听力可自行得到程度不等的恢复。据我们观察,虽然确有一些病例可以自愈,但其百分率远无如此之高,许多患者将成为永久性聋。伴有眩晕者,特别是初诊时出现自发性眼震者,其听力恢复的百分率较不伴眩晕者低。耳鸣的有无与听力是否恢复无明显关系。听力损失严重者,预后较差;听力曲线呈陡降型者较上升型者预后差。治疗开始的时间对预后也有一定的影响。一般 7~10 d 开始治疗者,效果较好。老年人的治疗效果较青、中年人差。

据报告,有个别病例于突聋后数年出现发作性眩晕,其中有些病例在突聋发生时甚至无任何前庭症状(迟发性膜迷路积水)。目前尚不了解两者间的关系。这些病例最终大多需要作前庭神经切除术。

## 六、治疗

本病虽有自愈倾向,但切不可因此等待观望或放弃治疗。前已述及,治疗开始的早晚和预后有一定的关系,因此,应当尽一切可能争取早期治疗。治疗一般可在初步筛查后(一般在24 h内完成)立即开始。然后在治疗过程中再同时进行其他的(如影像学)检查。

1. 10%低分子右旋糖酐

10%低分子右旋糖酐 500 mL,静脉滴注,3~5 d。可增加血容量,降低血液黏稠度,改善内耳的微循环。并发心功能衰竭及出血性疾病者禁用。

2. 血管扩张药

血管扩张剂种类较多，可选择以下一种，至多不超过 2 种。

(1)钙通道拮抗剂：如尼莫地平或尼莫通 30～60 mg，2～3 次/天；或西比灵(盐酸氟桂利嗪)5 mg，1 次/天。钙通道拮抗剂具有扩张血管、降低血黏度、抗血小板聚集、改善内耳微循环的作用。注意仅能选其中 1 种应用之。

(2)组胺衍生物：如培他啶(β-HisTin)4～8 mg，3 次/天；或敏使朗 6～12 mg，3 次/天。

(3)活血化瘀中药：如复方丹参 8～16 mL，加入 10%葡萄糖液中静脉滴注，1 次/天，或 3 片，3 次/天；或川芎嗪 200 mL，以 5%葡萄糖液或生理盐水稀释后静脉滴注，1 次/天。

亦可用银杏叶制剂(舒血宁)20 mL 溶于 5%葡萄糖 250 mL 中静脉滴注，1 次/天。

许多实验证明，烟酸(Nicotinicacid)对内耳血管无扩张作用。

3. 糖皮质激素

可用地塞米松 10 mg，静脉滴注，1 次/天，3 d，以后逐渐减量。Hughes 推荐的治疗方案为：1 mg/(kg·d)，5 d 后逐渐减量，疗程至少 10 d。对包括糖皮质激素在内的全身药物治疗无效者，或全身应用糖皮质激素禁忌者，有报告采用经鼓室蜗窗给地塞米松治疗而在部分病例取得较好疗效者。因为蜗窗投药可避开位于血管纹和螺旋韧带处的血迷路屏障，使内、外淋巴液中的药物有较高的浓度，药物的靶定位性好，而且不存在全身用药的不良反应。糖皮质激素应用于本病是由于它的免疫抑制作用，大剂量可扩张血管，改善微循环，并可抗炎、抗病毒感染。但在疾病早期用药效果较好。

4. 溶栓、抗凝药

当血液流变学检查表明血液黏滞度增高时，可选用以下一种。

(1)东菱迪芙(巴曲酶)5U 溶于 200 mL 生理盐水中，静脉滴注，隔日 1 次，共 5～9 次，首剂巴曲酶用量加倍。

(2)蝮蛇抗栓酶 0.5～1U，静脉滴注，1 次/天。

(3)尿激酶 0.5 万～2 万 U，静脉滴注，1 次/天。

其他尚有链激酶。用药期间应密切观察有无出血情况，如有出血倾向，应立即停药。如有任何出血性疾病或容易引起出血的疾病，严重高血压和肝、肾功能不全，妇女经期，手术后患者等忌用。

5. 维生素

可用维生素 $B_1$ 100 mg，肌内注射，1 次/天，或口服 20 mg，3 次/天。维生素 E 50 mg，3 次/天。维生素 $B_6$ 10 mg，3 次/天。或施尔康 1 片，1 次/天。

6. 改善内耳代谢的药物

如都可喜 1 片，2 次/天。吡拉西坦 0.8～1.6 g，3 次/天。ATP 20 mg，3 次/天。辅酶 A 50～100 U，加入液体中静脉滴注。或腺苷辅酶 $B_{12}$ 口服。

7. 气罩吸入 5% $CO_2$ 及 95% $O_2$

每次 30 min，8 次/天。或高压氧治疗。

8. 星状神经节封闭

患者仰卧，肩下垫枕，头后伸。首先对第 7 颈椎横突进行定位：第 7 颈椎横突的位置相当于颈前体表面中线外 2 横指和胸骨上切迹上方 2 横指之交界处。在此交界处之上方，即为进针点，从此可触及第 6 颈椎横突。注射时用左手中指和示指从同侧胸锁乳突肌前缘将胸锁乳突肌和颈动脉向外牵移，即将注射针头刺入进针点之皮肤，向皮内注射少许2%利多卡因后，再进针约0.3 cm，回抽之，若无空气，则可继续进针，直达颈椎横突，然后略向后退少许，注入2%利多卡因2 mL，观察15～30 s，若无特殊不适，则可将剩余之4～6 mL利多卡因注入。如注射部位准确，则患侧迅速出现霍纳征(瞳孔缩小、上睑下垂、结膜充血)。除治疗突聋外，本方法亦有用于治疗梅尼埃病者。由于本术可引起气胸、迷走神经或喉返神经麻痹、食管损伤、脑部空气栓塞等并发症，故应谨慎行之。以上治疗无效者，可选佩戴助听器。

（吕　建）

# 第十六节　老年性聋

老年性聋是指因听觉系统老化而引起的耳聋；或者是指在老年人中出现的、而非由其他原因引起的耳聋。

人体随着年龄的老化而会出现神经细胞减少，神经递质和神经活性物质异常，神经纤维传导速度减慢，自由基代谢障碍，酶的活性下降，结缔组织变性等，临床上表现为记忆力衰退、毛发变白、牙齿脱落以及肌肉萎缩，血管硬化等衰老现象。因听觉系统衰老而引起的功能障碍即为老年性聋。

但是，临床上所见老年性聋的发病机制不仅包括听觉系统衰老的生理和病理过程，还与每一个体在其过去的生命历程中所经受的各种环境和社会因素的综合影响有关。在实践中不可能将其与听系的纯衰老过程决然分开，故又将在老年人中出现的、并可排除其他致聋原因的耳聋称为老年性聋。

## 一、病因

1. 听觉系统的衰老

听觉系统的衰老和机体的衰老一样，它是组织、细胞衰老的结果。细胞的衰老可能与细胞中沉积的代谢废物(如脂褐素等)影响了细胞的正常活动有关；亦可能与蛋白质合成过程中的差错积累有关。

2. 遗传因素

在听觉器官的衰老过程中具有重要作用，据估计，40%～50%的老年性聋与遗传有关。老年性聋的发病年龄及其发展速度，在很大的程度上与遗传因素有关。有人认为，身体的衰老是由于存在着衰老基因的缘故，它在生命的早期并未表达，直至生命后期方开始活化。近年来的研究发现，人类mtDNA 4977缺失，鼠mtDNA 4834缺失与部分老年性聋有关；在鼠的研究中还发现了ah1、ah2、ah3等数个核基因与老年性聋相关。

3. 外在环境因素的影响

除上述组织、细胞的自然衰老过程外，老年性聋还与个体在过去所遭受的各种外在环境因素的综合影响有关，但它们并未构成某种或某些种耳聋疾病。

(1)微弱噪声的损伤：所谓微弱噪声的损伤是人体在其生命过程中，间断受到的交通噪声、打击音乐、摇滚音乐、火器发射等各种噪声损伤长期积累的结果，这种损伤对老年性聋的发生具有不同程度的影响。

(2)血管病变：动脉硬化等血管病变也是人体衰老的基本表现之一。由于全身、也包括听觉系统在内的血管病变，以及其伴随的 $O_2$ 交换减少及代谢障碍等，亦属老年性聋的致病因素之一。

(3)感染：如儿童或成年时期的急性中耳炎等感染疾病，亦可能对老年性聋具有一定的影响。虽然有些老年人已遗忘了过去的有关病史，鼓膜上亦未遗留任何病变的痕迹。

(4)由耳毒性药物或化学试剂、酒精等引起的轻微损害。

此外，某些神经递质和神经活性物质的改变，如谷氨酸盐、GABA 等，也与听觉器官的老化有关。

## 二、病理

老年性聋的病理变化发生于包括外耳、中耳、内耳、蜗神经及其中枢传导径路和皮层的整个听觉系统中。

外耳：耳郭和外耳道皮肤、软骨等均可出现老年性改变，如皮肤粗糙、脱屑、软骨弹性降低等，但这对听力并无明显影响。

中耳：由于结缔组织的退行性变，如弹性纤维减少，透明变性，钙质沉着，以及肌肉萎缩等，可使鼓膜、鼓室内的韧带和听骨链中的关节等物理特性发生改变，镫骨周围环状韧带的弹性减退，可影响足板的活动，甚至发生固定，而出现传导性听力障碍。

内耳：基底膜可出现增厚、钙化、透明变性；螺旋韧带萎缩；内、外毛细胞萎缩，伴支持细胞减少；血管纹萎缩；螺旋神经节细胞退变，耳蜗神经纤维变性，数量减少。内耳血管亦随年龄的逐渐增高而出现退化、萎缩，如耳蜗内的放射状细动脉，毛细血管等。迷路动脉的硬化，管腔狭窄亦与内耳的退变有关。

听觉中枢神经系统：在老年性聋中，其听觉传导通路和皮层中的神经核团亦可发现神经节细胞萎缩凋亡、数量减少、核固缩等改变，如蜗腹侧核、上橄榄核、外侧丘系、下丘及内侧膝状体等。

综上所述，可见老年性聋的病理变化比较复杂，范围广泛，但每一位个体的主要病变部位，一般仅限于 1～2 处，且个体差异较大。

## 三、症状

1. 听力下降

不明原因的双侧感音神经性聋，起病隐匿，进行性加重，但进展速度通常甚为缓慢。一般双耳同时受累，亦可两耳先后起病，或一侧较重。听力损失大多以高频听力下降为主，言语识别能力明显降低。在部分患者，言语识别率可较纯音听力下降更为严重，并且往往是引起患者或家属注意的第一个症状。开始时该症状仅出现于特殊的环境中，如当许多人同时谈话，或参加大型的会议时，老年人常感听话困难。以高频听力下降为主者，患者常常对如鸟鸣、电话铃声、门铃声等高频声响极不敏感。病情逐渐发展后，患者对一般的交谈亦感困难。言语识别能力的降低与纯音听力下降的程度不相称的原因可能为：①听觉通路中神经元的退变；②高频听力下降明显，而中、低频听力尚可。

2. 耳鸣

多数病例均有一定程度的耳鸣，开始为间歇性，仅于夜深人静时出现，以后逐渐加重，可持续多日。耳鸣多为高调性如蝉鸣、哨声、汽笛声等，有些为数种声音的混合；有些患者诉搏动性耳鸣，可能与并发的高血压、动脉硬化有关。

3. 眩晕

眩晕不是老年性聋的症状，但老年性聋病例可有眩晕，可能与前庭系老化或椎-基底动脉的老年性病变有关。

4. 其他

疾病晚期，由于听力下降，社交能力差，精神状态受到不同程度的影响，甚至出现孤独、压抑、反应迟钝等精神变化。

## 四、检查

1. 鼓膜无特征性改变

一般老年人鼓膜混浊者较多，有时在靠近鼓环处可见白色半环形条带，其他如钙斑、萎缩性瘢痕、鼓膜内陷等亦可见。

2. 纯音听力曲线

纯音听力曲线有不同类型如陡降型、缓降型、平坦型、盆型、马鞍型及轻度上升型等，其中以前 3 种类型最为常见。一般男性缓降型较多，女性平坦型较多。

除感音神经性聋以外，由于鼓膜、听骨链随年龄老化而发生僵硬，故老年性聋中亦可并发传导性听力下降而呈现混合性聋，但仍以感音神经性聋为主。

3. 阈上功能试验如下所述

(1)重振试验：耳蜗病变时重振试验阳性，如耳蜗病变和蜗后病变并存，阳性的机会也较多；或仅有轻度的重振或部分重振现象。

(2)短增量敏感指数试验(SISI)：正常或轻度增高。

4. 言语试验

言语识别率降低者多，与纯音听力下降的程度常不一致，有些病例的纯音听力图仅示轻、中度损害，而其言语识别率却明显下降；相反，有些言语识别率轻度降低，纯音听力却明显下降。

噪声干扰下的言语、滤波言语、竞争语句、交错扬扬格词、凑合语句等敏化言语(或称畸变言语)试验可出现识别力降低。

## 五、诊断

60 岁以上老年人出现的双耳渐进性感音神经性聋，在排除其他病因以后，即可诊断为老年性聋。

然而，老年性聋的发病年龄并不固定，有 70 岁以上的老年人两耳听力仍相当敏锐，亦有少数人年仅 40 余岁，即出现听系统老化现象。诊断中可结合全身其他器官衰老情况综合分析，并仔细排除药物中毒性聋、噪声性声损伤、梅尼埃病、耳硬化症、鼓室硬化、中耳粘连、听神经瘤、高脂血症、糖尿病以及自身免疫性感音神经性聋、遗传性进行性感音性聋等，方可做出诊断。

## 六、预防

预防衰老始终是人类的理想，但至今并无良方。以下方法或可延缓听系统的衰老过程。

(1)注意饮食卫生,减少脂类食物,戒除烟酒嗜好,降血脂,防治心血管疾病。
(2)避免接触噪声。
(3)避免应用耳毒性药物。
(4)注意劳逸适度,保持心情舒畅。
(5)进行适当的体育活动。
(6)改善脑部及内耳血循环。

## 七、治疗

由于衰老是一种自然规律。目前,尚无方法加以逆转,故性激素、维生素(A、B、E 等)和微量元素以及血管扩张剂等对本病均无确切的治疗效果。

建议早期佩戴适当的助听器。目前认为,老年人的言语识别能力差可能与中枢听系功能障碍以及患者的认知能力下降有关,故早期佩戴助听器可尽早保护患者中枢神经系统的言语识别功能。此外,应告知患者家属,与患者交谈时避免大声喊叫,言语应尽量缓慢而清晰,必要时可借助于面部表情或手势,以帮助患者了解语意。

(葛艳芳)

# 第二章　鼻部疾病

## 第一节　鼻前庭炎

鼻前庭炎是鼻前庭皮肤的弥漫性炎症，可分为急性和慢性两种。鼻前庭炎多由急、慢性鼻炎，鼻窦炎分泌物刺激鼻前庭皮肤所致，所以鼻腔任何急性或慢性、特异性或非特异性炎症、鼻腔异物、肿瘤等，都可以并发鼻前庭炎。长期有害粉尘（如烟草、皮毛、水泥、石棉等）的刺激，挖鼻或摩擦致鼻前庭皮肤损伤继发感染也是本病病因之一。

### 一、临床表现

急性者鼻前庭处疼痛较剧，尤以擤鼻或挖鼻时明显。检查见鼻前庭及其与上唇移行处皮肤弥漫性红肿，或有皲裂及浅表糜烂，鼻毛上附有黏脓块。慢性者，感觉鼻前庭发热、发干、发痒、有触痛，检查见鼻前庭鼻毛稀少，局部皮肤增厚，甚至有痂皮形成或皲裂，清除痂皮后可有小出血创面。

### 二、诊断

根据上述临床表现及检查所见，诊断并不困难，但应注意与鼻前庭湿疹鉴别，后者常是全身湿疹的局部表现，多伴外鼻、口唇等处皮肤湿疹，常见于儿童，并与过敏有关。

### 三、治疗

(1)去除病因。积极治疗鼻腔鼻窦疾病，消除鼻腔内分泌物刺激，避免有害粉尘的刺激，改正挖鼻等不良习惯。

(2)急性者局部湿热敷，并用红外线理疗，促使炎症消退，全身使用抗生素控制感染。

(3)慢性者可先用3%双氧水清洗，除去结痂，局部涂1%～2%黄降汞软膏或抗生素软膏。皮肤糜烂和皲裂处先用10%～20%硝酸银烧灼，再涂以抗生素软膏，每日3次。

（刘　伟）

## 第二节　鼻　疖

鼻疖是鼻前庭毛囊、皮脂腺或汗腺的局限性化脓性炎症，偶发于鼻尖或鼻翼。

### 一、病因

其可继发于慢性鼻前庭炎或糖尿病、免疫力低下者，挖鼻、拔鼻毛或外伤致鼻前庭皮肤损伤而继发化脓性细菌感染，最常见的致病菌是金黄色葡萄球菌。

## 二、临床表现

局部可表现为红肿、触痛、灼热等化脓性炎症表现，早期可见一侧鼻前庭内有隆起，周围浸润发硬、发红。疖肿成熟后，顶部出现黄色脓点，溃破则流出脓液，疼痛可随之减轻。疖肿一般单个发病，糖尿病、免疫力低下者有时可有多个发病。病情严重者可引起上唇及颊部蜂窝组织炎，有畏寒、发热、头痛、全身不适症状。由于面静脉无瓣膜，血液可正、逆向流动。鼻疖发生在面部危险三角区，处理不当，可引起严重的颅内并发症。如挤压鼻疖，感染可由小静脉、面静脉、眼上静脉向上直达海绵窦，形成海绵窦血栓性静脉炎，其临床表现为寒战、高热、头痛剧烈、患侧眼睑及结膜水肿、眼球突出固定、视盘水肿甚至失明，甚至还可引起眶内、颅内感染，严重者危及生命。

## 三、诊断

根据临床表现，辅助以血常规检查不难诊断。

## 四、治疗

(1)疖肿未成熟时，可局部热敷或用超短波、红外线照射，以消炎止痛为主，患处涂以10%鱼石脂软膏，促其成熟穿破，同时可全身酌情使用抗生素，剧烈疼痛者可适当使用镇痛剂。

(2)疖肿已成熟者：可待自然穿破或在无菌条件下用小探针蘸少许15%硝酸银或纯石炭酸腐蚀脓头，促其破溃排脓，亦可用碘酊消毒后以锋利尖刀将脓头表面轻轻挑破，以小镊子钳出脓栓，也可用小吸引器吸出脓液。切开时不可切及周围浸润部分，严禁挤压。

(3)疖肿破溃者：局部消毒清洁，促进引流，使用抗生素软膏保护伤口不使其结痂。

(4)合并有糖尿病等慢性病时应同时积极治疗相关疾病。

(5)并发海绵窦血栓性静脉炎时，必须住院，给予足量、有效抗生素治疗。

（刘　伟）

# 第三节　急性鼻炎

急性鼻炎俗称“伤风”“感冒”，是由病毒感染引起的急性鼻黏膜炎性疾病。本病四季均可发病，多发于冬季以及季节交替之时。

## 一、病因

致病微生物为病毒。各种上呼吸道病毒均可引起本病，最常见的有鼻病毒、腺病毒、冠状病毒、流感病毒和副流感病毒等。在病毒感染的基础上，有的合并有细菌感染。

由于各种病毒的特点不一样，因此发病常无一定规律，而且临床表现的程度也不同。全身因素(如受凉、疲劳、营养不良、维生素缺乏、各种慢性疾病等)均可成为诱发因素导致机体免疫功能和抵抗力下降，诱发本病。鼻腔及邻近部位的慢性病变(如鼻中隔偏曲、慢性鼻炎、鼻窦炎、鼻息肉、腺样体肥大和慢性扁桃体炎等局部因素)也可成为急性鼻炎的好发原因。

## 二、病理

病程早期，鼻腔黏膜血管收缩，局部缺血，腺体分泌减少。继而黏膜血管扩张，腺体分泌增加，造成黏膜充血、水肿。鼻腔黏膜纤毛运动功能发生障碍，病原体易于存留，出现炎性反应，初为单核白细胞及少量巨噬细胞，继而多形白细胞逐渐增多。分泌物也由初期的水样，变成黏液性，随着白细胞的浸润和上皮细胞及纤毛的脱落，逐渐变成黏脓性。

## 三、临床表现

潜伏期 1～4 d，鼻病毒的潜伏期较短，腺病毒、副流感病毒较长。早期症状多为鼻腔和鼻咽部出现瘙痒、刺激感、异物感或烧灼感，鼻腔干燥。然后出现畏寒、疲劳、头痛、食欲缺乏等全身症状。2～7 d 后，出现鼻塞，进行性加重。夜间较为明显，可有打喷嚏、头痛、鼻涕增多等症状，分泌物初为水样，后变为黏脓性及脓性，说话有闭塞性鼻音。一般在 1～2 周内，各种症状渐减轻或消失。如果合并细菌感染，则出现脓涕，病程延长。小儿患者全身症状最为明显，偶伴消化道症状，如呕吐、腹泻等。

检查可见：早期鼻腔黏膜广泛充血、干燥，以后鼻黏膜肿胀，总鼻道或鼻底有水样、黏液样或黏脓性分泌物，咽部黏膜亦常有充血。

## 四、诊断及鉴别诊断

根据患者病史、症状及鼻部检查，确诊不难，但应注意与以下疾病相鉴别。

1. 流感

全身症状很重，常有高热、全身不适。短期内当地可出现较大人群发病等流行病学特点。

2. 麻疹

同时有眼红、流泪、全身发疹等伴随症状。

3. 变应性鼻炎

主要表现为鼻痒、鼻塞、阵发性喷嚏及清水样鼻涕等局部症状，无发热等全身症状。检查可见鼻腔黏膜苍白、水肿。

4. 血管运动性鼻炎

症状与变应性鼻炎相似，发病与症状的消除都很迅速，多有明显的诱发因素。

## 五、治疗

主要是支持及对症治疗，积极预防并发症。应多饮热水，清淡饮食，注意休息。

(1)早期应用抗病毒药物：常用的有病毒唑、吗啉胍、金刚烷胺等。

(2)中成药可改善症状：常用的三九感冒冲剂，1～2 包/次，每日 3 次；板蓝根冲剂 1～2 包/次，每日 3 次。

(3)合并有细菌感染时，全身应用抗生素治疗。

(4)局部治疗：血管收缩剂滴鼻，如 0.05%盐酸羟甲唑啉、0.05%～0.1%丁苄唑啉滴鼻液等，以减轻鼻腔黏膜充血、水肿，改善鼻腔通气引流。

（刘　伟）

# 第四节　慢性鼻炎

慢性鼻炎是鼻黏膜及黏膜下层的慢性炎症。病程常持续数月或炎症反复发作，迁延不愈，间歇期也不能恢复正常，常无明确的致病微生物感染。可分为慢性单纯性鼻炎和慢性肥厚性鼻炎两种类型。

## 一、病因

1. 全身因素

慢性鼻炎可以是一些全身疾病的局部表现，如贫血、结核、糖尿病、风湿病以及慢性心、肝、肾疾病等，均可引起鼻黏膜长期淤血或反射性充血。营养不良，维生素 A、维生素 C 缺乏，烟酒过度等，可使鼻黏膜血管舒缩功能发生障碍，或黏膜肥厚，腺体萎缩。内分泌失调，如甲状腺功能低下也可引起鼻黏膜水肿；还有青春期、月经期和妊娠期鼻黏膜亦可发生充血、肿胀，少数可引起鼻黏膜肥厚。

2. 局部因素

急性鼻炎的反复发作或治疗不彻底，迁延为慢性鼻炎。鼻腔或鼻窦慢性炎症，可使鼻黏膜长期受到脓性分泌物的刺激，促使慢性鼻炎发生；鼻中隔偏曲以及腺样体肥大妨碍鼻腔通气引流，使得病原体容易局部存留，以致易反复发生炎症。

3. 药物因素

鼻腔长期滴用血管收缩剂，导致药物性鼻炎。

4. 职业和环境因素

职业或生活环境中长期吸入各种粉尘（如水泥、石灰等），可损伤鼻黏膜纤毛功能。各种有害气体（如二氧化硫、甲醛及酒精等）均可引起慢性鼻炎。环境温度和湿度的急剧变化也可导致本病。

## 二、病理

1. 慢性单纯性鼻炎

慢性单纯性鼻炎是一种以鼻黏膜肿胀、分泌物增多为主要症状的慢性炎症。鼻黏膜深层动、静脉慢性扩张，鼻甲出现肿胀。但浅层血管没有明显扩张，因此鼻黏膜充血可以不明显。血管和腺体周围有淋巴细胞与浆细胞浸润，黏液腺功能活跃，分泌物增多，但黏膜组织无明显增生。

2. 慢性肥厚性鼻炎

慢性肥厚性鼻炎是以黏膜、黏膜下，甚至骨质局限性或弥漫性增生、肥厚为特点的鼻腔慢性炎症。

早期表现为黏膜固有层动、静脉扩张，静脉及淋巴管周围有淋巴细胞及浆细胞浸润。静脉和淋巴管回流受阻，通透性增高，出现黏膜固有层水肿，继而纤维组织增生，黏膜肥厚病变累及骨膜可发生下鼻甲骨质增生和肥大。病变持续发展，纤维组织增生压迫，引起血液循环障碍，形成局限性水肿、息肉样变。黏膜上皮纤毛脱落，形成假复层立方上皮。

## 三、临床表现

1. 慢性单纯性鼻炎

(1)鼻塞:呈间歇性和交替性鼻塞,白天、温暖时鼻塞减轻,劳动或运动时,全身自主神经兴奋,鼻黏膜血管收缩,鼻塞减轻;睡眠、寒冷、静坐时加重。

(2)鼻涕增多、嗅觉减退、闭塞性鼻音、鼻根部不适、头痛等症状。

(3)检查可见双侧鼻腔黏膜呈慢性充血,下鼻甲肿胀,不能看清鼻腔内的其他结构。鼻黏膜呈淡红色,可以没有明显的充血。下鼻甲黏膜肿胀,表面光滑、湿润,黏膜柔软而富有弹性,用探针轻压则凹陷,移开后立即恢复。鼻黏膜对血管收缩剂敏感,滴用后下鼻甲肿胀迅速消退。鼻底、下鼻道或总鼻道内有黏稠的黏液性鼻涕。

2. 慢性肥厚性鼻炎

(1)鼻塞:较重,多为持续性鼻塞。出现闭塞性鼻音,嗅觉减退。如下鼻甲后端肥大压迫咽鼓管咽口,可有耳鸣、听力减退。

(2)鼻涕不多,为黏液性或黏脓性,且不易擤出。

(3)鼻腔检查可见鼻黏膜增生、肥厚,呈暗红色和淡紫红色。下鼻甲肿大,堵塞鼻腔,表面不平,呈结节状和桑葚状。鼻腔黏膜有硬实感,弹性差,不易出现凹陷,或出现凹陷不易恢复。对血管收缩剂不敏感。鼻底或下鼻道内可见黏液涕或黏脓涕。

## 四、诊断

依照患者病史及鼻部检查,确诊不难,但应注意与其他类型的慢性鼻炎相鉴别。

## 五、治疗

1. 慢性单纯性鼻炎

消除致病因素是关键。积极治疗全身疾病;矫正鼻腔畸形,如鼻中隔偏曲、结构性鼻炎等;加强身体锻炼,提高机体免疫力;注意培养良好的卫生习惯,避免过度疲劳。局部治疗可选用血管收缩剂及糖皮质激素鼻喷剂,但血管收缩剂不可长期应用,此类药物长期使用可引起药物性鼻炎。

微波或超短波等局部理疗可以改善鼻腔的血液循环,改善症状。口服中成药如鼻炎片、香菊胶囊等在慢性鼻炎的治疗中也有一定的作用。

2. 慢性肥厚性鼻炎

在针对病因治疗的同时,可对肥厚的鼻黏膜特别是下鼻甲进行处理。下鼻甲黏膜下硬化剂注射适用于早期肥厚性鼻炎,常用药物有50%葡萄糖、5%鱼肝油酸钠等。对于药物及其他治疗无效者,特别是下鼻甲骨质增生肥厚者,可行手术治疗,如下鼻甲骨折外移术、下鼻甲黏骨膜下部分切除术等。

(刘　伟)

# 第五节　萎缩性鼻炎

萎缩性鼻炎是一种缓慢发生的弥漫性、进行性鼻腔萎缩性病变。不仅是鼻腔黏膜，而且包括黏膜下的血管、腺体，甚至鼻甲骨都会出现萎缩，并有脓痂形成，因伴有变形杆菌感染而有臭味，又称为臭鼻症。本病多发生于青壮年，女性多见。

## 一、病因

本病可分为原发性与继发性。前者一般认为是多种内、外因素协同作用的结果，包括营养状况、遗传倾向、内分泌功能紊乱、自身免疫功能下降等。后者常继发于长期慢性鼻炎、鼻窦炎，也有患者因鼻腔手术中切除的组织过多，从而导致鼻腔宽大、通气过度，而发生萎缩性鼻炎，是成年患者的主要病因之一。

## 二、病理

早期鼻腔黏膜呈慢性炎症改变，表现为轻度的上皮增生、黏膜水肿，进而鼻黏膜上皮变性、进行性萎缩。黏膜纤毛脱落，纤毛柱状上皮变成鳞状上皮。腺体减少，分泌物干燥形成痂皮，上皮下有大量炎性细胞（常为大量的肥大细胞）浸润，黏膜和血管发生动脉内膜炎和动脉周围炎、血管腔狭窄和闭塞。黏膜供血不足，导致黏膜、腺体、骨质萎缩，鼻甲骨质吸收。

## 三、临床表现

1. 鼻及鼻咽部干燥

鼻腔过度通气，鼻黏膜腺体萎缩，分泌减少，因此，鼻内常有结痂，有时带血，甚至有鼻出血。

2. 鼻塞和嗅觉减退或失嗅

因鼻内痂皮阻塞鼻腔，或因鼻黏膜萎缩，神经感觉迟钝，虽有气流通过，但不能察觉。嗅区黏膜萎缩或被痂皮堵塞导致嗅觉减退甚至消失。

3. 恶臭

多由病情严重和晚期患者脓痂中的蛋白质腐烂分解所致。呼气有特殊的臭味，但由于嗅觉减退或丧失，因此患者自己不能闻到。

4. 头痛、头昏

头痛多发生于前额、颞侧或后枕部。因鼻黏膜萎缩，鼻腔过度通气，鼻腔保温调湿的功能减退，大量冷空气刺激所致；或因鼻内脓痂压迫鼻黏膜所致。若鼻咽或咽鼓管受累，可有耳鸣、耳闷等症状。

5. 检查

可见鼻腔宽大，从前鼻孔可直视鼻咽部。鼻黏膜明显干燥，鼻腔内有结痂，除去痂皮易出血。痂皮为黄绿色或灰绿色，有恶臭味。鼻甲及鼻腔黏膜萎缩，明显缩小，鼻腔结构不清，有时甚至无法辨认下鼻甲，可出现中鼻甲代偿性肥大。自幼发病者因外鼻发育异常可出现有鞍鼻。

## 四、诊断

根据临床症状及相关检查，不难作出诊断，应与鼻硬结症、鼻部特殊感染，如梅毒、麻风、结核等疾病相鉴别。

## 五、治疗

目前尚无特效治疗，主要是改善症状及对症治疗。

1. 局部治疗

可用生理盐水行鼻腔冲洗，用复方薄荷滴鼻剂、鱼肝油、液体石蜡等滴鼻，可润滑黏膜，软化干痂，便于清除痂皮，改善鼻干的症状；以1%～3%链霉素溶液滴鼻，抑制细菌生长，减少黏膜糜烂，帮助黏膜生长；以50%葡萄糖溶液滴鼻，可促进黏膜腺体分泌。

2. 全身治疗

服用维生素A、维生素$B_2$、维生素C、维生素E对此病有一定疗效。适当补充铁、锌等微量元素可促进黏膜恢复。口服桃金娘油肠溶胶囊，可稀释黏液，促进腺体分泌，刺激黏膜纤毛运动，并有一定的抗菌作用。

3. 手术治疗

保守治疗效果不好者可行手术治疗。目的是缩小鼻腔，减少鼻腔通气量，减少鼻黏膜水分蒸发，从而减轻鼻腔干燥和结痂。方法有多种，主要术式有鼻腔黏膜骨膜下埋藏术、前鼻孔闭合术、鼻腔外侧壁内移加固定术等。

（刘　伟）

# 第六节　变应性鼻炎

变应性鼻炎（allergic rhinitis，AR）或称过敏性鼻炎，是特应性个体接触致敏原后由IgE介导的以炎性介质（主要是组胺）释放为开端的、有免疫活性细胞和促炎细胞以及细胞因子等参与的鼻黏膜变态反应性疾病，以频繁发作的喷嚏、大量清水样涕以及鼻痒、鼻塞等症状为主要临床特征。本病以儿童、青壮年居多，男女发病无明显差异。

根据发病特点及发病有无季节性分为季节性变应性鼻炎和常年性变应性鼻炎。

## 一、病因

患者多为易感个体。某些抗原物质对大多数人无害，但一旦作用于易感个体，便可引起变态反应。这类抗原物质即为变应原。变应原是诱发本病的直接原因。常见变应原分为吸入性变应原和食物性变应原，其中以吸入性变应原为主。

季节性变应性鼻炎，主要由树木、野草、农作物在花粉播散季节播散到空气中的花粉引起，故季节性变应性鼻炎又称花粉症。常年性变应性鼻炎主要由屋尘螨、屋尘、真菌、动物皮屑、羽绒、植物纤维以及一些化学物质等引起。

上述变应原都属于吸入性变应原，一些食物如鱼虾、花生、鸡蛋、奶、大豆，以及某些水果、蔬菜等属于食物性变应原。

## 二、发病机制

变应性鼻炎是由IgE介导的Ⅰ型变态反应。变应性鼻炎发病有两个阶段。

1. 致敏

当特异性抗原(也称致敏原)进入特异性个体的鼻腔,被鼻黏膜中的抗原递呈细胞捕获加工,将抗原肽递呈给初始 T 细胞,T 细胞分化向 Th2 偏移使其数量增多。Th2 细胞分泌 IL-4,后者作用于 B 细胞使其转换为浆细胞,并产生特异性 IgE 抗体。IgE 借其在肥大细胞或嗜碱性粒细胞表面上的受体而结合在这两种细胞上,从而使机体处于致敏状态。

2. 激发

当变应原再次进入鼻腔时,变应原与肥大细胞表面的两个相邻 IgE 桥联,从而激发细胞膜产生一系列的生化反应,导致钙离子进入细胞,激活蛋白激酶 C,使细胞内颗粒膜蛋白磷酸化,将预先合成并储藏在细胞内的炎性介质如组胺等通过脱颗粒释放出来。此时又诱导细胞膜磷脂介质合成,如花生四烯酸代谢产物(包括前列腺素、白细胞三烯等)。这些介质作用于鼻黏膜的感觉神经末梢、血管壁和腺体,从而产生一系列的鼻部症状,如多发性喷嚏、鼻塞和流涕等。

## 三、临床表现

本病的临床表现有四大主症:①鼻痒,有的还伴有眼睛及软腭和咽部发痒;②喷嚏,多呈阵发性喷嚏;③大量清水样鼻涕;④鼻塞,多呈严重的鼻塞。

## 四、检查

1. 查体

鼻腔检查可见鼻黏膜水肿,呈苍白色,以双侧下鼻甲为著;鼻腔有水样或黏液样分泌物,鼻甲肿大,使用血管收缩剂可使其缩小。季节性鼻炎者常可见眼睑肿胀、结膜充血。发作期的鼻分泌物涂片检查可见较多嗜酸性粒细胞。

2. 特异性检查

(1)变应原皮肤点刺试验:为常用的诊断方法。以适宜浓度和低微剂量的各种常见变应原浸液做皮肤点刺试验,如患者对某种变应原过敏,则在激发部位出现风团和红晕,视为阳性,根据风团大小判定阳性程度(+、++、+++、++++等)。

(2)血清特异性 IgE 测定:变应性鼻炎患者的鼻分泌物特异性 IgE 可为阳性,其血清总 IgE 水平可在正常范围内,但若合并支气管哮喘者则可升高。

## 五、诊断

本病的诊断主要依靠典型的临床症状、鼻腔检查和特异性检查,易于诊断。病史对于诊断非常重要。应注意询问发病时间、诱因、程度,生活和工作环境,家族及个人过敏史,有否哮喘、皮炎等。变应原皮肤点刺试验及血清特异性 IgE 测定有助于明确变应原种类。

本病应与下列疾病鉴别。

1. 血管运动性鼻炎

与自主神经系统功能失调有关。环境温度变化、情绪波动、精神紧张、疲劳、内分泌失调可诱发本病。临床表现与变应性鼻炎极为相似,但变应原皮肤点刺试验和血清特异性 IgE 测定为阴性,鼻分泌物涂片无典型改变。

2. 急性鼻炎

发病早期有打喷嚏、流清涕,但病程短,一般为 7～10 d,常伴有发热、四肢酸痛、周身不适等全身症状,且鼻分泌物可见淋巴细胞后期变为黏脓性,有大量中性粒细胞。

## 六、治疗

变应性鼻炎的治疗方法很多，有药物治疗、手术治疗、特异性免疫治疗等。但要求治疗方案个体化，针对不同的患者采取不同的治疗方案。

1. 药物治疗

由于相关药物服用简便且可很快显著地改善症状，故药物治疗是治疗本病的首选措施。

(1)抗组胺药物：能与炎性介质组胺竞争 $H_1$ 受体而阻断组胺的生物效应，有的抗组胺药还兼具抗炎作用，对治疗鼻痒、喷嚏和鼻分泌物增多有效，但对缓解鼻塞作用较弱。对有明显中枢抑制作用的第一代抗组胺药(如氯苯那敏、赛庚啶、溴苯那敏等)，从事驾驶、机械操作、精密设备使用等人员不应服用。新一代抗组胺药(如西替利嗪、氯雷他定等)，因抗组胺作用明显、中枢抑制等不良反应相对较少，在临床上有着广泛的应用。

另外，鼻内局部用的抗组胺药局部作用明显，全身不良反应轻，见效快，在临床应用逐渐增加，如左卡巴斯汀等。

(2)减充血剂：对于鼻塞症状比较严重的患者，可鼻内局部应用减充血剂缓解鼻塞症状，但不宜长期应用。

(3)肥大细胞稳定剂：可稳定肥大细胞膜，减少肥大细胞化学介质的释放。临床上应用2%溶液滴鼻或喷鼻，如色甘酸钠、酮替芬等。

(4)鼻内糖皮质激素：鼻内糖皮质激素由于使用安全，全身不良反应少，对鼻黏膜局部作用强，已广泛应用于变应性鼻炎的治疗，如丙酸倍氯米松(伯克纳)、布地奈德(雷诺考特)、糠酸莫米松(内舒拿)等。

2. 避免接触过敏原

对已经明确的过敏原，应尽量避免与之接触。花粉症患者在花粉播散季节尽量减少外出。对真菌、室尘过敏者应保持室内通风。对动物皮屑、羽毛过敏者应避免接触动物及禽鸟等。

3. 特异性免疫疗法

现已广泛应用于临床，应先明确变应原，可根据变应原皮肤试验结果，用皮试阳性的变应原浸液制备提取液进行脱敏治疗。可从极低浓度开始皮下注射，每周2～3次，逐渐增加剂量和浓度，数周(快速减敏)或数月注射至一定浓度改为维持量。还有临床上用得比较多的针对螨虫过敏的舌下含服的脱敏药物(畅迪)。特异性免疫疗法临床疗效肯定，但是治疗周期长，有的两到三年，而且费用高，从而影响了在临床上的广泛应用。

4. 手术治疗及局部理疗

对于严重鼻塞及合并有鼻中隔偏曲者可行鼻中隔矫正术及下鼻甲成形术；也可对肥大水肿的下鼻甲行等离子射频消融术从而改善症状；对于症状严重者可选用筛前神经切断术及翼管神经切断术等。还可以对鼻甲黏膜采用激光照射及化学烧灼(常用三氯醋酸、硝酸银)等理疗措施改善症状。

(刘　伟)

# 第七节　鼻出血

鼻出血是鼻科常见症状和急症之一，多由鼻、鼻窦及其邻近部位局部病变和颅面外伤所引起，少数由某些影响鼻腔血管状态和凝血机制的全身性疾病引起。一般单侧鼻腔出血较多，少数为双侧鼻腔出血。

## 一、病因

鼻出血的病因有鼻腔局部因素和全身因素。

1. 局部因素

(1)鼻部外伤：外伤致鼻骨、鼻中隔或鼻窦骨折，鼻-鼻窦手术、经鼻插管等医源性损伤使鼻局部血管或黏膜破裂而引起鼻出血，挖鼻或用力擤鼻和剧烈喷嚏、鼻腔异物也可引起鼻出血。

(2)鼻腔及鼻窦的炎症：各种鼻腔和鼻窦的非特异性或特异性感染，均可引起鼻腔局部黏膜病变，从而使鼻黏膜毛细血管容易破裂出血。

(3)鼻中隔病变：鼻中隔偏曲及黏膜糜烂、溃疡或穿孔等也常是引起鼻出血的原因。

(4)鼻腔、鼻窦及鼻咽部的良性肿瘤或恶性肿瘤：如鼻腔血管瘤或鼻咽部的纤维血管瘤，一旦出血，往往很剧烈。鼻腔或鼻窦及鼻咽部的恶性肿瘤，由于瘤体表面破溃，早期鼻出血一般很少，或仅仅是涕中带血，但到晚期由于肿瘤破坏大血管可以引起大出血。

2. 全身因素

(1)血液系统疾病：各种凝血功能异常的疾病，如血友病、白血病和大量应用抗凝药物后，还有血小板减少性紫癜、再生障碍性贫血等。

(2)心血管系统疾病：如高血压、血管硬化和充血性心力衰竭等。

(3)急性发热性传染病：如流感、出血热、麻疹、疟疾、伤寒和传染性肝炎等。

(4)肝、肾等慢性疾病和风湿热等：肝功能损害可导致凝血因子缺乏而引起凝血功能障碍；尿毒症时由于肾功能不全导致体内毒素积聚，易导致小血管损伤；风湿热患者由于高热及鼻黏膜血管脆性增加而引起鼻出血。

(5)内分泌系统疾病：主要见于女性青春期或月经期，因内分泌失调，可发生鼻出血和先兆性鼻出血。

(6)其他：遗传性出血性毛细血管扩张症，还有营养障碍或维生素缺乏，磷、汞、砷、苯等化学物质中毒等都可影响凝血机制而致鼻出血。

## 二、临床表现

症状较轻者可仅少量血从前鼻孔滴出或仅为涕中带血或回吸血涕；严重者则可表现为单侧或双侧鼻腔大出血，甚至经口涌出，有的还伴有心慌、面色苍白等休克表现。

## 三、治疗

鼻出血是鼻科的急症之一，对鼻出血的治疗首先是止血，以防失血过多，引起失血性休克。在达到止血目的后，再进一步明确病因，并做相关的检查和治疗。

1. 一般处理

消除患者的紧张情绪和恐惧感，予以安慰，使其镇静，必要时给予镇静剂。并嘱患者尽量勿吞咽血液，以免刺激胃部引起呕吐，并加重全身症状。一般出血或小量出血者取半卧位，大量出血疑有休克者，应取平卧位，并及时建立静脉通道，补充血容量，必要时输血。同时仔细检查鼻腔，必要时在鼻内镜下检查，明确出血部位及严重程度。在选择适宜的止血方法止血成功后，详细了解病史、出血诱因、出血量的多少，并做相应的检查以明确出血的病因，进一步治疗原发病。

2. 常用止血方法

(1)简易止血法：出血量少者可用冷水袋或湿毛巾敷前额和后颈，以促使血管收缩减少出血；或用浸以1%麻黄碱生理盐水或0.1%肾上腺素的棉片置入鼻腔暂时止血，或同时压迫鼻翼数分钟。

(2)烧灼法：适用于反复小量出血且有明确的出血部位或出血点者。其原理如下：破坏出血部位组织，使血管封闭或凝血。具体的烧灼方法如下：化学药物烧灼法、YAG激光、射频或微波等，因操作简单，烧灼温和，损伤小而常用。应用烧灼法止血前，先用浸有1%丁卡因溶液和0.1%肾上腺素溶液的棉片麻醉和收缩出血部位及其附近黏膜。必要时可在鼻内镜下以双极电凝或电刀烧灼止血。

(3)填塞法：对于出血较剧、出血部位不明者或烧灼法效果不佳者可选用鼻腔填塞法止血。常用的填塞材料有凡士林油纱条、碘仿纱条、气囊或水囊等，现在新型的填塞材料有可吸收材料如淀粉海绵、明胶止血海绵或纤维蛋白绵等，不可吸收材料如膨胀海绵、藻酸钙纤维敷料等。当前鼻孔堵塞法未能奏效时，则联合后鼻孔填塞法。填塞法的缺点是患者较痛苦，取出填塞物时对黏膜损伤较大，有再出血的可能。

(3)血管结扎法：对以上方法未能奏效的严重出血者采用结扎相应的供血动脉的方法。中鼻甲下缘平面以下出血者可选择结扎上颌动脉或颈外动脉；中鼻甲下缘平面以上出血者，则选择结扎筛前动脉；鼻中隔前部出血者可选择结扎上唇动脉，必要时可结扎颈外动脉。

(4)血管栓塞法：又称数字减影血管造影(digital subtraction angiography，DSA)，对严重后鼻孔出血具有诊断和治疗双重功效，是治疗经前、后鼻孔填塞仍不能止血的严重鼻出血的有效方法。

3. 全身治疗

全身治疗包括止血药物的辅助治疗，镇静剂的应用，高血压者给予降压处理，有贫血或休克者应纠正贫血或行抗休克治疗。鼻腔填塞者可给予适当的抗生素治疗，有全身性疾病者应积极治疗全身性疾病。

(刘　伟)

## 第八节　鼻中隔偏曲

鼻中隔偏曲是指鼻中隔偏离中线向一侧或两则弯曲或局部形成突起，引起鼻功能障碍或产生症状者，但即便是正常的鼻中隔也很少完全居中和平直，只有当鼻中隔向一侧或两侧偏曲或局部有突起并引起鼻腔功能障碍或产生症状时，方诊断为鼻中隔偏曲。偏曲一般呈C形或S形，如呈尖锥样突起，则称骨棘或矩状突；如呈由前向后的条形山嵴样突起，则称骨嵴。鼻中隔偏曲是指鼻中隔偏离中线向一侧或两侧弯曲或局部形成突起，引起鼻功能障碍或产生症状者，但鼻中隔正直者甚少，如无功能障碍，可不要处理。常见的病因包括外伤、发育异常、鼻腔内肿瘤异物压迫等。主要症状为交替性或持续性鼻塞、头痛、鼻出血及流脓涕等。

## 一、病因

鼻中隔偏曲的产生主要有三个原因。

1. 先天性

有文献报道，某些新生儿，出生时存在鼻中隔偏曲，在临床工作中也经常发现很多年龄很小的儿童就已经存在鼻中隔偏曲。

2. 外伤

学走路时，运动过程中的肢体碰撞，以及各种原因的鼻外伤，都会导致鼻中隔偏曲。

3. 发育异常

鼻中隔主要有 2 块骨和 1 块软骨组成，发育过程中，各骨硬度、韧性和生长速度不一，也可以逐渐出现偏曲。临床工作中发现某些青春期前后长期就诊的青少年，会逐渐出现鼻中隔偏曲。至于每个鼻中隔偏曲的产生原因，由于缺乏长期观察和确切病史，常常难以准确判定，但是，鼻中隔偏曲的产生原因和手术与否没有必然关系，不必深究。有鼻中隔偏曲，却没有鼻塞症状，是因为下鼻甲黏膜的调节功能尚处于代偿期。因此，鼻中隔偏曲可以长期存在，但未必有鼻炎，可以暂时不手术。但是，如果鼻中隔偏曲同时伴有鼻塞、鼻源性头痛、反复鼻出血、脓性分泌物等症状，则常常需要接受手术。总之，某些鼻中隔偏曲可以不手术，但不是所有的鼻中隔偏曲都不需要手术。

## 二、临床表现

视偏曲程度和位置，可有下列症状。

1. 鼻塞

这是鼻中隔偏曲最常见的症状，多呈持续性鼻塞，如一侧偏曲为单侧鼻塞，若中隔呈“S”形偏曲则为双侧鼻塞。

2. 鼻衄

偏曲的突起处黏膜薄脆，受吸入的气流刺激，日久可发生刺激性炎症而致鼻出血。此类出血多为少量，偏曲的位置多在中隔的前部。

3. 反射性头痛

如偏曲部分正位于中鼻甲或下鼻甲，且与鼻甲接触甚至相抵，常引起同侧头痛，也可成为鼻部神经痛原因之一。鼻内滴用血管收缩剂或鼻黏膜表面麻醉后，头痛可减轻或消失。

4. 临近结构受累症状

若中隔偏曲部分位于中鼻道、中鼻甲相对应处，压迫并造成中鼻甲外移或使中鼻甲骨气化过度、黏膜肥厚，皆可妨碍开口于中鼻道的鼻窦引流。日久可诱发鼻窦炎并产生各种症状。

5. 血管运动性鼻炎症状加重

若将偏曲部分矫正，则鼻炎症状明显减轻。有人将此鼻炎称“结构性鼻炎”。前鼻镜检查一般皆可发现偏曲的类型和程度，但对中隔后部偏曲常须仔细检查才能发现中隔偏曲，依其偏曲方向有偏向一侧的“C”型，也有偏向两侧的“S”型，依其形态有嵴突（半圆形突出）和矩状突（尖锐突起）两种。外伤造成的中隔软骨脱位，有时可突于鼻前庭。中隔高位偏曲时的偏曲部常与中鼻甲紧密接触，可致中鼻道狭窄。鼻中隔偏曲明显者，两侧鼻腔大小相差明显。一侧鼻腔明显狭窄者，对侧鼻甲常有“代偿性肥大”。

## 三、诊断

一般经鼻镜检查便可诊断。但需与鼻中隔结节相鉴别。后者发生于中隔表面近中鼻甲处，系中隔黏膜局限性肥厚形成的突起，以探针触及，质地柔软。中隔结节的形成与脓性鼻涕的慢性刺激有关。另一罕见者为鼻中隔梅毒瘤，其质地中亦较硬，但该处黏膜明显充血。

## 四、治疗

凡具有明显的症状之一，且证实确有鼻中隔偏曲，并怀疑其与症状有关者，即可作为手术适应证。

手术方法：过去一直沿用鼻中隔黏膜下切除术，但此术对畸形复杂者难以奏效。多数学者推崇鼻中隔鼻成形术，即在行鼻中隔矫正的同时行鼻外形矫正，此术可恢复正常的鼻呼吸，比较符合鼻整形术学的基本原则。由于手术仅切除少量软骨和骨，故亦可选用于儿童严重鼻中隔偏曲者。手术矫正是唯一治疗方法，但若同时有鼻息肉或鼻甲肿大应先行鼻息肉和鼻甲手术；若鼻通气改善，鼻部症状消失，偏曲的中隔也可不作处理。有如下情形之一者，即应予以手术：①鼻中隔偏曲引起长期持续性鼻塞者；②鼻中隔高位偏曲影响鼻窦引流者；③因鼻中隔偏曲致反复鼻出血者；④因鼻中隔偏曲而引起反射性头痛者；⑤有鼻中隔明显偏曲的血管运动性鼻炎（结构性鼻炎）。

下列情形应属于手术禁忌或暂缓手术：①鼻内急性感染者；②未经治疗的鼻窦炎；③某些全身性疾病和糖尿病、肺结核、严重高血压、心功能不全、血液病等；④女患者月经期中；⑤18岁以下者。

1.鼻中隔黏膜下切除术

鼻中隔黏膜下切除术是治疗鼻中隔偏曲最常用的方法。患者半坐位，以1%地卡因（含少许0.1%肾上腺素）棉片分别置于两侧嗅裂总鼻道内。行鼻黏膜表面麻醉，然后用含有0.1%肾上腺素的1%普鲁卡因或0.5%利多卡因于鼻中隔前端切口外浸润麻醉。可有利于该处黏膜骨膜分离。如经此处同时向鼻中隔黏膜软骨膜下注射少许生理盐水使其隆起，则有利于黏软骨膜的分离，尤其是尖锐的矩状突处。

（1）切口：左侧鼻前庭皮肤与鼻中隔黏膜交界处，上自鼻中隔前端顶部，下至鼻中隔底部。切口向鼻腔底部适当延长以便于手术操作。应注意不可切透软骨，以免损伤对侧黏软骨膜。切开软骨表面的软组织，露出瓷白色的软骨。

（2）将鼻中隔剥离子从切口处置于该处软骨膜下，紧贴软骨表面分离软骨膜和骨膜。分离时由上而下，并与鼻梁平行。应主要依靠剥离子侧缘分离。分离范围：上达鼻中隔软骨前上缘，下达鼻中隔底部。鼻腔底的黏骨膜也需分离一部分，向上向后均须超过偏曲部分至少1 cm。

（3）分离到偏曲突起处时，应先从突起四周仔细分离以减轻突起处黏膜张力，最后再分离突起处黏骨膜。

（4）在原切口后约2 mm处以中隔黏膜刀切开中隔软骨，但不能将对侧黏软骨膜切透。切开时刀刃应与软骨平面斜交。

（5）将剥离子从软骨切口伸至对侧黏软骨膜下，紧贴对侧软骨于骨表面分离对侧粘软骨膜和骨膜。分离范围与切口侧相同。当分离至软骨偏曲之凹陷处时，应格外小心，该处黏膜、软骨膜可能与凹陷之软骨粘连较紧，应注意防止软组织破裂。为使最凹处黏膜易于剥离，也可在剥离该侧软组织前于黏软骨膜下注入少许生理盐水，以使凹陷处黏软骨膜隆起，有利于分离。

(6)鼻中隔软骨及骨部两侧组织分离后，由切口处置入鼻中隔张开器，将鼻中隔两侧软组织撑开，充分暴露鼻中隔。软骨骨面和剥离出的骨面用鼻中隔旋转刀先由软骨切口上端与鼻梁平行向后推出筛骨垂直板，然后将其向下至梨骨处，再向前沿梨骨前上缘及上颌骨鼻嵴上缘拉回，即将鼻中隔软骨大部切除取出的软骨片暂时保留，以备两侧软组织剥离破裂时可将其平整置于破裂处两侧软组织之间，以避免鼻中隔日后穿孔。使用旋转刀时应注意鼻中隔前上缘不可去除过多，至少应保留 6 mm 宽的软骨，以防止日后鼻梁下塌。

(7)用鼻中隔咬骨钳咬除鼻中隔骨部的偏曲部分，对于底部的骨质嵴突可用鼻中隔骨凿去除。对于筛骨垂直板不宜去除过多，更不能用暴力扭转的方式使骨片折断，以免损伤筛板而引起并发症。

(8)将术中的血液、血块及凿骨时的碎骨屑清除干净，取出鼻中隔张开器，将两侧软组织贴合。从两侧鼻腔观察鼻中隔偏曲是否矫正，如仍有部分偏曲存留，应重新放入张开器将其去除。

(9)两侧软组织贴合后，将切口缝合 2～3 针或不缝合。两侧鼻腔以灭菌凡士林纱条填塞，填塞时宜先将纱条铺于切口处或软组织破裂处加以保护，然后再填入剩余纱条。

(10)24 h 后抽出鼻腔纱条。为防止抽出后喷嚏发作，可嘱患者以手指甲轻掐双侧鼻骨下缘。术后一周鼻内滴用 1%麻黄素生理盐水，并隔日以麻黄素棉片收缩和清理鼻腔。术中如有黏软骨膜或骨膜破裂，术后清理鼻腔时应特别注意及时去除该处多余分泌物防止感染。切口如有缝线，术后 5 d 即可拆除。

2.鼻中隔成形术

鼻中隔成形术的特点是既能矫正畸形使鼻中隔正直，又可保留中隔软骨支架，且极少有术后中隔穿孔。该术式适用于鼻中隔软骨部偏曲。禁忌证同鼻中隔黏膜下切除术。

(1)麻醉及患者体位：同鼻中隔黏膜下切除术。

(2)切口：于鼻中隔偏曲凹面一侧将鼻小柱向对侧牵拉，在中隔软骨游离缘的鼻前庭皮肤处自上而下切开。上自鼻背下至前鼻棘，使鼻中隔前缘和鼻前棘完全暴露。

(3)自切口向后分离鼻中隔凹面侧的软组织和底部黏骨膜，充分暴露切口侧的鼻中隔支架。

(4)将中隔软骨在鼻背缘与鼻侧软骨离断，自中隔软骨后上及后下底部与骨质交界处分别切除一窄条(3～4 mm 宽)中隔软骨，使整个中隔软骨只附着于对侧未被剥离的组织上。

(5)如果鼻中隔骨部支架也有偏曲，可经中隔软骨离断的后缘伸入中隔剥离子分离对侧鼻中隔骨部的黏膜，然后以中隔咬骨钳切除筛骨垂直板、梨骨等处的偏曲部分。

(6)于中隔软骨凹陷最显著部分，在凹面侧软骨表面作数条深切口，但不得切透对侧黏软骨膜，切口长度应几乎达到整个软骨凹陷边缘。也可在切口之间切除 1 mm 宽的软骨条。经此处理后的中隔软骨所具有的弹力将允许软骨处于平直将其推回中线即可。①在偏曲的中隔凹面做切口；②借助软骨的弹性将其推直。

(7)检查双侧鼻腔，看是否还有偏曲部分。如还有剩余偏曲部分，应重新撑开切口进行处理。

(8)切口缝合:双侧鼻腔用凡士林纱条等压填塞24 h后抽出纱条,其他处理同鼻中隔黏膜下切除。

(刘　伟)

# 第九节　鼻腔鼻窦恶性肿瘤

## 一、鳞状细胞癌

鼻腔鼻窦恶性肿瘤并不常见,仅占全身恶性肿瘤的1%,占头颈部恶性肿瘤的3%。

鼻腔鼻窦恶性肿瘤多发生于50～70岁的人群,男性发病率是女性的2倍。尽管该部位肿瘤病理类型中有肉瘤、腺样囊性癌、淋巴瘤、黑色素瘤和嗅神经母细胞瘤,但仍以鳞状细胞癌为主。

鼻腔鼻窦在解剖上毗邻颅底、脑组织、眼眶和颈内动脉,使手术完全切除鼻腔鼻窦肿瘤有一定困难、甚至无法实现,这是导致预后不良的一个主要原因。鼻腔鼻窦肿瘤在早期多无症状,到晚期发生局部侵犯时才出现症状,是导致局部频繁复发和预后较差的原因。

### (一)病因

鼻腔鼻窦恶性肿瘤可由外源性和内源性的多种原因单独或协同诱发,如吸烟与鼻癌发病危险性上升相关,重度及长期吸烟者危险性较对照组倍增,而长期戒烟者发病风险下降,对于非吸烟配偶有一方吸烟则危险性上升;饮酒和食用腌制、烟熏食品可增加鼻癌发生的危险;一些特殊职业因可能吸入职业相关的化学致癌物而发病,如木尘、纺织品尘埃、金属碎屑、铬化物、甲醛汽油等。

### (二)病理

在鼻腔鼻窦恶性肿瘤中,鳞状细胞癌是最常见的类型,占全部恶性肿瘤的一半以上。病理特点同全身其他部位的鳞状细胞癌一致。

### (三)诊断及鉴别诊断

1.临床表现

患者的症状常在晚期才出现,因此判别肿瘤的原发部位以及分期有一定困难。上颌窦是最常见的起源部位,其次是筛窦。原发于额窦和蝶窦的鳞状细胞癌极少。鼻腔鼻窦恶性肿瘤的首发症状包括鼻塞、鼻出血、疼痛、鼻窦炎发作。当肿瘤向下侵犯口腔可引起牙龈或硬腭肿胀伴牙齿松动,而眼眶侵犯可导致一系列眼部症状,例如眼球突出、复视、视力下降和眼球运动受限。向外侧侵犯翼内、外肌可以引起张口困难。通过上颌窦前壁向前侵犯可以造成面颊肿胀和因侵犯眶下神经引起面部麻木。在极少数病例中,向后向上侵犯到颅底、硬脑膜和脑组织可引起头痛、脑脊液漏和中枢神经功能障碍。

2.辅助检查

CT联合MRI是目前评估鼻腔鼻窦恶性肿瘤最合适的手段。冠状位CT是确定是否有骨质破坏的最好方法,特别是筛板区域。MRI能很好地区分肿瘤与周围的组织和阻塞性炎症性渗出。然而,硬脑膜和眶骨膜是否被侵及术前常难以判断,常需要术中冷冻切片来判断。

3. 诊断标准

根据临床表现及影像学检查可以诊断，活组织检查为诊断金标准。

4. 鉴别诊断

需要与鼻腔恶性黑色素瘤、鼻腔淋巴瘤、鼻腔恶性肉芽肿等鉴别。

### （四）治疗

大部分患者接受放疗联合各种形式的上颌骨切除术，伴或不伴眶内容剜除。大部分肿瘤为 $T_3$ 和 $T_4$ 期，并经常向后侵犯翼区，导致长期生存率的显著下降。

对于前颅底受侵犯的鼻腔鼻窦鳞癌，如果术前影像资料显示肿瘤侵犯到硬脑膜或更广，颅面入路手术，已经作为金标准。但是，该入路与致残率和围术期死亡率显著相关。在过去的几年，有研究报道了内镜切除前颅底肿瘤包括鼻腔鼻窦鳞状细胞癌的术后转归。传统颅面切除手术的支持者认为颅面手术能整体切除肿瘤，而内镜手术最多只能“分块切除”。然而，内镜手术的支持者认为对于侵犯前颅底的肿瘤，无论使用何种入路，整体切除均不大可能。事实上，最佳的内镜显像可以提供一个广角的三维视野，在大多的病例可以达到近乎整体切除的效果。

支持两种术式者认为，切除的目的在于阴性切缘。内镜入路有其他的优势，包括手术时间缩短、减少致残率和缩短住院时间。接受内镜手术的患者少有颅面手术相关的严重并发症，术后生活质量下降也较少。

决定行内镜入路手术基于以下一些因素：患者一般健康状况，肿瘤范围，手术医师经验等。老年或有严重疾病的患者，内镜手术更为理想。

## 二、腺癌

腺癌是发生于鼻-鼻窦腔和颅底区腺体的一种恶性肿瘤。

### （一）病因

肠型腺癌多发于男性，可能与职业暴露有关，常发病于 50～60 多岁。认为木尘和皮革尘与肿瘤的发展有关，暴露和发病时间可以相隔 40 年之久。

### （二）病理

鼻腔鼻窦腺癌可分为肠型腺癌和非肠型腺癌。非肠型腺癌可以分为低度恶性和高度恶性两种亚型，低度恶性肿瘤主要在筛窦，而高度恶性肿瘤主要在上颌窦。

### （三）诊断

1. 临床表现

腺癌临床症状有鼻塞、流涕和鼻出血，常为单侧。如果肿瘤很大，可以影响眼球运动并导致突眼。肿瘤扩展到颅内可以引起神经系统症状，也可以扩展到翼腭窝和颞下窝，并影响面部感觉。最常受累及的部位是筛窦（40%）、鼻腔（27%）、上颌窦（20%）。

2. 辅助检查

同鼻腔鼻窦鳞状细胞癌。

3. 诊断标准

患者有相关症状时，可采用 CT、MRI、鼻内镜等检查，病理学检查可以确诊。

### （四）治疗

腺癌的治疗要点在于预防局部复发，大多数患者死于局部复发，而不是由于局部或全身的转移。治疗关键主要是切除肿瘤，并保证干净切缘，而这取决于肿瘤的部位。与鼻甲或鼻中隔相连的带蒂或孤立的肿瘤容易经鼻内镜入路手术切除，且保证手术干净边缘。

对于紧靠或浸润颅底或眼眶的肿瘤，治疗方法尚有争议。目前对这类肿瘤治疗的金标准仍是颅面切除手术，从上面暴露前颅底，和传统的开放手术进入鼻腔鼻窦行筛板、筛窦、筛凹、蝶窦前壁和鼻中隔切除。

眼眶有无受侵犯取决于眶骨膜是否受累。如果没有受累，则可以保留眼眶结构。然而，颅面切除手术破坏性大，并发症的出现率为33%，患者死亡率为4.5%。随着20世纪90年代鼻内镜的推广，颅面手术更普遍地结合内镜技术并称为内镜颅面联合切除术。

很多学者都支持术后放射治疗，而辅助化疗极少使用。

## 三、软骨肉瘤

软骨肉瘤是生长缓慢、相对少见的软骨恶性肿瘤。软骨肉瘤在面骨和鼻腔鼻窦中更是罕见，往往来自软骨骨化后的残余，占所有颅内肿瘤的0.15%和所有颅底肿瘤的6%。

### （一）病因

病因不明。

### （二）病理

组织学上，软骨肉瘤根据细胞结构，核大小和异形性，有丝分裂活动等，可分为三个等级(1级:分化良好;2级:中等分化;3级:低分化)。

### （三）常规诊治流程

软骨肉瘤的临床和影像学表现与脊索瘤相似。但是可以通过原发部位、扩散方式和缺乏特异性上皮癌胚抗原与脊索瘤进行鉴别。

### （四）诊断

1.临床表现

临床表现不具有特异性，可表现为鼻塞、面部肿胀、腭部肿块，眼球突出移位、复视、头痛等表现。

2.辅助检查

(1)CT表现:肿瘤可呈卵圆形、分叶状、不规则形，内见散在点、环、结节、斑片状或不规则钙化，边界较清楚，增强后可有不规则强化。

(2)MRI表现:普通和低分化型软骨肉瘤在$T_1$WI上表现为低信号或等信号，在$T_2$WI上表现为高信号或等信号，信号不均匀，内见散在低信号区，增强后轻到中度不均匀强化。

3.诊断标准

根据患者的体征，影像学、鼻内镜等检查结果及活检病理结果可以确诊。

### （五）治疗

软骨肉瘤的治疗，以手术切除为主。对于低分化软骨肉瘤，手术效果不理想。

近年来，内镜手术应用逐渐增多，如果没有颅底或眼眶受侵，特别是病变在鼻中隔水平，是能够用内镜切除的。当颅底软骨肉瘤广泛波及颅底时，治疗是很困难的。因为它们大多位于颅底中线以及旁中线的腹侧，并沿斜坡裂缝延伸。因为肿瘤的附近有重要的动脉、脑神经和海绵窦等环绕，整块切除这些病变几乎是不可能的，次全切除术比较常见。

手术后并发症和治疗方法是相关的。

传统的经颅或面部颅底入路由于需要充分的外科暴露，常常伴有术后脑神经病变。

软骨肉瘤对放射相对敏感,因此不完全手术切除后,应用大于 60 Gy 的放射剂量治疗以达到局部控制是必需的。质子束放疗能够更好地达到肿瘤部位而对周围重要结构影响较少。有学者报道了对软骨肉瘤使用 68 Gy 剂量进行放射治疗,5 年局部控制率为 94%。

## 四、骨肉瘤

骨肉瘤是一种被认为是源于原始间充质骨形成细胞并能产生骨样组织的肿瘤。骨肉瘤能发生在任何骨组织,发生在鼻腔鼻窦的骨肉瘤较少。

### (一)病因

骨肉瘤的确切病因尚不清楚。

### (二)病理

骨肉瘤的命名是依据细胞分化形式,原始形态(即骨母细胞型,软骨母细胞型,成纤维细胞型)和毛细血管扩张,多病灶,骨膜外及骨膜类型等命名。但是,组织学亚型和预后没有明显联系。

### (三)诊断

1. 临床表现

可表现为鼻塞、局部肿块,眼球突出移位、复视、头痛等表现。

2. 辅助检查

(1)CT 表现:受累部位骨质破坏,伴有形态不规则软组织肿块,边界不清,密度不均,内散在数量及形态不一的肿瘤骨,可呈棉絮状、象牙质状、放射状,增强后可由不均匀低至中度强化。

(2)MRI 表现:病变与脑实质相比,$T_1$WI 上表现为低信号或等信号,$T_2$WI 上表现为高信号或等信号,内部信号不均匀,散在数量不等、形态不一的极低信号影。

3. 诊断标准

根据患者的体征,影像学、鼻内镜等检查结果及活检病理结果可以确诊。

### (四)治疗

主要的方法是手术切除病灶。骨肉瘤首先应当手术切除。尽管局部控制良好,但是超过 80%的患者出现肺转移。因此,手术后需要对骨肉瘤患者进行辅助化疗。

(刘 伟)

# 第十节 鼻腔鼻窦良性肿瘤

## 一、内翻性乳头状瘤

内翻性乳头状瘤是相对少见的鼻腔上皮良性肿瘤,因其具有局部侵袭性、容易复发,且可恶变,引起人们较多的关注。该疾病可在术后数年复发或发生变异时癌变。内翻性乳头状瘤的发病率在正常人群中的流行病学研究中尚未见报道。发病年龄介于 15～96 岁,多见于 40～60 岁,据报道男女比例为(2～5):1。

内翻性乳头状瘤好发于鼻腔和鼻窦的多个部位，很难确定其原发部位，多源于筛窦、鼻腔外侧壁和上颌窦，其中筛区发生率为48%，上颌窦发生率为28%，蝶窦发生率为7.5%，额窦、下鼻甲和鼻中隔的发生率均为2.5%。内翻性乳头状瘤通常单侧发病，很少累及双侧鼻-鼻窦腔和颅底区，据报道仅有1%～9%的患者双侧发病。

## （一）病因

现认为人类乳头状瘤病毒与内翻性乳头状瘤的发病有关，而且在乳头状瘤和邻近的正常黏膜的细胞中已发现人类乳头状瘤病毒的DNA。手术去除邻近的看似正常的黏膜可能会降低该疾病的复发。

## （二）病理

内翻性乳头状瘤病理特点为表层上皮过度增生，向基质内呈乳头状增生，可表现为鳞状上皮、移行上皮及纤毛柱状上皮同时存在。

## （三）诊断及鉴别诊断

1.临床表现

内翻性乳头状瘤可表现为鼻塞、鼻出血，其若侵犯鼻泪管可出现溢泪。有时可形成黏液囊肿或者增大到一定程度便可产生突眼。对单侧鼻息肉的患者都应怀疑其是否是内翻性乳头状瘤。

2.辅助检查

内翻性乳头状瘤通常表现为单侧的鼻息肉样新生物，质地往往较硬。

对于内翻性乳头状瘤，我们应该尽可能送较多的组织进行病理检查，以便于诊断或排除恶变。CT是术前最主要的影像学检查方式。

CT可以辨别有无骨质破坏，从而提示手术医师恶性肿瘤的可能。MRI的作用在于它可以明确CT上鼻窦内的阴影是黏液还是乳头状瘤。

3.诊断标准

根据典型的临床表现，鼻内镜检查及影像学检查结果可以确诊。活组织检查为鼻内翻性乳头状瘤确诊的“金标准”。

4.鉴别诊断

本病应与鼻息肉、上颌窦鳞状细胞癌、恶性淋巴瘤等相鉴别。

（1）鼻息肉：鼻息肉一般有变态反应及感染史，病变多为双侧，无性别差异，以青年或中年多发。而本病则无变态反应史，多为单侧，男性较多见，老年居多。对于40岁以上单侧鼻息肉患者，伴有血涕、术中易出血、术后易复发时，应进行X线片或CT扫描。对患有鼻息肉的成年人手术切除后，应将所有息肉样组织送病理检查，以防误诊。

（2）上颌窦鳞状细胞癌：为鼻腔鼻窦恶性肿瘤中最常见的类型，病变来源于上颌窦，向外侵袭性生长，累及鼻腔时可有类似内翻性乳头状瘤的肿物形态，亦有鼻塞、流涕、鼻出血等症状，但癌肿组织常较糟脆，分界不清，触之易出血，多合并骨质破坏及邻近器官组织受侵，影像学检查可协助鉴别。

（3）恶性淋巴瘤：为血液系统恶性病变，为全身疾病，病变的鼻部改变可呈现肿物外观，多来源于鼻窦黏膜，可向外膨胀性生长至鼻腔，肿物可呈鱼肉样外观，较脆，不易出血，影像学检查亦可见到骨质破坏，确诊须活检病理及骨髓检查。

### (四)治疗

大多数外科医师认为内翻性乳头状瘤之所以会复发是因为瘤体没有被完全切除,或者是因为周围黏膜已有病变,为了切除发生病变的病灶,降低复发率和再次手术的需要,同时降低变异时癌变发生的可能性,我们建议将累及的黏膜和黏骨膜完全切除。以往,经鼻侧切开或面中翻切除内侧上颌骨的外进路是标准的手术入路。然而,最近内镜切除已经越来越受到关注,因其可以避免鼻外入路的并发症。甚至在一些困难部位如上颌窦的前壁和底壁,内镜已经可以完全切除肿瘤。手术的主要目的是去除所有病变的黏膜和黏骨膜。

内翻性乳头状瘤报道的复发率在0～78%。内翻性乳头状瘤的复发可能与以下几个因素有关:肿瘤的位置、范围、组织学、多中心起源、切除方法及随访年限。而肿瘤复发最主要的因素是手术中肿瘤切除的彻底性。因此,术中彻底切除肿瘤至关重要。

内镜技术有以下优点:无面部切口,面部肿胀较轻,缩短住院时间及减少术后疼痛和麻木。除此之外,现代的摄像系统的放大技术使视觉效果更好,内镜良好的视觉效果有利于分辨肿瘤与正常组织。内镜下手术的缺点是完全切除上颌窦的前壁和底壁以及额窦内肿瘤时较为困难。随着45°和70°内镜的使用,联合鼻内镜上颌窦内侧切除术及鼻内中线开放术等技术的发展,鼻内镜手术的复发率可能会有所下降。

## 二、青少年鼻咽纤维血管瘤

青少年鼻咽纤维血管瘤(juvenile nasopharyngeal angiofibroma,JNA)原发部位位于鼻咽部,因其常常波及鼻腔鼻窦,因此放在本节讨论。

### (一)病因

目前国内外对JNA的发病机制尚未取得共识,有性激素受体依赖学说、生长因子作用学说、基因突变学说、异位生殖上皮学说。目前较为认可的理论认为JNA是一种血管畸形。

### (二)病理

JNA的主要病理特点是肿瘤主要由增生的血管和纤维结缔组织构成,即胶原纤维、成纤维细胞和各种口径的血管组成的网状基质,血管壁为单层血管内皮细胞构成,无平滑肌组织,缺乏收缩性,术中容易大出血。

### (三)诊断

1.临床表现

JNA是一种良性肿瘤,多见于9～19岁男性。JNA占头颈部肿瘤的0.05%,具有局部侵袭性和破坏性,JNA从蝶骨体底部和蝶腭孔开始缓慢局部膨胀性生长。从鼻咽向下扩展到鼻腔,向前向外侵及鼻窦翼腭窝、颞下窝,向上可波及眼眶、眶尖、海绵窦甚至侵犯到颅内。血供主要来自颌内动脉。症状可表现为渐进性单侧鼻塞、鼻出血。鼻窦阻塞后可出现头痛,咽鼓管的阻塞则可能产生传导性听力损失。慢性鼻-鼻窦炎和面颊部肿胀可能会出现。肿瘤对眼眶和硬脑膜的侵犯可表现为神经系统障碍。

其他症状包括:嗅觉改变,闭塞性鼻音,耳痛和视力下降。

2.辅助检查

JNA具有典型的影像学特点和可预测的生长模式。肿瘤范围和血供可由CT、MRI、血管MRI和血管造影准确判定,因为活检可能引发严重出血,不推荐术前活检。CT基本显示了手术所需的骨性标记,而增强MRI检查显示肿物均匀增强。

血管 MRI 可显示肿瘤血供，可代替诊断性血管造影。JNA 血供主要来自上颌动脉、咽升动脉和翼管动脉。如使用可吸收材料，栓塞和手术之间的间隔应不超过 48 h，因为供血动脉可以迅速地再通。栓塞可以减少 60%～70%的术中出血和输血需要。如果双侧颈外动脉系统参与了血供，则应实施双侧颌内动脉栓塞，以防止代偿血供的形成。

血管栓塞、术前备自体血、术中过滤并回输流出的血液，是处理血管纤维瘤术中出血的重要手段，这些措施的采用很大程度地减少了输血的需要。

3. 诊断标准

根据患者病史，体征及辅助检查多可做出诊断。鼻出血、鼻塞是常见的症状。CT、MRI 对评估肿瘤有重要作用。术前 DSA 有助于了解肿瘤血供，制定合理治疗方案。活检可引起大出血，一般不用。

### (四)治疗

影像学(高分辨率 CAT 扫描、MRI、血管 MRI 检查)的进步有助于改进手术计划和肿瘤切除。辅助技术的改进，如栓塞、更好的手术器械、导航系统或甚至术中成像系统均提高了手术成功率。栓塞技术的改进加上射频设备的使用，使 JNA 的手术术式发生了一系列的变化。随着鼻内镜手术技巧的提高和对复杂的鼻窦解剖及周边重要结构认识的加深，越来越多的鼻科学家采用鼻内镜技术，进行 JNA 切除。随着经验的积累，经鼻内镜手术的适应范围从Ⅰ期和Ⅱ期的患者逐步发展为ⅡC 和ⅢA 期患者(Radkowski/Andrews 分期)。JNA 的内镜治疗是一种微创治疗方式，其并发症较少，可以完全切除 Andrews-Fisch ⅢA 期的肿瘤。当 JNA 经内镜或外进路手术治疗后复发，可以继续采用内窥镜手术治疗。较小的肿瘤内镜下手术并不困难，对于向颞下窝侵犯的较大肿瘤，可通过内镜辅助的上颌窦开窗术入路，以及开放手术与内镜联合入路等入路进行手术，可直接到达翼腭窝和颞下窝切除肿瘤。

早期肿瘤的复发率很低，随着肿瘤分期升高，其复发率变高。复发率似乎与肿瘤累及的具体部位更相关，如基蝶骨、前颅底、颞下窝和海绵窦、翼腭窝和翼板，如侵及这些部位，则表明肿瘤分期较高且侵袭广泛，因而有较高的复发率。此外，特殊部位的肿瘤侵犯对于复发率也很重要，例如经翼管入侵蝶骨体底部也和复发有关。预防复发的重要方法是对附着于蝶骨体底部的肿瘤进行骨膜下切除，并通过电钻暴露骨质以去除残余病变。有学者认为 93%的复发患者的影像学证据显示肿瘤通过翼管入侵蝶骨板障，骨膜下切除和电钻暴露基蝶骨及其他 JNA 附着部位是避免复发的关键。内镜下手术的并发症与蝶筛窦切除手术所致的并发症类似。并发症包括泪液无法分泌而导致干眼症、$V_2/V_3$ 感觉障碍、牙关紧闭症、鼻窦炎或需要输血等。

内镜手术中的失血量不等。有发现失血量与栓塞质量、肿瘤体积/范围密切相关，Snyderman 等认为，失血量与一种新的分期系统有显著相关性，该系统以残留血管为基础制定。比较 JNA 内窥镜与开放性切除术失血量，发现内窥镜方法和早期肿瘤的平均失血量似乎较低。有些学者介绍用 KTP 激光、超声波手术刀、半导体激光来减少术中出血。

若肿瘤无法手术切除时，放疗可用于治疗复发性和广泛(颅内)病变，最近的放射治疗研究报道显示，85%的晚期肿瘤接受 30～35 Gy 的放疗后可被控制。但放射治疗在青少年可能产生长期后遗症，如生长抑制等。尽管有一些相关研究，但激素疗法尚未被证实对肿瘤产生任何积极效果。

## 三、骨瘤

骨瘤是最常见的面部骨肿瘤。它是一种良性的、生长缓慢的肿瘤，大多起源于额窦，其次为筛窦、上颌窦和蝶窦。骨瘤可发生于任何年龄，但多在20～40岁。骨瘤的增长率为每年0.44～6.0 mm。未见有关骨瘤恶变的报道。

### (一)病因

骨瘤的病因是有争议的。目前有发育学说、外伤学说和感染学说。发育学说认为，沉默的胚胎干细胞在生命过程中被激活导致骨的形成失控。外伤和感染学说认为炎症是骨肿瘤形成的诱因。

### (二)病理

骨瘤可以分为：坚实型骨瘤，由致密皮层骨构成，也被称为象牙形骨瘤；成熟型，包含了松质骨瘤；混合型，则是象牙骨瘤和成熟骨瘤的混合体。

### (三)诊断

1. 临床表现

骨瘤最常见的临床症状是前额头痛和面部疼痛。大多数额窦骨瘤患者的首发症状为头痛(多达60%)。肿瘤增大可能会阻塞鼻窦引流通道，从而导致慢性鼻-鼻窦炎。然而，很多骨瘤患者是无症状的，在行影像学检查时偶然发现。骨瘤进行性生长可能导致眼部症状，如复视、溢泪、面部变形，甚至失明等。当骨瘤侵犯硬脑膜时可导致颅内并发症，如颅内囊肿、脑脊液漏、脑膜炎、脑脓肿等。

2. 辅助检查

骨瘤的CT扫描显示为均匀、致密、界限清晰的病变。

3. 诊断标准

局部检查可见覆有正常黏膜的光滑硬性肿块，常并发息肉和鼻窦炎。

X线片有助于鼻骨瘤的诊断，可以判定其性质、部位、范围及附着处等。手术探查及术后活检可得确诊。

### (四)治疗

大多数学者认为小的和无症状的病灶不需要手术，可以选择“影像学检查和随访”的对策。快速增长的肿瘤及有症状的患者，肿瘤阻塞引起慢性鼻-鼻窦炎，较严重头痛或面部畸形，需手术治疗。

(葛艳芳)

# 第十一节　急性上颌窦炎

## 一、临床表现

### (一)症状

1. 起病情况

起病急，通常继发于上呼吸道感染或急性鼻炎，原症状加重。

2. 局部症状

主要有以下几种。

(1)鼻塞:多为患侧持续性鼻塞,若两侧同时罹患,则为双侧持续性鼻塞。系鼻黏膜炎性肿胀和分泌物积蓄所致。

(2)脓涕:鼻腔内大量脓性或黏脓性鼻涕,难以擤尽,脓涕中可带有少许血液。厌氧菌或大肠埃希菌感染者脓涕恶臭。脓涕可流至咽部或喉部,刺激局部黏膜引起发痒、恶心、咳嗽和咳痰。

(3)鼻出血:一般表现为少量出血、涕带血丝,大量出血少见。

(4)嗅觉障碍:因鼻塞而出现嗅觉减退或嗅觉丧失。嗅觉随着炎症的消退而逐渐恢复。

(5)头痛和局部疼痛:为本病最常见症状。上颌区疼痛是急性上颌窦炎的早期常见症状,多在上颌窦前壁,有时可向上延至眼球,并影响额窦区。有时向下扩展,引起上牙槽痛,咀嚼时感到病侧的磨牙较痛。有时病侧疼痛很不明显,只诉上颌窦区有沉重感或发胀感。此外,有头部钝痛或偏头痛,甚至有广泛性头痛。疼痛或头痛多在下午出现,或以下午较重,常在傍晚时缓解,此与上颌窦的引流和通气有很大关系。

3. 全身症状

可出现畏寒、发热、食欲减退、便秘、全身不适等。儿童可发生呕吐、腹泻、咳嗽等消化道和呼吸道症状。

### (二)体征

(1)局部红肿:患者面颊眶下部红肿,但较少见。

(2)压痛和叩痛:典型病例扪诊上颌窦区有压痛,叩诊该区疼痛明显;如叩击尖牙、前磨牙和磨牙,也可出现疼痛。

(3)鼻腔所见:患侧中鼻甲和下鼻甲黏膜充血水肿,有时在中鼻道可看到脓性分泌物。鼻咽镜检查可见中鼻甲和下鼻甲后端充血及水肿,后鼻孔边缘和鼻咽部有分泌物附着,患侧鼻底常有分泌物积聚。

## 二、辅助检查

1. X 线片检查

鼻颏位摄片可见患侧上颌窦广泛性模糊,黏膜水肿,有时显液平面。

2. CT 检查

诊断更直接、方便,可见上颌窦黏膜水肿增厚,窦腔可见分泌物,窦口鼻道复合体黏膜水肿、模糊,如为牙源性上颌窦炎,骨窗可见上颌窦底黏膜增厚,其下方有残牙根伴周围骨质吸收。

3. 实验室检查

多数病例有白细胞增多、红细胞沉降率加快。鼻分泌物涂片检查有中性粒细胞和纤毛柱状上皮细胞。

## 三、诊断

急性起病,继发于上呼吸道感染或急性鼻窦炎之后,出现鼻塞、脓涕、头痛以及嗅觉下降。伴有发热、畏寒及全身不适症状。头痛多在上颌区,具有上午轻,下午重的特点。

体格检查:患侧上颌窦前壁压痛、患侧中鼻甲和下鼻甲黏膜充血水肿,有时在中鼻道可以看到脓液。X 线片及 CT 检查可见上颌窦黏膜水肿、增厚,窦腔可见分泌物。

## 四、鉴别诊断

1. 急性牙源性感染

仅有患牙叩击痛，而没有鼻腔症状及体征。鼻窦 X 线片检查无异常。

2. 眶下神经痛

多为全日性烧灼样疼痛，压迫神经则疼痛减轻。鼻腔检查、鼻窦 X 线片检查均为阴性。

3. 三叉神经痛

可发生于上颌支分布区，痛如刀割或针刺，非常激烈，突发突止，但鼻部检查阴性。

4. 眼部疾病

如角膜炎、睫状体炎，可引起与上颌窦炎相似的症状，但有眼部阳性体征可做鉴别。

## 五、治疗

### （一）治疗原则

以非手术治疗为主，并尽快消除病因，促进鼻窦的通气引流，控制感染，以防止发生并发症或转成慢性鼻窦炎。

### （二）治疗方法

1. 全身治疗

（1）一般治疗：与治疗急性鼻炎相同，如注意休息、多饮水或进高营养流质饮食。对症处理，如头痛或局部疼痛激烈时，可使用镇痛药等。

（2）抗感染治疗：因多为球菌、杆菌或厌氧菌感染，故宜首选并足量使用青霉素类抗生素或头孢类抗生素。最好能在用药前或用药期间行细菌培养及药敏实验，以便正确选用有效抗生素，这对防止发生并发症或转成慢性鼻窦炎至关重要。

（3）适当使用抗组胺药，如马来酸氯苯那敏、氯雷他定等，以及黏液促排剂。

2. 局部治疗

（1）鼻部用药：与治疗急性鼻炎基本相同，为促进鼻窦的通气引流，可适当使用血管收缩剂，如 1%麻黄碱溶液滴鼻。

（2）上颌窦穿刺：急性鼻源性上颌窦炎无并发症者，在全身症状消退、局部炎症基本控制、化脓已趋局限化时，可行上颌窦穿刺冲洗法，亦可于冲洗后向窦内注射抗生素或类固醇激素。

（3）物理治疗：超声雾化、蒸汽吸入、红外线照射、超短波电疗、电透热法和局部热敷等物理疗法，对改善局部血液循环、促进炎症消退或减轻症状均有帮助。

（4）手术疗法：急性期多不宜手术，仅在鼻窦炎症向外扩散而导致毗邻器官发生严重并发症时，才不得已而施之，但必须严格掌握适应证。

### （三）病程观察及处理

治疗过程中除了观察局部症状和体征是否改善之外，还要注意体温和血液白细胞是否逐渐恢复正常。病程康复缓慢，要注意是否出现并发症或患者免疫力低下，必要时做鼻窦分泌物细菌培养及药敏试验，以便挑选合适抗生素。

（张　雷）

# 第十二节 急性额窦炎

临床所见的急性额窦炎常与其他鼻窦炎同时存在，如筛窦炎或上颌窦炎。经治疗后，急性额窦炎可以痊愈，由急性转为慢性额窦炎者较少见。急性额窦炎的常见致病菌为链球菌、葡萄球菌或肺炎链球菌，也可为杆菌或真菌感染。

## 一、临床表现

1. 症状

(1)详细询问病史，起病是否继发于上呼吸道感染或急性鼻炎之后。对全身因素也不应忽视。局部症状包括头痛、鼻塞、脓涕及嗅觉下降，其中头痛症状明显且具有特征性。

(2)头痛的特征性表现：前额部局限性头痛周期性发作，病变初起一般呈额部隐痛，继而加重，局限在前额和眼眶内上角，头痛往往是规律性发作，即头痛常于早晨起床后不久逐渐加重，中午最烈，直到午后或黄昏逐渐减轻，夜间完全消散。倘若炎症未消，每天将以同样规律周而复始地持续 10 d 以上。

(3)除了鼻部症状外，患侧可出现眼痛、流泪、畏光。

2. 体征

(1)前鼻镜检查可见鼻黏膜充血、鼻甲红肿，以中鼻甲前端明显，中鼻道有黏脓或脓性分泌物存留。

(2)患侧前额部可见皮肤发红、肿胀、压痛，尤以眉弓内下区的额窦底部为明显。

## 二、辅助检查

1. 血常规检查

细菌急性感染的表现：血白细胞增多，以中性粒细胞为主。

2. CT 检查

患侧额窦内黏膜增厚、窦腔积液。

## 三、诊断

(1)继发于急性上呼吸道感染之后，出现头痛、鼻塞、脓涕及嗅觉下降等症状。

(2)前额部局限性头痛周期性发作，头痛常于早晨起床后不久逐渐加重，中午最烈，直到午后或黄昏逐渐减轻，夜间完全消散。前额部相应部位可见皮肤发红、肿胀、压痛，尤以眉弓内下区的额窦底部为明显。

(3)CT 检查显示额窦黏膜水肿或窦腔积液。

## 四、鉴别诊断

1. 急性鼻炎

以鼻塞、水样涕或黏液样涕为主要症状，头痛相对较轻，头痛没有明显规律性，体征表现为下鼻甲黏膜急性充血肿胀，中鼻道无引流。

2. 眶上神经痛

无明显上呼吸道感染诱因，出现眶上周围闪电样牵拉性头痛，常伴有三叉神经其他分支的反射性疼痛，鼻腔检查无急性炎症表现。

## 五、治疗

### （一）治疗原则

抗炎消肿，促进引流，注意预防并发症（额骨骨髓炎、眶内蜂窝织炎或脓肿、颅内感染等）。少数病例由于急性阻塞引流或者出现并发症时，则需行手术治疗。

### （二）治疗方案

1. 全身治疗

与“急性上颌窦炎”相同。

2. 局部保守治疗

鼻内用药及局部理疗基本与“急性上颌窦炎”相同，目的是减轻鼻内黏膜的充血肿胀，促进额窦引流畅通，促进炎症渗出物的吸收。

3. 手术治疗

当保守治疗无效或出现并发症时应采用手术治疗。

（1）额窦钻孔术：系在额窦底部钻一小孔，经此置入硅胶管或硬塑料管于窦腔内，便于引流或冲洗。

（2）经鼻内镜额窦开放术。适应证包括：急性额窦炎反复发作，各种保守治疗效果欠佳；鼻窦 CT 检查提示额窦口骨性狭窄、额周气房过大，妨碍额窦引流或软组织阻塞窦口。在应用足量、有效抗生素的基础上进行手术。手术通常需要切除部分钩突，开放筛泡，继而开放鼻丘气房及其他额周气房，使额窦在中鼻道前端形成宽敞的引流通道。

### （三）病程观察及处理

治疗过程中除了观察局部症状和体征是否改善之外，还要注意体温和血液白细胞是否逐渐恢复正常。如出现并发症，应在感染适当控制下及早手术治疗。

（张　雷）

# 第十三节　慢性鼻窦炎

鼻炎是鼻科临床上最常见的疾病之一，因其常与鼻窦炎同时存在，故现在又称鼻-鼻窦炎。按照病程可将鼻-鼻窦炎分为 2 种类型：①急性鼻窦炎病程 12 周以内；②慢性鼻窦炎成人病程持续 12 周以上。

按照发生的位置分为单鼻窦炎、多鼻窦炎、全鼻窦炎。按照是否伴有鼻息肉，将慢性鼻窦炎分成伴有鼻息肉的慢性鼻窦炎和不伴鼻息肉的慢性鼻窦炎两类。

慢性鼻窦炎（CRS）是由多种因素单独或交叉长期作用下所引起的鼻窦和（或）鼻腔黏膜的慢性炎症性疾病。一般认为主要的致病因素包括呼吸道感染，呼吸道变态反应、呼吸道黏膜纤毛系统疾病及其他因素造成的黏膜炎症，也有认为鼻腔解剖结构异常、外伤等引起相应的黏膜改变与 CRS 的发生有一定的相关性。

## 一、临床表现

症状持续12周以上，病情可反复、稳定、加重，也可缓解，但不会完全消失。

1. 全身症状

轻重不等，多不明显或很轻，可有精神不振、头痛、头昏、易倦、精神抑郁、记忆力减退、注意力不集中等现象。

2. 局部症状

(1)鼻塞：是慢性鼻窦炎的主要症状之一，但不及急性鼻窦炎者明显。多是由于黏膜肿胀、鼻甲肿大、鼻内分泌物过多和(或)伴有息肉形成，阻塞通气所致。擤除分泌物后可暂时缓解症状。

(2)流脓涕：是慢性鼻窦炎的另一主要症状。来自前组鼻窦的分泌物多可从前鼻孔擤出；后组鼻窦产生的分泌物多向后流，从后鼻孔流入鼻咽部，主述“涕倒流”或“痰多”。慢性鼻窦炎者分泌物较黏稠，色黄或灰白色，可呈团块状，偶有腥臭味。牙源性上颌窦炎时，脓涕多带腐臭味。

(3)嗅觉障碍：常表现为嗅觉减退或嗅觉缺失，多为暂时性，但嗅区黏膜长期炎性变，部分患者可导致退行性变，造成永久性失嗅。嗅觉障碍的主要原因是嗅区黏膜炎性变，或形成息肉，或脓性分泌物蓄积于嗅裂等。

(4)头痛：一般情况下慢性鼻窦炎者此症状并不明显，仅有局部钝痛及闷胀感，疼痛时间及部位多较固定。主要是因细菌毒素吸收所致的脓毒性头痛，或因窦口阻塞、窦内空气被吸收而引起的真空性头痛。慢性鼻窦炎头痛常有下列特点：①多有时间性或固定部位，多为白天重、夜间轻，且常为一侧，如为双侧者必有一侧较重；前组鼻窦炎者多在前额部痛，后组鼻窦炎者多在枕部痛。②休息、滴鼻药、蒸汽吸入或引流改善、鼻腔通气后头痛减轻；咳嗽、低头位或用力时因头部静脉压升高而使头痛加重；吸烟、饮酒和情绪激动时头痛亦加重。

(5)视觉障碍：是本病的眶内并发症之一，病变多存在于筛窦或蝶窦，炎症累及眶内、眶尖及管段视神经时症状较明显。主要表现为视力减退或失明(球后视神经炎所致)，也有表现其他视功能障碍，如眼球移位、复视和眶尖综合征等。孤立性蝶窦炎，特别是蝶窦真菌感染导致视力损伤的机会最多。

## 二、辅助检查

1. 前鼻镜检查

(1)可见鼻黏膜充血、肿胀或肥厚，钩突肥大、泡状中鼻甲、中鼻甲反向弯曲、鼻中隔高位重度弯曲压迫中鼻甲。

(2)中鼻道或者嗅裂有黏膜息肉样变性或者鼻阻塞。

(3)中鼻道或者嗅裂可见分泌物积聚，色黄或白色、黏性、黏脓性或脓性，量不等。若中鼻道见脓性分泌物，多提示为前组鼻窦炎，后组鼻窦炎脓液多位于嗅裂，或积蓄于鼻腔后段、流入鼻咽部。若怀疑鼻窦炎但检查未见鼻道有分泌物者，可用1%麻黄碱收缩鼻黏膜并做体位引流后，重复上述检查，可助诊断。

2. 鼻内镜检查

除可清楚、准确判断上述各种病变及其部位，还可发现经前鼻镜不能窥视的其他病变，如窦口及其附近区域的微小病变和上鼻道、蝶窦口的病变。

3. 口腔和咽部检查

牙源性上颌窦炎者同侧上列第 2 双尖牙或第 1、第 2 磨牙可能存在病变，后组鼻窦炎者咽后壁可见脓液或干痂附着。

4. CT 检查

是诊断鼻窦炎最直接和准确的方法之一，可以显示病变鼻窦的位置、范围、解剖学致病因素、鼻腔鼻窦黏膜病变程度。

5. MRI 检查

虽能准确地观察鼻窦内软组织占位性病变的范围、程度及与周围肌肉、血管等组织的解剖关系，但不能准确显示解剖学骨性标志和变异，因此，在鼻窦炎诊断和指导手术治疗中应用价值不大，临床上仅仅用于鉴别是否伴有鼻腔和鼻窦肿瘤时使用。

## 三、诊断

(1)出现鼻塞、流涕、嗅觉下降或者消失、头面部疼痛或者沉重感等两个或者两个以上症状，其中必须有鼻塞或者脓涕之一，症状持续时间≥12 周。

(2)常规鼻科检查及鼻内镜下的变化：①中鼻道可见黏膜息肉样变性或者鼻息肉；②中鼻道可见黏性、黏脓性、脓性分泌物；③中鼻甲黏膜充血、水肿或肿胀导致堵塞。

(3)CT 检查：窦口鼻道复合体和(或)鼻窦内的黏膜改变或者积液。

## 四、鉴别诊断

1. 急性鼻炎及鼻窦炎

病程较慢性鼻窦炎短，头痛、鼻塞等症状更明显、严重，并常伴有其他上呼吸道急性感染症状及体征，如四肢酸痛、周身不适、发热、咽痛、扁桃体肿大、咽后壁充血及大量滤泡等。

2. 慢性鼻炎

鼻腔内的分泌物较慢性鼻窦炎少，以黏液性分泌物为主，且中鼻道未见黏液、脓性分泌物，未见中鼻道黏膜水肿和息肉样变性。

3. 变应性鼻炎

常有明显的过敏病史和(或)家族史，以鼻痒、阵发性喷嚏、水样分泌物等症状为主，鼻黏膜水肿、苍白，中鼻道一般无分泌物和黏膜水肿。但若需确诊，还应进一步行变态反应相关的检查，如变应原皮肤试验、特异性 IgE 测定等。

4. 真菌性鼻-鼻窦炎

可出现于长期使用抗生素、糖皮质激素、免疫抑制剂或接受放疗等患者，或出现于患有慢性消耗性疾病，如糖尿病及其他可致机体免疫力下降的疾病患者，也可见于正常人。鼻窦 CT 大多表现为单窦发病，窦壁骨质增生，窦内密度不均匀钙化斑。组织病理学、真菌培养等可以鉴别。

## 五、治疗

### (一)治疗原则

(1)控制感染和变态反应因素导致的鼻腔鼻窦黏膜炎症。

(2)改善鼻腔鼻窦的通气、引流。

(3)病变轻者、不伴有解剖畸形者，可采用药物治疗(包括全身和局部药物治疗)。如果药物治疗无效，或者伴有导致窦口鼻道复合体和嗅裂阻塞的明显的解剖异常以及鼻道息肉者，则应采用综合治疗手段，包括内科和外科措施。

### （二）治疗方法

1.全身用药

全身用药包括抗生素、糖皮质激素等药物。

(1)抗生素：对于明确感染性病因，或并发有感染因素的慢性鼻窦炎，应使用足量、足疗程的抗生素。选用抗生素最好的原则是依据鼻内分泌物细菌培养和药敏试验结果而定，而在未得到确切的检验依据前，可选用针对化脓性球菌或杆菌有效的抗生素，如头孢类、抗耐药的青霉素或喹诺酮类药物，也可适当加用抗厌氧菌类药物。最终根据鼻腔分泌物量、色泽来确定疗程。一般认为在脓性分泌物消退后再用药一周较为合适，慢性鼻窦炎的抗生素使用疗程不超过 3 周。

(2)口服糖皮质激素：不作为常规用药，可辅助控制鼻腔鼻窦黏膜炎症，其主要作用为抗感染、抗水肿。如必须使用，应充分了解禁忌证，如精神性疾病、胃溃疡、活动性肺结核、青光眼等，应根据病情及时调整其用量，一般使用方法为 0.5 mg/(kg·d)，清晨空腹一次性口服，推荐使用短效糖皮质激素，如泼尼松，使用期限一般不超过 14 d，防止并发症。

(3)黏液稀释及改善黏膜纤毛活性药：常规辅助用药，可稀释脓性分泌物，同时恢复黏膜纤毛的活性，有利于分泌物的排出和鼻腔黏膜环境的改善。

(4)抗组胺药：对于并发变应性因素者，可适当加用该药，以减轻鼻腔黏膜的水肿程度。

2.局部用药

(1)局部糖皮质激素：是目前治疗慢性鼻窦炎最重要的一线用药。局部糖皮质激素具有强大的抗炎、抗水肿效应，无论病因是感染性还是变态反应性、病变程度及范围大小、是否伴有鼻息肉、术前还是术后，局部糖皮质激素都可作为主要用药。常规应用糖皮质激素喷雾治疗，以控制鼻-鼻窦黏膜的炎症及水肿，最终达到改善鼻腔通气和引流的目的。局部激素与抗生素联合使用可缩短病程和延长再发时间。使用时间在 3 个月以上，功能性内镜鼻窦手术(FESS)术后使用时间在鼻窦黏膜上皮化后，或者患者症状消失后，继续使用 1～2 个月。

(2)减充血剂的应用：长期使用鼻腔减充血剂会对黏膜纤毛系统的形态与功能造成破坏，尤其是盐酸萘甲唑啉、麻黄碱类药物。因此，应根据不同的病情酌情使用，应选择低浓度、不良反应少的减充血剂，如盐酸羟甲唑啉。慢性鼻窦炎的鼻腔鼻窦黏膜及黏膜下组织以组织间质水肿、增生为主，而非单纯血管扩张所致，减充血剂作用不大，除伴有急性感染发作、鼻塞症状非常明显时，一般很少使用。慢性鼻窦炎手术治疗后，由于鼻腔、鼻窦引流通气问题已经解决，可不再使用减充血剂。

(3)生理盐水冲洗：是治疗和鼻腔保健护理方法。有两种冲洗方法：①用 35 ℃～40 ℃无菌温生理盐水经特制的器皿，直接进行鼻腔冲洗，可以达到清洗鼻腔、改善黏膜环境的目的。也有文献资料显示，使用 2.8%高渗盐水冲洗鼻腔可减轻黏膜水肿。②用特制的导管伸入窦口冲洗，适用于上颌窦、额窦及蝶窦的一般炎症。冲洗时使导管经窦口进入窦腔，用微温的无菌生理盐水冲洗，以清除窦内积脓。但此种方法操作较难、盲目，且容易损伤窦口黏膜，故现已很少使用。

3.局部治疗

(1)上颌窦穿刺冲洗：在急性上颌窦炎无并发症、全身症状消退、局部炎症基本控制且化脓性病变已局限化时，可行上颌窦穿刺冲洗法。根据症状确定冲洗次数，一般每周1～2次，冲洗至再无脓液冲出。每次用温无菌生理盐水冲洗后，可向窦内适当注入抗生素，或应用抗厌氧菌类药，达到局部消炎的效果，目前并不推荐使用上颌窦冲洗术治疗CRS。

(2)鼻窦置换治疗：目的是促进鼻窦引流，并将药物通过负压置换入窦腔内，起到排脓、抗炎的作用。可用于慢性额窦炎、筛窦炎和全鼻窦炎者，鼻窦急性炎症者或慢性鼻窦炎急性发作时，或单一鼻窦炎者，应禁用此法，主要是防止炎症扩散到正常鼻窦，而且病窦黏膜充血，易诱发菌血症。由于该方法疗效缺乏循证医学依据，EP3OS 2007不推荐使用局部抗生素，这一治疗方法值得商榷。

(3)鼻内镜下吸引：在鼻内镜的直视下，能更清楚地观察到脓性分泌物的来源、色泽及黏度等，用吸管吸除鼻道内的分泌物，观察窦口是否有阻塞、黏膜是否水肿及窦内黏膜的病变程度。特别适合功能性鼻内镜鼻窦手术(FESS)术后鼻窦处理。

4.外科手术

(1)手术原则：通过解除鼻腔、鼻窦解剖学异常造成的机械性阻塞，切除不可逆的病变，恢复鼻腔、鼻窦的通气和引流，尽可能保留可以恢复正常的黏膜和鼻腔、鼻窦正常结构。

(2)手术指征：①影响窦口鼻道复合体和嗅裂引流的解剖学异常，如重度的高位鼻中隔偏曲、泡状中鼻甲、中鼻甲反向弯曲、钩突和筛泡的肥大、筛漏斗区域的畸形等；②影响窦口鼻道复合体(OMC)区和嗅裂的通气与引流的鼻息肉；③怀疑CRS导致的眶、颅并发症；④修正炎症性组织增生，如钩突、筛泡、中鼻甲的息肉样变。对于以上这些机械性阻塞，外科手段是最有效的方法；⑤开放鼻窦，应在规范的药物治疗无效后选择鼻窦手术。

(3)术前准备：术前10～14 d开始，针对所感染的细菌应用抗生素，常规应用局部激素喷鼻。当有严重的鼻息肉和Samter三联征时，需口服糖皮质激素类药物。鼻分泌物稠厚时使用黏液促排剂，还可酌情使用减充血剂和(或)抗组胺药。

(4)手术方式：①传统的鼻窦手术，包括经典的上颌窦根治术、经上颌窦鼻内筛窦切除术、经鼻内筛窦手术、经鼻额窦手术等。这类手术普遍存在视野狭窄、照明不清、一定程度的盲目操作以及病变切除不彻底、创伤较大或面部留有瘢痕等缺点；②经鼻内镜鼻窦手术，又称功能性内镜鼻窦手术，在鼻内镜和电视监视下，纠正鼻腔解剖学异常、清除不可逆的病变，尽可能地保留鼻-鼻窦的黏膜，重建鼻腔鼻窦通气引流(尤其是窦口鼻道复合体区域的通畅与引流)，为鼻腔鼻窦黏膜炎症的良性转归创造生理性局部环境，最终达到鼻-鼻窦黏膜形态与自身功能的恢复。FESS手术创伤小、视角开阔、术野清晰、操作精确。这种手术已经成为慢性鼻窦炎外科治疗的主体手术方式。

(张　雷)

## 第十四节　鼻窦癌

鼻腔及鼻窦恶性肿瘤较为少见，据统计占全身恶性肿瘤的0.5%～3.66%，占耳鼻喉科恶性肿瘤的25%～50%，国外报道为0.2%～2.5%。男女比例为(1.5～2.4)∶1，好发于40～60岁人群。

多属原发，自他处转移而来者极少。因鼻窦解剖位置深在隐蔽，肿瘤早期症状常较轻，且常因伴有慢性炎症而易被忽视，使得早期诊断相对不易。鼻腔鼻窦与眼眶、颅脑解剖关系密切，恶性肿瘤在晚期可累及破坏邻近组织，此时难以判断其原发部位，且使诊断、治疗更加棘手。

## 一、临床表现

由于鼻腔鼻窦癌患者症状出现较晚，就诊也较晚，且常被误诊为炎症、息肉等而漏诊误治，因早期诊断较困难，故需引起重视、提高警惕。临床表现根据肿瘤部位、范围、病理类型、生物学特性、病程、扩展方向等因素而变化颇大。诊断要点如下。

1. 结合病史综合分析

对单侧进行性鼻塞、血性脓涕、反复鼻出血或涕中带血，尤其是40岁以上者，应提高警惕，高度怀疑，仔细检查。首先应详细了解病史，若出现顽固的头、面、颈部疼痛，不明原因的上颌牙齿麻木、疼痛，顽固的鼻窦炎及多次迅速复发的鼻息肉等情况，更应高度怀疑恶性肿瘤。

2. 症状、体征

(1)症状：单侧鼻腔反复涕中带血或鼻出血、血性恶臭脓涕，进行性鼻阻，突眼、复视及视力减退等，头痛，第Ⅰ至第Ⅵ脑神经麻痹状态，阵发性耳痛，面颊部胀痛、麻木等，牙齿麻痒、疼痛、松动、脱落、出血、张口困难或牙龈肿痛等。

(2)体征：鼻腔可见新生物；面颊部不对称，皮下不规则、质地较硬肿块；晚期皮肤潮红或破坏，甚至形成癌性瘘管溃烂；眼球受压移位或活动受限；硬腭下塌、硬腭牙龈溃烂；顽固性神经痛和张口困难。颈部有时可扪及肿大淋巴结；远处转移表现或进行性体重下降、贫血、恶病质等。

## 二、鉴别诊断

1. 鼻息肉

通常无涕血史。灰白色，表面光滑，略透明，质软似荔枝，触之不易出血。

2. 乳头状瘤

表面呈桑葚状，粗糙易渗血，常不易与恶性肿瘤区分，可行增强MRI扫描，其影像学改变有助于诊断。因约有10%癌变，因而需活检鉴别，尤其对于有过手术摘除史的病例尤应警惕。

3. 上颌窦良性病变

如出血坏死性息肉、真菌性上颌窦炎等。其特点是病程较长，有时可有涕中带血、脓涕、臭鼻等，CT扫描显示团块状占位，真菌者可有钙化点，骨破坏多限于内侧壁。有时需依病理方可鉴别。

## 三、治疗

### (一)治疗原则

1. 治疗方法及其选择

主要依据肿瘤的病理类型、部位和范围、病期、患者的全身情况等综合考虑，最常用为手术、放疗、化学药物治疗(简称化疗)结合的综合治疗方案。

2. 不同鼻窦癌的治疗原则

(1)筛窦癌：原发灶的处理。①$T_1$、$T_2$病变：完整手术切除原发灶后放疗，当手术切缘阳性或周围神经受侵时可考虑采用放疗、化疗、根治性放疗；②$T_3$、$T_{4a}$病变：完整手术切除放疗，当手术切缘阳性或周围神经受侵时可考虑采用放疗、化疗；③$T_{4b}$、$T_{4c}$病变：放疗、化疗或单用放疗。

(2)上颌窦癌：原发灶及颈部淋巴结处理。①$T_{1\sim2}$、$N_0$(除外腺癌)完整手术切除，周围神经受侵者可考虑放疗或放疗、化疗；手术切缘阳性者尽可能再手术扩大切除，手术切缘再次阳性者放疗或化疗，阴性者放疗。②$T_{1\sim2}$、$N_0$(腺癌)完整手术切除后放疗。③$T_3$、$T_{4a}$、$N_0$ 完整手术切除，周围神经受侵或手术切缘阳性者，对原发灶和颈部放疗。无周围神经受侵及手术切缘阴性者，对原发灶和颈部放疗；④$T_{4b}$，任何 N 行放疗、化疗或放疗。

## (二)手术治疗

手术切除是目前治疗鼻腔鼻窦癌的重要方法，凡能经手术彻底切除的，通常均作首选。对放疗不敏感的如恶性黑色素瘤等，亦为首选。根据肿瘤病变性质、解剖部位和侵及范围的不同，手术方法有鼻侧切开、上颌骨部分或全切除和(或)眶内容物剜出、面中部掀翻、颅面联合径路、鼻内镜手术等术式，有颈部淋巴结转移者，可行择区性颈清扫术。手术前后加用放疗。

1. 手术方式选择原则

①非鼻内径路者，切口足够，术野暴露充分、清晰，确保直视下自上而下、从外至内、由浅及深地逐步或一次性完整切除肿瘤；②术中尽量避免损伤硬脑膜、脑组织，第Ⅰ～Ⅲ、第Ⅳ～Ⅵ脑神经等重要结构；③有利于对组织损伤的修复和重建，尽可能在同一术野中完成；④可有效地控制术中出血。

2. 手术适应证

①局限于鼻腔、鼻窦的恶性肿瘤，无远处脏器转移；②鼻腔鼻窦癌侵犯周围骨质或颅底骨质，侵犯硬脑膜，但范围较局限，无远处器官转移；③身体一般状况可耐受手术且无手术禁忌证者。

3. 手术切除原则

①尽可能直视下整块切除。体积较小的可利用内镜和激光、射频、微波等技术切除。鼻及鼻窦恶性肿瘤的实际扩展范围，在手术前低估率常达 31.6%，仅 3.2%被高估。尤其是筛窦癌及癌肿在翼腭窝、颞下窝、眼眶等部位的扩展范围更易被低估，因此，术前必须考虑到上述情况，切勿过于保守。在肉眼可见的肿瘤边界之外 0.5～2 cm 处正常健康组织上开始切除，手术应尽量彻底和整块切除。②力求瘤外切除，在有可能的前提下，尽量做到在肿瘤包膜外操作，避免直接对肿瘤本身行切、割、钳、夹等，手术结束时要彻底检查创腔，凡有可疑肿瘤残余处均应给予电凝烧灼，必要时予液氮冷冻破坏。③如侵犯颅内的鼻、鼻窦肿瘤宜先颅内，后颅外进行手术。④邻近器官、组织受累者，连同受累部位一并切除，然后行修复性手术。

4. 术前准备

①全面系统查体及专科检查：了解病变范围及全身状况、耐受手术能力；②必要的化验室检查：了解各重要脏器的功能状态，如心电图、胸部 X 线片检查，肝、肾功能检查，凝血功能检查等；③影像学检查：X 线片、CT 或 MRI 检查、数字减影血管造影(DSA)、胸部 X 线片、骨核素扫描、腹部脏器 B 超；④病理学检查：术前原则上均应行病理活检，明确诊断后方采取手术；⑤备血：根据病变性质、手术范围、患者体质状况、预计手术时间、预计失血量等情况，必要时应充分备血；⑥术前抗生素的应用；⑦其他伴随情况：应于术前纠正改善，如控制血糖、改善血压、纠正贫血状态，伴有颅内压增高者，应先用 20%甘露醇脱水，降低颅内压。

5.手术方式

(1)鼻侧切开术:适用于切除鼻腔、上颌窦内侧及筛窦肿瘤,也可扩大处理后组筛窦、额窦及蝶窦的病变,对鼻腔及上颌窦广泛受累的软组织也可做选择性切除。优点是视野充分,有利于肿瘤的根治性切除,缺点是面部遗留瘢痕。

(2)上颌骨部分切除术:①适应证为上颌窦恶性肿瘤局限于窦腔,未侵犯牙龈、牙齿及硬腭、眶底;上颌骨牙源性恶性肿瘤局限于牙槽突;恶性肿瘤局限于牙槽、硬腭或上颌窦底壁;鼻腔筛窦癌侵犯上颌窦上部。②术前准备为常规各项全身麻醉术前检查及 CT 或 MRI 扫描;口腔及鼻腔清洁,必要时制作牙托。

(3)上颌骨全切术:若鼻窦恶性肿瘤已侵及眼眶者除行上颌骨全切术外,同时行眶内容物剜除术。适应证:上颌窦恶性肿瘤侵犯筛窦、眶底及鼻腔外侧壁;上颌窦癌突破后外侧壁,侵犯翼腭窝、颞下窝等;鼻腔筛窦癌累及上颌窦,范围广泛,上颌骨部分切除无法彻底清除肿瘤;

(4)面正中掀翻术:切口自唇下正中沿唇龈沟进行切开,并切开梨状孔缘黏膜。向上翻转软组织,能充分暴露双侧上颌前壁及鼻腔,能很好地接近鼻腔、鼻中隔、上颌窦、筛窦、蝶窦、鼻咽及斜坡等解剖部位,适用于肿瘤的完整切除。切除该区肿瘤后,面部不遗留瘢痕。

(5)颅面联合切口:该术式适用于切除破坏前颅底骨质、侵犯硬脑膜或侵犯脑组织的肿瘤,可一次切除颅内和颅外的肿瘤,同时可修补切除或破损的硬脑膜和颅底缺损处。适用于额窦、筛窦恶性肿瘤侵及颅底或前颅窝的病例。

(6)鼻内镜手术:目前认为对于局限于鼻腔或鼻腔蝶窦、筛窦和局限的上颌窦病变,以及部分前颅底肿瘤均可采用鼻内镜手术,更广泛的病变应采用鼻内镜与其他术式联合径路。这种手术方式优点是可以准确确定肿瘤部位,保留正常的黏膜和骨结构,避免面部瘢痕,不足之处在于不利于止血,且为单手操作。随着鼻内镜技术的不断发展,动力系统、鼻用电钻、影像导航系统等广泛应用,鼻内镜用于鼻腔及鼻窦恶性肿瘤手术治疗范围也不断拓展,越来越多的病变均可在鼻内镜下完成彻底切除。

(7)颈淋巴结的处理:颈淋巴结转移及 T 分期对预后的影响。颈淋巴结转移与预后密切相关,Snow 指出,头颈部鳞癌患者颈淋巴结状态是评价疗效及估价预后的重要指标,凡出现转移者,治愈率降低 50%。鳞癌无论是否发现颈部淋巴结肿大,均应常规行择区性清扫术,其余鼻腔鼻窦癌根据其病理类型及颈部淋巴结情况处理。

## (三)放疗

放疗可以单独使用也可以和手术联合进行,单独根治性放疗,只适用于对放射线敏感的恶性肿瘤。

对晚期无法根治的患者,仅能作为单独的姑息性放疗。单独放疗局部控制率差,5 年局部控制率为 40%,放疗失败后补救手术 5 年生存率仅为 22%。回顾性研究表明,手术加术后放疗的疗效优于单独放疗。

1.放疗指征

(1)与手术配合使用的放疗:目前公认以手术为主,配合放疗的综合疗法是最合理而有效的方法,较单用手术切除治疗鼻及鼻窦癌的疗效提高 1 倍左右。目前倾向于术前采用足量照射。除了用于缩小肿瘤外,还能减少术中出血,使肿瘤周围血管与淋巴管闭塞、癌肿缩小、减少播散机会,给手术切除和治疗效果最大化提供有利条件。对某些眼眶受累的患者,由于放疗后肿瘤的退缩,增加了保留眼球的机会。一般术后不再行放疗,除非怀疑手术不彻底时,如手术切缘阳性或有肿瘤残留的病例，才加用术后照射。

(2)单独根治性放疗：适用于外鼻、鼻腔和对放射线敏感的鼻窦恶性肿瘤（如恶性淋巴瘤、某些肉瘤、未分化癌等）。优点为不须手术，损伤较小，美容效果较好，经济负担轻，患者顾虑较少，容易接受。缺点：①临床多为鳞癌，对放射线不很敏感；②癌肿位于骨腔之内，在尚未获得足够组织量之前，皮肤反应已很严重，难以完成疗程计划；③照射后窦腔内所形成的坏死组织，须做通道引流；④单纯根治性放疗效果不如综合疗法；⑤并发症较多，如牙松脱、骨坏死、窦腔缩窄、鼻中隔穿孔等。

(3)单独姑息性放疗：对于无法彻底手术切除、肿瘤浸润范围较大，以及侵及颅底，手术有困难但尚无远处转移的病例，可做单纯放疗。术后复发者、已有固定的颈淋巴结转移的晚期病例、年老体弱不能耐受手术和足量放疗者，可行姑息性照射，以缩小肿瘤、减轻疼痛、改善吞咽、呼吸等功能障碍。

(4)配合化疗的放疗：有研究认为氟尿嘧啶可提高放疗的疗效，也有称甲氨蝶呤合并放疗治疗头颈部恶性肿瘤可获较好疗效，而被称为放疗的增敏剂。但对此仍有争论。

2. 放疗原则

(1)鼻腔筛窦癌的放疗原则：①早期病例放疗后效果良好，美容满意，可作为治疗的首选方法；②保留手术作为放疗后肿瘤残余或复发时的挽救治疗手段；③对于局部病灶较大的病例，一般建议使用手术结合术前放疗或术后放疗的综合疗法；④当肿瘤范围广泛累及骨、软骨等邻近组织时，放疗仍然能取得较好的疗效。

(2)上颌窦癌的放疗原则：①早期病例首选手术治疗，当切缘阳性或肿瘤有残余时，应考虑术后放疗；②中晚期病例单纯手术疗效差，应考虑综合治疗，即先放疗后手术或先手术后放疗；③对 $T_4$ 的病例，尤其当颅底、鼻咽、翼板、蝶窦等受累，无法手术时，使用单纯放疗或联合化疗，包括动脉插管区域性灌注或静脉注射化疗药物；④对确诊时已经有颈部淋巴结转移的患者可用放疗，对颈部无淋巴结转移者，除非病理提示分化程度很差，其他不主张采用颈部预防性放疗。

3. 放疗方法

一般采用 $^{60}Co$ 或直线加速器进行放疗，放疗后 6 周进行手术切除，此时肿瘤的退变已达最大程度，放射反应在正常组织内消退，也不易引起正常组织继发性病变。

4. NCCN(2010 年)推荐的上颌窦肿瘤放疗原则

包括根治性放疗和术后放疗。

(1)根治性放疗

原发灶以及受侵淋巴结：①常规分割放疗，66～74 Gy（每次 2.0 Gy，周一至周五，每天 1 次）。②非常规分割放疗：a. 6 次/周加速放疗，肉眼可见病变照射剂量为 66～74 Gy，亚临床病变照射剂量 44～64 Gy；b. 同步推量加速放疗，72 Gy/6 周（大野每次 1.8 Gy；在治疗的最后 12 d，每天再加小野补充照射 1.5 Gy，作为 1 d 中的第 2 次照射）；c. 超分割放疗，81.6 Gy/7 周（每次 1.2 Gy，每天 2 次）。颈部：未受侵淋巴结区域，44～64 Gy（每次 1.6～2.0 Gy）。

(2)术后放疗：①原发灶，60～66 Gy（每次 2.0 Gy）。②颈部：a. 受侵淋巴结区域，60～66 Gy（每次 2.0 Gy）；b. 未受侵淋巴结区域，44～64 Gy（每次 1.6～2.0 Gy）。

对于上颌窦或鼻窦肿瘤患者，推荐进行强度调控放射治疗（IMRT）治疗，以便将一些重要组织结构的照射剂量减少至最低。

### (四)化疗

化疗对肿瘤组织缺乏高度选择性，且毒性反应大，因此在临床上很少单独使用，在肿瘤治疗中常作为一种辅助手段、姑息疗法或与手术、放疗联合使用。

常用方案：目前多采用 DDP 加各种常用药物联合应用的方案，其中 DDP＋5-Fu 联合应用是较为广泛应用的方案。

1. 方案 1

(DDP＋5-Fu)DDP 100 mg/$m^2$，静脉滴注，第 1 天；5-Fu 1 000 mg/($m^2$ · d)，静脉滴注，第 1～5 天。用药后间歇 2 周，可连用 2～3 周，有效率为 94%。

2. 方案 2

①DDP 20 mg/$m^2$，静脉滴注，第 1～5 天；BLM 10 mg/$m^2$，静脉滴注，第 3～7 天；MTX 200 mg/$m^2$，静脉滴注，第 5 天，第 22 天；②亚叶酸钙 20 mg/$m^2$，口服，每 6 h 1 次，第 6～8 天，第 23～25 天。4 周为 1 个疗程，有效率 88%。

3. 方案 3

DDP 50 mg/($m^2$ · d)，静脉滴注 2 h，第 1 天；PEP 5 mg/($m^2$ · d)，静脉滴注 5 h，第 2～6 天。每 3 周重复 1 次，有效率 70%。

4. 方案 4(COP 方案)

DDP 40～140 mg，静脉滴注，第 1 天；VCR 1 mg，静脉滴注，第 1 天；培洛霉素(Peplomycin )5 mg，肌内注射，第 2～6 天。每 3 周重复 1 次。

其他：有 PDM(PM、DDP、MTX)方案等。

### (五)其他治疗方法

1. 生物疗法

生物疗法又称免疫治疗，是提高机体在免疫反应过程中免疫应答力的一切生物活性物质的总称。通过免疫系统，改变患者对肿瘤的生物学应答而产生治疗效应的物质和措施均属于生物疗法范畴，它基于生物反应调节理论提出，认为恶性肿瘤患者的机体免疫(尤其细胞免疫)功能多处于抑制状态，试图增强患者机体的免疫反应性，人为地将肿瘤与机体防御之间的失衡调节至正常水平，有可能控制癌肿的生长，甚至使之消退。

2. 其他

如激光、冷冻、射频、微波等也可作为部分早期、浅表、局限性肿瘤的治疗手段之选。

### (六)肿瘤复发的挽救性治疗

局部复发是鼻腔鼻窦癌治疗失败的主要原因，由于肿瘤侵犯颅底或颅内、放疗后局部修复组织不易成活等原因，复发后的再治疗难度大。首发症状对鼻腔及鼻窦恶性肿瘤临床复发的早期诊断具有重要意义。再手术前以头痛最常见，其次是术腔局部隆起及眼部症状，提示肿瘤复发常范围广泛，并较早侵犯颅内及眶内。

(1)影响再复发的因素。①病理类型：鼻腔及鼻窦癌的类型和分化程度与复发和预后密切相关，如低分化鳞状细胞癌术后容易复发，且效果不佳。在儿童中，胚胎性横纹肌肉瘤术后极易复发，且复发后进展迅速，预后常甚差。②首次治疗措施是否及时合理：必须尽早明确诊断，根据肿瘤性质、侵犯范围决定综合治疗方案。

(2)复发性肿瘤的挽救性手术适应证：应选择情况较好、可以耐受全身麻醉及手术创伤、无远处脏器转移的鼻腔及鼻窦肿瘤复发患者。对于颈内动脉海绵窦段明显受侵、术前估计有可能在术中出现破裂大出血的患者，以及脑组织受侵范围过大者则不宜再手术。

(3)手术方式：鼻腔鼻窦癌复发再手术不同于首次手术，并无固定的术式，且常缺损区域较大，需根据具体情况采用不同的方法。

此外，特别强调对组织缺损的修复。对颅底、脑膜的缺损及影响患者基本生理功能的组织缺损必须修复。硬脑膜缺损可用游离大腿阔筋膜内衬、连续锁边缝合修复，表面用带血运的软组织覆盖，以防坏死。对于前颅底骨质缺损，一般用带蒂的帽状腱膜或额肌皮瓣修补，较大缺损则采用额骨内板加带蒂帽状腱膜额骨骨膜瓣修复。游离组织瓣是肿瘤切除术后范围较大头颈部组织缺损修复的最佳选择。

（吕　建）

# 第三章 咽喉部疾病

## 第一节 急性咽炎

急性咽炎为咽黏膜、黏膜下组织的急性炎症，常为上呼吸道感染的一部分，多由急性鼻炎向下蔓延所致，也有开始即发生于咽部者。病变常波及整个咽腔，也可局限于一处。本病常见于秋冬及冬春之交，病毒感染居多，以柯萨奇病毒、腺病毒、副流感病毒为主，鼻病毒、流感病毒次之，通过飞沫和密切接触传染。细菌感染也较常见，并可继发于病毒感染而发生，致病菌以链球菌、肺炎链球菌多见。此外，经常在高温环境中工作或接触有刺激性的物质，如粉尘、烟雾、氯、溴、氨及化学毒气也可引起咽部发炎。

### 一、临床表现

症状轻重与机体免疫力、病毒及细菌毒力等有关。一般起病较急，初为咽干、灼热，继而疼痛，吞咽时尤其明显。全身症状一般较轻，如为脓毒性咽炎，则全身及局部症状都较严重。畏寒、发热，体温 37.8 ℃～40.5 ℃，四肢酸痛、头痛、恶心、呕吐。咽部肿胀甚剧者则语言含糊。如病变侵及喉部则有咳嗽、声音嘶哑、呼吸困难等。检查口咽及鼻咽黏膜充血肿胀，腭弓、腭垂水肿，咽后壁淋巴滤泡及咽侧索亦可红肿，在肿胀的淋巴滤泡中央出现黄白色点状渗出物。颌下淋巴结肿大且有压痛，重者会厌软骨及杓会厌皱襞增厚、水肿，以致呼吸困难。还可引起中耳炎、鼻炎、鼻旁窦炎、喉炎、气管炎、支气管炎及肺炎等。

### 二、治疗

1. 病因治疗

清除邻近病灶，治疗全身疾病，戒除烟酒，预防急性咽炎发作等。加强身体锻炼、增强体质至关重要。

2. 局部治疗

咽部黏膜肥厚者可用3%硼酸溶液或2%～5%硝酸银局部涂布，有收敛及抗炎作用。咽后壁淋巴滤泡增生及咽侧索肥厚者，可用冷冻、微波或激光等疗法以消除增生的病变组织。用各类喉片，如度米芬含片、熊胆舒喉片等含化，对改善局部症状有一定效果。

3. 全身治疗

早期可选用抗病毒药，如阿昔洛韦：静脉滴注，5 mg/kg，隔 8 h 1 次，每次 1 h 以上，连续给药 7 d；口服，每次 0.2 g，每天 5 次，5～10 d 为 1 个疗程。感染较重、发热较高、症状显著者需卧床休息，加强对症处理，同时给予抗生素或其他抗炎类药物治疗，如青霉素：肌内注射，一般感染，每次 40～80 万 U，每天 2 次，严重感染可增至每天 4 次；静脉滴注，用生理盐水或 5%葡萄糖注射液稀释至 1 万 U/1 mL，每天 200～2 000 万 U；头孢呋辛酯：口服，成人每次0.25 g，每天 2 次；5 岁以下儿童不宜服用，一般每次 0.125 g，每天 2 次；庆大霉素：肌内注射、静脉注射，成人每天 16～24 万 U，儿童每天 0.3～0.5 万 U/kg，分 3～4 次注射。

4.进行局部喷雾

咽炎患者经局部喷雾后，当天症状缓解率高，绝大多数患者 3 d 内症状明显缓解甚至消失。比单纯疗程缩短，可以短时间内使急性咽炎得以痊愈。进行局部喷雾治疗时，强调让患者多休息，多饮水，进食易消化、高能量、富含维生素食物，注意自身体质提高，以增强本身抗病能力，促进病体康复。

（刘　伟）

## 第二节　慢性咽炎

慢性咽炎为咽部黏膜、黏膜下及淋巴组织的慢性弥漫性炎症，可为上呼吸道慢性炎症的一部分。急性咽炎反复发作，鼻炎、鼻旁窦炎的脓液刺激咽部，或鼻塞而张口呼吸，均可导致慢性咽炎的发生。成年人多见，病程长，症状较顽固，治疗有时困难。此病为多种因素导致，包括局部因素：急性咽炎、扁桃体炎反复发作，鼻部疾病及阻塞性睡眠呼吸暂停低通气综合征等所致长期张口呼吸，以及龋病、牙周炎、烟酒刺激、粉尘、有害气体、刺激性食物等。全身因素：贫血、消化不良、呼吸道慢性炎症、内分泌功能紊乱、糖尿病、维生素缺乏、免疫功能低下等。全身性疾病的局部表现，如贫血、糖尿病、肝硬化及慢性肾炎等。根据病理可将其分为慢性单纯性咽炎、慢性肥厚性咽炎、萎缩性咽炎与干燥性咽炎等。

### 一、临床表现

一般无明显全身症状。常有咽部异物感、痒感、灼热感、干燥感。常有黏稠分泌物附着于咽后壁，使患者晨起时出现频繁的刺激性咳嗽，伴恶心。无痰或仅有颗粒状分泌物咳出。萎缩性咽炎患者有时会咳出带臭味的痂皮。

1.慢性单纯性咽炎

咽部黏膜弥漫性充血，黏膜下组织增生，咽后壁有散在充血的淋巴滤泡。

2.慢性肥厚性咽炎

咽部黏膜色暗红，增厚明显，咽后壁淋巴滤泡明显增生肿大，甚至融合成片，咽侧索呈条状肥厚。

3.萎缩性咽炎

多继发于萎缩性鼻炎。表现为咽黏膜变形，如蜡纸状，可有干痂附着。

### 二、诊断

诊断慢性咽炎应特别谨慎，以防遗漏某些疾病。食管癌早期可有类似的咽不适及轻度咽下困难，对于中、老年人及食管癌多发地区尤应注意排除。会厌肿物及声门上型癌早期主诉咽喉部不适，逐渐加重，行喉镜检查可明确诊断。临床上另有咽异感症，是指不伴有局部器质性病变的咽部感觉异常。多发生于中年女性，主要与精神因素有关。患者常诉咽部梗阻感，但进食无碍，均为空咽时明显。此类患者用暗示疗法进行心理疏导，酌用镇静药治疗更有效。

## 三、治疗

1.病因治疗

坚持户外活动、保持室内空气清新、戒烟酒等不良嗜好。积极治疗鼻炎、气管支气管炎等呼吸道慢性炎症及其他全身性疾病。

2.局部治疗

(1)慢性单纯性咽炎:保持口腔、口咽清洁,用生理盐水、复方硼砂溶液、呋喃西林溶液、2%硼酸液等含漱;含服华素片、度米芬喉片、中药制剂含片等;用复方碘甘油、2%硼酸甘油、5%硝酸银溶液涂于咽后壁,有收敛及抗炎作用。

(2)慢性肥厚性咽炎:除上述治疗慢性单纯性咽炎的方法外,还可用电凝固法、液氮冷冻、激光、微波、25%～50%硝酸银烧灼等处理淋巴滤泡。但应注意分多次进行治疗,切忌局部破坏过重,形成瘢痕甚至萎缩性咽炎。

(3)干燥性咽炎及萎缩性咽炎:一般治疗可参考慢性单纯性咽炎。含漱可改为咽部清洗,以使药液达到咽腔并消除咽部痂皮;用黏液促排剂、糜蛋白酶等雾化吸入,可改善症状,减轻咽部干燥,口服小剂量碘化钾(0.1～0.2 g,每天 2～3 次,多饮水)可促进咽分泌物增加,减轻咽干。同时可服用及局部应用润燥利咽中药,如金嗓利咽丸:口服,每次 60～120 粒,每天 2 次。

(刘翠莲)

# 第三节　急性鼻咽炎

急性鼻咽炎是鼻咽部黏膜、黏膜下和淋巴组织的急性炎症,好发于咽扁桃体。在婴幼儿较重,而成人与较大儿童的症状较轻,多表现为上呼吸道感染的前驱症状。

## 一、病因

致病菌主要为乙型溶血性链球菌、葡萄球菌,亦可见病毒与细菌混合感染病例。受凉、劳累等因素致使机体抵抗力下降是其诱因。

## 二、临床表现

在婴幼儿,全身症状明显,且较重。常有高热、呕吐、腹痛、腹泻及脱水症状,有时可出现脑膜刺激症状,严重时可出现全身中毒症状。局部症状为鼻塞及流鼻涕,且多在起病后数天出现。鼻塞严重时可出现张口呼吸及吸乳困难。鼻涕可为水样涕,亦可是黏脓性。成人及较大儿童全身症状不明显,而以局部症状为主,如鼻塞及流水样涕或黏脓性涕。常有鼻咽部干燥感或烧灼感症状,有时有头痛。

## 三、辅助检查

颈部淋巴结可肿大并有压痛。口咽部检查:咽后壁可有黏脓自鼻咽部流下。鼻咽部检查:黏膜弥漫性充血、水肿,多以咽扁桃体处为甚,并有黏脓性分泌物附着。婴幼儿因检查难以配合,鼻咽部不易窥见。

## 四、诊断

成人和较大儿童，由于局部症状明显，检查配合，在间接鼻咽镜及纤维鼻咽镜下较易看清鼻咽部病变情况，故诊断不难。而在婴幼儿，多表现为较重的全身症状，早期易误诊为急性传染病及其他疾病，待局部症状明显时才考虑到此病。故婴幼儿出现鼻塞、流涕且伴有发热等全身症状时，应考虑到本病的可能。颈部淋巴结肿大和压痛有助于诊断。

## 五、治疗

全身及局部治疗：根据药敏试验结果选用相应抗生素或选用广谱抗生素全身应用，对病情严重者，须采取静脉给药途径，全程足量，适当应用糖皮质激素，以及时控制病情，防止并发症的发生。另外，支持疗法的应用：如婴幼儿须卧床休息，供给新鲜果汁和温热饮料、补充维生素以及应用退热剂等。局部治疗多用0.5%～1%麻黄碱或0.05%羟甲唑啉及3%链霉素滴鼻剂或其他抗生素滴鼻剂滴鼻，以便使鼻部分泌物易于排出，使鼻塞症状改善、抗生素药液易流到鼻咽部，达到治疗目的。另外，局部涂以10%弱蛋白银软膏亦可减轻症状。如本病反复发作，在已控制炎症的基础上可考虑行腺样体切除术。

（张　雷）

# 第四节　慢性鼻咽炎

慢性鼻咽炎是一种病程发展缓慢的慢性炎症，常与邻近器官或全身的疾病并存。急性鼻咽炎反复发作或治疗不当、鼻腔及鼻窦炎症时分泌物刺激、鼻中隔偏曲、干燥及多粉尘的环境、内分泌功能紊乱、胃肠功能失调、饮食无节制等因素均可能为其诱因。而腺样体残留或潴留脓肿、咽囊炎等可能使鼻咽部长期受到刺激而引起炎症。慢性鼻咽炎与很多原因不明的疾病和症状有密切关系，如头痛、眩晕、咽异物感、变应性鼻炎、风湿性心脏病及关节炎、长期低热、牙槽溢脓、口臭及嗅觉消失等。当慢性鼻咽炎治愈后，这些久治不愈的疾病或症状有时也可获得痊愈或有明显改善。

## 一、临床表现

鼻咽干燥感，鼻后部有黏稠分泌物，经常想将之咳出或吸涕，故可频繁咳痰或吸痰，还可有声嘶及头痛等，头痛多为枕部钝痛，为放射痛。检查可见鼻咽黏膜充血、增厚，且有稠厚黏液或有厚痂附着。

咽侧索可红肿，特别在扁桃体已切除后的患者，是为代偿性增生肥厚。全身症状不明显。

## 二、诊断

因病程发展很慢，可长期存在而不被察觉，一般的检查方法难以确诊，而电子纤维鼻咽镜检查不难确诊。Horiguti(1966)建议用蘸有1%氯化锌液的棉签涂软腭的背面或鼻咽各壁，慢性鼻咽炎患者在涂抹时或涂抹后，局部有剧烈的疼痛，并有少量出血，或可提示较固定的放射性头痛的部位，也可确诊，如软腭背面的疼痛向前额部放射，鼻咽后壁的疼痛向枕部放射，鼻咽顶部的疼痛向顶部放射，下鼻道后外侧壁的疼痛向颞部放射。

## 三、治疗

找出致病原因，予以病因治疗。而加强锻炼，增加营养，多饮水，提高机体抵抗力更为重要。局部可用1%氯化锌液涂擦，每天1次，连续2～3周。应用5%～10%硝酸银涂抹鼻咽部，每周2～3次。还可使用3%链霉素滴鼻剂和油剂，如复方薄荷油滴鼻剂、清鱼肝油等滴鼻，且可应用微波及超短波电疗等物理疗法以改善其症状。

（刘　伟）

# 第五节　慢性喉炎

慢性喉炎是指喉部黏膜慢性非特异性炎症。分为慢性单纯性喉炎、慢性萎缩性喉炎和慢性肥厚性喉炎。

## 一、慢性单纯性喉炎

### （一）病因

（1）用嗓过多或发音不当。

（2）邻近部位炎症直接向喉部蔓延或脓性分泌物的刺激，如鼻炎、鼻窦炎、慢性扁桃体炎、慢性咽炎等或肺部脓液经喉部咳出。

（3）鼻塞，经口呼吸，使咽喉黏膜血管扩张、喉肌紧张疲劳产生炎症。

（4）急性喉炎反复发作或迁延不愈。

（5）有害气体及烟、酒、灰尘等长期刺激。

（6）咽喉反流，胃液刺激喉黏膜。

### （二）病理

喉黏膜血管扩张，炎细胞浸润，上皮及固有层水肿。继而黏膜肥厚，腺体肥大，分泌物增加。多数患者喉内肌亦呈慢性炎症。

### （三）临床表现

常见的症状如下：①声嘶为其主要症状，初为间歇性，逐渐加重成为持续性；②喉部微痛及紧缩感、异物感等；③喉分泌物增加，痰多。

### （四）辅助检查

喉镜检查可见喉黏膜弥漫性充血，两侧对称。声带失去原有的珠白色而呈浅红色。黏膜表面有稠厚黏液，常在声门间形成黏液丝。

### （五）诊断

根据上述症状及体征可做出诊断，但应考虑鼻、咽、肺部及全身情况，查出病因。

### （六）治疗

1.病因治疗

避免长时间过度用声，戒除烟酒。积极治疗鼻炎、鼻窦炎、咽炎、肺部及全身疾病。

2.药物治疗

抗生素和地塞米松(或普米克令舒)雾化吸入,每日一次,4～6 d为一疗程。

3.理疗

直流电药物离子(碘离子)导入或音频电疗、超短波等治疗。

4.抗酸治疗

有咽喉反流者,成人予:①西咪替丁0.8 g/d,静脉滴注;②奥美拉唑20 mg睡前服用;③莫沙必利5 mg,3次/天。剂量可酌情增减。

## 二、慢性肥厚性喉炎

### (一)病因与病理

病因与慢性单纯性喉炎相同,多由慢性单纯性喉炎病变发展。黏膜上皮不同程度增生或鳞状化生、角化,黏膜下淋巴细胞和浆细胞浸润,喉黏膜明显增厚,纤维组织增生。

### (二)临床表现

症状同慢性喉炎,但声嘶较重,急性或亚急性发作时喉痛明显。

### (三)辅助检查

喉黏膜充血、肥厚,以室带肥厚多见。声带充血,边缘圆厚,表面粗糙不平,可呈结节状或息肉样,常有稠厚的黏液聚集。

### (四)诊断与鉴别诊断

根据症状和体征,一般诊断不难,但应与喉癌、梅毒、结核等鉴别。肿瘤常局限于侧声带,可经活检证实;梅毒较难区别,如有会厌增厚、缺损或结痂,并有其他器官梅毒;喉结核的病变常在杓间区,黏膜常呈苍白,多有浅表溃疡和肺结核。

### (五)治疗

治疗原则同慢性喉炎。对声带过度增生的组织,重者可在手术显微镜下手术或激光烧灼、冷冻治疗,切除肥厚部分的黏膜组织,但注意勿损伤声带肌。

## 三、慢性萎缩性喉炎

### (一)病因

分为原发性和继发性两种。原发性者目前病因仍不十分清楚,可能与内分泌紊乱、自主神经功能失调、维生素及微量元素缺乏或不平衡有关,或因各种原因导致黏膜及黏膜下组织营养障碍,分泌减少。

继发性多为萎缩性鼻炎、萎缩性咽炎、咽喉部放疗及长期喉部炎症引起。也可为Sjogren综合征的一部分。

### (二)病理

喉黏膜及黏膜下层纤维变性,黏膜上皮化生,柱状纤毛上皮渐变为复层鳞状上皮,腺体萎缩,分泌减少,加之喉黏膜已无纤毛活动,故分泌液停滞于喉部,经呼吸空气蒸发,可变为脓痂。病变向深层发展可引起喉内肌萎缩。炎症向下发展可延及气管。

### (三)临床表现

主要症状有声嘶,喉部干燥不适、异物感、胀痛。阵发性咳嗽,常咳出痂皮或稠痰,咳出的痂皮可带血丝,有臭味。

### (四)检查

喉镜检查可见喉黏膜慢性充血、发干,表面粗糙,黄绿色脓痂常覆于声带后端、杓间区及喉室带等处,如喉内肌萎缩,声带变薄、松弛无力,发音时两侧闭合不全。少数患者气管上端亦显相同病变。继发于萎缩性鼻炎、咽炎者可见鼻腔、咽腔增宽,黏膜干燥。

### (五)诊断与治疗

根据以上特点,常易诊断,但应寻找病因,进行病因治疗。一般治疗可予碘化钾 30 mg 3 次/天口服,刺激喉黏液分泌,减轻喉部干燥。蒸气雾化或 2%碳酸氢钠雾化吸入,口服维生素 A、维生素 E、维生素 $B_2$ 等。

(张　雷)

## 第六节　声带息肉

### 一、病因

多为过度、不当发声的机械作用引起声带血管扩张、通透性增加导致局部水肿而形成息肉。另外,局部慢性炎症造成黏膜充血、水肿也可形成息肉。

### 二、病理

声带息肉的病理改变主要在黏膜固有层(相当于 Reinke 层),弹力纤维和网状纤维破坏。间质充血水肿,不规则的血管间隙中充满均匀的嗜酸性液体。

### 三、临床表现

主要症状为声嘶,因息肉大小、形态和部位的不同,音质的变化、嘶哑的程度也不同。一般大息肉声嘶重,小息肉声嘶轻。息肉位于声带边缘时声嘶明显,位于声带表面则对发声影响小。巨大息肉堵塞声门者,可导致呼吸困难和喘鸣。

### 四、辅助检查

喉镜检查常在声带游离缘前中份见灰白或淡红色,表面光滑、半透明、带蒂状新生物。有时在一侧或双侧声带游离缘见呈基底较宽的梭形息肉样变,亦有遍及整个声带呈弥漫性肿胀的息肉样变。声带息肉一般单侧多见,亦可两侧同时发生。

### 五、治疗

手术切除为主,术后应嘱患者半个月内少讲话,辅以糖皮质激素、抗生素及超声雾化等治疗。

声门暴露良好的带蒂息肉,可在间接喉镜下摘除。若息肉较小,可在纤维喉镜下摘除。局麻不能配合或广基型息肉,可全麻支撑喉镜下切除息肉。

术中避免损伤声带肌,若双侧声带息肉样变且近前联合,宜先做一侧,以防粘连。

(葛艳芳)

# 第七节　声带小结

声带小结发生于儿童者又称喊叫小结，是慢性喉炎的一型更微小的纤维结节性病变，常由炎性病变逐渐形成。

## 一、病因

与声带息肉相似，用声不当与用声过度为其主要原因。也有学者认为发假声过度容易发生声带小结。声带小结多见于声带游离缘前中 1/3 交界处，该处是声带发声区膜部的中点，振动时振幅最大而易受损伤。

## 二、病理

声带小结外观呈灰白色小隆起。其病理改变主要在上皮层，黏膜上皮局限性棘细胞增生，上皮表层角化过度或不完全角化，继发纤维组织增生、透明样变性，基底细胞生长活跃，上皮脚延长、增宽，固有层水肿不明显。弹性纤维基本完整。少数学者认为声带小结与息肉在病理组织学上并无质的区别，可能只有量的差异。

## 三、临床表现

早期主要症状是发声易疲倦和间断性声嘶，声嘶每当发高音时出现。病情发展时声嘶加重，变为持续性。

## 四、辅助检查

喉镜检查可见声带游离缘前、中 1/3 交界处，白色结节状局限性小突起，也可呈广基梭形增厚。小结多为双侧，一般对称。

## 五、诊断

根据病史及检查，易做出诊断。但肉眼难以鉴别声带小结和表皮样囊肿，常需手术切除后病理检查方可确诊。

## 六、治疗

1. 声带休息

早期声带小结，经过适当声带休息，常可变小或消失。

2. 发声训练

国外报道通过语言疾病学家指导发声训练完成，经过一段时间(约 3 个月)的发声训练，小结常可自行消失。发声训练主要是改变错误的发音习惯。此外，应忌吸烟、饮酒和吃辛辣刺激食物等。

3. 药物治疗

对于早期的声带小结，可用糖皮质激素和抗生素雾化吸入。辅以中成药治疗，如金嗓开音丸、金嗓散结丸等。

4. 理疗

碘离子透入、超短波等。

5. 手术切除

对较大经保守治疗无好转、声嘶明显的小结，可考虑手术切除。可表麻纤维喉镜下摘除，或全麻支撑喉镜下完成。术后仍应注意正确的发声方法，否则可复发。儿童小结常不须手术切除，至青春期可以自然消失。

（葛艳芳）

# 第八节 急性扁桃体炎

急性扁桃体炎为腭扁桃体的急性非特异性炎症，青少年多发，为最常见的咽部急性疾病，常同时伴有急性咽炎。

## 一、病因

本病由病毒和（或）细菌感染引起。常见病毒多为腺病毒，致病细菌多为乙型溶血性链球菌、葡萄球菌及肺炎双球菌。近年来发现有厌氧菌感染者。发病与受凉、身体抵抗力下降、劳累，或气温骤降有关。

## 二、病理

按病理改变将急性扁桃体炎分为以下两型。

1. 急性卡他型扁桃体炎

此为病毒感染所致。炎症仅局限于扁桃体表面黏膜，隐窝与实质无明显改变。

2. 急性化脓型扁桃体炎

此为细菌感染所致。炎症不仅侵犯扁桃体表面黏膜，并且深及扁桃体隐窝及实质。

## 三、临床表现

1. 急性卡他型扁桃体炎

咽痛程度不一，吞咽痛有轻有重，常伴有低热、头痛、身体乏力、食欲缺乏等全身症状。检查可见扁桃体充血、肿胀，扁桃体表面及隐窝无明显渗出物及脓点。

2. 急性化脓性扁桃体炎

其症状较急性卡他型扁桃体炎更为严重。咽痛剧烈，吞咽时尤为明显，疼痛可向耳根部放射。本病常伴有严重的全身症状，如畏寒、高热、头痛、寒战、四肢酸软无力等。如为小儿患者，则可出现抽搐甚至惊厥、呕吐或昏睡等。检查见扁桃体肿大，表面充血，隐窝口有黄白色脓点，可融合成片状假膜，假膜仅局限于扁桃体表面，棉签轻擦可拭去，且无创面及出血。颌下淋巴结可扪及肿大、压痛。

## 四、并发症

急性化脓性扁桃体炎治疗不及时或治疗效果不佳，患者抗病能力低下时，可并发邻近器官感染和全身并发症，如扁桃体周脓肿、咽旁脓肿、急性中耳炎、急性喉炎、急性颈淋巴结炎以及风湿热、急性关节炎、急性肾炎、心肌炎及败血症等。

## 五、诊断和鉴别诊断

根据病史、症状、体征，诊断急性扁桃体炎不难。但须与以下疾病鉴别。

1. 樊尚咽炎

樊尚咽炎又称溃疡性咽炎，发病原因与营养不良、长期卧床、身体抵抗力下降及卫生条件差有关。临床表现为单侧咽部疼痛，全身症状不明显。检查时可见一侧扁桃体及牙龈充血、肿胀，口腔内有恶臭味，扁桃体表面有伪膜，除去伪膜后可见边缘不整齐的溃疡及出血。颈部淋巴结可有肿大，口腔涂片检查可见梭形杆菌及螺旋体。

2. 血液病相关咽炎

部分血液病具有不同程度的咽部表现，如白血病、粒细胞缺乏症及传染性单核细胞增多症。临床表现为起病急，全身症状明显，高热、畏寒、出血征或肝脾肿大，甚至很快出现衰竭。局部检查可见扁桃体充血、肿大，表面坏死，覆盖有灰白色伪膜，牙龈可有同样改变。血液分析检查提示白细胞总数异常增多及粒细胞比例升高。

3. 咽白喉

发病缓慢，症状较轻，但中毒症状明显，具体表现为微热、萎靡、脉细弱。局部检查可见咽部黏膜充血不明显，扁桃体、咽腭弓及腭垂黏膜表面有灰白色假膜，难以拭去，用力拭去后可见创面出血。颈部淋巴结肿大。根据咽拭子细菌涂片检查与培养，结合流行病学可确诊。

## 六、治疗

急性卡他型扁桃体炎给予抗病毒药物或清热解毒类中药口服即可。急性化脓性扁桃体炎应首选青霉素类药物，严重者可使用类固醇激素。局部选用复方硼砂溶液或生理盐水漱口，也可超声雾化吸入，喉片可适当应用。多喝水、多休息，注意大便通畅，饮食清淡。

（刘　伟）

# 第九节　慢性扁桃体炎

慢性扁桃体炎为腭扁桃体的慢性非特异性炎症，较常见，青少年多发。

## 一、病因

慢性扁桃体炎发病常与以下因素有关。

(1)急性扁桃体炎反复发作或迁延不愈而成。

(2)邻近器官的病变，如鼻一鼻窦炎、腺样体肥大等。

(3)急性呼吸道传染病。

(4)可能与自身变态反应有关。

## 二、临床表现

咽部有异物感、干痒、微痛、干咳、口腔异味，或伴有低热、全身乏力、消化不良、头痛、消瘦等全身症状，有时亦无明显不适，且易反复发作。

## 三、检查

检查见扁桃体及腭舌弓慢性充血，隐窝口可见黄白色干酪样物，扁桃体肿大，亦可见萎缩，表面可见条索状瘢痕，凹凸不平，可触及肿大的颌下淋巴结。

临床上常将扁桃体按其大小分为三度：Ⅰ度指扁桃体仅局限于扁桃体隐窝内，介于咽腭弓与舌腭弓之间；Ⅱ度指扁桃体超过咽腭弓但未到达中线；Ⅲ度指扁桃体肿大接近中线或两侧扁桃体几乎堵塞咽腔。

## 四、诊断与鉴别诊断

根据病史、临床表现、体检可诊断慢性扁桃体炎。对病灶性扁桃体炎的诊断，目前仍在探讨之中，但需注意全身性疾病的发作或加重与扁桃体炎发作之间的关系。本病应与下列疾病鉴别。

1. 咽角化症

在扁桃体表面可见灰白色角化物，质坚韧，不能拭去，临床上无特殊不适表现。

2. 扁桃体肿瘤

一侧扁桃体不明原因迅速肿大、质硬，或有溃疡，抗炎治疗无效、经久不愈者，应排除肿瘤。

## 五、扁桃体摘除术

一经确诊应施行扁桃体摘除术。对于儿童扁桃体炎应严格掌握手术适应证，避免过早切除影响其免疫功能。病灶型扁桃体炎者应在控制病情的基础上尽早手术。不能手术者，可施行保守治疗。加强锻炼，提高抵抗力，增强体质。

### （一）适应证

(1)急性扁桃体炎反复发作，或虽非反复发作，但曾引起咽旁隙感染或扁桃体周脓肿者，可施行扁桃体切除术。急性扁桃体周脓肿时也可考虑手术。

(2)扁桃体过度肥大，妨碍吞咽、呼吸及发声者。或因扁桃体肥大导致阻塞性睡眠呼吸暂停低通气综合征者，这在儿童较为多见。

(3)下颌角淋巴结肿大原因不明者。

(4)白喉带菌者经非手术治疗无效时，可切除扁桃体，并继续治疗和观察。

(5)不明原因的低热及其他扁桃体源性疾病，虽然扁桃体仅有轻微病变，其或在视诊上看不出病变，也可考虑做诊断性扁桃体切除术，以澄清病因。据国内报道，对病灶性扁桃体炎多主张早期切除。在急性肾炎的早期施行病灶扁桃体切除术已不复列为禁忌，但在肾炎基本稳定、尿常规检查接近正常时施行手术较妥。通常在发病4～8周后施行手术疗效较好。过早手术易引起尿“激惹”现象(术后发生一过性尿中红细胞、蛋白增加或管型出现与增多)。对慢性肾炎、肾功不全者手术应慎重。并发风湿性心脏病者，扁桃体手术以早做为佳。伴有慢性扁桃体炎的风湿性关节炎者，施行扁桃体切除术后，半数以上可获疗效。低热确未查出其他原因，而扁桃体有明显慢性炎症者可考虑施行手术；即使无明显慢性炎症可见，也可试行手术。对哮喘患者，扁桃体切除术效果评价不一。一说术后可使哮喘症状改善；一说术后哮喘症状反而加重。另外一种学说为扁桃体与变应性疾病之间毫无关系，可按扁桃体的其他手术适应证进行手术。

(6)其他：扁桃体疾病，如扁桃体角化症及良性肿瘤。对于恶性肿瘤，则应慎重选择适应证及手术范围。

(7)茎突截短术的前驱手术。

(8)慢性鼻炎或鼻窦炎患者经久不愈,可疑与慢性扁桃体炎有关者,可考虑扁桃体切除术。

### (二)禁忌证

(1)急性扁桃体炎发作后不满2周。通常以在发作后2～3周施行手术较为合适。但若发作频繁,不能久等,可考虑在发作消退后数日施行手术。术前、术后均须应用抗生素。

(2)造血系统疾病及凝血功能减退者,除有条件施行周密的术前检查和正确的术前、术后治疗者外,概属禁忌。

(3)显著的高血压患者(若无其他严重的全身病,高血压又已得到控制,局麻药物中不加用肾上腺素,则非手术的绝对禁忌证),心脏有严重疾病,且代偿功能不良者。

(4)老人及4岁以下儿童,如无特殊情况不施行扁桃体切除术。

(5)妇女月经期间或月经前3～5 d内。

(6)干燥性咽炎患者,除非扁桃体病变严重,最好不行手术,因常在手术后症状加重。尤其是误将扁桃体上窝内的Weber腺(舌的管状黏液腺)切除者,术后可引起咽干。

总之,既应反对不论有无适应证,一概加以切除的“手术无害论”,也要反对对慢性发炎的扁桃体采取姑息的态度。对病灶性扁桃体,要结合具体情况加强术前及术后的应对措施。

### (三)术前准备

(1)详细询问病史和体格检查。包括心肺透视、血压测量、血液常规、出血和凝血时间测定以及小便常规检查。在询问病史时,应特别注意患者有无容易出血的倾向;近期有无上呼吸道感染病史;妇女的月经史;有无变应性疾病尤其是对麻醉药物过敏的病史。局部麻醉药物应用于扁桃体区域较用于身体其他部位更易引起中毒反应,此点须牢记,以避免引起严重后果。

(2)全麻者术前4 h禁食,局麻者术前4 h进少许流质或半流质。

(3)术前用药:手术前夜给予适量镇静安眠药,使患者安睡。术前半小时给予适量的阿托品和安定。采用局部麻醉者,手术开始前,以1%丁卡因喷雾咽部3～4次。喷雾前,告诉患者绝不可将药液咽下。

(4)对病灶性扁桃体炎患者,术前数日酌情给予抗生素或抗风湿类药物,以控制病灶性疾病的发展。但大量服用或久服水杨酸制剂者,可能使肝脏制造凝血酶原的功能受到抑制,因凝血酶原减少而出血。因此,遇此类患者,手术时机的选择、术前凝血机制的改善等要多和内、儿科医师研究处理。

## 六、扁桃体剥离法

按麻醉方法的不同,可分为局部麻醉和全身麻醉剥离法。一般采用局部麻醉,因其简单易行,可避免全身麻醉的种种危险和减少术后并发症。全身麻醉宜用于幼儿、非常敏感的患者和有心脏病的患者。

### (一)局部麻醉剥离法

1.麻醉方法

一般采用丁卡因表面麻醉并普鲁卡因浸润麻醉法。以1%丁卡因喷雾咽腔2～3次后,再用0.5%～1%普鲁卡因20～30 mL加入1‰肾上腺素4～6滴,分别注射于两侧扁桃体的腭舌弓、腭咽弓及扁桃体周围隙内,等待片刻即可达到麻醉目的。术中患者采取坐位。

2. 操作步骤

(1)切口:患者尽量张口,轻轻做有规律的呼吸。手术者一手持压舌板轻压舌前 2/3;另手用扁桃体钳从上下端或前后方向钳住扁桃体,牵之向中线。弃去压舌板,以扁桃体刀切开黏膜。切口自腭舌弓上端沿其游离缘外侧约 1 mm 处开始,乘势而下到达腭舌弓最低点,然后再从切口上端转越半月襞,顺腭咽弓向下切开黏膜至达扁桃体下端为止。切口不可太深,只切透黏膜即可,切口须紧靠扁桃体。

(2)剥离:用扁桃体剥离子或扁桃体剪刀沿切口掀起扁桃体周围已切开的黏膜,显出扁桃体被膜,先剥离扁桃体上端被膜,使与扁桃体上窝中的结缔组织分离。然后紧贴扁桃体被膜剥离腭舌弓、三角襞,再剥离腭咽弓及扁桃体外侧面,直至最后只剩离扁桃体下端连着扁桃体窝底部的少许坚韧组织。

(3)切除扁桃体:剥离完成后,用圈套器通过扁桃体钳由上而下套住扁桃体下端未剥离的"蒂状"组织,慢慢收紧圈套器截断之。

(4)止血:在扁桃体及其被膜完整切除后,迅速用扁桃体纱球压迫扁桃体窝内 3～5 min 钟后取出。再将腭舌弓拉开,仔细观察有无出血;并注意有无残余的扁桃体及其他的淋巴组织。若仍有少量渗血,可用纱球再次压迫,一般即可止血。若出血较剧,压迫无效,可用结扎或缝合止血法,必要时,采用连续缝合法封闭扁桃体窝以止血。

(5)止血已妥,继续进行对侧手术。

### (二)全身麻醉剥离法

仰卧位,经麻醉开口器行气管内插管,氟烷一氧化亚氮麻醉或静脉复合麻醉。当麻醉进入一定深度后,在患者肩下垫以小圆枕,使头尽量后仰,并向下低垂,再放入带压舌板的戴维斯开口器。操作步骤与局麻者完全相同,仅术野的上下关系与其相反。术中保持张口器的悬柄垂直向上,以利呼吸,并随时吸净咽腔内的血液和唾液。若需同时在全麻下切除腺样体者,可于扁桃体手术开始前先刮除或切除之、以便有较多时间压迫止血。

## 七、扁桃体挤切法

过去一般认为,此种手术适用于扁桃体肥大的小儿,其实如能正确掌握手术方法、技巧达到一定的熟练程度,也可用于成人。只是在扁桃体周围瘢痕形成过多、不能挤切时,才改用扁桃体剥离法。按所用挤切刀的不同,可分为一般挤切法和无血挤切法两种。前者使用较普遍,后者因可做到手术基本无血,更值得推广。

### (一)一般挤切法

1. 优点

(1)迅速:通常在 1 min 内可将两侧扁桃体完全切下。

(2)简单:只需挤切刀 1 把(按刀环的大小,刀有大、中、小三号)、弓形开口器 1 个、角形金属压舌板 1 个。另备止血器械。

(3)局部损伤较轻,术后出血轻少。

(4)手术后疼痛轻、恢复快。

(5)瘢痕光滑,咽腔功能恢复好。

2. 缺点

操之不慎,易留残体。

3. 麻醉方法

国内一般采用局部麻醉法。方法同剥离法的麻醉法。也有人认为只局部喷用 1% 丁卡因即可消除恶心，使表面痛觉迟钝。儿童年龄过小或不甚合作者，防止其误吞药液，也可不必喷用丁卡因。

有人主张对儿童有时可采用无麻醉挤切术。因为挤切的切割时间不超过 1～2 min，刺激时间甚短，故术中疼痛感觉不著(此法多用于 6 岁以下儿童)。但一般认为对儿童仍以施用适当麻醉为妥。

4. 体位

同全身麻醉剥离法，但头部不宜后仰过甚(也有采取坐位者，术者立于患者的前面或头后，在头后挤切右侧时用左手持挤切刀，挤切左侧时换用右手持挤切刀)。

5. 操作步骤

(1)告诉患者尽量张口，选用大小合适的开口器，置于上、下切牙之间。较大儿童及成人能合作者，也可不用开口器。较小儿童，防其乱动，需有助手协助固定头部和肩部。

(2)术者以左手持压舌板，右手持挤切刀，立于患者右侧。

(3)用压舌板沿舌背右侧边缘，将舌向口底并微向左侧压下，看清右侧扁桃体下端。患者头部略偏右侧。

(4)将右扁桃体下端套入挤切刀的刀环内，此时刀杆应与舌背平行(此步可简称为“套”)。

(5)下端套入后即将刀柄移向左口角，同时将刀杆沿其长轴向逆时针方向约转 90°，使刀环的平面与腭咽弓平行，刀环插入扁桃体和腭咽弓之间(移动刀柄和转动刀杆时，已套入刀环的扁桃体下端切勿滑脱)。此时撤去压舌板。

(6)挤切刀环在扁桃体后稍稍旋动楔入，同时将柄端下压。刀环上抬(注意不能以牙齿或口角为支点)。使扁桃体的后面及上端也都套入刀环之内，但须注意勿将悬雍垂套入。此时扁桃体的大部分被抬起，在腭舌弓下显出一个隆起的小包(此步可简称为“提”)。

(7)用左手的拇指或食指在腭舌弓上将隆起的小包稳定持续地压下去，直至手指隔腭舌弓薄层组织可以扪到刀环的全部周边为止(此步可简称为“挤”)，此时右手收紧刀柄，将刀刃推进到刀环远端的槽内。左手压腭舌弓时切不可一下一下地间断猛压，右手在收紧刀柄后不能有丝毫放松。

(8)术者转身 180°，改立患者头后，握紧刀柄的右手随体转动，同时刀杆依顺时针方向扭转 180°，改置到右侧口角，并垂直于台面。

(9)用压舌板沿舌背左侧边缘将舌压向右下方，使左侧扁桃体下端暴露清楚后，右手用猛然一下的动作，将右侧扁桃体扭下随挤切刀迅速撤出口外(此步可简称为“切”)。

(10)立即放松刀柄，甩掉附在刀环上的扁桃体，血液尚未淹没左侧扁桃体之际，迅速将左侧扁桃体下端如法套入环内。

(11)挤切左侧扁桃体的步骤与右侧相同，只当左侧扁桃体下端已被套入刀环，刀柄移向右侧口角时，刀杆应沿其长轴以顺时针方向旋转约 90°，使刀环的平面与腭咽弓平行。

(12)两侧扁桃体切除后，迅速将患者翻身俯卧，倒出口内血液，随后嘱患者坐起吐出口内残余血液。一般吐数口后血即自止，无需再行设法止血。不能自止者，可用纱布球压迫扁桃体窝以止血。

(13)检查已切下的扁桃体被膜是否完整，扁桃体组织上有无切断面或扁桃体窝内有无残体。有残体者可再用挤切刀加以切除。此时宜选用较小的刀环,方法与切除整个扁桃体相同,或用残体咬钳切除之。

(14)需同时切除腺样体者,可先将腺样体切除后,再行扁桃体挤切术。也可在挤切术完毕,妥善止血后,再切除腺样体。一般在挤切术刚完毕时,立即施行腺样体切除术,术后止血方法同上,鼻咽部不需特别给予止血。

## (二)无血挤切法

此法是通过改进的挤切刀,使手术达到基本不出血的目的。国内曾有电刀或激光刀无血扁桃体挤切术的报道。我们所用的无血挤切刀是在一片薄而锋利的刀片上面,加了一片约1.5 mm厚的挤压片,在其尾端装有固定螺旋,当挤压片推入挤切刀刀环后,将螺旋扭紧,挤压片即紧压于环内不会松脱。此法可用于年龄稍大的小儿及成人。

1. 优点

除具一般挤切法的优点外,尚有以下优点。

(1)通过挤压片的压榨作用,将扁桃体周围的黏膜及黏膜下组织压紧,使此处血管无腔可通,血管内膜和血管壁也被压碎,产生大量凝血致活酶,利于止血。

(2)因术中无血,视野清楚,时间从容,便于初学者掌握操作。

2. 缺点

同一般挤切法。

3. 麻醉方法与体位

和一般挤切法相同。

4. 操作步骤

(1)按一般挤切法的操作步骤将扁桃体挤进刀环,收紧刀柄后,旋紧挤压片尾端螺旋,使挤压片固定于刀环内,此时扁桃体周围的疏松组织即被挤压片压紧。

(2)用扁桃体钳钳住扁桃体,扳动刀栓,将锋利的刀片推进刀环槽内,扁桃体即被切下取出。

(3)继续固定挤压片数分钟(一般超过患者的出血、凝血时间即可),旋松挤压片的固定螺旋,撤出挤切刀。

(4)术者站在患者头后以同法进行对侧手术。

(5)手术操作熟练者,对不能配合手术的小儿,亦可在作完一侧扁桃体切除后,迅速退出挤切刀,在患者头后行另一侧扁桃体切除,术中出血亦不多。

5. 术后处理

(1)卧床休息:局麻者,儿童取平侧卧,成人平卧或半坐位均可。术后无出血者,鼓励早期起床活动,两周内禁做较重体力活动。

(2)术后 3 h 无出血者,可开始用消毒生理盐水或复方硼砂溶液含漱,进流质或半流质饮食,也可自然谈话。

(3)若有出血迹象,可用冰袋冷敷颈部或用1%过氧化氢溶液含漱。

(4)创口疼痛,可用0.5%普鲁卡因数毫升做下颌角处封闭以止痛。若创口疼痛并有呛咳,可给予少量可待因镇痛和止咳。

(刘　伟)

# 第十节　扁桃体周脓肿

腭扁桃体周围间隙内发生的化脓性炎症称为扁桃体周脓肿。首先扁桃体周围间隙内形成蜂窝组织炎，即扁桃体周炎，继而发展形成扁桃体周脓肿。本病夏、秋季多发，多见于青壮年，中医学称为喉痈。

## 一、病因

本病由细菌感染引起，常见的致病菌有溶血性链球菌、金黄色葡萄球菌和厌氧菌等，常继发于急性扁桃体炎，尤其是慢性扁桃体炎反复急性发作者。

## 二、病理

扁桃体隐窝，特别是扁桃体上隐窝的炎症，阻塞隐窝口，感染产生的细菌或炎性产物由扁桃体向外扩散，穿透扁桃体被膜至扁桃体周围疏松结缔组织中形成扁桃体周炎，继而组织细胞坏死液化形成脓肿。临床上常依据脓肿发生的部位将其分为前上型和后上型。前上型多见，脓肿位于扁桃体上极与腭舌弓之间。后上型少见，脓肿位于扁桃体上极与腭咽弓之间。

## 三、临床表现

发病早期症状如同急性扁桃体炎，发病 3～4 d 后，发热持续或加重，一侧咽痛加重，并向同侧耳部或牙齿放射，尤以吞咽时明显，病情继续发展，疼痛加剧，吞咽困难，不能进食，唾液因疼痛不敢吞咽而在口内潴留，形成口微张，流涎，说话含糊不清，喝水时常向鼻腔反流。同时伴有畏寒、高热、四肢酸软、乏力、头痛、便秘等全身症状。

## 四、检查

患者呈急性痛苦病容，有口臭和唾液潴留，因张口困难及剧烈咽痛，咽部检查往往不能合作。早期可见一侧腭舌弓充血、肿胀。若局部明显隆起，且伴有张口困难，则脓肿已形成。前上型者，患侧软腭肿胀隆起，扁桃体被推向内下方，腭垂水肿偏向健侧。7～10 d 后，部分脓肿可自行破溃排脓，病情好转。后上型者，腭咽弓肿胀，甚至呈圆柱形，扁桃体被推向前下方，软腭及腭垂可无水肿。同侧颌下淋巴结肿痛明显。

## 五、诊断与鉴别诊断

根据临床表现、局部检查和血常规检查即可诊断。扁桃体周脓肿需与下列疾病鉴别。

1. 扁桃体恶性肿瘤

一侧扁桃体迅速肿大或扁桃体肿大而有溃疡，或伴有吞咽困难、发热、同侧颌下淋巴结肿痛，均应考虑肿瘤可能。CT 及 MRI 可提示，活检确诊。

2. 智齿冠周炎

此为下颌第三磨牙周围软组织炎症，表现为牙龈红肿、触痛，智齿牙冠上覆盖肿胀组织，而扁桃体及腭垂无病变。

3. 咽旁脓肿

咽旁间隙的化脓性炎症，脓肿位于一侧咽壁，患侧扁桃体和咽侧壁被推向中线，但扁桃体本身无病变。

## 六、治疗

脓肿未形成前，按急性扁桃体炎治疗，全身给予足量抗生素及类固醇激素治疗及支持对症处理。脓肿形成后，可用穿刺抽脓明确脓肿是否形成及脓肿部位，并于穿刺抽脓处或最隆起处和最软处切开排脓，术后必要时再次撑开排脓。待炎症消退 2 周后行扁桃体切除。

（刘　伟）

# 第十一节　咽部异物

## 一、病因及分类

咽部异物常由于疏忽、仓促进食、牙齿不全、无意中将未咀嚼碎的食物或食物中央夹杂的异物咽下而发生。异物的种类甚多，有矿物、化学物品、动物、植物等。常见发生原因有下列情况：①饮食不慎，将肉骨、鱼刺、果核等咽下；②儿童玩耍戏闹，将硬币、曲别针、小钉、小玩具、笔帽等放入口内，不慎咽下；③昏迷患者、睡眠或酒醉时发生误咽，将口含物或义齿咽下；④患者企图自杀，有意将较大尖锐的异物咽下，如小水果刀、小剪刀、钥匙等。异物可停留于咽部成为咽异物，如咽下进入食管，可造成食管异物。

1. 鼻咽部异物

常发生在呕吐、呛咳时误将呕吐物、药片等挤入鼻咽部，或鼻咽部手术填塞物遗留，或是在取喉咽及食管异物时口内脱落，进入鼻咽部。

2. 口咽及喉咽部异物

多是经口进入的细长尖锐异物，常刺入扁桃体、咽侧壁、舌根或会厌谷等处。较大的异物咽下常在梨状窝存留。偶见尖锐异物刺透黏膜进入黏膜下层，埋于咽部黏膜下，成为“埋藏性异物”，常引起继发感染，甚至形成脓肿。

## 二、临床表现

咽部异物最常见的症状是有咽部异物感，吞咽困难，局部疼痛，多呈刺痛，部位比较固定而持续，吞咽时或推动喉部时症状加重。鼻咽部异物常见有鼻阻塞症状，异物存留过久常有腥臭味。若咽部黏膜下有“埋藏性异物”，可有急性炎症症状。如“埋藏性异物”属金属异物（如不锈钢针、屑），亦可长期埋藏而无任何症状。

## 三、诊断

咽部异物经细心的口咽视诊或做间接喉镜、鼻咽镜检查，一般都较容易发现。如经一般检查未能发现异物，而异物属不透 X 线的异物时，可采用 X 线片、CT 扫描检查确诊定位。

## 四、治疗

口咽部的异物，大部分可在压舌板显露下用镊子或异物钳取出；部位较深，如位于舌根、会厌谷、梨状窝、咽侧壁等处的异物，可用 1％丁卡因液黏膜表面麻醉后，在直接或间接喉镜下用异物钳取出。鼻咽部的异物，经检查确诊定位后，做好充分麻醉，牵开软腭，可在间接鼻咽镜下，用后鼻孔弯钳取出，或用纤维鼻咽镜取出。穿入咽壁黏膜下层的“埋藏性异物”，因日久并发咽后或咽旁脓肿者，需经口或颈侧切开排脓，将异物取出；确诊为咽壁“埋藏性异物”，但无症状者，也可暂时观察不予处理。

（刘　伟）

# 第十二节　闭合性喉外伤

闭合性喉外伤是指由钝器所致，颈前皮肤软组织无伤口，可伴有喉软骨脱位、骨折等。包括喉挫伤、挤压伤和扼伤等，有时通称喉挫伤。

## 一、病因

(1)交通事故，尤其汽车车祸已成为首要原因。车祸时，方向盘和仪表板及坐椅靠背等撞击颈部而致喉部损伤，有人称这种喉外伤为仪表板综合征。

(2)工伤，如机器扎伤、轮带打伤。农村中的镢铲把打伤是常见原因之一，另有牲畜踢伤及牛角抵伤等。

(3)运动场上的相互撞击、球类击伤及打架斗殴的拳击伤等。

(4)悬吊自缢或被扼伤。

## 二、病理

当钝重物体伤及颈部，必须是头部或颈椎处于相对固定状态时，才会造成喉挫伤。因在行动中或头部转动时，外力作用于颈部之着力点多被分散，可推动整个身体倾倒，从而缓解了直接作用于喉部的力量。因此，如颈部被来自相反方向的两个外力同时挤压，或人向前行，外力由前向后将喉部推挤到颈椎上，常致喉挫伤。用绳索吊颈部，绳索常滑到舌骨部，只能发生舌骨骨折，多不发生喉软骨移位与骨折，只见颈部皮肤及软组织有挫伤和瘀斑。文献中只见到Jackson报告一自缢患者，曾发生环甲关节及双侧环杓关节同时移位。

因挫伤所致的甲状软骨骨折，可呈横裂、纵裂或不规则的裂断，外软骨膜及内黏软骨膜也同时被撕伤。环状软骨受伤后，多在其后部破裂，因软骨后部只有一层较薄的黏软骨膜，无黏膜下组织作缓冲；或仅出现黏软骨膜下血肿和黏软骨膜撕裂伤。由于受伤的部位不同，造成的骨折部位也不同。分为4种情况：声门上区、声门区、声门下区及复合骨折。声门上区骨折最常见于车祸时坐前排的人。车祸时突然停车，惯性使人身体向前猛冲，继之头向后猛仰(似抽鞭机制)，颈部组织受到拉伤。处于表浅位置的喉和气管也同时被方向盘撞伤，喉挤压在操作盘及脊柱之间，造成一侧或双侧软骨翼板骨折。会厌和单侧或双侧室带可从甲状软骨上撕脱，会厌根部后移使喉前庭腔闭合，出现急性喉梗阻，甚至窒息死亡。会厌舌韧带撕脱时可在甲状软骨的前面自会厌至颈下部形成一个假瘘道。有时，瘘道向下可达气管切开处。这种声门上区损伤多发生于女性，可能与女性颈部较细长有关。声门区的损伤，甲状软骨声带附着处骨折，纵形或横形，常伴有骨折片的移位，环杓关节紊乱、喉返神经损伤和喉黏膜的撕裂。声门下区损伤多见于男性在车祸时遭受的钝伤。环状软骨和上几个气管环受压发生单纯性或粉碎性骨折，环状软骨与气管环分离，严重者气管环完全断离缩入上纵隔。环状软骨是喉内唯一的环形软骨，也是损伤后喉腔最易狭窄的部位。因此，即使轻度损伤也易发生喉狭窄。严重的挫伤常使舌骨嵌顿于甲状软骨体内或其上角处，多即时出现呼吸困难或窒息。此外，喉挫伤可伴有周围其他器官、组织的创伤。

## 三、症状

根据挫伤情况不同，可出现下列症状。

1. 局部疼痛与压痛

吞咽时疼痛加重，唾液亦增多，疼痛可放射至耳部。

2. 喉及颈部肿胀

伴有喉部软骨骨折、喉黏软骨膜破裂的严重喉挫伤，可发生皮下气肿，咳嗽时空气更易进入喉部周围组织。如裂缝呈瓣膜状，气肿可迅速扩展到全颈，并至颏下、面颊部、耳后、胸、腰部等，甚至沿颈深筋膜进入纵隔，出现严重呼吸困难。常见颈部皮下瘀斑，亦可发生血肿。软骨周围的局限性血肿，因不易从外部查出，故易被忽视。

3. 声音嘶哑

声音嘶哑为声带、喉室及室带黏膜出血所引起。喉水肿或声带固定亦可引起，喉软骨脱位可致声带固定。

4. 咯血

喉黏膜破裂所致。

5. 呼吸困难

喘鸣为喉水肿、血肿、喉软骨骨折等所引起，呈吸入性呼吸困难。若发生气肿、软骨碎片或舌骨嵌顿于喉内时，则多较严重。环状软骨骨折尤为重要，伤后迅速发生声门下区水肿和浸润，致呼吸困难严重。据文献记载，此种骨折多致死亡。

6. 进食进水呛咳或误吸

为声门上区组织损伤或伴有喉上神经麻痹所致。

## 四、体征

根据损伤的程度和有无关节脱位或软骨骨折体征也有所不同。喉挫伤一般所见：颈前皮肤肿胀，有瘀斑。颈部压痛，按动喉部时疼痛加剧，触不清正常喉的滑动感。喉内黏膜有撕裂伤时，常出现皮下气肿，颈部扪及捻发音或握雪感。间接喉镜检查可见喉内黏膜充血水肿，声门下狭窄变形，声带活动受限。如伤及喉返神经，伤侧声带固定不动。有时可见喉黏膜撕裂及出血。如间接喉镜下见受伤侧声带呈弓状弯曲，声带缺乏张力，可能为喉上神经麻痹或环甲关节移位或脱位。如环杓关节脱位，则当间接喉镜下见杓状软骨黏膜和杓会厌皱襞水肿，掩盖声带突和声带，水肿不明显或水肿消退后，可见杓状软骨向前倾斜并向中线位扭转，声带呈弓性松弛，有时不能运动而固定于中线位，声带后份被倾斜的杓状软骨所遮盖，发音时患侧杓状软骨更向前，声门不能完全闭合。对于有甲状软骨或环杓软骨骨折者则颈外观肿胀，摸不清软骨性标志，或可触及软骨的畸形，喉部黏膜撕裂及水肿更明显，多伴有喉上及喉返神经损伤，出现声带麻痹。

## 五、诊断

根据外伤史、伤后出现的症状及检查所见，不难诊断。但受伤时，喉部外伤常与头颅及颈椎等其他严重外伤同时发生而被忽略。因此，任何一个颈部外伤的患者如出现下列情况：①呼吸困难及喘鸣；②声音改变或失声；③咳嗽、咯血或呕血；④颈部疼痛；⑤吞咽困难或吞咽痛；⑥检查发现有颈部畸形，包括外形改变和肿胀，皮下气肿、骨擦音等，提示有喉结构的紊乱，应行间接喉镜、纤维喉镜或直接喉镜检查，以发现喉腔内受损情况。颈部、胸部X线检查以发现有无喉软骨骨折、气管损伤及气胸等。喉部X线断层摄片对明确喉软骨骨折情况有帮助。喉CT检查不仅可了解喉软骨的损伤部位和程度，还可看出软组织的损伤情况，准确地估计出喉梗阻的程度。

## 六、治疗

按Schaefer 4类分法的治疗原则为：第Ⅰ类患者，先保守治疗给予皮质类固醇及抗生素，观察24 h。第Ⅱ类患者，先在局部麻醉下行气管切开，保持呼吸通畅，再行直接喉镜或硬食管镜检查，以确定损伤范围。此类患者损伤可自行消退，开放性喉探查是不必要的。第Ⅲ类患者，应先气管切开，再作内镜检查和喉裂开检查。所有受伤撕裂黏膜用5-0或6-0的可吸收缝线仔细缝合，将每侧声带前端缝合到甲状软骨或其相应的软骨膜上，重建前连合。第Ⅳ类患者，除气管切开外，应开放整复和喉模内固定，手术应尽早进行。各处理方法具体如下。

1. 一般治疗

喉部轻度单纯挫伤或喉软骨骨折而无移位者，无需特殊治疗，可让患者休息，少讲话，进流质或软食，给予止痛、止咳及消炎药物。喉水肿明显时可给予类固醇类药物。受伤严重者，可给1周鼻饲饮食以减少喉部活动，减轻疼痛和呛咳，有利于愈合，并应严密观察呼吸及皮下气肿情况。

2. 气管切开术

如出现吸气性呼吸困难，应作气管切开术。喉内插管术可加重喉损伤，除抢救窒息患者可暂时经口腔行喉插管术外，一般不采用。经喉插管术解除呼吸困难之后，应随即进行常规的气管切开术，拔除喉插管。

3. 喉关节脱位复位术

(1)环甲关节脱位：可用手指在喉外将甲状软骨向后推移，另一手将环状软骨向前牵拉，使其复位。声带麻痹可在3～4个月自愈。不恢复者，也可及早考虑行甲状软骨下角切除喉返神经减压术。不能行减压术时，观察6个月以上，患者仍声嘶明显，可行声带内注射特氟隆糊、胶原或自体脂肪，以改善发音。

(2)环杓关节脱位：水肿消退后，可在直接喉镜下用喉钳或其他器械行杓状软骨拨动复位术，将杓状软骨抬起，向后外方推移使其复位。还可在黏膜表面麻醉下，深插前连合镜，将镜之远端向前抬起，拨动杓状软骨，使其复位。也可在纤维喉镜下行杓状软骨拨动复位术。偶尔可见患者高声喊叫时，因声带拉紧而自动复位。不能复位者，由于声门闭合不全而出现明显发音障碍及吞咽呛咳时，可行反向King氏手术，或杓状软骨内收术。为改善发音，可行特氟隆、胶原或自体脂肪等声带内注射术。

4. 喉软骨骨折整复术

喉软骨如仅有轻度骨折而无移位，可不必处理。有移位时必须进行复位术。仅有少数患者可在直接喉镜下，行喉内整复术。多数病例应行喉裂开软骨整复术。手术最好在受伤后尽早进行。先行低位气管切开。颈前以横切口为宜，根据骨折的部位不同，切口平面不同。声门上损伤可采用咽侧进路。声门区及声门下区损伤多需行喉正中裂开，暴露喉腔后，在直视下将撕裂的黏膜仔细缝合。黏膜缺损较多，不能对缝时，可用转移皮片覆盖创面，或将皮片包绕在喉模或扩张子外，置入喉模后，使皮片贴敷在创面上。

喉软骨骨折需根据骨折的部位及程度进行复位固定。舌骨骨折，可将骨折片去除，不必复位。会厌撕裂，轻者可将向后移位的会厌向前缝合到舌骨或甲状软骨上。如会厌已从附着的甲状软骨和杓会厌皱襞上撕脱，可将会厌切除，舌根和舌骨及甲状软骨缝合在一起，关闭咽腔。甲状软骨骨折，如仅中线位损伤，将喉腔内撕裂的黏膜缝合后，可置入 Mcnaught 龙骨样钽片，以防止前部蹼的形成。4～6 周后，自颈部做一小切口，将龙骨样钽片取出。甲状软骨侧位的横形或纵形骨折，需将骨折片抬起，排好复位，用细不锈钢丝缝合固定。完全脱离的骨片要去掉。关闭喉腔前，喉内放入喉模或扩张子。喉模要事先准备好，可用硅橡胶或塑料做成。贯穿缝线至颈部皮肤外，用钮扣固定。最简便的扩张子可用橡皮指套，内填塑料海绵制成，两端缝好牵引线，上端自鼻腔引出固定于前鼻孔，下端经气管切开口引出固定于气管套管上。保留 2～3 周，自口中取出。环状软骨骨折，如仅弓部破碎不能复位，可用游离舌骨替代，或植入带肌蒂舌骨，以恢复声门下区支架。环状软骨骨折严重，不能复位者，应取出骨折碎片，行气管甲状软骨吻合术。

伴有气管软骨损伤的喉粉碎性骨折复位很困难。可将喉、气管软骨和黏膜碎片围绕着一个硅胶气管模重新组合起来，尽可能接近正常喉气管结构。喉模要保留足够时间，需 8～12 周，使软骨架愈合稳固以获得足够气道。

5. 儿童喉挫伤的治疗

由于儿童喉解剖的特点与成人有差异，喉挫伤后主要表现为软组织水肿、炎症、杓状软骨脱位，喉前后径塌陷和声带麻痹。特别容易使环状软骨在甲状软骨下方向上脱位，儿童喉结构易弯曲故骨折少见。在治疗上应采取特殊的处理方法。不应早期即在局部行气管切开，为了保持呼吸通畅，可采用硬管直接喉镜检查，处理同会厌炎，严重喉挫伤可手术修复及气管切开。

（葛艳芳）

# 第十三节　喉部烧伤与烫伤

喉黏膜接触化学物或热力刺激物后，所引起的充血、水肿以及组织坏死等病变，称为喉部与呼吸道烧伤。

## 一、病因

主要原因如下。

(1)吸入高热的气体或烟雾。火灾现场人员及消防救火人员常见。

(2)吞入过热的食物或液体。多发生于儿童，因饮进热开水而致。

(3)吸入或误服腐蚀性的化学气体或液体，如强碱、强酸、酚类等。

## 二、病理

热力或腐蚀性化学物质刺激喉黏膜后，引起喉黏膜的炎症反应，出现充血、水肿，甚至发生坏死。与一般烧伤一样，根据程度不同分为Ⅰ、Ⅱ、Ⅲ度。热力造成的烫伤，因一般致热物与喉部接触的时间都较短，故多为Ⅰ、Ⅱ度；Ⅲ度烫伤较少见。实验表明，同等高温的热蒸气较干燥气体所致的烫伤严重。喉烫伤多在声门上区，黏膜水肿明显时可导致呼吸道梗阻。喉化学烧灼伤也多发生在声门上区，可包括会厌、杓会厌皱襞、杓状软骨及环后区。Ⅲ度烧伤虽比较少见，但可有全层黏膜损伤、或缺失、溃疡形成，以后肉芽组织增生、纤维化，最后形成室带粘连，或会厌与咽后壁黏膜粘连，而致声门上区瘢痕性狭窄。环后区烧伤可继发软骨膜炎、软骨坏死，而致声门下区狭窄。喉部烧伤常常伴有上呼吸道或口腔、咽部及食管烧伤，重者可发生气管食管瘘，或遗留喉和食管狭窄。

## 三、症状

(1)咽喉疼痛：伴有咽部烧伤时，疼痛更明显而不敢进食。

(2)声嘶重者可失声。

(3)呼吸道梗阻：喉水肿轻者可仅有喘鸣，重者出现吸气性呼吸困难。严重烧伤或烫伤，可在受伤后 1 h 内出现呼吸道梗阻症状，甚至发生窒息。

(4)高热及全身中毒症状：儿童特别明显。

## 四、体征

多可见面部或咽部同时有烫伤，间接喉镜检查可见会厌、室带等声门上结构充血水肿，有灰白色渗出物形成的膜状物覆盖。严重烧伤可发生焦化，创面覆盖一层灰褐色膜状物。会厌黏膜可完全脱失，软骨暴露呈白色，与周围黑色焦化组织形成黑白鲜明对比。疑有环后烧伤时，需行颈段食管镜检查才能发现。

## 五、诊断

根据受伤史、症状及检查所见不难做出诊断。喉部烧伤，特别伴有咽部烧伤时，病情变化快，一般在 24 h 内水肿达高峰，以后逐渐消退，故应密切观察病情变化，出现喉梗阻时，及时做出诊断。

## 六、治疗

急救处理：喉烧伤除严重可发生喉水肿窒息危险外，一般在伤后 24 h 后，黏膜水肿开始消退，2～3 周内康复。但也须提高警惕，注意观察，以免失之万一。

1.创面早期处理及中和疗法

喉及呼吸道烧伤创面不像皮肤、咽腔等暴露部位，故不易观察或涂敷药物，一般只能采用雾化法，将药物吸入喉部与呼吸道。

(1)强酸烧伤，除用水冲洗口腔、咽喉部外，可用氧化镁乳剂、2%～5%苏打水或牛奶、豆浆、鸡蛋清涂创面或吞服中和。苏打水可做雾化吸入。

(2)强碱烧伤，除用水冲洗外，可用醋、1%盐酸、醋酸、枸橼酸或 5%氯化铵溶液等涂抹创面、吞服或雾化吸入中和。

(3)酚类烧伤，宜先用稀酒精、然后用水洗创面。

(4)化学毒气烧伤，应即予戴上防毒面具，离开染毒区，用 2%苏打水、0.05%～0.1%高锰酸钾、0.2%～0.5%氯化铵或清水冲洗口腔与鼻咽腔等。

(5)热液烧伤,早期可口含冰块或冷开水漱口,颈部冷敷,以减轻疼痛及烫伤的程度。

(6)经上述处理后,可用1%麻黄碱雾化吸入,以减轻黏膜充血和水肿。烫伤黏膜的溃疡处可吹用锡类散,或涂1%龙胆紫、普鲁卡因、1%鞣酸液等。

(7)注意口腔卫生,用消毒棉签清洁口腔或用2%硼酸、3%过氧化氢等液漱口。

2.防治喉阻塞

严重喉烧伤者早期即可发生喉水肿,甚至窒息死亡。急救时除了正确处理创面和全身治疗外,必须严密观察患者,一旦出现喉阻塞危急现象,应做紧急气管切开术,以解除呼吸困难。喉与呼吸道均有烧伤者,因气管内分泌物多而黏稠及不易咳出等原因,易导致严重呼吸困难和窒息,应及时做预防性气管切开术,以利排除气管内积液,解除呼吸困难。这类病例做气管切开术后,除一般术后护理常规外,尚须注意以下几点。

(1)病室内须保持一定的湿度与温度,在气管套管外盖一层生理盐水湿纱布,经常更换。

(2)抽吸气管套管内分泌物时,必须动作轻巧,严格无菌操作。

(3)痰液黏稠者可酌情选用溶解黏液的药物:①复方安息香酊蒸气吸入;②气雾吸入α-糜蛋白酶(每毫升含0.5 mg),抗感染可加抗生素(常用氯霉素等),抗痉挛可加异丙肾上腺素(1∶5 000);③也可用纤维蛋白溶酶及脱氧核糖核酸雾化吸入。除安息香酊外,其余药液也可直接滴入气管套管。

3.保持呼吸道通畅

(1)经常吸出口腔、咽喉部分泌物。用导尿管经口腔或鼻腔向咽喉部吸痰,必要时可用直接喉镜向喉、气管内吸痰。

(2)有支气管痉挛(有哮鸣音)引起呼吸困难时,可静脉注射氨茶碱(0.25 g)和异丙嗪(25～50 mg),每隔4～6 h交替使用,好转后,逐渐减量。如无效时,可按具体情况静脉滴注氢化可的松(0.2～1.0 g)。

4.全身治疗

(2)全身液体的补充:尤其是伴有咽部烧伤时,患者不能进食,口腔分泌物增多。故应适当静脉补液。为保证营养供给,必要时给予鼻饲,但环后区烧伤的患者,不能留置鼻胃管,可暂行胃造瘘。疑有胃烧伤时,最好暂禁食,以静脉维持营养。

(3)注意防止喉狭窄的发生。除以上及时恰当地治疗外,可考虑在声门上区放置硅胶喉扩张子。尽管采取各种措施,喉狭窄仍难免成为后遗症。

(葛艳芳)

# 第十四节　喉阻塞与气管切除术

## 一、喉阻塞

喉阻塞又称喉梗阻,系因喉部或其邻近组织的病变,使喉部通道发生阻塞,引起呼吸困难,是耳鼻咽喉科常见的急症之一,若不速治,可引起窒息死亡。由于幼儿喉腔较小,黏膜下组织疏松,神经系统不稳定,故发生喉阻塞的机会较成人多。

## (一)临床表现

1.症状

(1)吸气性呼吸困难:是喉阻塞的主要症状。由两侧略向上倾斜的声带边缘形成声门,是喉部的最狭窄处。吸气时气流将声带斜面向下、向内推压,但因同时伴有声带外展运动,使声门裂开大,所以正常时呼吸通畅。当声门狭窄时,吸气期气流将声带斜面向下、向内推压,使已经狭窄的声门更窄,以致造成吸气性呼吸困难。表现为吸气运动加强,时间延长,吸气深而慢,但通气量并不增加,如无显著缺氧,则呼吸频率不变。呼气时气流向上外推开声带,使声门裂较吸气时变大,尚能呼出气体,故呼气困难并不显著。

(2)吸气性喘鸣:是喉阻塞的重要症状,为吸入气流急速通过狭窄的声门裂时,气流的摩擦和声带颤动所发出的响亮的声音。此时扪及喉或气管,可有颤动感。患者在咳嗽时有哮吼声。喘鸣声的大小和阻塞程度有关,阻塞愈重,喘鸣声愈响。

(3)声音嘶哑:若病变主要在声带,则声嘶明显。但早期可能声嘶不明显。

2.体征

(1)吸气性软组织凹陷:患者吸气时有胸骨上窝,锁骨上、下窝,胸骨剑突下或上腹部,肋间隙的吸气性凹陷,常称为“三凹征”或“四凹征”。

(2)根据呼吸困难及病情轻重程度分为四度:Ⅰ度,患者安静时无呼吸困难,活动或哭闹时出现轻度吸气性呼吸困难,稍有吸气性喉喘鸣,吸气时天突(胸骨上窝)、缺盆(锁骨上窝)及肋间等处轻度凹陷,称三凹征(儿童上腹部软组织也可凹陷,故亦称四凹症)。Ⅱ度,安静时亦出现上述呼吸困难表现,活动时加重,但不影响睡眠和进食,无烦躁不安等缺氧症状,脉搏尚正常。Ⅲ度,呼吸困难明显,喉喘鸣较响,吸气性胸廓周围软组织凹陷显著,并出现缺氧症状,如烦躁不安、不易入睡、不愿进食、自汗、脉搏加快等。Ⅳ度,呼吸极度困难。患者坐卧不安,手足乱动,唇青面黑,额汗如珠,身汗如雨,甚则四肢厥冷,脉沉微欲绝,神昏,濒临窒息。若不及时抢救,则可因窒息致呼吸心跳停止而死亡。

(3)病情轻者,可做间接喉镜检查。可见咽喉红肿剧烈,或咽喉不红肿,但喉部、声带红肿明显,喉腔变窄,并有痰涎或腐物。

3.伴有症状及并发症

全身可见缺氧症状,如坐卧不安、烦躁,吸气时头后仰,甚者面色苍白、发绀、四肢发冷、出冷汗、血压升高等。常于睡眠时因缺氧而惊醒。常见并发症为心力衰竭、昏迷,甚至死亡。

## (二)检查

(1)血常规:有急性感染时白细胞总数升高,变应性者可为淋巴细胞增多。

(2)血气分析:当出现缺氧时,动脉血氧分压下降,二氧化碳分压升高。

## (三)诊断与鉴别诊断

根据病史,症状和体征,对喉阻塞的诊断并不难,更主要的是明确其病因。呼吸困难严重者,应先解除其呼吸困难后,再进行检查以明确病因。需与支气管哮喘、肺炎、阻塞性呼吸困难等加以鉴别。

## (四)治疗

1.病因治疗

对急性喉阻塞患者,须争分夺秒,因地制宜,迅速解除呼吸困难,以免造成窒息或心力衰竭。根据其病因及呼吸困难的程度，采用药物或手术治疗。Ⅰ度：明确病因，积极进行病因治疗，如由炎症引起，使用足量抗生素和糖皮质激素。Ⅱ度：若因炎症引起者，用足量有效的抗生素和糖皮质激素，大多可避免气管切开术；若为异物，应迅速取出；如喉肿瘤、喉外伤、双侧声带瘫痪等一时不能祛除病因者，应考虑做气管切开术。Ⅲ度：由炎症引起，喉阻塞时间较短者，在密切观察下可积极使用药物治疗，并做好气管切开术的准备；若药物治疗未见好转，全身情况较差时，宜及早行气管切开术；若为肿瘤，则应立即行气管切开术；Ⅳ度：立即行气管切开术；若病情十分紧急时，可先行环甲膜切开术，或先气管插管，再行气管切开术。病因治疗在一定情况下可先采用，如喉异物取出、咽后脓肿切开等，而对危重患者，应先行气管切开术，待呼吸困难解除后，再根据病因给予相应治疗。一般对于喉阻塞，先给予氧气吸入是完全必要的，但只能作为辅助治疗措施。在喉阻塞较重，特别是已出现发绀时，单纯给氧宜慎重，因呼吸中枢依赖于 $CO_2$ 浓度的刺激以维持其兴奋性，应警惕输氧有可能加重其呼吸抑制的情况出现。一般采用鼻前庭导管持续吸氧。若有三凹征及明显发绀，宜用面罩给氧。

2. 对症治疗

心力衰竭治疗：除镇静、给氧外，可给予快速洋地黄制剂，以增强心肌的收缩力，减慢心率，增加心搏出量。一般选用毒毛花苷 K 或毛花苷 C。低钙抽搐时如同时用钙剂和洋地黄，因两药对增强心肌收缩力有协同作用，可致心肌过度收缩，故宜尽量避免，必须用时，间隔 3～4 h 为宜，并注意观察心音及节律。应用血管扩张剂减轻心脏负荷，是治疗心功能不全方面的一项重要措施，常用酚妥拉明和东莨菪碱。

## 二、气管切开术

气管切开术系指切开颈段气管，放入气管套管，以解除喉源性呼吸困难、呼吸机能失常或下呼吸道分泌物潴留所致呼吸困难的一种常见手术，是临床医师均应掌握的一种抢救技能。狭义的气管切开术是指下面提到的胸骨上窝切口的常规气管切开术，广义的气管切开术包括常规气管切开术、环甲膜切开术、环甲膜穿刺术等。

1. 气管切除术的适应证

(1)喉阻塞：因喉部炎症、肿瘤、外伤、异物等引起的严重喉阻塞，Ⅲ～Ⅳ度呼吸困难，而病因又不能很快解除时，应及时行气管切开术。喉邻近组织的病变，使咽腔、喉腔变窄发生呼吸困难者，根据具体情况亦可考虑气管切开术。

(2)下呼吸道分泌物潴留：因各种原因引起的下呼吸道分泌物潴留，为了吸痰，保持气道通畅，可考虑气管切开，如重度颅脑损伤、呼吸道烧伤、严重胸部外伤、颅脑肿瘤、昏迷等神经系统病变。上述疾病时，由于咳嗽反射消失或因疼痛而不愿咳嗽，分泌物潴留于下呼吸道，妨碍肺部气体交换，使血氧含量降低，二氧化碳浓度增高，气管切开后，吸净分泌物，改善了肺泡之气体交换。同时，术后吸入的空气不再经过咽、喉部，减少了呼吸道无效腔，改善了肺部气体交换，也有利于肺功能的恢复。此外，气管切开后也为使用人工辅助器提供了方便。

(3)预防性气管切开：对于某些口腔、鼻咽、颌面、咽、喉等头颈部大手术，为了进行全麻，防止血液流入下呼吸道，保持术后呼吸道通畅，可施行气管切开。有些破伤风患者容易发生喉痉挛，也须考虑预防性气管切开，以防发生窒息。

(4)其他：如某些气管异物经内镜下钳取未成功，估计再取有窒息危险，或无施行气管镜检查设备和技术者，可经气管切开途径取出异物。

2.气管切除术的手术方法

术前应做好充分准备，除准备手术器械外，并应备好氧气、吸引器、气管插管、或气管镜，以及各种抢救药品。对于小儿，特别是婴幼儿，术前先行插管或置入气管镜，待呼吸困难缓解后，再做气管切开，更为安全。

(1)体位：一般取仰卧位，肩下垫枕，使头后仰过伸，使气管接近皮肤以利于手术，常规消毒，铺无菌巾。

(2)麻醉：采用局麻。沿颈前正中上起甲状软骨下缘下至胸骨上窝，以1%～2%利多卡因浸润麻醉，对于昏迷、危重或窒息患者，若患者已无知觉也可不予麻醉。

(3)切口：多采用纵切口，自甲状软骨下缘至接近胸骨上窝处，沿颈前正中线切开皮肤和皮下组织。

(4)分离气管前组织：用血管钳沿中线分离胸骨舌骨肌及胸骨甲状肌，暴露甲状腺峡部，若峡部过宽，可在其下缘稍加分离，将峡部向上牵引，必要时也可将峡部正中切断缝扎，以便暴露气管。分离过程中，使手术野始终保持在中线，并经常以手指探查环状软骨及气管，是否保持在正中位置。

(5)切开气管：确定气管后，一般于第2～4气管环处，用尖刀片自下向上挑开2个气管环(切开4～5环者为低位气管切开术)，刀尖勿插入过深，以免刺伤气管后壁和食管前壁，引起气管食管瘘。

(6)插入气管套管：以弯钳或气管切口扩张器，撑开气管切口，插入适当大小的带有管芯的气管套管，插入外管后，立即取出管芯，放入内管，吸净分泌物，并检查有无出血。

(7)创口处理：将气管套管妥善固定于颈部。切口一般不过多缝合，以免引起皮下气肿。最后用一块开口纱布垫于伤口与套管之间。

3.手术并发症

(1)皮下气肿：是术后最常见的并发症，与气管前软组织分离过多，气管切口外短内长或皮肤切口缝合过紧有关。自气管套管周围逸出的气体可沿切口进入皮下组织间隙，沿皮下组织蔓延，气肿可达头面、胸腹，但一般多限于颈部。大多数于数日后可自行吸收，不需做特殊处理。

(2)纵隔气肿：手术中过多分离气管前筋膜，气体沿气管前筋膜进入纵隔，形成纵隔气肿。对纵隔积气较多者，可于胸骨上方沿气管前壁向下分离，使空气向上逸出。

气胸：在暴露气管时，向下分离过多、过深。右侧胸膜顶位置较高，儿童尤甚，故损伤机会较左侧多。轻者无明显症状，严重者可引起窒息。如发现患者气管切开后，呼吸困难缓解或消失，而不久再次出现呼吸困难时，则应考虑气胸，X线片可确诊。此时应行胸膜腔穿刺，抽除气体，严重者可行闭式引流术。

(3)出血：术中伤口少量出血，可纱布压迫止血，若出血较多，可能有血管损伤，应检查伤口，结扎出血点。

(4)拔管困难：手术时，若切开部位过高，损伤环状软骨，术后可引起声门下狭窄。气管切口太小，置入气管套管时将管壁压入气管；术后感染，肉芽组织增生均可造成气管狭窄，造成拔管困难。此外，插入的气管套管型号偏大，亦不能顺利拔管。有个别带管时间较长的患者，害怕拔管后出现呼吸困难，当堵管时可能自觉呼吸不畅，应逐步更换小号套管，最后堵管无呼吸困难时再行拔管。对拔管困难者，应认真分析原因，行X线片或CT检查、直达喉镜、气管镜或纤维气管镜检查，根据不同原因，酌情处理。

(5)气管食管瘘：少见。在喉源性呼吸困难时，由于气管内呈负压状态，气管后壁及食管前壁向气管腔内突出，切开气管前壁时可能损伤到后壁。较小的、时间不长的瘘孔，有时可自行愈合，瘘口较大或时间较长，上皮已长入瘘口者，只能手术修补。

4. 术后处理

(1)床边设备：应备有氧气、吸引器、气管切开器械、导尿管及急救药品，以及另一套同号气管套管。

(2)保持套管通畅：应经常吸痰，每日定时清洗内管，煮沸消毒数次。术后 1 周内不宜更换外管，以免因气管前软组织尚未形成窦道，使插管困难而造成意外。

(3)保持下呼吸道通畅：室内保持适当温度(22 ℃左右)和湿度(相对湿度 90%以上)，可用地上泼水、蒸气吸入，定时通过气管套管滴入少许生理盐水、糜蛋白酶等，以稀释痰液，便于咳出。

(4)防止伤口感染：由于痰液污染，术后伤口易于感染，故至少每日换药一次。如已发生感染，可酌情给以抗生素。

(5)防止外管脱出：要经常注意套管是否在气管内，若套管脱出，又未及时发现，可引起窒息。套管太短，固定带子过松，气管切口过低，颈部肿胀或开口纱布过厚等。均可导致外管脱出。

(6)拔管：待喉阻塞解除或下呼吸道分泌物吸除，全身情况好转后，即可考虑拔管。拔管前先堵管 1～2 昼夜，如患者在活动、睡眠时无呼吸困难，可在上午时间拔管。创口一般不必缝合，只须用蝶形胶布拉拢创缘，数天可自行愈合。长期带管者，由于切开部位上皮长入瘘孔内与气管黏膜愈合，形成瘘道；故应行瘘孔修补术。

5. 环甲膜切开术和环甲膜穿刺术

对于病情危重、需紧急抢救的喉阻塞患者，如不能迅速常规气管切开，可先行环甲膜切开术，待呼吸困难缓解后，再行常规气管切开术。环甲膜切开术的手术要点如下。

(1)于甲状软骨和环状软骨间做一长为 2～3 cm 的横行皮肤切口，儿童酌情缩短，于接近环状软骨处切开环甲膜，以弯血管钳扩大切口，插入气管套管或其他圆形管状物(如两头通气圆珠笔杆等)，随后将露出皮肤以外的部分妥善固定，以防通气管坠入气管。

(2)手术时应避免损伤环状软骨，以免术后引起喉狭窄。

(3)环甲膜切开术后的插管时间，一般不应超过 24 h。

(4)对情况十分紧急者，也可用粗针头行环甲膜穿刺术，亦可暂时减轻喉阻塞症状。穿刺深度要掌握恰当，防止刺入气管后壁。

具体方法是：迅速摸清患者颈部的两个隆起，第一个隆起是甲状软骨(俗称喉结)，第二个隆起是环状软骨，在这两个之间的凹陷处就是环甲膜穿刺点。找到穿刺点后，用一个或几个较粗大的注射针头，垂直刺入，当针尖进入气管后(有突破感)，再顺气管方向稍往下推行，让针末端暴露于皮肤表面，用胶布固定，随后送医院抢救。

(葛艳芳)

# 第四章　眼科常见疾病

## 第一节　睑腺炎

睑腺炎为睑缘腺体或睑板腺发生的急性化脓性炎症。根据发病部位，睑腺炎分为两种：由眼睑皮脂腺感染所致者因发病部位在睑板外侧，称为外睑腺炎；感染所致的炎症发生在睑板较深层，称为内睑腺炎。炎症局部红肿隆起，形成麦粒，故又称麦粒肿。

### 一、诊断

1.临床表现

患处呈现红、肿、热、痛等急性炎症表现。

(1)外睑腺炎：初起时充血肿胀范围较弥散，以棉签头部等细棍样物进行触诊时，在睫毛根部的睑缘处可发现明显压痛的硬结；患者自觉眼睑胀痛或眨眼时疼痛，尤其发生在眦角疼痛更明显，还可引起反应性球结膜充血水肿，同侧耳前淋巴结肿大和压痛；轻者经治疗或未治疗而自行消退，或 3～5 d 后硬结变软化脓，脓头在睫毛根部，破溃排脓后红肿疼痛，逐渐消退。

(2)内睑腺炎：内睑腺炎被局限在睑板内，为致密的睑板纤维组织包绕，初起时红肿一般较外睑腺炎轻，但患者疼痛明显；病变处有硬结，触之压痛；睑结膜面局限性充血、肿胀；内睑腺炎常于睑结膜面形成黄色脓点，向结膜囊内破溃，少数患者可向皮肤面破溃。睑腺炎破溃后炎症明显减轻，1～2 d 后逐渐消退。

在儿童、老年人或体弱、抵抗力差、致病菌毒力强的患者中，睑腺炎可在眼睑皮下组织扩散，波及同侧面部，发展为眼睑蜂窝织炎。此时整个眼睑高度红肿，不能睁开，压痛明显，球结膜反应性水肿剧烈，可暴露于睑裂之外；并可伴有发热、寒战、头痛等全身毒血症状。

2.辅助检查

如有全身反应，应检查外周血白细胞数和分类。

3.诊断要点

(1)患眼呈现红、肿、痛等急性炎症典型表现。

(2)睑缘处红肿范围较弥散，有明显压痛的硬结。

(3)细菌培养和药物敏感试验可协助致病菌诊断和选择敏感药物进行治疗。

4.鉴别诊断

应注意与眼睑蜂窝织炎、霰粒肿、急性结膜炎、急性泪囊炎、急性泪腺炎、眶缘骨膜炎等相鉴别。另外其与眼睑皮肤结核、早期癌、真菌性感染也可造成混淆，但这些疾病很少见。

### 二、治疗

(1)初起时可采用湿热敷，每次 10～15 min，每日 3 次，以增加眼睑血液循环，促进炎症消散。每日滴用抗生素滴眼液，每小时或每 2 h 1 次，晚间结膜囊内涂抗生素眼膏以控制感染。症状较重者或发展为眼睑蜂窝织炎者需全身应用广谱抗生素。

(2)脓肿尚未形成时不宜切开,更不能挤压排脓,防止感染扩散。一旦发生眼睑蜂窝织炎,应全身使用足量的广谱抗生素,同时取脓液或血液进行细菌培养和药敏试验,根据培养及药敏试验结果选择敏感抗生素。同时要密切观察病情,早期发现眼眶与颅内扩散和败血症的症状,进行适当处理。

(3)脓肿成熟后,应考虑切开排脓。外睑腺炎的切口应在皮肤面,与睑缘相平行,使其与眼睑皮纹相一致,以尽量减少瘢痕。如果脓肿较大,应当放置引流条,每日换药更换引流条直至无脓时取走。内睑腺炎的切口常在睑结膜面,与睑缘相垂直,以免过多地伤及睑板腺管。

(4)顽固反复发作者,可做脓液培养,结合药敏结果选择合适的抗生素,或做转移因子注射,每次 2 mg,每周 2 次,5 周一个疗程,可调节免疫功能。

(何　蕾)

# 第二节　睑板腺囊肿

睑板腺囊肿是睑板腺特发性无菌性慢性肉芽肿性炎症。

由于脂类物质在 Zeis 腺和睑板腺内积存,挤压邻近组织引发的慢性肉芽性炎症。肉芽组织由纤维结缔组织包绕,内含有睑板腺分泌物及包括多核巨细胞在内的慢性炎性细胞浸润。

在病理形态上类似结核结节,但不形成干酪样坏死。

## 一、诊断

1. 临床表现

多见于青少年或中老年,可能与该年龄阶段睑板分泌功能旺盛有关。上、下睑均可发生,以上睑居多。

表现为眼睑皮下圆形的肿块,大小不一。小的霰粒肿可以没有任何症状,触摸眼睑时才被发现。较大的霰粒肿可使局部皮肤隆起,但与皮肤无粘连,触之不痛,略有弹性,翻转眼睑,可在相应结膜面上见到紫红色或灰白色的圆形病灶,微隆起。更大的囊肿可压迫眼球,产生散光及视力下降。霰粒肿也可多发,在同一眼睑上有 2～3 个,或两侧眼睑上各有 1～2 个。囊肿偶可自行破溃,排出脂肪样内含物后在结膜面上形成一堆肉芽,外观呈息肉状。患者常因异物感或发现无痛性肿块而就医。当囊肿伴有继发感染时,临床表现与内麦粒肿完全一样。

2. 诊断要点

根据患者有无明显疼痛及眼睑硬结,可以诊断。对于复发性或老年人的睑板腺囊肿,应将切除标本送病理检验,以排出睑板腺癌的可能。

## 二、治疗

(1)小而无症状的霰粒肿可以不必治疗,有可能自行消退;大而伴有自觉症状的霰粒肿,可以热敷或囊内注射糖皮质激素促进其吸收。

(2)如上述治疗不能消退,可以局部麻醉下手术,用睑板腺囊肿镊子夹住囊肿部位的眼睑后,在睑结膜面行垂直于睑缘的切口,切开睑结膜排出内容物并以尖刀片小心向两侧分离,剥离囊膜壁,将囊肿完整摘除。术毕用拇指与示指压迫 3～5 min,结膜囊涂抗生素眼膏,无菌敷料包扎，次日去除。

（3）有混合感染时，应先按内麦粒肿治疗，炎症消退后仍有包块者，再按上述方法切除。

（4）对于睑板腺囊肿破溃后形成的紫色肉芽肿，应做平行于睑缘的皮肤切口，尽量将肉芽组织全部彻底剪除，创面撒以少量链霉素粉剂，然后用7-0丝线缝两针，使皮肤对合。

（何　蕾）

# 第三节　睑缘炎

睑缘炎是指睑缘皮肤、睫毛毛囊及腺体发生的亚急性或慢性炎症，根据病变形态、位置和病理特点，临床上可分为三种类型：鳞屑性睑缘炎、溃疡性睑缘炎和眦部睑缘炎。

## 一、鳞屑性睑缘炎

睑板腺分泌旺盛，在烟尘、风沙等因素刺激下，过多的分泌物使其开口处发生慢性炎症，而形成鳞屑性睑缘炎。

### （一）诊断

1. 临床表现

睑缘部充血、潮红，有许多鳞屑附着在睫毛周围，睑缘表面有点状皮脂渗出，皮脂集于睫毛根部，形成黄色蜡样分泌物，干燥后结痂。去除鳞屑和痂皮后，暴露出充血的睑缘，但无溃疡或脓点。睫毛容易脱落，但可再生。

患者自觉眼痒、刺痛和烧灼感。长期的慢性炎症，可使睑缘肥厚、外翻，导致溢泪。

2. 辅助检查

患部有时可发现卵圆皮屑芽胞菌，可有助于诊断。做镜检及培养没有固定的病原菌发现，所见者大多为污染杂菌，或真菌，均非真正的病原菌。

3. 诊断要点

（1）睑缘干痒、刺痛和异物感。

（2）睑缘充血，有的可有鳞屑或痂皮。眼睑边缘结痂、变红、增厚或见眼睑边缘浓缩的油脂腺分泌物。

（3）结膜充血，眼睑肿胀，黏液样分泌物，浅层点状角膜炎；可有痤疮、酒渣鼻，并可见角膜浸润。

4. 鉴别诊断

本病注意与溃疡性眼缘炎、眦部睑缘炎、干燥性睑缘炎、脂溢性睑缘炎、酒渣性睑缘炎等相鉴别。

### （二）治疗

（1）3%硼酸溶液或生理盐水清洁局部，用玻璃棒蘸金霉素或四环素眼膏按摩睑缘，除掉鳞屑，有睑板腺分泌过多者，用玻璃棒压眼睑缘，迫使分泌物从睑板腺排泄口溢出，每日1次，睑缘涂1%煌绿酒精，再涂含有抗生素的软膏按摩睑缘20 s，每日3次，愈后可每日1次，至少持续两周，以防复发。1%碳酸氢钠滴眼液，每日3次，以中和脂肪酸。

(2)去除诱因,避免刺激因素,有屈光不正、视疲劳、全身慢性疾病等情况时,应予以矫治。注意眼部卫生,锻炼身体,增强抵抗力。

## 二、溃疡性睑缘炎

溃疡性睑缘炎是由葡萄球菌在睑缘感染引起的睑缘性炎症,亦有称之为化脓性睑缘炎。

### (一)诊断

1.临床表现

睑缘充血,痛、痒、烧灼感,皮脂分泌多,睫毛根部可见散在小脓头,干痂覆盖并将睫毛粘成束。去除痂皮后脓液渗出,露出睫毛根端和出血性溃疡,睫毛毛囊因感染而遭破坏,睫毛易脱落,而不宜重生,形成秃睫。炎症后组织破坏,也可导致局部瘢痕,瘢痕收缩使睫毛失去原来的整齐排列,引起睫毛乱生,形成倒睫,摩擦角膜。炎症过久或反复发作者,可引起慢性结膜炎和睑缘肥厚变形,破坏眼睑与眼球间的毛细管作用,从而导致溢泪;同时有泪点肿胀或阻塞等情况,溢泪现象更加严重。下睑皮肤由于泪液浸渍,形成湿疹,也有称湿疹性睑缘炎。湿疹日久皮肤增厚瘢痕收缩致睑外翻。外翻增加溢泪,溢泪促进外翻,结膜及角膜常受牵累,导致长年不愈的慢性角膜炎或反复发作的麦粒肿。

2.辅助检查

细菌培养常可查出金黄色葡萄球菌。药物过敏试验有助于选用敏感的抗菌药物。

3.诊断要点

(1)睑缘充血,眼睑边缘结痂、变红、增厚或见眼睑边缘浓缩的油脂腺分泌物。

(2)结膜充血,眼睑肿胀,有溃疡形成,黏液样分泌物,浅层点状角膜炎;可有痤疮、酒渣鼻,并可见角膜浸润。

4.鉴别诊断

本病注意与鳞屑性睑缘炎、眦部睑缘炎、干燥性睑缘炎、脂溢性睑缘炎、酒渣性睑缘炎等相鉴别。

### (二)治疗

(1)去除有关局部和全身的诱发因素。

(2)用生理盐水或3%硼酸溶液每日清洗睑缘,除去脓痂,拔出患有毛囊炎的睫毛,引流毛囊中的脓液。滴注抗生素如0.5%新霉素、0.3%庆大霉素、10%磺胺醋酰钠,涂红霉素眼膏并睑缘按摩,每日4次。治疗需持续至炎症完全消退后2~3周,以防复发。

## 三、眦部睑缘炎

眦部睑缘炎主要是莫-阿双杆菌感染所致,多发生于内外侧眦部,故称为眦部睑缘炎。

### (一)诊断

1.临床表现

本病多为双侧发生,主要病变部位为外眦部。患者自觉眼痒、异物感和烧灼感。眦部睑缘及皮肤充血、肿胀、伴有糜烂。表面有鳞屑及痂皮。邻近的结膜常出现慢性炎症。严重者内眦部也可受累,常同时伴有口内上火。

2.辅助检查

细胞学检查见莫-阿双杆菌有助于诊断。

3.诊断要点

(1)睑缘充血。

(2)结膜充血,眼睑肿胀,有溃疡形成,黏液样分泌物,浅层点状角膜炎;可有痤疮、酒渣鼻,并可见角膜浸润。

(3)细胞学检查可见莫-阿双杆菌。

4.鉴别诊断

本病注意与鳞屑性睑缘炎、溃疡性睑缘炎、干燥性睑缘炎、脂溢性睑缘炎、酒渣性睑缘炎等相鉴别。

### (二)治疗

(1)基本治疗同溃疡性睑缘炎。保持个人卫生,清洁眼睑。

(2)滴用0.25%~0.5%硫酸锌滴眼液,每日3~4次。此药可抑制莫-阿双杆菌所产生的酶。

(3)如有慢性结膜炎,应同时进行治疗。

(4)适当服用维生素 $B_2$ 或复合维生素B可能有所帮助。

(何　蕾)

## 第四节　睑内翻和倒睫

眼睑的正常位置应该是:①眼睑与眼球表面紧密接触,形成一个毛细间隙,使泪液能吸附在这毛细间隙中,随着瞬目动作向内眦泪湖方面导流,同时润泽眼球表面;②上、下睑缘垂直,上、下睑睫毛应充分伸展指向前方,排列整齐,不与角膜相接触;③上、下睑能紧密闭合,睡眠时不露角膜;④上睑能上举至瞳孔上缘适当的高度而不影响视力;⑤上、下泪点贴靠在泪阜基部,使泪液顺利进入泪道;⑥眼球必须形态完整,大小正常,并处于正常位置。

### 一、睑内翻

睑内翻是指眼睑缘朝眼球方向卷曲的眼疾。睑内翻可造成睫毛倒向眼球,内翻和倒睫常同时存在。

1.病因与分类

(1)先天性睑内翻:多因内眦赘皮的牵拉,体质肥胖而鼻根部发育不饱满所致。此处皮肤过剩隆起,移动性大。也有因眼轮匝肌睑缘部过度发育或睑板发育不良者。其它如无眼球或小眼球可使眼睑失去应有的依附,在眼轮匝肌的影响下可形成先天性睑内翻。先天性睑内翻多见于上睑,偶见于下睑。

(2)急性痉挛性睑内翻:是由于炎症刺激引起近睑缘的轮匝肌反射性痉挛,使睑缘内卷形成睑内翻。这种情况是暂时的,炎症消退,痉挛即消除,眼睑本身无病变。

(3)慢性痉挛性睑内翻:多发于下睑。主要由于眼睑组织的老年性退变引起,也称为退变性睑内翻和老年性睑内翻。老年人下睑缩肌无力,囊睑筋膜(相当于上睑的提上睑肌肌腱)变性松弛,眶隔和下睑皮肤松弛失去牵制眼轮匝肌的收缩作用,以及老年人眶隔脂肪减少,眼睑后面缺少足够的支撑，导致睑内翻。

(4)瘢痕性睑内翻：由于睑结膜及睑板瘢痕性收缩所致。最主要是沙眼引起严重瘢痕。此外，睑结膜烧伤、结膜天疱疮以及白喉性结膜炎等疾病之后均可引起。上、下睑均可发生。

2.临床表现

睑缘向眼球方向卷曲，睫毛倒向眼球，刺激角膜。患者有畏光、流泪、刺痛、眼睑痉挛等症状。检查可见角膜上皮脱落、粗糙、荧光素弥散性着色。严重者可形成角膜溃疡，引起剧烈疼痛。长期慢性刺激，可使角膜表层有新生血管、混浊、失去透明性，引起视力障碍。

3.诊断

根据患者年龄、有无沙眼等病史及临床表现，可以做出诊断。

4.治疗

①先天性睑内翻随年龄增长，鼻梁发育，睑内翻常可自行消失，不必急于手术；若患儿已5～6岁，睫毛严重刺激角膜，流泪多的情况下，可行穹隆部-眼睑皮肤穿线术，利用缝线牵拉的力量，将睑缘向外牵拉以矫正内翻。②对急性痉挛性睑内翻应积极控制炎症，炎症消退后可自行缓解。③老年性睑内翻可行肉毒杆菌毒素注射，如无效，需手术切除多余的松弛皮肤，加强其紧张性，同时剪断或剪除部分眼轮匝肌纤维，以减弱起作用；有时还需通过缩短或折叠松弛的囊睑筋膜，以增强睑板下缘的稳定性。④瘢痕性睑内翻必须手术治疗。可采用睑板楔形切除术或睑板切断术，以及睑结膜瘢痕松解唇黏膜移植术。对多次术后复发者，常因眼睑缘间组织缺损，需做睑缘间再造以矫正之。

## 二、倒睫

倒睫(trichiasis)是指睫毛向后生长倒向眼球，刺激角膜和球结膜的不正常状况。

1.病因

能引起睑内翻的各种原因，均可造成倒睫。其中以沙眼最为常见，其它睑缘炎、睑外伤、睑腺炎、睑烧伤等，通过瘢痕的形成，瘢痕挛缩牵引睫毛倒向角膜。

2.临床表现

倒睫多少不一，部分或全部向后倾倒摩擦角膜。患者有眼痛、怕光、流泪和持续异物感。在睫毛长期摩擦的影响下，结膜充血、角膜浅层混浊、血管新生、角膜上皮变厚(角化)，甚至形成角膜溃疡。

3.诊断

检查时发现倒睫可以诊断。检查下睑时，应嘱患者向下视，方能发现睫毛是否触及角膜。

4.治疗

(1)仅有1～2根倒睫，可拔除睫毛，或用电解法破坏毛囊。电解时应将毫针刺入倒睫的毛囊中约2 mm，通电约10 s，如毛囊已破坏，则用镊子轻轻一拉，睫毛即可连根拔出。也可用氧化氮低温冷冻治疗。温度不应高于-20 ℃，两个冻结周期，毛囊即可破坏。或者显微镜下切开倒睫部位直接除去毛囊。

(2)若倒睫较多，由睑内翻引起，应手术矫正，按睑内翻治疗原则处理。

(李智敏)

# 第五节　睑外翻

睑外翻(ectropion)是指睑缘向外翻转离开眼球,睑结膜不同程度的暴露在外,常合并睑裂闭合不全。

## 一、病因及分类

常见因素有两点:眼睑皮肤面有不正常牵引力;眼轮匝肌对睑板的压力减弱或消失。

(1)瘢痕性睑外翻:临床最常见,眼睑皮肤瘢痕性收缩所致。睑部皮肤瘢痕可由创伤、烧伤、化学伤、眼睑溃疡、眶缘骨髓炎或睑部手术等引起。

(2)老年性睑外翻:仅限于下睑部。由于老年人的眼轮匝肌功能减退,眼睑皮肤及外眦韧带松弛,使睑缘不能紧贴眼球,并因下睑本身的重量使之下坠而引起下睑外翻。

(3)麻痹性睑外翻:也仅限于下睑。因面神经麻痹,眼轮匝肌收缩功能丧失,由于下睑本身的重量而发生下垂,造成睑外翻。

(4)痉挛性睑外翻:多见于儿童及青少年。眼轮匝肌痉挛时,或角膜、结膜病变(如湿疹性角膜结膜炎),由于睑板上缘或下缘受到压力,引起外翻。

(5)先天性睑外翻:极为少见。可见于新生儿,常伴有睑部其它先天异常,一般多见于单侧下睑,也可为双侧。往往有结膜水肿,水肿之结膜甚至可脱垂于睑裂外。

## 二、临床表现

1. 轻度

仅有睑缘离开眼球,泪小点离开泪湖,眼睑与眼球之间正常的毛细作用被破坏,引起泪溢。

2. 重度

睑缘外翻,部分或全部睑结膜暴露在外,失去泪液的湿润,最初表面局部充血,分泌物增加,久之干燥粗糙,高度肥厚,呈现角化。泪溢情况肯定存在。外翻使眼睑闭合不全,灰沙异物侵入眼部,角膜常暴露在外,角膜上皮干燥脱落,溃疡形成,最终产生瘢痕、混浊而危害视力。

## 三、诊断

依据病史及临床表现,可以做出诊断。

## 四、治疗

(1)瘢痕性睑外翻:应手术清除和松解瘢痕的牵引作用,增加眼睑前层的垂直长度,以游离植皮覆盖创面。

(2)老年性睑外翻:症状轻者,可涂抹油膏加以保护。外翻伴流泪者,擦泪时不要将下睑向下牵拉,否则会加重病情。外翻重者,做“Z”形皮瓣矫正或 V-Y 改形术。

(3)麻痹性睑外翻:应积极治疗面瘫。病因一时无法去除者,为保护角膜,应做上、下睑暂时闭合。

(4)痉挛性睑外翻:应积极治疗原发病。

(5)先天性睑外翻:少数病例可于生后 3～4 周内自行消失。

(周海辉)

# 第六节　特发性眼眶炎症综合征

## 一、眼眶炎性假瘤

本病为原发于眶内的慢性非特异性增生性炎症。因其临床表现类似肿瘤，组织病理学改变属于特殊炎症，因此称为炎性假瘤。它可累及眶内各种软组织，但主要发生于某一特定部位如眼外肌、泪腺、巩膜、球筋膜、视神经鞘及其周围的结缔组织。目前多数学者认为本病是一种免疫反应性疾病。但发病机制不甚明确。

### （一）临床表现

（1）因炎症侵犯的部位和组织类型不同，其临床表现也不同。

（2）多见于中、老年，多侵犯单眼，约 1/4 发生于双侧。急性起病，但发展缓慢，可反复发作。

（3）典型表现为眼球突出和移位，眼眶疼痛，眼睑和结膜肿胀、水肿，视力下降和复视。眼部肿块及眼球运动障碍，视盘水肿和萎缩。

（4）根据炎性假瘤侵犯的眼眶部位不同，临床病理学上可分为眶蜂窝组织炎性假瘤、泪腺炎性假瘤及肌炎性假瘤，组织学上可分为弥散性淋巴细胞浸润型、纤维增生型和中间型。三种类型病变的临床表现及对治疗的反应均不相同。影像学检查则根据病变部位和形态分为泪腺型、肿块型、肌炎型等。

（5）淋巴细胞浸润型和中间型的病程进展较快，由于多发生于眼眶前、中段，半数患者从眶缘可扪及圆形或椭圆形肿物，边界清楚，可推动。病变较大时表面呈结节状。累及眼外肌时，肌肉附着点处水肿充血明显。

（6）纤维增生型少有炎症现象，眼球突出较轻，正常甚或内陷。眶部可扪及缺乏明显边界的硬性肿物，眼球各方向活动受限。可发生视神经萎缩，最后视力丧失，眼球固定。

（7）泪腺炎型表现为上睑水肿、充血，睑缘呈“S”形，泪腺区扪及肿大较硬的泪腺，一般光滑可以推动，有触痛。眼球向对侧移位。

（8）肌炎型表现为一条或多条眼外肌受累，患侧结膜充血水肿，眼球突出，眼球运动时疼痛加剧。

### （二）诊断

（1）单侧或双侧发生，眼眶可扪及肿物。超声检查可探及低或无回声肿物，CT 发现高密度块影，形状不规则，边界不清楚。泪腺、眼外肌可肿大和眼环增厚。

（2）必要时需活体组织病理学检查确诊。

### （三）鉴别诊断

（1）眼眶淋巴瘤：绝大多数发生于淋巴腺，偶见于眶内。眶内发现之前或同时，几乎均有全身其他部位的侵犯。

（2）其他：应与眼球突出的其他情况相鉴别。

### （四）治疗原则

（1）全身或局部应用糖皮质激素治疗，如口服泼尼松，有效剂量有个体差异。因本病易复发，小剂量用药应延续 3 个月或更长。淋巴细胞浸润型对激素治疗效果甚佳，纤维增生型对各种治疗无明显反应。泪腺炎型和肌炎型对口服或局部注射糖皮质激素均很有效，但易复发。

（2）对于糖皮质激素治疗无效以及有全身疾病禁忌使用糖皮质激素的患者，可用环磷酰胺等免疫抑制剂。

（3）当不能使用糖皮质激素时，可进行放射治疗。

（4）手术切除：对较大的、占位明显、对周围组织压迫、眼球突出明显而非手术治疗效果不理想的炎性假瘤可以采取手术摘除治疗。

## 二、痛性眼肌麻痹

痛性眼肌麻痹是发生在海绵窦和眶上裂的一种非特异性、肉芽肿性炎症，为一种免疫性疾病，又称 Tolosa-Hunt 综合征（THS）。

### （一）临床表现

（1）多见于 40～60 岁。

（2）头痛及眼眶部疼痛、眼球运动障碍及复视。

（3）眶上裂综合征表现：常侵犯动眼神经，外展神经及滑车神经也可被累及，约 1/5 患者瞳孔扩大，对光反射迟钝，三叉神经的眼神经支受到侵犯，角膜及眶上神经分布区的感觉减退。

（4）向眶内发展者可引起眼球突出，视盘水肿、萎缩，视力减退或丧失。

（5）本病呈亚急性发作，病程可持续数日、数周或数年，症状和体征可自行缓解或治愈，也可复发。

### （二）诊断

（1）典型的症状和体征。

（2）实验室检查可有免疫指标改变。

（3）CT、MRI、DSA 检查可发现海绵窦及（或）眶上裂部位肉芽肿性占位病变，海绵窦增大且通向眶上裂。

（4）对糖皮质激素治疗敏感。

### （三）鉴别诊断

本病需与眼眶淋巴瘤、颈内动脉瘤、颈动脉海绵窦瘘、糖尿病性眼肌麻痹、眼肌麻痹性偏头痛、颞动脉炎及鼻咽腔肿瘤相鉴别。

### （四）治疗

糖皮质激素冲击疗法，小剂量持续数周，一旦复发，重复治疗。

（李智敏）

# 第七节　泪囊炎

## 一、急性泪囊炎

急性泪囊炎为泪囊及其周围组织的急性化脓性炎症，常由慢性泪囊炎转变而来，亦有开始为急性者。多由毒力较强的细菌或病毒感染所致，致病微生物有肺炎球菌、金黄色葡萄球菌、

B 溶血性链球菌、流感病毒等。

### (一)诊断

1.临床表现

患眼充血、流泪,有脓性分泌物,泪囊区红肿、疼痛,炎症可扩展到上下眼睑、鼻根和面颊部,严重时全身不适,体温升高。数日后泪囊区红肿局限,质地变软,脓肿形成。脓肿切开或破溃后,脓液排出,炎症减轻。但有时皮肤愈合不良,形成瘘管,经久不愈,泪液或脓液长期自瘘管溢出,炎症可反复发作。

2.辅助检查

将分泌物涂片进行细胞学检查和细菌学检查可确定病原菌。X 线检查、X 线泪道造影、碘油泪道造影都有助于本病诊断。

3.诊断要点

(1)初期局部红肿、疼痛,颌下淋巴结肿大、压痛。

(2)数日后红肿局限,泪囊区出现脓点并自皮面溃破,炎症减轻。有的可形成泪囊瘘管。

(3)严重时有畏寒、发热及外周血白细胞增加。

4.鉴别诊断

本病应与内眦部泪腺炎、急性上颌窦炎和前组筛窦炎鉴别。

### (二)治疗

(1)早期全身和局部使用足量抗生素控制炎症,局部热敷或超短波理疗。

(2)炎症期禁忌泪道探通或冲洗,以免引起感染扩散、导致眶蜂窝织炎。

(3)脓肿形成后切开排脓,必要时放置橡皮引流条。

(4)急性炎症消退后按慢性泪囊炎处理。

## 二、慢性泪囊炎

慢性泪囊炎主要是鼻泪管阻塞,由各种原因所致的泪囊黏膜及其周围组织炎症、阻塞和微生物感染是主要的原因。

### (一)诊断

1.临床表现

慢性经过,只有少数有过急性泪囊炎或外伤史。初期症状主要为溢泪,随后可以伴有黏液脓性分泌物。由于泪液的浸渍,检查可见结膜充血,内眦附近及下睑的皮肤逐渐发生濡湿、潮红、糜烂,甚至皮疹,结膜囊内可有黏液脓性分泌物。用手挤压泪囊区,有黏液脓性分泌物自泪点流出。冲洗泪道大多不畅通或阻塞,冲洗泪道时,冲洗液自上、下泪小点反流,同时有黏液性分泌物。大量分泌物的潴留可使泪囊逐渐增大扩张,形成泪囊黏液囊肿,在内眦韧带下可扪及球状物。有时与筛窦沟通,形成筛窦泪囊瘘,内容物可暂时减少。

慢性泪囊炎是眼部的一个感染病灶,对眼球具有潜在的危险。如果发生眼外伤或施行内眼手术,常易引起角膜或内眼的化脓性感染,导致细菌性角膜溃疡或化脓性眼内炎,造成严重后果。所以在内眼手术前,必须首先治疗泪囊感染。慢性泪囊炎在其经过中可引起反复急性发作,并且常常会并发急性结膜炎和湿疹性睑缘炎。

2.辅助检查

为确定致病菌可进行细胞学检查。为确定泪囊大小可行 X 线泪道造影。X 线检查可见鼻管狭窄、阻塞，泪道憩室及囊肿可通过碘油泪道造影来确定。如需行鼻腔泪囊吻合术应先请耳鼻喉科医师会诊。

3. 诊断要点

(1)溢泪，内眦部皮肤有湿疹。

(2)从泪点自行溢出或泪囊区受挤压时排出黏液性或脓性分泌物。

(3)泪道冲洗时，冲洗液由原泪点或上泪点流出，有黏性或脓性分泌物被冲出。

(4)X 线泪道造影检查可了解泪囊的大小及阻塞部位。

4. 鉴别诊断

慢性泪囊炎应与泪囊肿瘤、泪囊结核、泪囊梅毒、泪道憩室、泪小管囊肿、泪囊肿物及泪小管狭窄阻塞等相区别。

## (二)治疗

除去泪囊感染灶，建立鼻内引流道，仍是现代治疗的基本原则。

1. 药物治疗

局部滴用抗生素眼液，每日 4～6 次，滴眼前要先挤压排空泪囊内分泌物，有利于药液进入泪囊，也可在泪道冲洗后注入抗生素药液。经过一段时间的治疗，脓性分泌物可消失，但不能根治，只能暂时减轻症状，这只能作为手术前的准备。

2. 病因治疗

对于由结膜炎、鼻腔及鼻窦炎症引起者，在治疗慢性泪囊炎的同时，应积极治疗原发病，否则容易导致已治愈病例的复发。

3. 泪道冲洗

为了彻底清除脓性或黏液性分泌物，加强药物疗效，可以用生理盐水冲洗泪囊，脓液冲洗干净后，再注入 0.3～0.5 mL 抗生素。Dayal 采用抗生素、肾上腺皮质激素等的混合液冲洗，其作用可以抗感染、软化黏连，对于早期尚无固定形瘢痕的阻塞可以有较好的疗效。

4. 手术治疗

(1)泪道探通术：经泪道冲洗无脓性分泌物后，可试行探通术，同时鼻内滴用抗生素和麻黄碱液，但治疗效果不可靠。

(2)泪囊鼻腔吻合术：是治疗慢性泪囊炎的常用术式。在泪囊凹处造一骨孔，将泪囊通过这一骨孔与鼻腔黏膜相吻合，使泪液从吻合口直接流入中鼻道。成功率可达 90%以上。该方法既去除了化脓病灶，又解除了溢泪，是最理想的治疗方法。在鼻内镜下行泪囊鼻腔造口术，也可达到同样效果。

(3)泪囊摘除术：对于慢性泪囊炎泪囊甚小或兼有严重的萎缩性鼻炎且年老体弱不宜施行泪囊鼻腔吻合术者，或同时伴有化脓性角膜炎或为泪囊肿瘤者，可行泪囊摘除术，以去除病灶。但应注意一旦摘除了泪囊，泪道的排泪功能将不复存在，术后溢泪症状依然存在。

（王　胜）

# 第八节　免疫性结膜炎

免疫性结膜炎，又称变态反应性结膜炎，是结膜对外界过敏原的一种超敏性免疫反应。体液免疫介导的免疫性结膜炎呈速发型，临床上有枯草热、变异性结膜炎和春季角结膜炎；细胞介导呈慢性过程，常见的有泡性结膜炎。眼部的长期用药可导致过敏性结膜炎或药物性结膜炎。

## 一、春季角结膜炎

春季角结膜炎，又名春季卡他性结膜炎，是一种季节性反复发作的免疫性结膜炎。春夏天暖季节易发作，发病率高于秋冬两季。患病年龄多为 11～20 岁，持续 5～10 年，多为双眼，男性发病率高于女性。该病在中东和非洲发病率高，温带地区发病率低。寒冷地区则几乎无病例报道。

### （一）病因

尚不明确。过去认为主要由 IgE 抗体介导的Ⅰ型变态反应引起，但近年来，发现春季角结膜炎患者角膜上皮表达细胞黏附分子 ICAM-1，泪液中可分离出特异性的 IgE、IgG，组胺和类胰蛋白酶升高，血清中组胺酶水平下降。因此发病机制和体液免疫及细胞免疫都有关。通常认为致敏原可为植物的花粉，各种微生物的蛋白成分、动物皮屑和羽毛等也可致敏。也见于免疫球蛋白 E 综合征患者。

### （二）临床表现

临床上分为睑结膜型、角结膜缘型及混合型 3 种类型。

1. 睑结膜型

病变主要在上睑结膜，开始时整个结膜充血，伴少许黏胶样分泌物，以后睑结膜呈乳白色，上睑结膜出现大小不等、形状不一、扁平粗大、呈铺路石样排列的乳头，包含有毛细血管丛。下睑结膜可出现弥散的小乳头。

严重者上睑结膜可有假膜形成。除非进行冷冻、放疗和手术切开乳头等创伤性治疗操作，一般反复发作后结膜乳头可完全消退，不遗留瘢痕。

2. 角结膜缘型

亚洲人和黑种人多见。上下睑结膜均出现小乳头。初起时表现为角膜缘有黄褐色或污红色胶样增厚，以上方角膜缘明显。同时球结膜扇形充血，最常见于睑裂部位。

3. 混合型

睑结膜和角膜缘同时出现上述两型检查所见。各型都可以发生角膜病变，表现为弥散性上皮型角膜炎，偶见上方局限的或中央椭圆形浅表角膜溃疡，为盾形无菌性上皮损害，多分布在中上 1/3 角膜。愈后遗留轻微的角膜瘢痕。

### （三）诊断

（1）根据患病症状和体征：奇痒、上睑结膜乳头增生呈扁平的铺路石样改变，男性青年好发，结合发病季节即可诊断。

（2）显微镜下结膜刮片每高倍视野出现超过 2 个嗜酸性粒细胞，泪液中类胰蛋白酶升高，溶菌酶正常，有助于诊断。

### (四)治疗

本病目前无根治办法,是一种自限性疾病,短期用药可减轻症状,长期用药对眼部组织有损害作用。

(1)尽可能避免接触致敏原以及产生致敏原的环境。

(2)血管收缩剂,如0.1%肾上腺素溶液;抗组胺药物,如特非那定;冰敷,以及有空调房间,可使患者感觉舒适。

(3)局部和全身应用糖皮质激素,能迅速缓解眼痒症状,但要注意长期使用会产生糖皮质激素性青光眼、白内障和诱发单疱病毒性角膜炎等严重并发症。

(4)中重度患者可使用色甘酸钠等细胞膜稳定剂,或新一代药物奈多罗米钠,预防病情发作。

(5)经过一系列药物的治疗仍有强烈的畏光、以至于无法正常生活的顽固病例,使用2%环孢素眼药水,特别是0.05%他克莫司(FK-506)滴眼液,有良好的治疗效果。伴发的葡萄球菌睑缘炎和结膜炎,要给予相应治疗。

## 二、过敏性结膜炎

过敏性结膜炎是由于眼部组织对过敏原产生超敏反应所引起的炎症。有速发型和迟发型两种。

### (一)病因

由于接触药物或其他抗原而过敏的结膜炎。单纯由于应用药物引起的结膜炎称药物性结膜炎。引起速发型的致敏原有花粉、角膜接触镜及其清洗液等;引起迟发型的一般是药物,如阿托品、新霉素、广谱抗生素及缩瞳剂等。

### (二)临床表现

(1)眼部奇痒、畏光、流泪、异物感,伴水性结膜分泌物。

(2)眼部周围皮肤可有红肿或湿疹样改变,球结膜充血水肿、睑结膜乳头增生、滤泡形成,严重者结膜上皮剥脱。

(3)耳前淋巴结肿大,可伴全身过敏表现。

### (三)诊断

(1)根据临床表现及病史,有较明显的过敏原接触史,眼部奇痒等诊断。

(2)结膜囊分泌物涂片可见嗜酸性粒细胞和少量单核细胞。

### (四)治疗

(1)最重要的是查找过敏原并避免再次接触,药物性结膜炎,停止用药。

(2)冷敷可缓解症状。局部短期应用0.1%地塞米松滴眼液、0.1%肾上腺素溶液或1%麻黄素等血管收缩剂;可点非类固醇消炎药0.5%酮咯酸氨丁三醇、抗组胺药0.05%富马酸依美斯汀,以及细胞膜稳定剂奈多罗米钠。如眼睑及其周围皮肤出现红肿或丘疹等,可用2%~3%硼酸水湿敷,2~3次/天。

(3)严重者加用全身抗过敏药物,静脉注射葡萄糖酸钙或口服氯苯那敏(扑尔敏)、阿司咪唑(息斯敏)等抗过敏药物。一般数天可好转或治愈。

## 三、泡性角结膜炎

泡性角结膜炎是以角结膜泡性结节形成为特征的由微生物蛋白质引起的迟发型免疫反应

性疾病。

### (一)病因

常见致病微生物是结核分支杆菌、金黄色葡萄球菌、白色念珠菌、球孢子菌属,以及L1、L2、B血清型沙眼衣原体等。

### (二)临床表现

多见于营养不良、体质虚弱的儿童。起病时有轻微的异物感、流泪,如果累及角膜则症状加重。根据病变部位分为三型。

1.泡性结膜炎

可见球结膜出现灰红色粟粒状疱疹,初起为实性,呈三角形病灶,尖端指向角膜,周围充血。顶端易溃烂形成溃疡,溃疡破溃后10~12 d内愈合,不留瘢痕。

2.泡性角膜炎

疱疹位于角膜,初次泡性角膜炎症状消退后,遇有活动性睑缘炎、急性细菌性结膜炎和营养不良等诱发因素可复发。反复发作后,疱疹可向中央进犯,新生血管束也随之长入,称为束状角膜炎。

3.泡性角结膜炎

病变位于角膜缘,一般病变较小,可单发或多发,若是同时有几个或十几个小的病变沿角膜排列,称为粟粒性泡性角结膜炎。

此病变有时尚未形成溃疡即吸收,但也可互相融合形成溃疡,角膜部分愈后留有瘢痕,使角膜缘呈齿状,有浅层血管长入。

### (三)诊断

根据典型的角膜缘或球结膜处小圆形实性结节样小泡,其周围局限充血等症状可正确诊断。

### (四)治疗

应寻找和治疗诱发此病的潜在性疾病。

1.眼液、眼膏

局部滴用糖皮质激素眼液,0.5%醋酸可的松眼药水或0.1%地塞米松眼药水,晚间涂四环素可的松眼膏或醋酸氢化可的松眼膏。

2.抗生素治疗

葡萄球菌过敏者要给予抗生素治疗。

3.角膜移植

严重的角膜瘢痕影响视力,需行角膜移植。

4.其他

注意补充各种维生素,加强营养和体质锻炼。

(王 胜)

# 第九节　衣原体性结膜炎

衣原体是介于细菌与病毒之间的微生物，具有细胞壁和细胞膜，以二分裂方式繁殖，可寄生于细胞内形成包涵体。

衣原体目分为二属。属Ⅰ为沙眼衣原体，可引起沙眼、包涵体性结膜炎和淋巴肉芽肿；属Ⅱ为鹦鹉热衣原体，可引起鹦鹉热。衣原体性结膜炎包括沙眼、包涵体性结膜炎、性病淋巴肉芽肿性结膜炎等。

## 一、沙眼

沙眼为沙眼衣原体引起的一种致盲性慢性传染性结膜角膜炎。感染率和严重程度同居住条件以及个人卫生习惯密切相关。

### (一)诊断

1. 临床表现

(1)症状：多发于儿童及少年时期，潜伏期 5～14 d，一般起病缓慢，多为双眼发病。

急性期：眼红、眼痛、异物感、畏光、流泪，结膜明显充血，上下穹窿部结膜肥厚，较多黏液或黏液脓性分泌物。可合并弥散性角膜上皮炎，常伴耳前淋巴结肿大。

慢性期：眼痒、异物感、干燥和烧灼感，结膜充血明显减轻，同时有乳头增生和滤泡形成。滤泡于上睑结膜及上穹窿部结膜最明显，严重者可出现于球结膜、半月皱襞或角膜缘，并可出现垂帘状的角膜血管翳。滤泡可发生坏死，愈后留下明显瘢痕，最早在上睑结膜的睑板下沟处，称之为 Arlt 线，渐成网状，以后全部变成白色的瘢痕。角膜缘滤泡发生瘢痕化改变形成凹状，临床上称为 Herbet 小凹。

晚期：发生睑内翻与倒睫、上睑下垂、睑球粘连、角膜混浊、实质性结膜干燥症、慢性泪囊炎等并发症，导致症状加重，可严重影响视力，甚至失明。

(2)分期：为了统一进行流行病学调查和指导治疗，国际上常用 Mac Callan 分期法。

Ⅰ期：早期沙眼。上睑结膜出现未成熟滤泡，轻微上皮下角膜混浊、弥散性点状角膜炎和上方细小角膜血管翳。

Ⅱ期：沙眼活动期。

Ⅱa 期：滤泡增生，角膜混浊、上皮下浸润和明显的上方浅层角膜血管翳。

Ⅱb 期：乳头增生，滤泡模糊，可以见到滤泡坏死、上方表浅角膜血管翳和上皮下浸润。瘢痕不明显。

Ⅲ期：瘢痕形成。同我国Ⅱ期。

Ⅳ期：非活动性沙眼。同我国Ⅲ期。

我国在 1979 年也制定了分期方法。

Ⅰ期(进行期，活动期)：上睑结膜乳头与滤泡并存，上穹窿结膜模糊不清，有角膜血管翳。

Ⅱ期(退行期)：上睑结膜自瘢痕开始出现至大部分变成瘢痕，仅留少许活动病变。

Ⅲ期(完全瘢痕期)：上睑活动性病变完全消失，代之以瘢痕，无传染性。

1987 年世界卫生组织(WHO)介绍了一种简单分期法，来评价沙眼的严重程度，标准如下。Ⅰ期：滤泡性结膜炎症(TF)，上睑结膜 5 个以上滤泡；Ⅱ期：弥散性结膜炎症(TI)，上睑结膜弥散性浸润、乳头增生、血管模糊区>50%；Ⅲ期：睑结膜瘢痕（TS），TS形成，伴有白色纤维条索；Ⅳ期：倒睫（TT），至少一根倒睫；Ⅴ期：角膜混浊（CO），角膜混浊至少累及部分瞳孔缘。

其中TF、TI是活动期沙眼，要给予治疗；TS是患过沙眼的依据；TT有潜在致盲的危险，需行睑内翻倒睫矫正手术；角膜混浊是终末期沙眼。

这三种分法各有优缺点，我国的沙眼分期法强调临床与病理结合，对治疗的选择有实际意义，MacCallan分期法较细，但较难掌握。WHO分期法主要适用于大面积沙眼的防治。

（3）后遗症与并发症。①睑内翻及倒睫：这是沙眼常见的并发症。因睑板被侵袭之后，睑板肥厚变形与睑结膜瘢痕收缩所致。②角膜混浊：沙眼衣原体可致上皮性角膜炎，在角膜血管翳的末端可发生角膜浸润，睑内翻倒睫加重角膜损害，最终导致角膜混浊。③角结膜干燥症：沙眼破坏了结膜杯状细胞和副泪腺的分泌功能，结膜和角膜不能得到泪液保护而变得干燥，上皮逐渐角化，角膜变混浊。④上睑下垂：结膜及睑板变肥厚，重量增加，Muller肌受病变的侵袭，细胞浸润，减弱提上睑的作用，引起轻度的上睑下垂。⑤睑球粘连：下穹窿结膜因瘢痕收缩而缩短，甚至结膜囊穹窿部完全消失，称为睑球粘连。⑥慢性泪囊炎：沙眼累及泪道黏膜，使鼻泪管狭窄或阻塞，导致慢性泪囊炎。

3.辅助检查

结膜刮片行吉姆萨（Giemsa）染色，查找包涵体。也可用荧光抗体染色、酶联免疫测定、聚合酶链反应来检测沙眼衣原体。沙眼细胞学检查可检出淋巴细胞、浆细胞、多形核细胞，但假阳性率高。裂隙灯显微镜检查有助于诊断。

4.诊断要点

（1）上穹窿部和上睑板结膜血管模糊充血，乳头增生或滤泡形成或两者兼有。

（2）用放大镜或裂隙灯显微镜检查可见角膜血管翳。

（3）上穹窿部和（或）上睑结膜出现瘢痕组织。

（4）结膜刮片有沙眼包涵体。

在第1项的基础上，兼有其他3项中之一者可诊断沙眼。

上穹窿部及眦部结膜充血，有少量乳头（乳头为正常组织）增生或滤泡，并已排除其他结膜炎者，可诊断为疑似沙眼。

5.鉴别诊断

沙眼需和其他滤泡性结膜炎相鉴别，如慢性滤泡性结膜炎、春季结膜炎、包涵体性结膜炎、巨乳头性结膜炎等。

（1）慢性滤泡性结膜炎：原因不明。常见于儿童及青少年，双侧发病。滤泡多见于下穹窿及下睑结膜间，滤泡形小、大小均匀、排列整齐，无融合倾向，呈半透明状。结膜充血并有分泌物，但不肥厚，数年后不留瘢痕而自愈，无角膜血管翳。

本病无分泌物和结膜充血等炎症症状者，称为结膜滤泡症。一般不须治疗，只在有自觉症状时才按慢性结膜炎治疗。

（2）春季结膜炎：多见于春秋季，睑结膜增生的乳头大而扁平，上穹窿部结膜无病变，也无角膜血管翳。睑结膜刮片中可见大量嗜酸粒细胞。

（3）包涵体性结膜炎：病变的滤泡以下穹窿部和下睑结膜显著，没有角膜血管翳。可通过实验室检查，即针对不同衣原体抗原的单克隆抗体做免疫荧光检测，鉴别其抗原血清型，从而与之鉴别。

(4)巨乳头性结膜炎:结膜乳头可与沙眼滤泡相混淆,但有明确的角膜接触镜配戴史。

### (二)治疗

包括全身和局部药物治疗及对并发症的治疗。

1.局部抗生素治疗

0.1%利福平、0.1%酞丁安或0.5%新霉素眼药水等点眼,每日4次。睡觉前涂红霉素类、四环素类眼膏,疗程最少10～12周。

2.全身抗生素治疗

急性期或严重的沙眼应全身应用抗生素治疗,一般疗程为3～4周。成人可口服四环素,每日1～1.5 g,分为4次服用;7岁以下儿童和孕妇忌用四环素,避免产生牙齿和骨骼损害。可选用多西环素100 mg,每日2次;或红霉素,每日1 g,分为4次口服。

3.并发症治疗

针对沙眼并发症进行手术治疗。睑内翻矫正术矫正睑内翻和倒睫,角膜混浊根据混浊程度可行角膜移植术。

## 二、包涵体性结膜炎

包涵体性结膜炎主要是由沙眼衣原体中眼-生殖泌尿型即D-K型衣原体感染所致。临床上分为新生儿及成人包涵体性结膜炎两类。

### (一)诊断

1.临床表现

(1)包涵体性结膜炎:多见于性行为混乱的年轻人,常见年龄为20岁左右,接触病原体后1～2周发病。双眼或单眼开始出现结膜炎,起病一般较腺病毒性结膜炎缓和,表现为轻、中度结膜充血,眼部刺激和黏脓性分泌物。部分患者可无症状。眼睑肿胀,结膜充血显著,睑结膜和穹窿部结膜滤泡形成,并伴有不同程度的乳头增生反应,多位于下睑结膜。

耳前淋巴结肿大,3～4个月后急性炎症逐渐减轻消退,但结膜肥厚和滤泡持续存在3～6个月之久,方可恢复正常。角膜正常或出现轻到中度的浅层点状角膜炎,后期可出现周边部角膜上皮或上皮下浸润,或细小表浅的血管翳,无前房炎性反应。可有结膜瘢痕但无角膜瘢痕,可能同时存在其他部位如生殖器、咽部的衣原体感染征象。

(2)新生儿包涵体性结膜炎:潜伏期为出生后5～14 d,但也有出生后第1天发病的,特别是出现胎膜早破的婴儿。双眼呈急性或亚急性发病,眼部表现和成人型相似,开始有水样或少许黏液性分泌物,随病程进展,分泌物明显增多并呈脓性。结膜炎持续2～3个月后,出现乳白色光泽滤泡,睑结膜可出现假膜,大多数患儿是轻微自限性的。可伴其他部位感染而威胁生命,如衣原体性中耳炎、呼吸道感染、肺炎等。

2.辅助检查

结膜刮片后行Gram或Giensa染色行细胞学检查,可鉴别病原体。

3.诊断要点

(1)包涵体性结膜炎:①多见于性行为混乱的年轻人,常见年龄为20岁左右;②眼部刺激和黏脓性分泌物;③眼睑肿胀,结膜充血,睑结膜和穹窿部结膜滤泡形成,伴有不同程度的乳头增生反应;④耳前淋巴结肿大,无压痛。

(2)新生儿包涵体性结膜炎:①发病急,潜伏期为出生后5～14 d;②水样或黏液脓性分泌物增多；③结膜出现乳白色光泽滤泡，睑结膜可出现假膜；④结膜刮片 Giemsa 或 Gram 染色行细胞学检查，在结膜上皮细胞的胞质内容物中检出嗜碱性包涵体。

4. 鉴别诊断

本病注意与沙眼相鉴别。

### （二）治疗

1. 全身治疗

婴幼儿可每日口服红霉素 40 mg/kg，分 4 次口服，至少用药 14 d。如果有复发，需要再次全程给药。成人每日口服四环素 1～1.5 mg，或多西环素 100 mg，每日 2 次，或红霉素每日 1 g，治疗 3 周。

2. 局部治疗

局部使用抗生素眼液或眼膏：15％磺胺醋酸钠、0.1％利福平眼药水、金霉素、红霉素眼膏等。

（王　胜）

# 第十节　性传播性结膜炎

## 一、淋菌性结膜炎（淋菌性脓漏眼）

淋菌性结膜炎是一种传染性极强、严重危害视力的急性眼病。随着性病被控制，在我国已极少见。

### （一）病因

淋菌性结膜炎是由淋球菌又称奈瑟双球菌感染引起。多通过淋病性尿道炎、阴道分泌物经手指、毛巾、衣物等传染，可发生于成人或新生儿。

### （二）临床表现

潜伏期数小时至数天不等。双眼先后发病，起病急骤、眼痛、流泪、畏光，有大量分泌物，初为浆液性，不久转为脓性。眼睑高度红肿，睑球结膜重度充血，球结膜水肿隆起，伴有小出血点和假膜形成，重者结膜水肿突出于睑裂外，大量脓性分泌物并有血液自睑裂不断流出，称为“脓漏眼期”，脓漏眼由此而得名。常伴有角膜损害，角膜上皮点状浸润，角膜周边部实质浅层可见部分或环形浸润，严重者可造成角膜溃疡、坏死以至穿孔、虹膜脱出，最终形成粘连性角膜白斑、葡萄膜炎、眼内炎。

结膜刮片或分泌物涂片可见上皮细胞和中性白细胞染色阴性。

### （三）预防

本病通过接触传染，因此对患淋病者应给予强制性彻底治疗，并进行隔离，用过的衣物要严格消毒。

医务人员检查和接触患者后应认真消毒双手。新生儿出生后应常规滴预防眼液。严格按 Crede 滴眼预防法，即在清洁眼睑上污染后，立即滴 1％硝酸银溶液于结膜囊内或用抗生素眼液。

### (四)治疗

1. 局部用药

用 1∶5 000 高锰酸钾,3%硼酸,或 1∶1 000 新洁尔灭溶液冲洗结膜囊分泌物,每10 min 1 次,逐渐延长到 15 min、30～60 min 1 次,直至分泌物消失为止。

滴用 1∶(2 000～5 000) U/mL 青霉素、10%～15%磺胺醋酰钠、0.1%利福平、杆菌肽、0.25%氯霉素眼液等,开始 5～10 min 1 次,可选两三种交替使用,昼夜不停。病情缓解后,可延长滴药间隔时间,晚上睡前可涂抗生素眼膏。有角膜并发症者,滴阿托品眼液散瞳,按角膜溃疡治疗。

2. 全身治疗

选用青霉素、红霉素或磺胺类等药物。

## 二、性病淋巴肉芽肿性结膜炎

性病淋巴肉芽肿又称第 4 性病,或称鼠蹊淋巴肉芽肿。是一种性传播的急性、亚急性腹股沟淋巴腺炎。

### (一)病因

病原为沙眼衣原体 L1、L2、L3 血清型,经手传染。

### (二)临床表现

全身高热,眼部主要表现为急性滤泡性结膜炎。眼睑结膜及球结膜充血水肿,滤泡形成。伴有角膜损害表现为点状角膜炎。结膜炎发病 1～2 d 后,耳前淋巴结肿大,亦可有颌下、颈部淋巴结肿大,质硬压痛。一般症状 3～4 周消退,重症者可引起浅层巩膜炎、葡萄膜炎及视神经炎等。

结膜刮片染色在巨噬细胞、单核细胞、上皮细胞内可找到包涵体。并可作衣原体分离。

### (三)治疗

与成人包涵体性结膜炎相同。

## 三、艾滋病性结膜炎

### (一)病因

艾滋病是一种性传染疾病,由于免疫缺陷常引起各种病原体感染。尤以单纯疱疹病毒、巨细胞病毒感染以及由于吸收障碍而引起的营养缺乏病变多见。

### (二)临床表现

眼结膜改变主要是非特异性结膜炎,亦可有非化脓性结膜炎,干燥性角膜结膜炎和性病淋巴肉芽肿性结膜炎表现。结膜血管可出现扩张,迂曲呈逗号状或球形动脉瘤样。

静脉血流淤滞,呈珠样外观。动脉狭窄血柱消失,呈细线外观。

### (三)治疗

结合全身治疗,局部以对症药物治疗为主。

(周海辉)

# 第十一节　结膜变性病

## 一、翼状胬肉

翼状胬肉是眼科常见病和多发病，因其形态似昆虫的翅膀故称为翼状胬肉，中医称“胬肉攀睛”。

### (一)病因

病因不明，可因风沙、灰尘、日光等长期刺激而致，结膜下组织发生变性、肥厚、增生，成纤维细胞、淋巴细胞和浆细胞浸润，向角膜内发展，破坏角膜上皮及前弹力膜层。野外工作者，特别是渔民和农民发病率较高。

### (二)临床表现

一般无自觉症状或稍有异物感，如胬肉长入角膜，侵及瞳孔区时可有视物障碍。睑裂部结膜肥厚隆起，略呈三角形，尖端向角膜中央部伸展，称为头部，跨越角膜缘处称为颈部，其余为体部。根据病变进展情况分为进行性和静止性。

1. 进行性胬肉

发展快，胬肉组织增厚，表面隆起，有粗大扩张的血管，头部隆起，其前端角膜有细胞浸润。

2. 静止性胬肉

一般不进展，胬肉体微充血或不充血，组织菲薄，表面光滑，头部平坦，其周围角膜透明无浸润。

### (三)鉴别诊断

1. 假性胬肉

假性胬肉常有外伤或炎症史，由于结膜与角膜病变处发生粘连所致，可发生在任何部位，形态不典型，结膜只有头部与角膜粘连，在跨过角膜缘处无粘连，检查时可容探针通过，静止而无发展倾向。

2. 睑裂斑

见睑裂斑。

### (四)治疗

早期应去除病因，治疗结膜炎症，静止期无需治疗，其他则应以手术治疗为主。

1. 手术适应证

进行性胬肉，头部侵入角膜缘内 2 mm 以上或胬肉严重影响外观者。

2. 手术方法

手术方法很多，根据胬肉大小，进展情况或复发可选择不同方法。①胬肉单纯切除法，适用于较小进行性胬肉；②胬肉切除合并结膜瓣转移法，适用于进行性或手术后复发者；③胬肉头部转移法，适用于胬肉不肥厚者；④角膜部分板层移植法，适用于多次手术后复发和角膜受累严重者；⑤羊膜或干细胞移植法，适用于进行性或复发者。

3. 术后抗复发治疗

可用 1∶2 000 噻替派或 0.05%～0.1%争光霉素眼液滴眼 3 次/天或 0.5%考的松眼液滴眼 3～4 次/天，术后第 5 天开始，持续 4～6 周。亦可用激光治疗或$^{90}$Sr(β 射线)照射，每周

1 次，共 3 次。

## 二、睑裂斑

睑裂斑位于睑裂部之角膜两侧球结膜，常见于中年以上人群，尤其是长期野外劳动者较为多见。

### （一）病因

因睑裂部球结膜长期暴露受外界刺激或老年变性所致。

### （二）临床表现

在睑裂部球结膜形成不规则圆形或三角形黄白色隆起，由增生的弹性纤维及变性的透明蛋白构成。病变静止不侵入角膜，亦无临床症状，若表面破溃，可有疼痛及刺激症状。

### （三）治疗

一般不须治疗，若有上皮糜烂可用 50%三氯醋酸于局部糜烂处治疗 1～2 次，包眼 2～3 d，即可恢复正常。若过度肥厚者可行切除。

## 三、结膜结石

### （一）概述

结膜结石又称结膜固结体，多见于老年长期慢性结膜炎患者。多位于睑结膜，结石呈黄白色或白色小颗粒状物质，质硬，多少不定，大小不一，可单发也可群集成簇。结石是结膜腺管内或结膜上皮凹陷内脱落的上皮细胞和变性的白血球凝固而成。一般无症状，初起位置较深，以后逐渐露于结膜表面，当结石突出结膜表面时可有异物感。

### （二）治疗

一般不须治疗，对于有异物感或突出于结膜面的结石可在表面麻醉下用注射针头剔除。

## 四、结膜干燥症

结膜干燥症是一种由于全身或结膜本身的病变而引起的结膜干燥现象，发病因素各有不同。

### （一）病因

1. 上皮性干燥症

由于维生素 K 缺乏所致，详见角膜软化症。

2. 实质性结膜干燥症

病变仅限于眼，全身无变化，由于结膜分泌腺遭破坏所致。常见于严重沙眼，广泛结膜烧伤之后，或由于球结膜长期持续地暴露于空气之中，使上皮发生角化而变干燥。常见于睑裂闭合不全症。

### （二）临床表现

自觉双眼干涩、畏光、少或无泪。球结膜干燥失去光泽和弹性，透明度减低、组织增厚并趋向角化，泪液不能湿润。

上皮性结膜干燥时睑裂区球结膜出现 Bitot 斑（干燥斑），为小的白色界限清楚的斑，上面覆盖一层泡沫样物质，泪液不能使之湿润，多为三角形或圆形，基底伸向角膜缘。角膜受累时，上皮干燥失去光泽、混浊、视力下降甚至丧失。

### (三)治疗

目前尚无有效治疗方法,主要是病因治疗和对症处理。局部滴用人工泪液,如0.5%~1%甲基纤维素或1%硫酸软骨素等,并用抗生素眼膏;或用电烙封闭泪点以减少泪液外排;也可试戴亲水性软角膜接触镜。

(周海辉)

## 第十二节　病毒性结膜炎

病毒性结膜炎是一种常见的感染性眼病,是最常见的“红眼”原因之一,可由多种病毒引起,病变程度因个体免疫情况、病毒毒力的大小不同而存在差异,通常有自限性。临床上按病程分为急性和慢性两组,第一组包括流行性角结膜炎、流行性出血性结膜炎、咽结膜热、单疱病毒性结膜炎等;第二组包括传染性软疣性睑结膜炎、水痘-带状疱疹性睑结膜炎、麻疹性结膜炎等。

### 一、腺病毒性结膜炎

腺病毒是一种双链DNA病毒,可分为31个血清型。不同型别的腺病毒引起病毒性结膜炎可有不同的临床表现。腺病毒高度稳定,抵抗力强,在体表可存活数周。根据主要表现分为两大类型,即流行性角结膜炎和咽结膜炎。

#### (一)流行性角结膜炎

流行性角结膜炎传染性强,发病急剧,可散在或流行性发病。

1.病因

由腺病毒8、19、29和37型腺病毒引起。潜伏期为5~7 d。大部分病例一眼先发病,超过50%的病例3~5 d后另一眼也发病。

2.临床表现

(1)主要症状有眼睑水肿、结膜充血、疼痛、畏光、伴有水样分泌物。48 h内下睑结膜、下穹隆结膜出现大量滤泡,少数患者可有结膜下出血。假膜形成后能导致扁平瘢痕、睑球粘连。

(2)约有50%患者并发角膜炎,常于结膜炎发病几天症状逐渐消退时出现,初时角膜可出现弥散的斑点状上皮损害,荧光素染色阳性,位于角膜中央部,并于发病7~10 d后融合成较大的、粗糙的上皮浸润。

2周后出现角膜前弹力层下数十个灰白色圆点浸润,主要散布于中央角膜,发病3~4周后,上皮下浸润加重,形态大小基本一致,几个至几十个不等。推测是病毒抗原所致的免疫反应。上皮下浸润可持续数月,也有持续数年者,原发症状消退后,角膜混浊可消失。

(3)常伴耳前淋巴结肿大和压痛,儿童可有全身症状,如发热、咽痛、中耳炎、腹泻等。

3.诊断

(1)根据急性滤泡性结膜炎等临床表现。

(2)分泌物涂片和结膜刮片染色镜检可见大量单核细胞,有假膜形成时,中性粒细胞数量增多,培养可分离出病毒。

4. 治疗

本病无特效药物，药物治疗主要为支持疗法。

(1)急性期可使用抗病毒药物，以抑制病毒复制，常用的有 0.1%碘苷(疱疹净)、0.1%三氮唑核苷、4%吗啉双胍等，每小时 1 次。合并细菌感染时加用抗生素眼液。局部使用干扰素对防止对侧眼发病有一定意义。

(2)局部冷敷或使用血管收缩剂，可减轻症状。

(3)糖皮质激素滴眼液的使用存在争议，局部糖皮质激素的治疗可使病程延长，使急性病变转为慢性，在未有明确的临床特征或实验室确诊为流行性角结膜炎时，不主张使用。当出现严重膜或假膜、上皮或上皮下角膜炎引起视力下降时，可考虑使用，但应掌握时间和频度。

### (二)咽结膜热

咽结膜热是一种表现为急性滤泡性结膜炎，并伴有上呼吸道感染和发热的病毒性结膜炎。于夏、冬两季在幼儿园、学校流行。

1. 病因

由腺病毒 3、4 和 7 型引起。

2. 临床表现

(1)多见于 4～9 岁的儿童和少年。

(2)眼红、流泪、睑结膜可见滤泡、一过性浅层点状角膜炎及角膜上皮下混浊，伴咽痛、耳前淋巴结肿大，全身乏力。

(3)病程 10 d 左右，有自限性。

3. 诊断

根据临床表现诊断。结膜刮片中见大量单核细胞，细菌培养无细菌生长。

4. 治疗

按流行性结膜炎治疗。发病期间勿去公共场所，减少传播机会。

## 二、流行性出血性结膜炎

流行性出血性结膜炎是一种暴发流行的自限性疾病，1969 年首先在加纳发现此病流行，又称“阿波罗 11 号结膜炎”，具有极强的传染性，可在流行区大范围暴发流行，也可散发。

### (一)病因

由 70 型肠道病毒偶由柯萨奇病毒 A24 型引起。均为微小核糖核酸病毒。

### (二)临床表现

(1)潜伏期短 18～48 h，常为一眼先发病，1～2 d 后累及另一眼。

(2)起病急剧，表现为剧烈眼痛、畏光、流泪、异物感、眼睑水肿、结膜下出血等。结膜下出血呈片状或点状。从上方球结膜向下方球结膜蔓延。多数患者有滤泡显著增生，有浆液性分泌物。可伴角膜上皮下浸润，少数人伴前葡萄膜炎。

(3)伴耳前淋巴结肿大。部分患者还有发热不适及肌肉痛等全身症状。

(4)本病有自限性一般持续 10 d 或更短。婴幼儿一般不患此病，即使感染，症状也较轻微。

### (三)诊断

以急性滤泡性结膜炎的症状，伴显著的结膜下出血，耳前淋巴结肿大等诊断依据。

### (四)治疗

治疗同流行性结膜炎,加强个人卫生和医院管理,防止传播。

## 三、单疱病毒性结膜炎

单纯疱疹病毒是一种结构大而复杂的核糖核酸病毒,主要侵犯口腔、眼及生殖器的皮肤黏膜。大多数人儿童时期均出现过原发感染,病毒基因以“休眠”状态储存于局部感觉神经节,在某些条件下复活,引起急性感染的复发。

### (一)病因

主要由单纯疱疹病毒Ⅰ型感染引起,新生儿可由Ⅱ型引起。

### (二)临床表现

眼部异物感、疼痛、烧灼感,原发感染表现为眼部皮肤疱疹、滤泡性结膜炎及细小的树枝状角膜炎,伴发热、耳前淋巴结肿大,复发感染常常累及角膜,且角膜病变比结膜炎更明显,但也可单独发生而无角膜病变。

### (三)治疗

抗病毒治疗为局部使用抗单疱病毒药物,碘苷(疱疹净)、无环鸟苷、三氮唑核苷等滴眼液。

(高　阳)

# 第十三节　角膜溃疡

角膜是眼球最前面的一层透明的薄膜,经常暴露在空气里,接触病菌机会多。常因异物等外伤,角膜异物剔除后损伤以及沙眼及其并发症、内翻倒睫刺伤角膜,细菌、病毒或真菌乘机而入,引起感染而发生角膜溃疡。此外,如结核引起的变态反应、维生素 A 缺乏、面瘫及眼睑疤痕致眼睑闭合不良均可引起角膜溃疡。如果角膜溃疡得到及时治疗,溃疡可逐渐修复而愈合,但常结成疤痕,出现混浊。

## 一、病因

引起角膜炎症的病因及其复杂,外伤与感染,是引起角膜炎最常见的原因;结核、风湿、梅毒、营养不良等全身性疾病,是一种内在性的因素;角膜邻近组织疾病的影响如急性结膜炎、巩膜炎、色素膜炎等。

## 二、临床表现

### (一)症状

患者怕光、流泪、疼痛,重者有眼睑痉挛等刺激症状。当角膜上皮剥脱时可导致剧烈眼疼。根据角膜病变的程度和部位,有不同程度的视力障碍,除化脓性角膜感染外,一般分泌物不多或无分泌物。而角膜病的体征表现可为球结膜水肿、睫状充血、角膜混浊、角膜新生血管等。

得病初期,眼睛有明显的刺激症状,怕光、流泪、眼痛、角膜上出现灰白色小点或片状浸润;严重时上述症状更加明显,睁不开眼,眼痛难忍,视力减退。球结膜呈紫红色充血,越靠近角膜越严重，角膜表面可见灰白色坏死组织脱落，形成溃疡。如果细菌毒性强，合并慢性泪囊炎或全身抵抗力减低时，溃疡向四周或深层蔓延，形成前房积脓，甚至引起角膜穿孔，使视力遭到严重的损害。绿脓杆菌性角膜溃疡，常在 1～2 d 内造成角膜穿孔，后果十分严重。而霉菌性角膜溃疡，开始症状较轻，溃疡面不规则，呈灰白色，前房常有积脓现象。

除麻痹性角膜炎外，多数角膜炎患者都有强度发炎症状，如疼痛、羞明、流泪和眼睑痉挛。此因角膜内的三叉神经末梢受炎症刺激后，引起反射性眼轮匝肌收缩及泪液分泌过盛之故。角膜系一无血管的组织，但临近区域富有血管(角膜缘和虹膜睫状体之血管)，当炎症累及临近组织时，则有充血和炎性渗出。因此，角膜炎患者不但有睫状充血，也有虹膜充血。后者表现为虹膜变色和瞳孔缩小。渗出物来自同一来源。严重患者的球结膜甚至眼睑都会发生水肿。由于角巩膜缘充血而产生白细胞向角膜病灶处移动而发生角膜浸润。当角膜炎症到退行期后，临床刺激症状则大为减轻。角膜炎症必然使视力或多或少地受到影响，尤以炎症侵犯瞳孔区域者更为严重。溃疡愈合后形成的角膜瘢痕不但阻碍光线进入眼内，并能使角膜表面弯曲度和屈光折射力发生改变，使物体不能在视网膜上聚焦形成清晰物像，因而视力降低。视力的受累程度完全取决于瘢痕所在的位置，如果位于角膜正中，纵然瘢痕很小，但影响视力却很大。

### (二)体征

(1)常伴有前方积脓的白色、黄白色或灰白色溃疡，发展程度与病程对比，相对为慢性者。

(2)眼部刺激症状与溃疡大小对比，相对为轻微者。

## 三、检查

取溃疡面坏死组织进行涂片检查，如能找到真菌菌丝，或取坏死组织进行培养，而有真菌生长，是最可靠的诊断依据。采取标本方法是先滴表面麻醉剂，然后用尖头小刀片在浸润致密处刮取直径 0.5 mm 溃疡部坏死组织一小块，作为标本。一般先做氢氮氧化钾涂片检查，如果尚有标本可取，可同时作真菌培养。有时，一次为免过多损伤瞳孔区角膜，切勿在溃疡深处采取标本，以防溃疡穿孔。刮取标本时，有时已能在真菌性与细菌性之间作出初步鉴别。一般说来，真菌性溃疡面的坏死组织呈“苔垢”或“牙膏”样，质地疏松，缺少粘性；而细菌性溃疡面的坏死组织呈“胶冻”样，富于粘性。

### (一)真菌涂片法

取溃疡面坏死组织一小块置于玻片上，滴 5%氢氧化钾溶液一小滴于其上，覆以盖玻片，略加轻压。用高倍显微镜检查，即可检得真菌菌丝。多者常满布视野，但少量菌丝则需仔细检查才能发现。涂片阳性，一般即可确定诊断。标本需当时检查，不能保存。

### (二)真菌培养法

取坏死组织一小块，置于固体土豆或沙氏培养基斜面上。如能同时接种在几个培养基上，则有助于提高培养阳性率。放在 37℃温箱内，每日观察。接种次日起即有真菌生物可能。如果一周后尚未见生长，即为阳性。培养法可以观察真菌菌落的形态、色泽，在显微镜下检查菌丝、孢子等，以鉴别菌种，保存菌种以及作药物敏感度试验。培养的阳性率一般涂片为低。

## 四、治疗

### (一)顽固性角膜溃疡的疗法

(1)角膜烧灼法。

(2)冷冻法,表面麻醉后,用荧光染色确定冷冻范围。

(3)胶原酶抑制剂的应用。

(4)手术:小结膜瓣遮盖术,治疗性角膜移植术,医用粘合剂的应用。

### (二)角膜瘢痕的治疗

用药物促进瘢痕吸收和手术。手术要根据角膜瘢痕的位置、范围、厚薄及对视力影响程度,可进行激光虹膜切除术,光学虹膜切除术或角膜移植术。对粘连性角膜白斑引起的继发性青光眼,可施行抗青光眼手术。角膜病是第二大致盲眼病,我国约有400万角膜病盲人,这些患者大部分都可通过角膜移植手术复明。角膜移植手术主要有穿透性角膜移植、板层及全板层角膜移植、全角膜移植和角膜移植联合白内障摘除加人工晶体植入术等各种高难度的手术方式。角膜非常透明,没有血管,在免疫学上排斥反应相对较轻,因此,角膜移植是器官移植中成功率最高的。

1. 板层角膜移植术

它是一种部分厚度的角膜移植。手术时切除角膜前面的病变组织,留下底层组织作为移植床。移植床通常很薄,甚至仅留后弹力层和内皮层。故凡角膜病变未侵犯角膜基质深层或后弹力层,而内皮生理功能健康或可复原者,均可行板层角膜移植术。临床常用于中浅层角膜斑翳或角膜营养不良性混浊,进行性角膜炎或溃疡、角膜瘘、角膜肿瘤,以及一些条件差不能作穿透性角膜移植的眼球,为改良角膜条件先作板层移植。

2. 穿透性角膜移植术

是以全层透明角膜代替全层混浊角膜的方法。适应证按其手术目的可分为光学性、治疗性、成形性、美容性等方面。

(高　阳)

## 第十四节　表层巩膜炎

表层巩膜炎是巩膜表层组织的炎症。通常炎症较轻,有自限倾向,但易复发。病因不明,常与外源性抗原引起的变态反应有关。有时与全身结缔组织疾病、痛风等疾病有关。在妇女月经期和内分泌失调时易发病。

### 一、临床表现

多见于青年人,单眼或双眼发病。发病急,患眼有烧灼和刺痛,有时有明显眼痛感觉。特点是病变处表层巩膜和球结膜呈鲜红色充血,血管扩张,并伴结膜水肿。不累及深层巩膜,不累及眼内组织,视力无影响。

本病临床上分为两型:①单纯性表层巩膜炎,最常见,充血重,伴弥散性水肿。病变可累及整个眼前部或只局限于一个扇形区域。可间隔1～3个月周期性发作,并在7～10 d自限。②结节性表层巩膜炎,以巩膜表面有圆形结节为特征,呈鲜红或粉红色。结节多为单个,也可多发。局限充血和水肿轻。虽然可在2周左右自限,结节逐渐吸收,但在巩膜表面可留下青灰色痕迹。本病可在巩膜其他部位再发,此伏彼起,迁延可达数月之久。由于结节多位于角膜缘附近，多次发作后，可形成围绕角膜周围的巩膜色素环。

## 二、治疗

因为表层巩膜炎有自限性，不形成严重的永久性损害，一般仅需对症治疗或给予局部糖皮质激素或非激素类抗炎剂滴眼。偶尔，有明确外源性过敏史，去除过敏源可防止复发。少数严重病例或发作持续时间久者，参考巩膜炎的治疗。

（高　阳）

# 第十五节　巩膜炎

巩膜炎又称深层巩膜炎。比表层巩膜炎少见但十分严重。炎症波及全层巩膜，包括表层巩膜。常伴有角膜和葡萄膜炎。巩膜炎主要为内源性抗原抗体复合物所引起，多伴有全身胶原性疾病，与全身免疫有关。由于巩膜炎多伴有血管炎，特别易发生在血管进出巩膜的部位。多数巩膜炎的确切病因不明。

## 一、临床表现

多见于30～60岁，女性多于男性。双眼同时或先后发病。发病急而重，常有剧烈疼痛，有时不仅局限于眼，还可能放射到周围。可损害视功能。

巩膜炎部位呈暗红色或紫红色，深层上巩膜血管充血比浅层明显。如果深层巩膜坏死，将在该处出现无血管区。

病变继续发展，巩膜可溃烂溶解。如果炎症位于赤道后，病情易被忽略。本病根据部位可分为前部巩膜炎和后部巩膜炎两类。前部巩膜炎炎症表现易于观察到，因此又可根据病变特点分为弥散性、结节性、坏死性三种。有时可依据病因学进行诊断。

1. 前部巩膜炎

前部巩膜炎位于赤道前部。

(1)弥散性前部巩膜炎：是巩膜炎中预后最好的一种，很少伴有全身性疾病。炎症广泛，深和浅层巩膜均受累，由于表层巩膜也受累，可见明显的充血水肿表现。除症状比表层巩膜炎重外，局部滴1∶1 000肾上腺素收缩表层血管，可见深层上巩膜血管充血，有助于鉴别诊断，同时可了解是否存在深层巩膜结节。

(2)结节性前部巩膜炎：自觉眼痛较为剧烈。炎性结节呈深红色，可多发，多有眼球压痛。因为结节中包括巩膜组织，不能移动，这与表层巩膜炎的结节可以鉴别。结节吸收后可遗留暗色瘢痕。

(3)坏死性前部巩膜炎：又称炎症性坏死性巩膜炎，虽少见，但是前部巩膜炎中最重最具破坏性的一种，有约半数患者有视力损害和并发症。常常提示有全身严重胶原病或为其先期表现。早期眼痛，巩膜病变区和周围充血均明显，炎症较局限，但血管扭曲阻塞，形成无血管区。坏死可呈黄色结节状，继而，巩膜变薄可透见葡萄膜组织，呈紫蓝色。炎症可迁延而缓慢向周围扩展，病变越来越大。如果合并眼压增高(达到4.0～5.3 kPa或30～40 mmHg以上)，可形成巩膜葡萄肿。巩膜坏死溶解，可仅残余其上的结膜和炎性纤维渗出物覆盖。小片坏死，可由新合成的胶原纤维将其修复，大片坏死需手术修补，否则有丧失眼球危险。

2.后部巩膜炎

炎症位于赤道后和视神经周围的巩膜，从外表难于观察到，因此常在炎症波及到眼前部或发生其他并发症时，才给予注意。临床上容易漏诊或误诊。有人认为本病并不少见，一些不能解释的渗出性视网膜脱离、视盘、葡萄膜渗漏综合征等，均可能与本病有关。有时直到眼球摘除后才确定诊断。最常见的主诉是不同程度的眼痛、视力减退和眼红。有些人无明显症状，而重症患者可表现眼球突出，眼睑和球结膜水肿以及复视。除眼球突出程度比眶蜂窝组织炎可能轻外，有时两者难以鉴别。炎症可引起后巩膜弥散性增厚，眼轴变短呈远视状态，患者易发生视疲劳。如果累及脉络膜和视网膜，可发生脉络膜皱褶和脱离，视网膜出血和渗出性视网膜脱离，累及视神经可造成视盘水肿，这些均可导致视力下降。

3.特殊类型的巩膜炎

较重要的是Wegener肉芽肿病，为全身性胶原血管性疾病，中青年多发，多双眼性，预后差。眼部可表现为角膜缘部坏死、坏死性前巩膜炎、后巩膜炎等，也可累及球周和眶内组织。全身可累及多处脏器，如出现呼吸道的坏死性肉芽肿、全身中小动脉播散性坏死性血管炎和肾小球肾炎等，要高度怀疑本病。此时可将巩膜炎看成为全身病的局部并发症或表现。还有许多其他全身病可能伴有巩膜炎，如结节病等等。有些全身长期或慢性病，还不能完全排除巧合的可能。此外，还有一些局部感染等因素所致，这些因素可有如下几种。

(1)外源性炎症(继发于结膜外伤、感染等)：细菌、病毒、真菌、寄生虫、化学性或动植物性刺激。

(2)邻近组织感染的直接扩散：结膜、角膜、葡萄膜、眶周组织、鼻或副鼻窦、皮肤。

(3)内源性感染：急性化脓性转移性疾病、结核、梅毒、麻风、病毒感染。

(4)全身结缔组织病：Wegener肉芽肿病、类风湿病、风湿性关节炎、红斑狼疮、结节性多动脉炎、皮肌炎、结节性红斑。

(5)其他全身疾病(包括代谢病)：类肉瘤病、白塞(Behcet)病、免疫球蛋白A肾病、痛风、卟啉病。

## 二、并发症

巩膜与角膜、葡萄膜和视神经等组织相邻，巩膜炎可波及这些组织产生并发症，一般多发生在炎症的晚期。并发症发生频度因炎症的程度、性质和部位而异。表层巩膜炎的发生率约15%，而巩膜炎高达57%以上。

(1)硬化性角膜炎是最常见的角膜并发症。可表现为环形、局限或弥散性角膜混浊，常发生于角膜周边部，可迅速向中央部发展，角膜轻度增厚。开始角膜混浊呈灰白色或毛玻璃样，其内常见线条状混浊，最终可为瓷白色，因而得名硬化性角膜炎。典型的呈舌状，尖端朝向中央，基底与角膜缘相连。新生血管增生可轻可重，以浅层为主。日久，近角膜缘处可能有部分角膜变得较透明，而其他部位混浊永久残留，并可因脂肪沉积，略呈黄色。其他角膜并发症包括角膜上皮炎、角膜知觉减退、急性基质性角膜炎、角膜脂质沉着、角膜缘沟状凹陷、角膜溶解等。

(2)巩膜变薄、葡萄肿或穿孔。

(3)葡萄膜炎：约35%的巩膜炎患者合并葡萄膜炎。前部和后部葡萄膜炎均可发生，但后部巩膜炎引起的葡萄膜炎较重，常发生环形脉络膜脱离、渗出性视网膜脱离、黄斑水肿和视网膜下团块。

(4)青光眼眼压增高可发生于巩膜炎的各个阶段。可由表层巩膜静脉压升高、炎性物质阻塞房角、巩膜静脉窦(Schlemm 管)周围炎性浸润、虹膜-晶状体隔前移使房角关闭、长期用激素治疗等引起。

(5)白内障原有的晶状体混浊在炎症影响下可以加重，而重症坏死性巩膜炎可直接引起并发性白内障。

(6)视盘水肿或视神经炎。

(7)眼外肌麻痹。

(8)眼球突出。

## 三、病理检查

病理组织学上，分为两种类型。

1. 结节型

结节型巩膜炎是典型的局灶性坏死性肉芽肿性炎症，结节周围由栅栏状排列的成纤维细胞和多核巨细胞包围。巩膜胶原呈碎片状。

2. 弥散型

炎症弥散而剧烈，大面积巩膜胶原被肉芽肿性炎症围绕，巩膜明显增厚。晚期巩膜变薄，可形成巩膜葡萄肿。

## 四、治疗

原则为明确病因并行针对性的治疗，抗炎并防止并发症和复发。

1. 病因和对症治疗

巩膜炎与全身病关系密切，所以除详细病史询问外，应详细进行眼部和全身系统检查，必要的实验室检查和影像检查。不仅对诊断和鉴别诊断有很大帮助，还有可能发现病因，进行全身针对性治疗，例如痛风和结缔组织性疾病的治疗。疼痛重的可给予止痛和镇静剂。

2. 糖皮质激素治疗

一般采用局部滴眼，较严重或顽固病例可增加结膜下注射、口服或静脉给药。但对坏死性巩膜炎不要用结膜下注射方法，可将药液注射到球旁靠近眶壁的地方，以避免巩膜溶解穿孔或药液误入眼内。

3. 非激素类抗炎药物

抗炎作用虽比激素弱，但可减少激素引起的并发症，可酌情选用。

4. 免疫抑制剂治疗

用于重症和顽固病例，激素效果不佳或大剂量激素减量困难者。常用的有环磷酰胺、苯丁酸氮芥等。近年一些报道用环孢霉素 A 治疗坏死性巩膜炎等效果不错，但全身应用价格昂贵，可配成 1%～2%的滴眼液局部应用。特殊原因引起的巩膜炎，例如 Wegener 肉芽肿病，需要抑制淋巴细胞的产生，全身联合应用免疫抑制剂和糖皮质激素可获得较佳效果。

5. 防止和治疗并发症

如有虹膜炎时，给予阿托品等散瞳。巩膜坏死溶解球壁抵抗力弱时，适当用抗青光眼药物降低眼压，减少巩膜葡萄肿和穿孔的危险。

6.手术治疗

一般不要做活检,除非绝对必要。手术只适用于眼球已穿孔或巩膜缺损太广泛者,可用材料包括角膜、巩膜、自体阔筋膜等,目的是恢复眼球的完整性,有时需要行眼前节再造术。

(高　阳)

# 第十六节　巩膜葡萄肿

## 一、概述

巩膜葡萄肿指各种原因致巩膜变薄,在眼压作用下变薄的巩膜连同深层葡萄膜组织向外扩张膨出,透过巩膜呈现葡萄膜的颜色,称为巩膜葡萄肿。

1.病因

巩膜变薄的原因为外伤或手术、巩膜炎或巩膜软化、眼压增高、高度近视等眼部变性疾病和眼内占位性病变时。

2.分类

巩膜葡萄肿分为以下 3 种。

(1)睫状部葡萄肿可分为以下两种。

1)间插(中填)葡萄肿:位于虹膜根和睫状体之间。

2)睫状部葡萄肿:在睫状体部形成之葡萄肿,睫状体萎缩,随巩膜外突。

(2)赤道部葡萄肿:见于涡静脉或眼外肌附着之处。

(3)后葡萄肿:位于眼球后极的颞侧,见于高度近视眼。

## 二、临床表现

巩膜组织变薄而明显突出,称巩膜葡萄肿。由于病变部位不同,可分为前部及中纬线巩膜葡萄肿与后部巩膜葡萄肿两种类型。

1.前部及中纬线部巩膜葡萄肿

多由于虹膜睫状体炎、青光眼、巩膜炎、角膜葡萄肿或外伤后,巩膜组织变薄,抵抗力减弱,眼内压增高,局部巩膜呈灰蓝色或紫色突出,临床上多出现于睫状区。

2.后部巩膜葡萄肿

病变位于眼球后极部,此由于炎症引起者极少,多见于高度近视患者。作眼底检查时,在视盘颞侧出现白色新月形区,称“近视弧”,重者该区向后突出,称为后部巩膜葡萄肿。全巩膜葡萄肿是指眼球全部扩张变大,这是由于胚眼或生后组织尚未发育到牢固阶段,在进行性眼内压增高的影响下,整个巩膜包括角膜都可以全面扩张,此多见于先天性青光眼(水眼)及后天性婴儿青光眼(牛眼)。

## 三、诊断

根据典型临床表现可以诊断。

## 四、鉴别诊断

高度近视眼所致巩膜葡萄肿要同先天性视乳头缺损鉴别，后者不是进行性的改变。

## 五、治疗

(1)控制眼压，以缓解葡萄肿的发展和扩大。

(2)对高度近视眼所致后巩膜葡萄肿可试行预防性后巩膜加固术。

(3)无光感眼可考虑眼球摘除，植入义眼。

(高　阳)

# 第十七节　巩膜变性

本病是巩膜组织的退行性改变。较少见，多见于老年，或可见于萎缩的眼球。

## 一、临床表现

1. 巩膜玻璃样变性

通常发生于 60 岁以上，患者无不适。好发于内、外直肌止端前面的巩膜上。外观呈 2～3 mm大小半透明的椭圆形或者长方形灰白斑。病理上表层为玻璃样板块，周围多为石灰化，无坏死，缺乏细胞成分。

2. 脂肪样变性

巩膜脂肪随年龄增长含量增加，病变部位巩膜呈黄色，局限或者广泛沉着。

3. 巩膜斑

睑裂部位角巩膜缘附近出现浅凹陷巩膜变薄斑，用光透照法可见该区透明性较强。

4. 巩膜钙化

前部巩膜表面可见境界清楚的轻微下陷的灰色斑点或者炎症后巩膜纤维化的结果。病理上巩膜小板之间细胞核消失，可见钙质沉着斑块。

## 二、诊断

根据典型临床表现可以诊断。

## 三、鉴别诊断

无特殊疾病需要鉴别。

## 四、治疗

无特殊处理。

(高　阳)

# 第十八节　真菌性角膜炎

真菌性角膜炎是严重的致盲眼病，由于发病率高又多与植物造成的外伤有关，所以在我国这个农业大国里，农民患病率占首位。统计资料表明，真菌性角膜炎行穿透性角膜移植治疗者中，农民占85.2%。由于临床上缺乏有效的抗真菌药物，因此，患者的病程长，角膜感染严重，有的甚至合并穿孔。

## 一、发病机制

目前对真菌在角膜内感染的发病机制缺乏系统深入的研究，零星的研究表明真菌本身的毒力即侵袭力和机体防御异常是真菌感染发生的两大因素。目前认为真菌的黏附，特别与宿主上皮的黏附是真菌感染角膜的第一步，最近的研究结果表明，不同感染中真菌对角膜上皮有不同的黏附力。一些研究还发现真菌在感染宿主的过程中，通过分泌一些特异性酶降解破坏宿主细胞膜，达到侵袭和扩散的目的。病原性真菌分泌的酶类目前研究较多的有磷酸酯酶和降解肽类的金属蛋白酶。对几种常见致病真菌的蛋白酶进行研究，发现不同真菌在感染的不同时期分泌蛋白酶的量是不一样的。

## 二、临床表现

相对细菌感染性角膜炎，真菌性角膜炎发病和进展缓慢。早期描述其临床性时，多表现为角膜上相对静止的病灶，但目前临床上滥用抗生素、抗病毒及糖皮质激素类药物后，典型病程的真菌性角膜炎已少见，而临床常见到的真菌性角膜炎的浸润，溃疡发展已较快，有的1周内可感染到全角膜，所以不能以病程作为一个主要临床指标来判断是否为真菌感染。

真菌性角膜炎典型的角膜病变有：①菌丝苔被，表现为角膜感染病灶呈灰白色轻度隆起，外观干燥，无光泽，有的为羊脂状，与下方炎症组织粘连紧密；②伪足，在感染角膜病灶周围有伪足、像树枝状浸润；③卫星灶，为角膜大感染灶周围，出现与病灶之间没有联系的小的圆形感染灶；④免疫环，常表现为感染灶周围的环形浸润，此环与感染灶之间有一模糊的透明带；⑤内皮斑，约有50%患者可见到角膜内皮面有圆形块状斑，常见于病灶下方或周围；⑥前房积脓，是判断角膜感染深度的一个重要指标，有前房积脓时说明感染已达角膜基质层，有的甚至是部分菌丝已穿透后弹力层。前房的脓液在角膜穿孔前，只有15%～30%脓中有菌丝，大部分为反应性积脓，当出现角膜穿孔、前房脓液中高达90%有真菌菌丝存在。

根据对不同感染真菌性动物模型的研究，不同感染真菌在角膜的感染方式不同，也存在不同的临床表现，如白色念珠菌性角膜炎早期显示浅层角膜病变，轻度隆起，病情发展缓慢，病变区灰白色，可见伪足和卫星灶，病变周围有明显的细胞浸润。茄病镰刀菌性角膜炎显示毛玻璃样增厚，呈现表面隆起的干燥的灰白色病灶，病灶周围浸润不明显。曲霉菌性角膜炎，角膜病灶显示徽章样改变，周边病变浓密而中央稍淡，病情发展迅速，3 d时即出现前房积脓。

## 三、诊断

（1）病史：角膜常伴有植物、泥土等外伤史，眼及全身长期应用糖皮质激素及广谱抗生素史。

（2）典型的临床表现，主要是眼部的典型体征。

（3）实验室检查

1）刮片染色法：①10%～20%氢氧化钾湿片法；②Gram染色：刮片方法同上，染液和染色方法同细菌学检查。

2）组织病理检查：①角膜活检组织或行角膜移植取下的组织片；②过碘酸雪夫（PAS）染色，光学显微镜下见丝状菌，类酵母菌染为红色。

3）真菌培养和鉴定。①常用培养基：沙氏培养基、土豆葡萄糖培养基、巧克力琼脂平板培养基；②培养温度：22℃～28 ℃，湿度40%～50%；③pH值：pH 4.0～6.0；④时间：20 d～1个月。

结果分析：依据真菌生长速度，菌落外观丝、孢子或菌细胞形态特征等进行鉴别。

（4）共焦显微镜检查：共焦显微镜是一种新型、无创伤性检查设备，它可以在活体上对角膜行三维水平扫描，并提供高清晰和放大倍率的角膜各层面图像。从细胞水平上对活体角膜的病理生理进行直接观察。对真菌性角膜炎的诊断研究结果显示，可达到96%的阳性率，并能对真菌性角膜炎抗真菌药物治疗的效果进行监控，对真菌性角膜炎的诊断和研究很有帮助。

## 四、治疗

1. 二性霉素B

二性霉素B是从链丝菌培养液中分离得到的多烯类抗真菌药物，体外实验证实多烯类是目前抗真菌（丝状菌、酵母菌）活性最高的药物。多烯类药物与真菌细胞膜中的麦角固醇结合，使细胞膜通透性和电解质平衡改变，导致真菌停止生长。由于哺乳动物细胞（如红细胞、肾小管上皮细胞等）的细胞膜含固醇，故全身应用时可导致溶血和肾脏等器官的毒性反应。

二性霉素B在临床上应用已久，静脉注射后血中的二性霉素约90%以上与血浆蛋白结合，因此不能透过血、房水屏障，且全身应用毒副作用大，眼用制剂在角膜内穿透性差，对深部角膜感染合并前房积脓者效果不佳。常用两性霉素B滴眼、感染严重时，每小时1次，晚上用两性霉素B眼膏。

2. 新型三唑类

三唑类药物通过与细胞内的细胞色素P450结合，抑制真菌细胞膜上麦角固醇的生物合成，从而损害真菌细胞膜的结构和功能，同时使细胞内过氧化物大量堆积，造成真菌死亡。

氟康唑是一种临床上广泛应用的广谱、高效、安全的三唑类药物，动物和临床实验证实口服氟康唑对眼部念珠菌、隐球菌、曲霉菌及球孢子菌感染有效。常用氟康唑眼水，眼部应用刺激小，连续滴眼2月，未见明显毒副作用。

伊曲康唑为粉蓝色胶囊，内含100 mg伊曲康唑。真菌性角膜炎的应用为200 mg，每日一次，总疗程不超过3周。最常见不良反应有肝功能损害及胃肠道反应。

3. 那他霉素

那他霉素是从链丝菌培养液中分离的四烯类抗真菌药物，为广谱抗真菌抗生素，对曲霉菌、念珠菌、镰刀菌等均有效，抗真菌的原理与二性霉素B相同。由于那他霉素难溶于水。临床常用混悬液，但此液对角膜结膜通透性极差，因此，滴眼液仅用于治疗浅表的角膜感染灶。目前临床上常用的为5%混悬液或10%眼膏。

4. 免疫抑制剂

研究发现许多真菌的天然代谢产物具有对其他真菌的毒性作用，从而抑制共生真菌的竞争生长。环孢霉素A(CsA)、FK506和西罗莫司(雷帕霉素),可作为免疫抑制剂抑制T细胞激活的信号传导途径,还能作为毒素抑制与其竞争的真菌的生长。

5.其他

洗必泰葡萄糖酸盐对许多革兰阳性、阴性细菌、阿米巴原虫、沙眼衣原体具有抑制作用。1996年Martin通过体外、体内实验证实0.2%洗必泰溶液具有良好的抗真菌作用。随后临床随机对照观察显示0.2%洗必泰溶液治疗轻中度真菌性角膜炎效果优于0.25%和0.5%那地霉素(那特真)眼水,尤其对镰刀菌感染有效,对曲霉菌感染效果较差,眼局部耐受性良好,未见组织毒副作用,而且价格低廉易得。尤其对于病原菌尚不明确或可疑混合感染的患者,可将洗必泰溶液作为一线药物选择。

6.联合用药

细菌感染时药物的选择及联合用药方案已研究得较为深入。对抗真菌药物联合应用的研究多限于体外实验和动物实验,人体试验观察极少。目前较为确定的是5-氟胞嘧啶与二性霉素B或氟康唑联合应用有协同作用,能减少药物用量,降低毒副作用,并延缓5-氟胞嘧啶耐药性的产生。分析为后两者破坏真菌细胞膜,从而利于前者穿透,进入真菌细胞发挥作用。利福平和二性霉素B合用亦有协同作用。伊曲康唑与二性霉素B或5-氟胞嘧啶合用治疗念珠菌、曲霉菌和隐球菌感染有协同作用,伊曲康唑与氟康唑合用与单用伊曲康唑效果相同。

(何　蕾)

# 第十九节　病毒性角膜炎

## 一、单纯疱疹病毒性角膜炎

单纯疱疹病毒(HSV)感染引起的角膜炎症称为单纯疱疹病毒性角膜炎(HSK)。它是由病毒感染、免疫与炎症反应参与、损伤角膜及眼表组织结构的复杂性眼病,也是当今世界上危害严重的感染性眼病之一,发病率占角膜病的首位,美国约有50万患者。此病的特点是多类型、易复发、发病与被感染的HSV株以及机体的免疫状态有关。由于抗生素和皮质类固醇的广泛应用,其发病率有上升趋势。往往因反复发作而严重危害视功能,临床尚无有效控制复发的药物,因而成为一种世界性的重要致盲原因。

### (一)发病机制

原发感染是指病毒第一次侵犯人体,仅见于对本病无免疫力的儿童,多为6个月至5岁的小儿。在此之后,病毒终生潜伏在三叉神经节的感觉神经元内,在一些非特异刺激(感冒、发热、疟疾、感情刺激、月经、日晒、应用皮质类固醇、退翳治疗及外伤等)下诱发。

近年的研究发现,当角膜病变静止后,单纯疱疹病毒既可潜伏在三叉神经节的感觉神经元内,也可潜伏在角膜内,角膜是HSV的另一潜伏地。HSK复发的详细机制尚不清楚,复发时,HSV可能来源于潜伏在神经节细胞内的病毒再活化,通过轴浆运输到达角膜,或潜伏在角膜内的病毒再活化。

HSK的发生复发以及疾病在临床的表现类型主要与感染机体的HSV株有关,同时与机体的免疫状态也有一定的关系，因而 HSK 的复发常与机体的免疫功能状态发生变化有关。

浅层型的发病是 HSV 直接感染角膜上皮细胞，在细胞内增生导致细胞变性坏死，脱落形成上皮缺损，形成典型的树枝状角膜炎，如进一步扩大加深，则可形成地图状角膜炎。

深层型的发病并非病毒的持续增生，而主要是一种宿主对单疱病毒抗原的免疫反应，以细胞免疫为主的迟发性超敏反应。HSV 由上皮或内皮进入角膜实质后，炎症细胞、抗原抗体复合物或角膜实质内不断复制的病毒，致胶原板层溶解，产生不同类型的深层炎症，主要有免疫型和基质坏死性角膜炎。

### （二）临床表现

1. 原发感染

HSK 的原发感染主要表现为角膜上皮型，常有全身发热和耳前淋巴结肿痛，眼部主要表现为滤泡性或假膜性结膜炎，眼睑皮肤的水疱或脓疱，点状或树枝状角膜炎，其特点为树枝短、出现晚、存在时间短（1～3 d），偶也可导致盘状角膜炎。

2. 复发感染

根据炎症的部位可分为浅层型和深层型。浅层型包括点状、树枝状、地图状及边缘性角膜炎；深层型包括角膜基质炎及角膜内皮炎。复发感染的特点是不侵犯全身，无全身症状。

### （三）诊断

目前 HSK 的诊断多依靠病史和角膜病变的形态做临床诊断，反复发作史是重要的诊断依据。实验室诊断不是必需的临床诊断条件，常用的实验室诊断技术有以下几点。

（1）血清学检查：常用中和试验、补体结合试验。对原发感染可作肯定诊断，但不适用于复发感染。

（2）免疫组织化学检查：使用 HSV-1 的单克隆抗体诊断药盒，进行包括免疫荧光染色和酶免疫测定，能在 4 h 内对上皮刮片作病原学快速诊断，结果极为可靠。

（3）病毒分离是本病最可靠的病因诊断。常用方法有泪液拭子或角膜病变组织刮片，进行兔肾细胞（RK）培养，进行病毒分离。

（4）电镜技术寻找病毒颗粒。

（5）核酸杂交技术如 PCR 技术，敏感度较高，但有假阳性结果。

（6）其他尚有免疫功能状态和荧光素通透系数等检查。

### （四）药物治疗

1. 抗病毒药物

目前对 HSK 的治疗主要还是以抗病毒药物为主，常用的有以下几点。

（1）碘苷：又名疱疹净（IDU）。仅抑制 DNA 病毒，对 RNA 病毒无作用。1962 年首先应用于临床，只对浅层病变有效。该药毒性大、渗透性差，易产生耐药性，主要适用于初次发作病例。近年来新的抗病毒药物出现，使此药的应用减小。对多次复发病例，选用效果更好的药物为宜。

（2）三氟胸苷：又名三氟胸腺嘧啶脱氧核苷（F3T），抗病毒作用比阿糖胞苷及碘苷强，可用于治疗浅层及深层 HSK，眼内通透性好，全身应用毒性较大，仅局部应用，1%氟苷局部应用可引起角膜上皮病变。

（3）阿糖胞苷：主要抑制 DNA 病毒，对 RNA 病毒作用不大。治疗 HSK 有一定效果，但对正常细胞毒性大，故常用它的衍生物环胞苷（CC），眼水为 0.1%及 0.05%、眼膏 0.1%。

(4)无环鸟苷:又名阿昔洛韦(ACV),为比较有效的选择性抗病毒药物,特别是对于疱疹病毒,有明显的抑制作用。1979年起应用于临床,国内外文献报道,不但疗效好,且不良反应小。常用剂型为3%眼膏和0.1%无环鸟苷眼水。口服ACV是近年来研究较多的一种治疗方法,此方法不仅具有治疗HSK的作用,同时具有预防HSK复发的作用,一些学者在HSK患者行角膜移植手术后采用口服ACV一年以预防HSK的复发。此外,对于基质型HSK,长时间口服ACV也能预防其复发。

(5)丙氧鸟苷:又名更昔洛韦(GCV),对HSV的抑制作用与ACV相当,对于HSK具有较好的疗效,且对多种抗HSV药物产生耐药性病例也有治疗效果。眼药水的浓度是0.1%~3%。

(6)三氮唑核苷:又名病毒唑,为广谱抗病毒药,疗效较好,且对正常细胞毒性颇低。眼水为0.1%及0.5%,眼膏0.5%。

(7)其他抗病毒药物:如阿糖腺苷(Ara-A)等,对治疗HSK也有一定效果,但临床尚需要观察。至于吗啉胍(ABOB),多数眼科医生认为疗效不佳。

2.肾上腺皮质激素

因它有抑制角膜免疫反应和抗炎作用,常用于HSK的治疗,但应掌握如下原则。

(1)感染上皮性角膜炎:此型包括点状泡状角膜病变、树枝状角膜炎、地图状角膜炎、边缘性角膜炎及神经营养性角膜炎禁用皮质激素,因其能激活病毒和胶原酶活性,促进病毒繁殖,使病变向深层发展。它还能抑制上皮再生,甚至造成溃疡穿孔。

(2)坏死性或免疫性角膜基质炎:对于坏死性角膜基质炎应根据情况选择是否应用激素,如伴有免疫反应患者可应用激素,但以病毒感染引起者不应使用激素,如对此类患者使用激素可能会引起病情恶化。对于因免疫反应而导致的免疫性角膜基质炎患者,局部应用激素有治疗的意义。角膜内皮炎包括盘状、弥散或线状角膜内皮炎,此种类型HSK与免疫功能异常明确相关,可应用激素。但应用激素时应同时应用抗病毒药物。应用激素次数应根据病情的严重程度而确定,在发病的早期,抗病毒药及激素局部应用为每天4~5次,当病情控制后,通常7~10 d,将抗病毒药及激素用药的次数改为每天3次,用一周后改为2次。

再一周后改为1~2次维持约3个月。应用皮质激素期间,最好1~2 d用荧光素着色一次,如有溃疡出现,立即停用,按溃疡处理。当炎症完全消退后,抗病毒药物和皮质激素的次数需逐渐减少,最后完全停用。

过量地使用抗病毒药,不但无助于预防炎症的复发,而且会产生耐药性,影响复发时用药的疗效,同时抗病毒药物还会对眼表产生毒性;过量地使用激素也会导致眼表上皮细胞的毒性,有时会出现浅层HSK,局部应用的皮质激素有:1%地塞米松眼水、眼膏,均可每日2~4次。

3.免疫调节剂

利用它试图调节机体的免疫功能或增强抵抗力,可用于治疗HSK。常用药物有左旋咪唑、干扰素、转移因子等。

## 二、带状疱疹性角膜炎

眼部带状疱疹可合并眼睑炎、结膜炎、角膜炎、巩膜炎、葡萄膜炎、视网膜病变(急性视网膜坏死)、视神经炎、眼肌麻痹等。其中60%可发生带状疱疹性角膜炎。

### (一)病因与发病机制

1. 病因

本病是由水痘-带状疱疹病毒(VZV)复发感染所致、病毒潜伏于三叉神经节中。当机体细胞免疫功能下降或在其他外界刺激诱导下,病毒即被激活、繁殖而发病。

2. 发病机制

发病机制是下列某一种因素或共同作用的结果。

(1)病毒对角膜的直接侵犯。

(2)宿主对完整病毒或病毒抗原在角膜内发生炎性反应。

(3)机体对改变了的自身组织发生自体免疫反应。

(4)由于角膜知觉减退、眼睑异常及角膜表面泪液膜改变、发生继发性改变。和 HSV 性角膜病变不同的是,VZV 性角膜炎未能做出满意的动物模型,妨碍了对其进行进一步的深入研究。

### (二)临床表现

1. 全身表现

带状疱疹之前驱症状包括全身不适、发热、寒战及沿神经皮肤分布区疼痛,皮肤发生线状排列的小水泡;伴发神经痛、丛麻、刺感到极度持续疼痛。皮疹延续数月、神经痛可延续数年。带状疱疹与 HSV 不同,侵犯真皮,水泡治愈后残留永久性瘢痕。

2. 角膜表现

眼带状疱疹中,大约有 60%可引起角膜病变,VZV 对三叉神经第一支极易侵犯,角膜炎多在皮疹出现以后发生,尤其是鼻尖或鼻翼出现带状疱疹,为鼻睫状支神经受侵犯的征兆,随后必发生角膜炎与虹膜炎。其角膜炎的表现多种多样,主要有以下几种类型。

(1)表层粗点状角膜炎:是带状疱疹性角膜炎的最早期表现,皮疹出现后数日内发生。角膜表面呈现粗大的、略高出角膜表面的混浊点,多发生于角膜周边部,表面常附有黏性分泌物,对荧光素呈现不规则着色,虎红染色更为明显,脱落后不形成溃疡。这些不规则的混浊点是混浊的上皮细胞聚集而成,可能是病毒侵犯的结果,也可能是病毒在上皮细胞内繁殖的结果。有的病例可在其细胞核内查到病毒包涵体。

(2)上皮下浸润及钱币状角膜炎:表层点状角膜炎可在几天之内自行消退,有的很快互相结合形成上皮下浸润,并进一步形成钱状角膜炎。后者被认为是带状疱疹性角膜炎的典型病变。

(3)假树枝状角膜炎:伴随于眼带状疱疹出现的树枝状角膜炎,因其形态和 HSV 性树枝状角膜炎极为相似,其主要区别是:角膜病变轻微,略高起于角膜表面,轻、中度荧光素染色。而不像 HSK 呈沟状凹陷,染色明显;其树枝状病变的末端不像 HSK 那样有球形膨大。故称为假树枝状角膜炎而加以区别。

(4)黏斑性角膜炎:是一种慢性角膜炎的特殊类型,大约 5%的带状疱疹患者会出现此种角膜病变。发病时间差异很大,从出疹后 7 d 至 3 年均可出现,但多数在 2~7 个月出现。其典型改变的角膜表面由微隆起的黏液物质构成的斑点状病灶,有时可出现线状或树枝状病变,边缘清楚,通常是多发性的,可出现于角膜表面的任何部位,其大小和形状每天都可改变。乙酰半胱氨酸可将其溶解。荧光素呈中等着色,虎红染色鲜艳。发病机制不很清楚,可能与泪液膜异常、角膜感觉神经麻痹及眼睑闭合不全等因素有关。

(5)神经麻痹性角膜炎:在剧烈的三叉神经痛的同时,角膜感觉全部消失,病愈后可延续数月至一年之久,甚至长期不恢复。

长期感觉障碍大约有9%的患者可引起神经营养性角膜炎的发生。严重者可导致角膜溃疡、继发细菌感染,出现角膜脓疡或前房积脓。

(6)盘状角膜基质炎:数月后,上皮下浸润可向基质深部发展,形成富于新生血管的角膜基质炎或盘状角膜基质炎。

裂隙灯显微镜检查角膜后弹力膜皱褶,光切面浸润水肿增厚,混浊区角膜后壁常留有类脂质沉积物,经久不吸收,可能是角膜基质细胞的异常代谢产物,此点可与HSK及牛痘病毒所引起的盘状角膜基质炎相鉴别。有时还可出现角膜葡萄膜炎或角膜内皮炎(用镜面反射法检查,可以发现角膜内皮有滴状的改变)。

## (四)诊断

1. 临床诊断

(1)既往有单侧颜面部皮疹病史。

(2)该区皮肤残留瘢痕或茶褐色沉淀物。

(3)虹膜萎缩。

(4)前房角色素沉着(较其他葡萄膜炎色素浓厚)。

2. 实验室诊断

(1)急性期取结膜及角膜上皮刮片查巨噬细胞及核内嗜酸性包涵体,但不能和HSV相区别。

(2)必要时从结膜囊内和取水泡内液体作病毒分离。兔角膜接种不致病,此点可与HSV相鉴别。

(3)血清中和抗体的测定:病后4 d可测出,2周达高峰,一年后降至不能检测的水平。

(4)荧光抗体染色技术:取病变角膜上皮刮片,直接用荧光抗体染色检查,可证明被感染的细胞内有病毒感染。由于标记荧光抗体有特异性,故可与HSV相区别。

## (五)治疗

1. 表层点状角膜炎和树枝状角膜炎

抗病毒药物无环鸟苷(阿昔洛韦(ACV)0.1%眼水和3%眼膏)、丙氧鸟苷(更昔洛韦(GCV)0.1%~3%眼水)频繁滴眼,但疗效尚不能肯定。对伴有较重结膜炎的患者,可并用糖皮质激素滴眼。此外,还应滴抗菌药眼膏,以防混合感染。

2. 盘状角膜基质炎

主要应用糖皮质激素(0.1%地塞米松、0.1%氟米龙)滴眼或结膜下注射。滴眼以能控制症状的最低浓度、最少滴眼次数为原则。

3. 角膜葡萄膜炎或虹膜睫状体炎

除阿托品散瞳及糖皮质激素外,还应口服消炎痛等非甾体激素消炎剂,长期局部和全身应用糖皮质激素,可抑制免疫反应,促使病情恶化或病毒扩散,故必须慎用。

4. 神经麻痹性角膜溃疡

停止使用抗病毒药物和糖皮质激素眼液,各种抗菌药眼液中因含有防腐剂也应禁止使用。局部滴用不含防腐剂的人工泪液或上皮生长因子(EGF、bFGF)等,纱布绷带包扎、配戴软性角膜接触镜或暂时睑缘缝合均有一定效果。

5. 黏斑性角膜炎

局部应用糖皮质激素药物可控制其进一步引起虹膜炎及角膜基质炎，同时应用胶原酶抑制剂滴眼（10%乙酰半胱氨酸）可溶解黏斑，必要时局部滴用人工泪液或行睑缘临时缝合术。

（何　蕾）

# 第二十节　细菌性角膜炎

细菌性角膜炎（bacterial keratitis）是细菌感染引起的、角膜上皮缺损及缺损区下角膜基质坏死的化脓性角膜炎，又称细菌性角膜溃疡（bacterial corneal ulcer）。

## 一、病因和发病机制

（1）主要致病菌：绿脓假单胞菌、金黄色葡萄球菌、表皮葡萄球菌、肺炎链球菌、肠道杆菌等。

（2）条件致病菌：如草绿色链球菌、克雷伯杆菌、类白喉杆菌、沙雷氏菌等，由于抗生素和糖皮质激素的滥用，引起的感染逐渐增加。

（3）诱发因素，如农作物、指甲划伤、铁屑异物伤、接触镜的磨擦伤。

（4）一些眼病及全身病，如干眼症、慢性泪囊炎、配戴角膜接触镜、糖尿病、免疫缺陷、酗酒等，也可能造成角膜对细菌的易感性增加。

## 二、临床表现

### （一）体征

自觉症状显著的畏光，急剧的眼痛、视力障碍、眼睑痉挛、流泪等刺激症状。

（1）高度睫状充血：角膜中央部脓疡，结构模糊不清，前房内有不同程度的积脓，呈黄色或淡绿色。

（2）根据菌种不同，角膜上溃疡的形态不一：铜绿假单胞菌性溃疡呈环形，其周围角膜高度水肿呈毛玻璃状；匐行性溃疡有灰黄色进展，边缘呈潜行状，其周围的角膜仍透明。

（3）匐行性溃疡表面有灰黄色脓液附着，铜绿假单胞菌性溃疡表面有大量黄绿色脓性分泌物黏着。

（4）溃疡向纵深发展使后弹力层膨出，溃疡可在2～5 d穿孔。

### （二）不同病原菌引起的角膜炎

1. 葡萄球菌

有结膜炎史，病情发展慢先有周围边部浅层溃疡，而后中央呈多形性溃疡，前房积脓少。

2. 肺炎链球菌

起病急、可能有角膜外伤史，溃疡发展很快、位于角膜中央部呈匐行性，有潜掘行状进展缘，呈灰黄色，前房积脓。

3. 绿脓假单胞菌

多发生于角膜异物剔除术后，或戴接触镜后引起，也可见于使用被污染的荧光素钠或其他滴眼液。溃疡发展迅速，剧痛，刺激症状重。溃疡位于中央呈环形，角膜呈毛玻璃样水肿，溃疡面有黄绿色脓，前房积脓多，2～3 d 溃疡穿孔。

4.淋病奈瑟菌

多见于新生儿，患眼有畏光、流泪、疼痛、视力障碍、眼睑痉挛等症状。眼睑高度水肿、球结膜水肿和大量脓性分泌物，睫状或混合性充血。伴有角膜上皮缺损、角膜基质浸润及溃疡。有时有前房积脓。常致角膜穿孔。

## 三、细菌学检查

角膜刮片检查，Gram 染色或 Giemsa 染色可找到细菌；结膜囊细菌培养及药物敏感试验。

## 四、诊断

由于病原菌毒力、侵袭力和角膜的健康情况不同，药物治疗后临床表现的不典型性，都可以使诊断变得困难，需要仔细分析判断。药物治疗前，从浸润灶刮取坏死组织，涂片染色找到细菌，结合临床特征大体能做出初步诊断。正确的病原学诊断需要做细菌培养，同时作药物敏感试验。

## 五、鉴别诊断

### （一）单纯疱疹病毒性角膜炎

单纯疱疹病毒性角膜炎是因单纯疱疹病毒感染使角膜形成不同形状和不同深度的混浊或溃疡的角膜炎症。

原发感染主要表现为全身发热和耳前淋巴结肿痛，眼部损害极为少见。复发感染即既往已有疱疹病毒感染，血清中存在抗体，在挑拨因子作用下，第一次发病或复发病例均属复发感染。其感染来源多为内源性（即病毒存在于角膜、泪腺、结膜系三叉神经节内），少数亦可为外源性。病毒分离是诊断最可靠的方法。

### （二）真菌性角膜炎

主要有镰刀菌和曲霉菌感染引起。起病缓慢，亚急性经过，刺激症状重，伴视力障碍。角膜浸润灶呈白色或灰白色，致密，表面欠光泽，呈牙膏样或苔垢样外观，溃疡周围有胶原溶解形成的浅沟，或抗原抗体反应形成的免疫环。实验室检查找到真菌和菌丝可以确诊。

## 六、治疗

（1）勤滴高浓度强化抗生素滴眼剂，每半小时一次，采用敏感药物配制滴眼剂或球结膜下注射，一般不强调全身用药。铜绿假单胞菌者可滴用每毫升含有 5 U 的多黏菌素 B 滴眼剂，每 15～30 min 一次，待分泌物减少病情稳定后适当控制滴药次数。对严重病例可作球结膜下注射，每次 17 万 U，每日一次。选用庆大霉素亦可，结膜下注射每次 4 万 U，每日一次，滴眼剂浓度 1∶4 000。匐行性溃疡可选用青霉素、庆大霉素或链霉素。

（2）适当配合清创、散瞳和热敷。

（3）经药物控制无法治愈，溃疡将穿孔的病例，可考虑行治疗性板层角膜移植术。

重症前房积脓，玻璃体也不健康者，并有眼内炎趋势者，考虑眼球摘除。

（何 蕾）

# 第二十一节 晶状体异位和脱位

正常情况下，晶状体由晶状体悬韧带悬挂于晶状体上，晶状体的前后轴与视轴几乎一致。如果晶状体悬韧带部分或全部破裂或损伤，可使悬挂力减弱或不对称，导致晶状体的位置异常。出生时晶状体就不在正常位置，称为晶状体异位。若出生后因先天因素、外伤或一些疾病使晶状体位置改变，称为晶状体脱位。晶状体外伤是最常见原因，外伤引起悬韧带断裂。先天性悬韧带发育不全或松弛无力。眼内一些病变如葡萄肿、牛眼或眼球扩张使悬韧带机械性伸长，眼内炎症，如睫状体炎使悬韧带变性，均能导致晶状体脱位或半脱位。

## 一、诊断

根据病史、症状和裂隙灯下检查结果，可以做出较明确的诊断。外伤性晶状体脱位者，有眼部挫伤史及其他体征。先天性晶状体脱位多为遗传病，如 Marfan 综合征、Marchesani 综合征和同型胱氨酸尿症。

1. 晶状体全脱位

(1)脱入玻璃体内：前房深、虹膜震颤，检查眼底可见一白色透明球形物在玻璃体下方，早期尚可活动，长期后固定于下方，并与视网膜粘连。多不引起反应，也可导致晶状体过敏性葡萄膜炎和继发性青光眼。

(2)脱入前房：晶状体部呈金黄色反光圈，状如油滴，多沉于前房下方，可阻塞房角，可继发青光眼。

(3)嵌顿于瞳孔：晶状体一部分突至于前房内，阻塞房水道路，可继发青光眼或葡萄膜炎。严重外伤时角巩膜缘破裂，晶状体可脱位至球结膜下，甚至眼外。

2. 晶状体不全脱位

瞳孔区可见部分晶状体，散瞳后可见晶状体赤道部，该区悬韧带断裂。单眼复视，前房深浅不均，虹膜震颤，查眼底可通过晶状体和无晶状体部分看到两个大小悬殊的眼底像。先天性晶状体脱位见于 Marfan 综合征、Marchesani 综合征和同型胱氨酸尿症，均为遗传疾病。Marfan 综合征是一种和遗传有关的先天异常，临床表现为体形瘦长、蜘蛛指(趾)、四肢及手足骨细长、头颅及颜面狭长、脊柱侧弯、椎肋骨融合、桶状胸、肌肉发育不良、皮下脂肪稀少，同时伴有心血管异常。由于悬韧带残弱，晶状体呈现脱位或半脱位。脱位时晶状体向鼻上方脱位，或整个脱入玻璃体腔。Marchesani 综合征是一种和 Marfan 综合征相反的先天发育异常。临床表现为体形短胖、四肢短小、胸颈部均粗短、皮下脂肪丰满。

眼部表现为小球形晶状体，晶状体呈现脱位或半脱位，常向下移位。同型胱氨酸尿症的晶状体也常向下移位。

## 二、治疗

根据晶状体脱位程度进行治疗。

1. 晶状体全脱位

脱于前房和嵌于瞳孔区应立即进行手术摘除；脱入玻璃体腔者，如无症状，可以随诊观察。如果发生并发症，如晶状体过敏性葡萄膜炎、继发性青光眼或视网膜脱离时，需将晶状体取出。如脱位于结膜下，应手术取出晶状体并缝合角巩膜伤口。当伤口接近或超过角膜缘 6 mm 时，应在其周围冷凝，以防发生视网膜脱离。

2. 晶状体半脱位

如晶状体透明，且无明显症状时，可不必手术。其所引起的屈光不正，可试用镜片矫正。如半脱位明显，有发生全脱位危险，或所引起的屈光不正不能用镜片矫正，也应考虑手术摘除晶状体。

（李智敏）

# 第二十二节　先天性白内障

先天性白内障指影响视力的晶状体混浊出生时既已存在；或晶状体的混浊随年龄增长而加重，逐渐影响视力。先天性白内障的发病率约为4‰，约占新生盲的30%。

## 一、病因

本病指晶状体混浊在出生前即已存在，少数可出生后逐渐形成，为先天遗传或发育障碍的白内障。

晶状体混浊部位不一，形态各异，多较局限，且静止不变。少数有缓慢发展，大部分病变者视力无太大影响，预后良好。少数晶状体混浊较重者可造成视觉发育障碍，日久形成弱视。

1. 遗传性

近50年来对于先天性白内障的遗传已有更深入的研究，大约有1/3先天性白内障是遗传性的。其中常染色体显性遗传最为多见。我国的统计资料表明，显性遗传占73%，隐性遗传占23%，尚未见伴性遗传的报道。在血缘配婚比率高的地区或国家，隐性遗传也并非少见。

2. 非遗传性

孕期母体或胚胎的全身病变对胚胎晶状体的损害，包括怀孕前3个月的病毒感染（风疹、水痘、单纯疱疹、麻疹、带状疱疹以及流感等病毒），此时期晶状体囊膜尚未发育完全，不能抵御病毒的侵犯，而且此时的晶状体蛋白合成活跃，对病毒的感染敏感，因此影响了晶状体上皮细胞的生长发育，同时有营养和生物化学的改变，晶状体的代谢紊乱，从而引起混浊。

在多种病毒感染所致的白内障中，以风疹病毒感染最为多见。妊娠期营养不良，盆腔受放射线照射，服用某些药物（如大剂量四环素、激素、水杨酸制剂、抗凝剂等）、妊娠期患系统疾病（心脏病、肾炎、糖尿病、贫血、甲亢、手足搐搦症、钙代谢紊乱）以及维生素D缺乏等，均可造成胎儿的晶状体混浊。先天性白内障另一个常见的原因是胎儿最后3个月的发育障碍。典型表现是早产儿出生时体重过低和缺氧，中枢神经系统损害。已有动物实验证实宫内缺氧可以引起先天性白内障。

3. 散发性

约有1/3先天性白内障原因不明，即散发性，无明显的环境因素影响。在这组病例中可能有一部分还是遗传性的，新的常染色体显性基因突变，在第一代有白内障，但无家族史，因此很难确定是遗传性。隐性遗传的单发病例也很难诊断为遗传性。

## 二、临床表现

### (一)一般表现

(1)小儿出生后视力低下,或仅有光感。

(2)检查发现晶状体混浊,晶状体混浊可能有多种形态,有全白内障、核性、绕核性、点状、前极、后极性白内障等,如为全白内障,用手电筒照射可见瞳孔区为灰白色,如为部分混浊,则须放瞳后才能查清。

### (二)分类表现

白内障患儿常并有发育上的其他异常,如小眼球、眼球震颤、多指等。

1. 全白内障

晶状体全部或近于全部混浊,也可以是在出生后逐渐发展,在1岁内全部混浊,这是因为晶状体纤维在发育的中期或后期受损害所致。临床表现为瞳孔区晶状体呈白色混浊,有时囊膜增厚,钙化或皮质浓缩甚至脱位。视力障碍明显,多为双侧性,以常染色体显性遗传最多见,在一个家族内可以连续数代遗传。少数为隐性遗传,极少数为性连锁隐性遗传。

2. 膜性白内障

临床表现为灰白色的硬膜,有多少不等的带色彩的斑点,表面不规则,有时在膜的表面可看到睫状突和血管,后者可能来自胚胎血管膜。亦有纤维组织伸到膜的表面,故又称血管膜性白内障或纤维性白内障。单眼或双眼发病,视力损害严重。少数病例合并宫内虹膜睫状体炎。

3. 核性白内障

本病比较常见,约占先天性白内障的1/4。胚胎核和胎儿核均受累,呈致密的白色混浊,混浊范围为4～5 mm,完全遮挡瞳孔区,因此视力障碍明显,多为双眼患病。通常为常染色体显性遗传,少数为隐性遗传,也有散发性。

4. 中央粉尘状白内障

在胚胎期的前3个月因胚胎核受损所致,胎儿核不受影响。临床表现为胚胎核的2个Y字缝之间有尘埃状或颗粒状混浊,故又称为板层粉尘状白内障。如果胎儿核也受损害,在临床即表现为核性白内障或板层白内障。在裂隙灯下可见混浊区内有许多细小白点,混浊的范围为1～2.5 mm。多为双眼对称,静止不变,对视力的影响不大。

5. 绕核性白内障

此种类型的白内障很常见,占先天性白内障40%。因为混浊位于核周围的层间,故又称为板层白内障。通常静止不发展,双侧性。临床表现是在胎儿核的周围绕核混浊,这些混浊是由许多细小白点组成,皮质和胚胎核透明。在混浊区的外周,有“V”字形混浊骑跨在混浊带的前后,称为“骑子”。由于核中央透明,视力影响不十分严重。

6. 前轴胚胎白内障

此种类型白内障也是一种较常见的先天性白内障,约占25%。在前Y字缝之后有许多白色碎片样或白色结晶样混浊。这些混浊是胚胎期前4个月形成,由于混浊局限,对视力无很大影响,因此一般不需要治疗。

7. 前极白内障

本病的特点是在晶状体前囊膜中央的局限混浊,混浊的范围不等,有不超过0.1 mm的小白点混浊;亦可很大,并占满瞳孔区,多为圆形,可伸入晶状体皮质内或是突出到前房内,甚至突出的前极部分触及到角膜，称为角锥白内障。在角膜中央有相对应的白色局限性混浊，部分有虹膜残膜。前极白内障的晶状体核透明，表明胚胎后期的囊膜受到损害，囊膜异常反应而形成一个白色团块，用针可将混浊的团块拔掉，保持晶状体囊膜的完整性。双侧患病，静止不发展，视力无明显影响，可不治疗。

8. 后极性白内障

本病特点为晶状体后囊膜中央区的局限性混浊，边缘不齐，形态不一，呈盘状、核状或花萼状。常伴有永存玻璃体动脉，混浊的中央部分即是玻璃体动脉的终止区。少数病变为进行性，多数静止不变。很少有严重视力减退。在青少年时期，后极部的混浊向皮质区发展，形成放射状混浊，对视力有一定影响。

9. 缝状白内障

本病的临床表现是沿着胎儿核的 Y 字缝出现异常的钙质沉着，是 3 个放射状白线，因此又称为三叉状白内障。由线状、结节状或分支样的混浊点构成 Y 字缝的白内障，绿白色或蓝色，边缘不整齐。一般是局限性，不发展。对视力影响不大，一般不需要治疗。常有家族史，有连续传代的家系报道，为常染色体显性遗传。可合并冠状白内障或天蓝色白内障。

10. 珊瑚状白内障

珊瑚状白内障较少见。在晶状体的中央区有圆形或长方形的灰色或白色混浊，向外放射到囊膜，形如一簇向前生长的珊瑚，中央的核亦混浊，对视力有一定的影响，一般静止不发展，多有家族史，为常染色体显性的隐性遗传。

11. 点状白内障

晶状体皮质或核有白色、蓝绿色或淡褐色的点状混浊，发生在出生后或青少年时期。混浊静止不发展，一般视力无影响，或只有轻度视力减退，有时可合并其他类型混浊。

12. 盘状白内障

特点是在核与后极之间有边界清楚的盘状混浊，清亮的皮质将混浊区与后极分开。因混浊的范围小不影响视力，晶状体的混浊发生在胚胎期的第 4 月，可能与晶状体的局部代谢异常有关。

13. 圆盘状白内障

圆盘状白内障比较少见。瞳孔区晶状体有浓密的混浊，中央钙化，并且变薄，呈扁盘状，故名圆盘状白内障。由于晶状体无核，中央部变得更薄，横切时如亚铃状。有明显的遗传倾向。

14. 硬核液化白内障

硬核液化白内障很少见。由于周边部晶状体纤维层液化，在晶状体囊膜内有半透明的乳状液体，棕色的胚胎核在液化的皮质中浮动，有时核亦液化。当皮质液化时，囊膜可受到损害而减少通透性，晶状体蛋白退出后刺激睫状体，或是核浮动刺激睫状体，因此可有葡萄膜炎或青光眼发生。

## 三、诊断要点

(1)晶状体混浊多在出生后即存在，个别延至婴幼儿乃至青春期才渐趋明显。

(2)多为对称性双眼晶状体混浊，且比较局限，大部分静止不变。

(3)无外伤，无其他眼病史。

## 四、鉴别诊断

新生儿出生后瞳孔区有白色反射称为白瞳症，其中最常见的即是先天性白内障，还有其他眼病也可造成。因其临床表现、治疗和预后不同，及时正确的鉴别诊断是非常必要的。

1.早产儿视网膜病变(晶状体后纤维增生)

本病发生于体重低的早产儿，吸入高浓度的氧气可能是其致病原因。双眼发病，视网膜血管扩张迂曲，周边部视网膜有新生血管和水肿，在晶状体后面有纤维血管组织，将睫状体向中央部牵拉，因而发生白内障和视网膜脱离。

2.永存增生原始玻璃体

患儿为足月顺产，多为单眼患病，患眼眼球小，前房浅，晶状体比较小，睫状突很长，可以达到晶状体的后极部，晶状体后有血管纤维膜，其上血管丰富。后极部晶状体混浊，虹膜-晶状体隔向前推移。

3.炎性假性胶质瘤

多为双眼发病，少数为单眼，在晶状体后有白色的斑块，眼球变小，眼压降低，其发病原因是在胚胎发育的最后 3 个月，在子宫内受到母亲感染的影响或是出生后新生儿期眼内炎造成的。

4.视网膜母细胞瘤

儿童期最常见的眼内恶性肿瘤，虽然多发生在 2～3 岁以前，但也可发病很早，在出生后数日内即可见白瞳孔。由于肿瘤是乳白色或黄白色，当其生长到一定大时，进入眼内的光线即反射成黄白色。肿瘤继续生长引起视网膜脱离，表面有钙化点，眼压升高，最后继发青光眼及眼外转移。

5.外层渗出性视网膜(Coats 病)

视网膜有白黄色病变，轻度隆起，表面有新生血管和微血管瘤，毛细血管扩张，严重者因视网膜广泛脱离而呈现白瞳孔反射。晚期虹膜新生血管，继发性青光眼和虹膜睫状体炎。

6.视网膜发育不良

患儿为足月顺产，眼球小，前房很浅，晶状体后有白色的组织团块而呈白瞳孔。常合并大脑发育不良，先天性心脏病，腭裂和多指畸形。

7.先天性弓形虫病

本病近年来在我国已有报道。其特点是反复发生的眼内炎症，最后遗留脉络膜视网膜的色素性瘢痕，病灶多见于黄斑区，因而有白瞳孔的表现。并可有肝脾肿大、黄疸、脑积水和脑钙化。弓形虫间接血液凝集试验阳性，弓形虫间接免疫荧光抗体试验阳性，可以做出诊断。

8.弓蛔线虫病

患病儿童的眼底有肉芽肿形成，临床分为两种类型，一是无活动炎症的后极部局限性脉络膜视网膜肉芽肿，一是有明显炎症的玻璃体混浊，二者均可致白瞳孔反射。询问病史，患儿有动物(猫狗)接触史。

其他少见的白瞳症还有 Nonie 病、眼底后极部缺损、玻璃体出血机化、严重的视网膜胶质增生等。

## 五、并发症

许多先天性白内障患者常合并其他眼病或异常，这些并发症的存在更加重了视力障碍，因此在诊治先天性白内障时,要重视这些并发症的存在,以便采取正确的治疗措施。

### (一)斜视

约有1/2以上的单眼白内障患者和不足1/2的双眼白内障患者伴有斜视。由于单眼晶状体混浊或屈光力的改变,致视力下降;或双眼晶状体混浊程度不同而造成双眼视力不平衡,破坏了融合机制,逐渐造成斜视。此外,先天性白内障的患眼可有某些解剖异常(如小眼球)和某些眼内的疾病,也可导致斜视的发生,并且逐渐加重。某些系统性疾患可为先天性白内障合并斜视,如Lowe综合征、Stickler综合征、新生儿溶血症及某些染色体异常综合征。

### (二)眼球震颤

因先天性白内障视力受影响,不能注视而出现摆动性或是搜寻性眼球震颤,即继发性眼球震颤,在白内障术后可以减轻或消失。如果术后眼球震颇不能消除,势必影响视力的恢复。先天性白内障合并眼球震颤也可见于某些系统疾病,如下颌-眼-面-头颅发育异常综合征,21号染色体长臂缺失,Marinesco-Sjogren综合征。

### (三)先天性小眼球

先天性白内障合并先天性小眼球的患者,视力的恢复是不可能理想的,即便是在白内障术后,视力恢复亦有限。先天性小眼球的存在与先天性白内障的类型无关,有可能是在晶状体不正常的发育过程中发生晶状体混浊时而改变了眼球的大小,多与遗传有关。除小眼球外,还可合并某些眼内组织(如虹膜、脉络膜)缺损。先天性白内障合并小眼球者,还可见于某些系统病,如Norrie病,Gruber病以及某些染色体畸变综合征。

### (四)视网膜和脉络膜病变

有少数先天性白内障患者可合并近视性脉络膜视网膜病变、毯样视网膜色素变性、Leber先天性黑朦,以及黄斑营养不良。

### (五)其他

除上述较常见的并发症以外,还可合并晶状体脱位、晶状体缺损,先天性无虹膜、先天性虹膜和(或)脉络膜缺损,瞳孔残膜、大角膜、圆锥角膜、永存玻璃体动脉等。

## 六、治疗

由于先天性白内障有不同的临床表现,不同的病因,可为单眼或双眼患病,有完全性或是不完全性晶状体混浊,以及可能有弱视存在,所以其治疗不同于成人白内障。

### (一)保守治疗

双侧不完全白内障如果视力在0.3以上,则不必手术。但婴幼儿无法检查视力,如果白内障位于中央,通过清亮的周边部分能见到眼底,可不考虑手术,可长期用扩瞳剂,直到能检查视力时,决定是否手术。但是阿托品扩瞳,产生了调节麻痹,因此阅读时需戴眼镜矫正。应该注意的是视力与晶状体混浊的密度有关,而与混浊范围的关系不密切,如5.5 mm的晶状体混浊与2.0 mm混浊视力可能相同。以往曾认为单眼的不完全白内障不必手术。实际上术后及时戴镜,遮盖健眼,或是配接触镜,还是可以达到比较好的视力。

### (二)手术治疗

1.术前检查

(1)眼部:首先应了解患儿的视力。因3～4岁以下的儿童很难查视力,可通过患儿的视反射，或对外界环境的反应能力对视力进行初步判断。为明确晶状体混浊的性质和程度，混浊是在逐渐加重还是在退行，应定期做裂隙灯和眼底检查。

(2)全身：应注意是否伴有其他系统的异常，请专科医生检查，以便排除心血管和中枢神经系统的疾患，防止手术麻醉时发生意外。

此外，应仔细询问患者的家族史和遗传史，有助于疾病的诊断和了解预后。

2. 手术时间

因白内障的类型不同，选择手术的时间亦不同。

(1)双眼完全性白内障：应在出生后 1～2 周手术，最迟不可超过 6 个月。另一眼应在第一眼手术后 48 h 或更短的时间内手术。缩短手术时间间隔的目的更为了防止在手术后因单眼遮盖而发生剥夺性弱视。

(2)双眼不完全性白内障：若双眼视力 0.1 或低于 0.1，不能窥见眼底者，则应争取早日手术；若周边能窥见眼底者，则不急于手术。

(3)单眼完全性白内障：以往多认为单眼完全性白内障手术后不能恢复视力，因为 30%～70%完全性单眼白内障并发有其他眼部异常(小眼球、眼球震颤，斜视以及某些眼底病)，同时已有弱视存在。但近年来的临床资料表明，如果能在新生儿期甚至在出生后 7 h 内手术，术后双眼遮盖，第 4 天配戴接触镜(26.00～30.00 D)，定期随诊，直至可辨认视力表时，有较多的患眼还是可以达到 0.2 以上。如果在 1 岁后手术，即便手术很成功，瞳孔区清亮，视力很难达到 0.2。因此特别强调单眼白内障必须早期手术，并且要尽早完成光学矫正，配合严格的防治弱视的措施。

风疹综合征患儿不宜过早手术，因为在感染后早期，风疹病毒还存在于晶状体内。手术时潜伏在晶状体内的病毒释放而引起虹膜睫状体炎，有 2%～5%在手术后因炎症而发生眼球萎缩。风疹综合征白内障多为中央混浊，周边皮质清亮，因此可选用光学虹膜切除术。

### (三)外用滴眼液

1. 白内停滴眼液

作用：阻碍醌类化合物与晶状体水溶性蛋白的结合。

用途：适用于治疗各类型白内障。

用法：滴眼，每日 4～6 次。

2. 卡林-U 滴眼液

作用：阻碍醌类化合物与晶状体水溶性蛋白的结合。

用途：适用于治疗各类型白内障。

用法：滴眼，每日 4～6 次。

3. 视明露点眼液

作用：有抑制醛糖还原酶的作用。

用途：适用于治疗各类白内障。

用法：滴眼，每日 4～6 次。

4. 莎普爱思滴眼液

作用：有抑制醛糖还原酶的作用。

用途：适用于治疗各类白内障。

用法：滴眼，每日 4～6 次。

5. 珍珠明滴眼液

作用:清肝,明目、止痛。

用途:适用于治疗各类白内障。

用法:1 次 1～2 滴,1 d 3～5 次。

### (四)并发症治疗

1. 斜视

根据不同斜视病因采用不同的治疗方法:共同性斜视中先天性内斜视虽与眼的调节无关,但对双眼单视功能发育影响很大,最好的治疗是在 2 岁视功能发育初期做手术矫正。2～3 岁以后发生的内斜多与远视眼引起的调节辐辏过度有关,这种斜视要充分散瞳后验光,有远视者配足量眼镜,坚持戴镜 3～6 个月使斜视矫正或部分矫正后,再对于残存的内斜手术治疗。戴镜后内斜无改变的,只有手术治疗。斜视完全矫正的继续戴镜,若远视度数很高,也可通过手术矫正斜视而降低戴镜度数。

2. 眼球震颤

在生后 2 个月以前及早手术,延缓手术将导致眼球震颤,严重影响视力。

3. 先天性小眼球

先天性小眼球没有很好的医治方法,如眼睑裂小明显的赘皮可以通过手术来改善,其他的异常没有更好的解决办法。

(李智敏)

# 第二十三节 后发性白内障

## 一、病因

后发性白内障是由于外囊摘除(包括超声乳化摘除)术后或晶状体外伤后,残留的皮质或晶状体上皮细胞增生,向后囊移行并化生是后发性白内障的主要原因。近年来,从生长因子角度探讨阐明白内障发病机制成为临床研究热点。

## 二、临床表现

### (一)症状

白内障术后视力模糊,视物不清。

### (二)体征

白内障手术摘除后或外伤性的白内障部分皮质吸收后,在瞳孔区残留晶状体皮质或形成纤维机化膜的一种特殊状态。残存囊下上皮细胞增生,形成特殊形空泡样 Elschning 珠样小体,使后囊膜混浊,为后发性白内障。机化膜组织若与虹膜广泛粘连,使瞳孔偏位或闭锁易引发继发性青光眼。晶状体周边残存皮质较多,前囊膜粘连,包裹皮质而变混浊,形成周边混浊。中央透明的环,称为梅氏晶状体突或 Soemmering 环形白内障,还有囊膜纤维和混合型等。

## 三、诊断要点

(1)有明确的晶状体外伤或者见于白内障手术。

(2)眼检镜透照时瞳孔区较大范围后囊膜混浊影响眼底检查。

(3)裂隙灯下,可见后囊膜残存的上皮细胞增生形成的 Elschning 珠以及机化膜组织和由于残存皮质引起的 Soemmering 环形白内障,如位于前囊膜切口处边缘与后囊膜粘连处的环形隆起,前方深。

(4)有时可有虹膜后粘连。

(5)不透明膜多位于虹膜后瞳孔区,因残存物的多少和性质的不同,其质地差别大,厚薄不一。轻者细若薄纱,成半透明状,对视力影响轻微,重者色白,质地较硬,严重影响视力。

(6)眼部损伤严重或伴有炎症反应后形成。

## 四、鉴别诊断

### (一)外伤性白内障

有明显的外伤史或眼部局部伤。眼的机械性损伤(挫伤、穿孔伤)、化学伤、电击伤和辐射均可引起晶状体混浊,统称外伤性白内障。

(1)挫伤性白内障:挫伤后,虹膜瞳孔缘色素印在晶状体表面,相应部位的晶状体囊下出现环形混浊,损伤前囊下晶状体上皮时可引起局限性花斑样混浊,可静止不再发展或向纵深发展。可能合并有晶状体半脱位或脱位。

(2)穿孔性外伤性白内障:眼球穿孔同时伴有晶状体囊破裂,房水进入囊内,晶状体纤维肿胀,变性、导致混浊。微小的囊破裂可自行闭合,混浊局限在破口处。但多数破裂过多者晶状体纤维肿胀,皮质进入前房和房角,引起继发性青光眼,需要及时手术。

(3)辐射性白内障:系由红外线、X 射线、γ 射线、快中子辐射等引起。主要表现在后囊下皮质盘状及楔形混浊,边界清楚,渐渐发展到全部皮质。前囊下有空泡或点状混浊,若有上皮细胞增生可形成致密的膜。

(4)电击性白内障:发生于雷击、触电后,致白内障的电压多为 500～3 000 V。雷击白内障多为双侧性,触电白内障多为单侧性,与触电部位同侧。混浊位于囊下皮质,逐渐发展为完全混浊。常伴有电弧光黄斑灼伤,中心视力较差。

### (二)低钙性白内障

(1)视力下降。

(2)晶状体混浊为无数白点或红色、绿色、蓝色微粒结晶分布于囊前后皮质,可呈现辐射状或条纹状,混浊区与晶状体囊之间有一透明边界,严重者可迅速形成晶状体全混浊。婴幼儿常有绕核型白内障。

### (三)老年性白内障

一般起于 40～45 岁以后,可双眼同时发病,也可双眼先后发病。老年性白内障的临床表现除了晶状体混浊外,对视力的影响随混浊部位及程度而不同。

老年性白内障患者常在早期自觉眼前有固定不动的黑点,并常出现单眼复视或多视现象,由于混浊的部位不同,视力障碍出现的时间亦有不同,随混浊的进展,视力障碍逐渐加重,最后可降低至指数以下,或仅有光感。

### (四)并发性白内障

典型的混独最早发生在晶状体囊膜下。由眼前节炎症形成的虹膜后粘连附近可出现局限性的晶状体前囊下混浊;由眼后节炎症或营养障碍可出现后囊下混浊。囊膜下出现灰黄色颗粒混浊,逐渐加深并向四周扩展,形成如同玫瑰花形状,其间有许多红、蓝、绿彩色点状结晶,囊下也有空泡形成或钙化,病程较长,早期影响视力。

### (五)代谢性白内障

(1)发生于老年者与老年性白内障相似,只是发病率较高,发生较早,进展较快,容易成熟,此型多见。

(2)真性糖尿病性白内障多发生于严重的青少年糖尿病患者。多为双眼发病,发展迅速,甚至可于数天、数周或数月内发展为晶状体完全混浊。开始时在前后囊下出现典型的白点状或雪片状混浊,迅速扩展为完全性白内障。常伴有屈光变化,血糖升高时,血液内无机盐含量减少,渗透压降低,房水渗入晶状体内,使之变凸形成近视;血糖降低时,晶状体内水分渗出,晶状体变扁平形成远视。

### (六)青光眼

目前对于原发性开角型青光眼的诊断必须具备眼压升高以及由于眼压升高所造成的视乳头损害和视野缺损,而且房角开放。眼压升高、视神经功能障碍引起。如闭角性青光眼发作前常有生气、劳累等诱因,引起眼压急骤升高,出现虹视、眼痛、头痛、恶心、呕吐、视力下降、眼充血和流泪等症状。

## 五、并发症

### (一)青光眼

早期往往无任何自觉症状,当病症发展到一定程度时,偶有轻微的眼胀,头痛或视物不清,中心视力不受影响,而视野逐渐缩小。中晚期因视野狭窄而有行动不便,定位不准等症状,尤以夜间为甚。有些晚期病例有虹膜颜色变化和视物模糊不清。最后视力完全丧失。

### (二)黄斑囊样水肿

中心视力缓慢减退,可有相对或绝对对中心暗点,眼底可见黄斑区水肿呈蜂窝状或囊样外观,甚至形成裂孔。

## 六、治疗

1. 药物治疗

(1)仙诺林特或仙诺灵(Sanolent):Sanolent 是一种复合制剂,主要成分为牛眼晶状体中提取的晶状体蛋白素与抗坏血酸、核黄素和碘化钾复合制成。舌下含服 1 片,3 次/日,用于治疗各种白内障。

(2)苄吲酸-赖氨酸(Bendazac-lysine,BND):BND 能保护晶状体和血清蛋白免受热力和紫外线、酸或碱作用所引起的变性。它清除自由基的能力弱,但可以保护晶状体蛋白拮抗自由基损伤,在临床上用于治疗白内障患者,能明显改善视力,甚至可逆转混浊透明。口服 500 mg,3 次/日;滴眼 0.1%。

(3)肝素:肝素可以抑制成纤维细胞的生长,减少人眼晶状体囊外摘除术后眼内组织表面纤维蛋白的沉积和后囊细胞的生长,从而阻止后发性白内障形成,提高视力。用 5%肝素滴眼剂，术后每天 3 次，连续用 4 个月。

(4)曲尼司特，又名利喘贝：本品系由日本 KI-SSOI 药品株式会社研发的一种抗过敏药物，在日本广泛用它治疗过敏性结膜炎。在治疗中用 0.5%曲尼司特滴眼剂，术后每天滴 4 次，连续用 3 个月，无不良反应。

(5)免疫毒素(MDK-RA)：在白内障外摘除患者中进行了临床试验，用 50 单位MDK-RA 灌洗囊袋连续观察 24 个月，可有效抑制后发性白内障的发生。

2. 手术治疗

在膜性的白内障切开或剪除的同时，可实行人工晶状体植入术。适应证为瞳孔由膜性白内障遮盖，视力受到明显影响，而基本视功能正常者。

(1)Nd:YAG 激光治疗后发性白内障：使用美国科以人公司的 EPIC 型 Nd:YAG 激光机，术眼散瞳至 6 mm，表面麻醉后置 Abraham 接触镜，Nd:YAG 激光以单脉冲击射。术式：①十字形切开法；在视轴区中央行十字形切开，孔直径为 4 mm；②环形切开法，以视轴中心为圆心，半径 1.52 mm，环形切开，但保留 5～7 点后囊膜不切开，完成后中央后囊膜略下沉并向后翻转。平均单脉冲能量(2.8±0.48)mJ，平均脉冲总数(27±15.1)，平均总能量(50.5±15.8)mJ。术后常规滴抗生素、激素眼液和 0.5%噻吗心安眼液。共 5～7 d，术后 1 周、1 个月、3 个月复查。

(2)儿童后发性白内障合并人工晶状体固定性瞳孔夹持的手术治疗：常规消毒铺巾后，做颞侧透明角膜切口或上方巩膜隧道切口，前房注入足量的黏弹剂后，先用冲洗针头分离虹膜与人工晶状体(IOL)粘连。对虹膜后粘连严重难以分离者可将黏弹剂注入虹膜后，用囊膜剪剪开粘连处。分离粘连后如发现囊袋内有再生皮质将再生皮质吸除，游离虹膜与晶状体后囊间的空间，以便 IOL 复位。由于后囊膜的严重混浊增生，用破囊针刺穿后囊膜一个小孔后向后注入黏弹剂，囊膜剪剪开混浊的后囊膜，直径不超过光学面 4～5 mm，此时如有玻璃体脱出则进行前段玻璃体切割术。对伴有瞳孔膜闭者，将其行虹膜周边切除后，从周切口注入黏弹剂后，将瞳孔区机化膜剪除或将瞳孔缘部分虹膜环形切除，以进行瞳孔成形术；在完成虹膜与晶状体囊粘连分离后，将 IOL 光学部复位。此时瞳孔如不规则者，可用尼龙线将瞳孔缘缝合 1 针。术毕透明角膜切口一般不需缝合，巩膜隧道切口因患儿巩膜硬度低可缝合 1 针。

(3)经睫状体平坦部切口行晶状体后囊膜切开术治疗后发性白内障：常规麻醉，于距上角巩膜缘 4 mm 处作以角巩膜缘为基底的球结膜瓣，充分止血后于此处作垂直于角巩膜缘的巩膜穿透切口 1 mm，向上弯曲切囊针尖，垂直穿过切口伸入人工晶状体后方的瞳孔区由 6 点处向 12 点处撕破光轴处的晶状体后囊膜，根据需要可缝合巩膜切口一针，如有软性残存皮质可以同时吸出，如遇较致密的机化膜可以用切囊针在瞳孔区后囊膜钩 2～3 个孔，扩大巩膜切口，用囊膜剪剪除机化膜，切口缝合 2 针。术毕给予 Dxm 2.5 mg+Gm 2 万 U(c)，涂典必殊眼膏单眼包扎。

（李智敏）

# 第二十四节　老年性白内障

老年性白内障亦可称年龄相关性白内障，是指与年龄相关的眼晶状体混浊的一种最常见的致盲眼病，随着年龄增长、肌体衰老而发生渐进性视力下降乃至失明。通常双眼先后发病，因晶状体混浊程度不同致临床上视力表现有差异，初发期的白内障以药物治疗为主；近成熟期的白内障则以手术治疗为主，尤其是采用现代囊外超声乳化吸除白内障加人工晶状体植入方法为佳。白内障是造成低视力和致盲的主要眼病之一。

## 一、病因

老年性白内障是多因素致病，其确切病因至今尚未完全清楚，与辐射损伤（如紫外线）、全身疾病（如糖尿病）、遗传因素、药物的应用（如糖皮质激素）以及晶状体的营养和代谢状况等有关。

## 二、临床表现

### （一）症状

1.视力减退

视力减退的程度与晶状体混浊的程度与部位有关。眼部不充血，无肿痛及刺激症状。患者往往自觉视力逐渐下降，严重者仅有眼前手动或光感。

2.单眼复视或多视

由于晶状体纤维肿胀、断裂、变性导致晶状体变形、屈光力改变，造成棱镜样作用，出现单眼复视或多视。

3.近视

由于晶状体吸收水分后体积增加，屈光力增强，核部屈光力增高，可出现近视现象，患者自觉老视程度减轻，视远方时需配戴近视眼镜或原有近视度加重。

4.飞蚊症

如瞳孔区的晶状体有点状混浊，可在眼前出现点、片状阴影，其位置固定不变，而玻璃体混浊的阴影则是经常漂浮不固定的，并随眼球转动而飘动。

5.虹视

晶状体吸收水分后，不规则纤维肿胀致注视灯光时有五彩晕轮，此时需与青光眼及结膜炎所致的虹视相鉴别。

6.夜盲、昼盲或色觉异常

部分患者因白内障位于周边而发生夜育，位于中央可致昼盲，由于硬化之晶状体核吸收短波光线，可引起紫色及青蓝色色觉障碍，而晶状体摘除后，患者短期内可有蓝视等现象。

### （二）体征

白内障的体征主要是根据眼科专科检查所见晶状体混浊形态的临床表现。

1.老年性皮质性白内障

老年性皮质性白内障是临床上最为常见的类型，其特点是混浊自周边部浅皮质开始，逐渐向中心部扩张，占据大部分皮质区。根据其临床发展过程及表现形式，老年性皮质性白内障可分为初发期、膨胀期、成熟期和过熟期。

(1)初发期:最早期的改变是在靠周边部前后囊膜下,出现辐轮状的透明水隙或水泡。在裂隙灯显微镜下可见晶状体赤道部皮质内有空泡、水裂和板层分离改变。散瞳检查在后照或直接弥散照射下,呈典型的辐轮状外观。这种辐轮状混浊,最初可位于皮质表浅部位,而后向深部扩展,各层次间可相互重叠掩盖,最终发展成晶状体全面灰白色混浊取代辐轮状混浊外观。代表老年性皮质性白内障进入进展期阶段。

楔形混浊是老年性皮质性白内障最常见的混浊形态,其基底朝周边,尖向中央,作辐射排列,如果散瞳检查、彻照眼底红光反射中能看到辐轮状、楔形或花环样阴影。只有当楔形尖端发展到瞳孔区,视力才受到影响,一般位于晶状体周边部的混浊,可以多年不影响视力。

(2)膨胀期或进展期:晶状体混浊及纤维水肿和纤维间液体不断增加,原有的楔形混浊向瞳孔区发展并互相融合,视力显著下降。由于渗透压改变,晶状体吸收水分,发生体积膨胀、增大,前房变浅,因此称作膨胀期。少数患者可以诱发急性青光眼。并非所有老年性皮质性白内障患者都要经历膨胀期发展过程,即使有,个体之间也存在着很大的差异性,也不一定都会诱发青光眼。此时裂隙灯显微镜检查可见空泡、水裂和板层分离。由于晶状体前囊下仍有一部分透明的皮质,斜照法检查仍可见虹膜新月影投照试验阳性。此期可以持续数月至数年不等。所以作散瞳检查时应该慎重,一旦发生继发性青光眼,必须及时摘除膨胀的晶状体。

(3)成熟期:这一期以晶状体经完全混浊为其特点,膨胀消退,前房深度恢复正常。裂隙灯显微镜下能看到前面有限深度的皮质,呈无结构的白色混浊状态,晶状体内水分溢出,混浊已达到囊膜下,此时斜照法检查虹膜新月影投照试验为阴性。晶状体纤维经历了水肿、变性、膜破裂等一系列病理过程,最终晶状体纤维崩溃,失去正常的形态为结局。应用组织化学技术及X线照射方法,对糖尿病和老年性白内障晶状体进行研究发现,球样小体具有脂质双层膜,其中含有证明其纤维基质来源。及至成熟阶段,晶状体囊膜仍可保持原有的张力和韧性,此后逐渐向变性方向发展。因此在白内障完全成熟之前采取囊外白内障摘除、超声乳化白内障吸除及人工晶状体植入术是恰当的。临床上此期为最佳手术时机。

(4)过熟期:成熟白内障久不手术摘除,晶状体逐渐脱水、体积缩小、前房加深、虹膜震颤、皮质乳化、核下沉,此时视力可好转,晶状体囊膜更脆、皱缩、通透性增加或自行破裂,溶解的晶状体皮质可呈现闪光的特点和胆固醇结晶,称为 Morgangnian 白内障。晶状体核可以脱位到前房和玻璃体内,伴随晶状体的蛋白颗粒游移到前方,组织碎片积聚于前房角,阻塞小梁网,引起的继发性青光眼称为晶状体溶解性青光眼。

同时进入前房的晶状体物质具有抗原性,可诱发自身免疫反应,导致严重的前葡萄膜炎、晶状体过敏性眼内炎。上述两种并发症药物治疗一般无效,采用手术摘除白内障是唯一有效的治疗措施。

2.老年性核性白内障

老年性核性白内障往往和核硬化并存。发病年龄较早,进展较慢,没有明显分期。核混浊从胚胎核或成人核开始,初起时核呈黄色混浊,以后逐渐为较黄色、较红色或较黑色。由于核密度增加致屈光指数增加而产生核性近视,可达 5～10 个屈光度。因晶状体周边部屈光力不变,所以在瞳孔扩大与不扩大时,视力程度不同。

随着白内障程度加重,晶状体核颜色亦逐渐加深,由淡红色逐渐变为琥珀色或棕褐色。而迁延性核性白内障病例,特别是糖尿病患者核晶状体最终变为黑色形成黑色白内障。晶状体核颜色与核硬度有一定的相关性，即颜色越深，核越硬。

3. 老年性后囊下白内障

老年性后囊下白内障是指囊膜下浅皮质混浊为主要特点的白内障类型。混浊多位于后囊膜下，呈棕色微细颗粒状或浅杯形囊泡状。早期在晶状体后核部囊下皮质呈棕黄色混浊，形如茶盘，故又名盘状白内障。外观如锅巴样，混浊呈细小点、小空泡和结晶样颗粒。早期视力受影响是因为混浊位于视轴区，而晶状体皮质和核保持透明，后期合并有核性或皮质性白内障，才发展为成熟白内障。裂隙灯显微镜下，有时可发现混浊区附近的囊膜受累，呈现黄、蓝、绿等反射，形成所谓的多彩样闪辉现象。由于病变距节点更近，因此即使病程早期，或病变范围很小很轻也会引起很严重的视力障碍。

老年性后囊下白内障，除后囊膜下浅皮质受累外，其他部分的皮质和晶状体核均透明，因此属于软核性白内障类型。

## 三、诊断要点

(1)年龄在 50 岁以上。

(2)视力渐降，视物昏蒙或眼前黑影。

(3)眼部无充血，无痛无肿，可有黑花飞舞。

(4)外观端好，瞳孔、眼底均未见异常。

(5)晶状体呈不同程度混浊，有的甚至完全混浊。

(6)视力仅存光感时，光定位检测，红绿色觉正常，眼压正常。

(7)排除全身及局部外伤、感染，中毒及其他因素所致白内障。

## 四、鉴别诊断

根据年龄、病史、症状及局部检查晶状体混浊体征，较容易明确诊断，但对其他类型的白内障及其并发症必须鉴别。

### (一)外伤性白内障

有明显的外伤史或眼局部伤，主要是机械性(如钝挫伤、穿孔伤等)、放射性、电击性等眼外伤所致，使晶状体的囊和皮质遭到破坏，其透明度降低或变得完全混浊，形成不同类型的白内障。

### (二)发育性白内障

年龄不符或晶状体混浊多呈现点状、局限性、较小，不发展或不影响视力。

### (三)糖尿病性白内障

有血糖升高病史或伴相关糖尿病性眼底改变。糖尿病患者中发生的白内障，可以是老年性白内障，只是由于糖尿病的影响，要比正常人群的白内障成熟年龄提早 10 年左右；另一种为糖尿病所引起者，以青少年为主，临床少见的白内障，即真性糖尿病性白内障。典型的糖尿病性白内障，因血糖浓度过高，是晶状体内外的渗透压发生急剧变化，白内障进展较快，在数日或数周内可以达到成熟阶段。另外，在糖尿病发病过程中，还常常出现暂时性近视或远视，且随血糖的变化，屈光状态也随着改变。

### (四)老年性晶状体核硬化

老年性晶状体核硬化是晶状体老化现象，多不影响视力，从形态上彻照法检在眼底可见核硬化为均匀红光,而核性白内障者可见核呈不均匀圆形暗影。

### (五)中毒性白内障

有明显的接触史,常见有三硝基甲苯(TNT)、二硝基酚、萘、氯丙嗪等,可通过病史及晶状体混浊形态相鉴别。

### (六)并发性白内障

由眼局部炎症、肿瘤、感染等原因所引起白内障均可见眼局部病灶体征;由全身因素如药物、肌强直性、手足搐搦性白内障及先天遗传因素等均有相关病史。对老年性膨胀期的白内障常与青光眼发作易混淆,二者可同时存在,也可先后发病,无论青光眼并发白内障,还是膨胀期白内障继发青光眼,均应及时考虑行白内障摘除为安全。

### (七)葡萄膜炎

老年性皮质性白内障的过熟期如因继发葡萄膜炎常须与葡萄膜炎相鉴别,前者前段检查可见晶状体缩小、核下沉或晶状体囊膜破裂,前房内可见游离晶状体蛋白物质体色素膜炎症;后者往往晶状体形态完整。

## 五、并发症

### (一)急性闭角型青光眼

膨胀期白内障由于晶状体皮质吸收水分,使晶状体肿胀,前房变浅,房水外流受阻,可导致青光眼急性发作。此时患者出现眼胀痛、头痛,看灯光时会出现彩色光圈,严重时出现恶心、呕吐、视力急剧下降。因此白内障散瞳检查时须谨慎,一旦发生青光眼,必须及时摘除膨胀的晶状体,否则可能导致永久性失明。

### (二)瞳孔阻滞型青光眼

过熟期白内障由于固定晶状体的悬韧带变性和松弛,出现晶状体脱位或移位,引起房水通过瞳孔时受阻,使眼压升高而导致青光眼。此时出现的典型症状是严重的眼痛、头痛、恶心、呕吐。需及时摘除晶状体,处理瞳孔区的玻璃体,解除患者的病痛。

### (三)晶状体溶解性青光眼

过熟期白内障囊膜的通透性增加或有细微破裂,晶状体的颗粒成分随房水的流动游移到前房,然后积聚于前房角,阻塞小梁网,从而产生继发性青光眼。此型青光眼药物治疗无效,必须摘除晶状体及行抗青光眼手术治疗。

### (四)晶状体过敏性葡萄膜炎

过熟期白内障导致严重的前葡萄膜炎。出现眼睑肿胀、角膜水肿,角膜后片状沉着物堆积、瞳孔与晶状体广泛粘连,患者感到眼痛、眼红、视力进一步下降,因此也须手术摘除白内障。

### (五)晶状体脱位

整个晶状体可进入玻璃体腔内或瞳孔区白内障手术后并发症有后发性白内障,继发青光眼,眼内炎、虹膜睫状体炎,继发视网膜脱离、眼内出血以及人工晶状体植入后的偏位、脱出、下沉,角膜水肿、炎症等。

## 六、治疗

白内障是造成人类致盲致残及低视力的主要眼病,尽管其发病机制还没有完全明确,但在治疗上,尤其是手术治疗,是值得肯定、脱盲效率高的最佳手段。

1.药物治疗

在药物治疗方面，人们针对多年来的临床与实验研究关于病因机制的几种学说提出了相应的药物治疗，主要以滴眼液为主，针对早期白内障或不适合手术的患者进行临床试用。

(1)辅助营养类药物：如维生素 E、核黄素、利眼明等。

(2)与醌体学说有关的药物：根据“醌体学说”理论，认为使用对晶状体可溶性蛋白质亲和力比醌体还强的物质可以使其不发生变性，从而防止白内障的发生。如卡他林、法可林、白内停等。

(3)抗氧化损伤类药物：在晶状体代谢中可产生活性氧而氧化损伤，因老年晶状体中一些与氧化有关酶的活性降低，谷胱甘肽的浓度也较成人低，当晶状体细胞膜被氧化损伤后通透性发生改变，晶状体蛋白变性而发生混浊，如谷胱甘肽等。

(4)其他抗白内障药物：如腮腺素、视明露等眼药水可改善新陈代谢，调整囊膜通透性。

2.手术治疗

(1)白内障囊外摘除术：白内障囊外摘除术是在刺破晶状体前囊中央部后，将晶状体和大部分皮质摘出，并尽量将剩余的皮质冲洗抽吸干净，使晶状体后囊、前囊周边部留在眼内。该手术适用于老年性或有硬核的其他类型白内障，和拟植入后房型人工晶状体的白内障；及晶状体囊膜已破的 30 岁以上成年人外伤性白内障。

(2)白内障囊内摘除术：白内障囊内摘除术是在离断晶状体韧带后将晶状体完整摘出。本手术适应于老年性白内障 40 岁以上有较大硬核的各种白内障及有晶状体脱位的白内障。

(3)人工晶状体植入术：随着科学的发展，近年在国内外已普遍推行白内障摘除后即在眼内放入一个人工晶状体，代替已摘除的混浊晶状体，达到更好恢复晶状体生理功能的目的，手术后没有配戴白内障眼镜引起的物像放大、周边视野缩窄和配戴角膜接触镜可能引起一系列并发症等的缺点，特别有利于单眼白内障摘除后恢复双眼单视的功能。目前使用的有前房型及后房型人工晶状体，大多数是在白内障摘除后即植入人工晶状体，也有少数是在白内障摘除后(一般半年以上)植入的，其中常规白内障现代囊外摘除术后即可植入改良型 J 袢或 C 袢后房型人工晶状体，为最广泛采用方法。

(4)白内障现代囊外摘除联合后房型人工晶状体植入：此为在手术显微镜下先进行白内障囊外摘除术，术前散瞳，术时麻醉，开睑上直肌缝线、作以穹隆为基底的结膜瓣止血、穿刺进前房、开罐式截囊、剥离前囊膜挽出晶状体核、清除干净残留皮质等均与白内障囊外摘除术相同。然后松除 12 点钟方位角巩膜缝线，使鼻、颞侧缝线间留有 6 mm 宽的植入口，在前房及囊袋内注射 2%甲基纤维素或 Healon 后，将人工晶状体从 6 mm 的切口植入。用人工晶状体镊夹住人工晶状体上 1/3 部分，使下袢通过切口并送至 6 点处虹膜后的囊袋中，将上袢送入切口，逆时针旋转镊子，使袢的膝部向后方，当袢的膝部已越过瞳孔上缘时放松上袢，上袢即可进入虹膜后面的囊袋内。调整人工晶状体位置，使上、下袢分别位于 9 点及 3 点的水平位置。前房注入 1%毛果芸香碱或 0.1%氨甲酰胆碱缩瞳。缝合角巩膜及结膜切口。球结膜下注射庆大霉素及地塞米松，涂抗生素眼膏，遮盖双眼。

(5)白内障超声乳化吸出联合人工晶状体植入术：白内障超声乳化吸出术是利用超声波将晶状体核乳化后吸出。本法具有切口小，术后患者活动不受限制，对角膜表面曲率影响小的特点，术后很少散光，适应于晶状体核不是明显坚硬的白内障。

## 七、并发症治疗

1. 急性闭角型青光眼

(1)用药物降低眼压,以解除高眼压对视网膜及视神经的危害。常以缩瞳剂、碳酸酐酶抑制剂、β—受体阻滞剂及(或)肾上腺素 $\alpha_2$ 激动剂联合并用,大多数病例足以降低眼压。

(2)打开关闭的前房角,在发作 48 h 内打开关闭的前方角,越早越好。缩瞳剂、角膜中央加压可以打开对合性前房角关闭。激光周边虹膜成形术、注射巴比妥缓冲液(BBS)于前房可拉开粘得不太牢固的前粘连。

(3)缓解瞳孔阻滞,90%闭角型青光眼是瞳孔阻滞性的。瞳孔阻滞可造成前房角关闭,切开虹膜根部是改善前后房角交通的有效办法,全部闭眼患者需要行激光虹膜切开术或周边虹膜切除术。

(4)瞳孔阻滞性青光眼一定需要手术进行治疗。

在药物将眼压控制,或者用尽全部药物而眼压未能被控制后,必须考虑手术治疗。药物治疗后很快控制眼压者,先复查前房角,判断是何种机制增高眼压的。并采用其相应的手术进行治疗,有激光虹膜切开术、周边虹膜切除术、激光周边虹膜成形术、小梁切除术、白内障囊外摘除术等。

2. 晶状体过敏性葡萄膜炎

应及时取除晶状体物质,扩瞳、局部及全身应用类固醇。另一眼如有白内障,需行囊内摘除术。

(何　蕾)

# 第二十五节　原发性慢性闭角型青光眼

原发性慢性闭角型青光眼好发于亚洲人群。该病发病年龄较急性闭角型青光眼早,可早到 17 岁。30 岁以上发病者占 94%,30 岁以下者占 6%,男女比例约为 1∶1,其中双眼发病者占 85.2%,单眼者占 14.8%。其中有仅 40%患者在发病过程中无任何症状,甚至在偶尔体检中发现严重视功能损害甚至失明,所以它是我国最常见的不可逆性致盲眼病。

和急性闭角型青光眼相比,慢性闭角型青光眼中央前房深度较急性闭角型青光眼略深,相对性瞳孔阻滞强度较急性闭角型青光眼小。慢性闭角型青光眼中有很大一部分病例在周边虹膜切除术解除瞳孔阻滞后,周边前房无明显加深、房角仍狭窄,散瞳或在自然状态下仍可发生房角关闭,所以提出慢性闭角型青光眼中除瞳孔阻滞型外,尚存在其他非瞳孔阻滞因素。

## 一、临床表现

1. 病史

约 2/3 以上的慢性闭角型青光眼者有反复发作的病史。发作时表现为或多或少的眼部不适、发作性视蒙及虹视,部分病例兼有头昏或头痛。这种发作冬季比夏季要多见一些。

情绪紧张、过度疲劳、长时间阅读或近距离工作、看电影、失眠及下象棋等因素常常参与发作。有些妇女在月经期前后或月经期表现出规律性的发病。

另外，不到 1/3 的慢性闭角型青光眼患者却无任何自觉症状，也像原发性开角型青光眼那样，偶尔遮盖健眼，始发现患眼已失明或视力有严重障碍。对于这类患者若不详细检查前房角，往往误诊为原发性开角型青光眼。

2. 外眼及眼底情况

通常在高眼压状态下眼球局部并不充血，当眼压升高时，一般角膜是透明的，表现为或多或少的上皮性水肿。这种情况取决于眼压的高低。高眼压状态下通常瞳孔轻度散大，瞳孔光反射大部分正常，少数病例迟钝。

眼底检查可见早期视盘完全正常，到了发展期或者晚期，则显示程度不等的视盘凹陷及视神经萎缩。视盘的变化取决于疾病发展的阶段。

3. 眼压变化

本症的眼压升高是发作性的。开始的发作具有明显的间隔时间，晚上仅持续数小时，在睡前达到最高峰，充分睡眠和休息后可自然缓解。随着疾病的发展，高眼压持续时间要长一些，几天才可以缓解，甚至不用药不能缓解。尚有一部分病例眼压虽超过了正常范围，但缺乏明显自觉症状，并且保持良好视力，这样给诊断带来一定困难。早期的慢性闭角型青光眼患者在两次发作之间，测量眼压是正常的，24 h 眼压差也在正常范围内，但是发展期病例由于反复发作，虹膜根部同小梁面接触造成小梁组织损伤。另一方面，由于前房角持续闭塞，发作时间长了往往引起不同程度的周边虹膜前粘连，因而它的基压渐渐升高，在间歇期也不能恢复至正常眼压水平。

4. 前房角变化

瞳孔阻滞型慢性闭角型青光眼房角形态和急性闭角型青光眼类似，虹膜根部附着点靠后，房角隐窝深，周边虹膜中度到高度膨隆，房角狭窄，但房角在各个象限宽度有明显差异。一般上方象限房角最窄，其次为鼻侧、颞侧、下方。这类房角发生关闭总是先发生于上方房角，由上向下进行，下象限房角最后受累。房角关闭区和开放区分界清楚。粘连关闭可超过功能小梁网甚至达到 Schwalbe 线。这类房角也可表现为反复发作性功能关闭，功能关闭时由于周边虹膜和小梁网反复接触而造成小梁网功能损害。房水流畅系数下降，造成眼压升高，甚至出现视神经及视野损害，但不发生房角粘连性关闭。另外，有些患者房角表现为多个象限内不同程度的房角关闭，关闭区和开放区分界清楚，粘连关闭区相对应的周边虹膜不同程度局限性膨隆，房角镜检查加压后，膨隆区很少减轻。如果作超声生物显微镜检查多可发现该区域虹膜及睫状体有多发性囊肿存在，房角关闭和这些囊肿有关。

另外，有很大一部分慢性闭角型青光眼房角形态与上述不同，表现为虹膜根部附着点靠前、房角隐窝较浅、周边虹膜轻度或中度膨隆、周边虹膜厚并向房角处堆积。房角关闭表现为爬行性粘连，即开始粘连发生于房角最深处，以后逐渐向上达巩膜嵴、小梁网，甚至 Schwalbe 线，所以房角开放区和关闭区之间呈逐渐过渡性分界。这种房角形态的慢性闭角型青光眼多表现为无任何症状，房角关闭的机制除瞳孔阻滞外可能尚有非瞳孔阻滞因素的参与。

5. 视野改变

慢性闭角型青光眼早期如果未能得到及时有效的治疗，房角关闭进行性增加，眼压持续性增高，可造成类似原发性开角型青光眼视神经损害，出现视盘萎缩及视杯扩大、视神经纤维丢失，并出现相应的视野损害。本症视野损害的程度和发作的次数与高眼压持续时间有关系。如不及时治疗，终致失明。

## 二、诊断

1. 诊断要点

①具备发生闭角型青光眼的眼部解剖特征。②有反复轻度至中度眼压升高的症状或无症状。③房角狭窄，高眼压状态下房角关闭。④进展期至晚期可见类似原发性开角型青光眼视盘及视野损害。⑤眼前段不存在急性高眼压造成的缺血性损害体征。

2. 鉴别诊断

其中最重要的是和窄角性开角型青光眼的鉴别诊断。高眼压下房角的检查是至关重要的，如果在高眼压状态下检查证实房角是关闭的则诊断为慢性闭角型青光眼；如果高眼压状态下房角虽然狭窄，但完全开放则为开角型青光眼。另外也可采用特殊的缩瞳试验进行鉴别。但是对于上面提到的反复发作性房角功能关闭，造成小梁网继发性损害，但房角未发生粘连性关闭，这类慢性闭角型青光眼和窄角性开角型青光眼做出鉴别诊断有时是十分困难的。如果患者有反复发作性眼压升高病史，小梁网可见继发性损害的体征，如遗留的虹膜色素等，则做出慢性闭角型青光眼的诊断。如果上述症状及体征不明显则较难作出判断。采用明暗环境下房角检查或明暗环境下超声生物显微镜房角检查则有助于鉴别。

## 三、治疗

随着对慢性闭角型青光眼发病机制认识的加深，对慢性闭角型青光眼的处理也发生了相应的变化，即针对不同的亚型采取针对性的处理。

1. 早期病例的处理

早期瞳孔阻滞性慢性闭角型青光眼施行周边虹膜切除术后，周边前房加深、房角增宽，散瞳条件下无虹膜向房角方向堆积，对周边虹膜切除治疗反应良好，则不需作进一步处理。

非瞳孔阻滞性或混合机制性所致慢性闭角型青光眼在施行周边虹膜切除术后周边前房变化不明显，甚至无变化，房角仍狭窄，散瞳条件下周边虹膜向房角方向堆积，阻塞房角。对这类病例，应再做氩激光周边虹膜成形术，使周边虹膜离开房角，增加房角宽度，避免房角进行性的关闭，并需作长期定期随访及房角检查。有一些病例对缩瞳剂治疗反应良好，加用缩瞳剂后房角增宽，所以也有学者主张使用低浓度毛果芸香碱，以预防房角进行性关闭。但是，毛果芸香碱会增加眼前段充血，长期使用可使瞳孔散大不良，给今后可能施行的白内障或其他内眼手术带来困难，所以不推荐长期使用毛果芸香碱。

另外，有一部分早期病例在行周边虹膜切除术后周边虹膜仍膨隆，并表现和晶状体前表面一致性膨隆则应考虑有晶状体阻滞的参与，这类患者使用缩瞳剂后有诱发恶性青光眼的可能，应禁用缩瞳剂。对于随访条件差的患者一般更不主张长期使用缩瞳剂预防房角进行性关闭。

2. 进展期病例的处理

分两种情况可选择不同的治疗方式。

(1)房角关闭在1/2～3/4，眼压在2.67～4.00 kPa(20～30 mmHg)①，眼局部加用抗青光眼药物后，眼压可控制在正常范围，可选择施行周边虹膜切除术，并根据前述原则联合或不联

---

① 临床上习惯以mmHg作为压力单位，1 mmHg＝0.133 kpa，1 kpa＝7.5 mmHg。全书同。

合虹膜成形术，阻止房角进行性关闭，但可能遗留一定的永久性眼压水平偏高的残余青光眼。对于残余性青光眼可长期局部使用β-受体阻滞剂或碳酸酐酶抑制剂等降眼压药物控制眼压，并作长期随访，如果用药后眼压仍不能完全控制，视功能进行性损害，可考虑施行滤过性手术。

(2)房角关闭1/2以上，眼压在4.00 kPa(30 mmHg)以上，眼局部加用各类抗青光眼药物后眼压不能控制在正常范围，可选择滤过性手术治疗。

3.晚期病例的处理

晚期慢性闭角型青光眼房角完全关闭，用药后眼压不能控制，必须施行滤过性手术。

（何　蕾）

# 第二十六节　原发性开角型青光眼

开角型青光眼是一种视神经病，具有典型的结构性和功能性损害，即视盘损害和视野缺损。这两种损害是由于视网膜神经节细胞死亡及其轴索丢失所致的特征性改变。视网膜神经节细胞的轴索经视盘穿过到眼球外，常在视盘上留有凹陷区称为视杯，临床上以杯盘比值来描述其大小。当青光眼侵犯更多的视网膜神经节细胞及其轴索时，杯盘比值进行性变大。

现在认为，凡是有特征性的视盘改变及特征性的视野缺损，且房角是开放的，不论其眼压是升高或在正常范围内，均称为开角型青光眼，但临床上还是将伴有眼压升高，且不伴有眼部或全身其他疾病所引起的上述视盘及视野改变者称为原发性开角型青光眼。

本病发病隐蔽，常无自觉症状，多为常规眼部检查或健康普查时被发现。绝大多数患者眼压升高是由于房水流畅系数下降。眼压升高造成视神经损害的机制尚不清楚。

## 一、临床表现

原发性开角型青光眼发病隐蔽，进展极为缓慢，故不易被察觉。早期一般无任何症状。当病变发展到一定程度时，可有轻度眼胀、视力疲劳和头痛。有些年轻患者可表现为眼压明显升高而出现虹视、视物模糊等症状。中心视力一般不受影响，而视野逐渐缩小。

晚期当视野缩小呈管状时，则出现行动不便和夜盲等症状。有些晚期病例有虹视或视物模糊，最后视力完全丧失。

### (一)眼压升高

测量眼压是简单而重要的检查方法。开角型青光眼的眼压波动幅度大，眼压水平升高，大多数患者眼压在22～40 mmHg，有些病例可明显高于此值。波动幅度增大可能比眼压升高出现更早。眼压正常范围为10～21 mmHg，双侧相似或相等。

绝大多数正常人的眼压是在正常值范围以内，不致引起眼组织的损害。当眼压超出正常值后，容易产生组织损害，应引起警惕。

正常眼压在一日之内有波动，不能仅凭少数几次测量来确定患者的眼压状况，应测量24 h眼压情况，即眼压日曲线。测量方法是在24 h内每4 h测量一次，第一次最好是在起床前测量。中华眼科学会青光眼学组暂定测量时间为：上午5、7、10点，下午2、6、10点。眼压日差小于5 mmHg为正常，大于8 mmHg者为病理性。大多数正常人早晨眼压最高，以后逐渐下降，夜间眼压最低，午夜后又渐升高；也有早晨眼压最低而下午眼压升高者。

### （二）房水流畅系数降低

开角型青光眼房水流畅系数（C值）下降。在青光眼的早期，C值波动较大。C值下降常出现在明显眼压升高以前，但是单次C值测量对诊断的价值不大。由于对青光眼概念的改变，眼压描记在临床诊断青光眼的作用也发生了变化。如同眼压升高不能诊断为青光眼，只是C值降低也不能作为诊断依据。

眼压描记在对青光眼的发病机制和抗青光眼药物作用的了解方面，曾经是极有价值的。但对于临床诊断和治疗青光眼的作用是有争论的，目前已不作为青光眼的常规检查项目。眼压和C值异常只是提醒医师应更密切观察患者。

### （三）视盘损害和视网膜神经纤维层萎缩

视盘的青光眼性凹陷萎缩是诊断的可靠依据，视网膜神经纤维层萎缩可直接反映青光眼所致轴索的丢失，可发生在视野缺损以前，对于鉴别哪些高眼压症者容易发展为青光眼有重要参考价值。

### （四）前房角

原发性开角型青光眼的前房角为开角，一般为宽角；有些也可为窄角，但是在眼压升高时房角并不关闭，无发育性房角异常。

### （五）视野缺损

青光眼视野缺损是原发性开角型青光眼的重要诊断依据。青光眼性视野缺损具有特征性，其视野损害与视网膜神经纤维层的分布和走行及青光眼性视盘损害和视网膜神经纤维层萎缩相一致，纤维束性视野缺损是青光眼性视野缺损的特征性变化。

1. 早期改变

（1）旁中心暗点：在自动视野阈值检查中，表现为局限性视网膜光敏感度下降。常在中心视野5°～30°范围内有一个或数个比较性或绝对性旁中心暗点。有时在绝对性暗点周围有比较性暗点，其典型分布区域是在Bjerrum区。鼻侧分布范围较宽，颞侧范围较窄。

有的靠近中心注视点，有的远离中心点20°～30°，暗点的宽度为2°～10°，在鼻侧以水平线为界。

（2）鼻侧阶梯：为视网膜神经纤维束损害的特征性改变，表现为一条或多条等视线在鼻侧水平子午线处上下错位，形成鼻侧水平子午线处的阶梯状视野缺损。由于神经纤维受损害程度不同，不一定每个等视线上均查出鼻侧阶梯。可仅累及周边等视线或中心等视线，也可能从中心到周边多条等视线受累。鼻侧阶梯常合并旁中心暗点。当中心视野不能确切分析时，周边部鼻侧阶梯有一定诊断意义。

2. 进展期改变

当病情进展，几个旁中心暗点可以融合或与生理盲点相连，形成典型的弓形暗点。弓形暗点是典型的神经纤维束型视野缺损。由于视盘的一束神经纤维受侵，暗点从生理盲点开始，围绕注视点10°～20°内呈弓形达鼻侧水平线上。鼻侧较颞侧宽，与视网膜颞侧弓形神经纤维束的排列相对应。弓形暗点可为比较性或绝对性，一般不是从生理盲点开始，当其延伸到生理盲点时，在该处的暗点也不是最致密的。病情进一步发展，视野缺损加重，上下方弓形纤维受损则形成双弓形暗点，多数上下弓形不对称，在水平线上相遇，形成两个阶梯，下方者常靠近中心注视点。

3. 晚期改变

从中期到晚期没有明显界限，晚期视野大部分丧失，仅残存 5°～10°中心小岛，即管状视野。此时还可能保留 1.0 的中心视力，而视野缺损已达注视点附近。残留的小视野常呈横椭圆形，鼻侧有水平阶梯。这种小视野可保持相当长的时间，缺损常由鼻侧向中心注视点进展，当注视点受侵犯则视力可突然丧失。

## 二、诊断

原发性开角型青光眼的诊断标准采用全国青光眼学组提出的标准。

(1)青光眼性视盘损害和(或)视网膜神经纤维层缺损。

(2)青光眼性视野缺损。

(3)眼压＞21 mmHg。

(4)前房角开放。

具有以上 4 项或具有 1、3、4 或 2、3、4 者才能诊断为原发性开角型青光眼，激发实验阳性不作为诊断依据。

### (一)早期诊断

目前对于原发性开角型青光眼的诊断是必须具备眼压升高及其所造成的视盘损害及视野缺损，而且房角是开放的。在一般人群中，有一些人眼压高于 21 mmHg，而其视盘及视野均正常，其中仅约 10％可能发展为真正的青光眼。

1. 危险因素

原发性开角型青光眼在发生明显的视野缺损以前没有任何症状和可引起注意的体征。

为了早期发现本病患者，需要进行详细检查。开角型青光眼常伴有下述危险因素，可根据患者所具有危险因素情况决定是否需要密切观察。当患者有持续眼压升高而无明显的视盘或视野损害，医师应根据另一些危险因素情况，以决定哪些人需更密切地观察或在未出现肯定的损害以前即开始治疗。

(1)高眼压：眼压升高是发展为开角型青光眼的最重要的单一危险因素，眼压愈高，出现视盘和视野损害的可能性愈大。个体眼球对压力的耐受性不同，有些眼压升高不明显的患者也可能发生视盘损害。眼压水平进行性升高者达到一定高度后将会产生损害。

(2)视盘凹陷：发展为开角型青光眼的第二个最危险的因素是青光眼性损害出现以前视盘生理凹陷的大小。大而深的凹陷对压力的耐受较差，容易产生青光眼性损害。正常人很少双侧凹陷不对称，但常发生于青光眼患者。凹陷不对称是后天性改变并且与高眼压有关。

(3)中央角膜厚度：中央角膜厚度(CCT)影响眼压的测量值已被广泛接受，CCT 较薄测出的眼压值较真实的眼压低；而 CCT 较厚，测出的眼压值较真实眼压值高。最近认识到 CCT 是开角型青光眼发生的一个预示因素，其机制尚不清楚。

(4)青光眼家族史：青光眼家族史阳性者是发展为青光眼的一个重要危险因素。

(5)高度近视：高度近视患者中开角型青光眼的发生率高。同样，在开角型青光眼和高眼压症及低压性青光眼中近视的发生率也高。

(6)糖尿病：糖尿病患者的青光眼发病率为 12.6％，比正常人群的发病率明显增高。

(7)全身血管病：由于视盘慢性缺血是发展为青光眼视野缺损的一种原因，故应考虑全身血管因素对青光眼的作用。

2. 青光眼视神经病变的形态学检查

视网膜神经节细胞的不可逆性丢失在青光眼的典型表现为视盘凹陷和视网膜神经纤维层的局限性和弥散性萎缩。目前的证据表明，视神经损害发生在视野缺损以前。

(1)视盘照相：立体视盘照相是一种简单、便宜的方法，可获得视盘三维、彩色图像。在临床工作中，是对可疑青光眼结构损害最常用的、客观的记录方法。

(2)共焦激光扫描检眼镜(CSLO)：能提供对视盘及眼后节的定量三维图像。

(3)激光扫描偏振仪(SLP)：包括共焦扫描激光检眼镜和偏振激光束。

(4)相干光断层扫描仪(OCT)：OCT 可直接实时观察视网膜病变，可直接定量测量视网膜结构，较 CSLO 和 SLP 分辨率高。

青光眼造成视盘、视网膜神经纤维层、神经节细胞层和内丛状层的结构损害。眼底照相评估视盘，对于诊断和治疗可疑青光眼和青光眼患者仍然是最主要的方法，但是上述技术是强有力的工具，有助于临床医师早期诊断青光眼。

3. 视野检查

视野检查包括：标准自动视野检查(SAP)、短波长自动视野检查(SWAP)、倍频视野计检查(FDT)。研究发现，联合应用不同的视野检查有利于对青光眼早期损害检测的敏感性而不降低其特异性。

青光眼导致三种视网膜神经节细胞丢失，即小细胞型、大细胞型和小双层细胞丢失。在各种不同检查之中哪一种先测出视野丢失是有个体差异的。当两种或以上视野检查出现异常时，青光眼首先侵犯视网膜的相同的区域。

### (二)鉴别诊断

原发性开角型青光眼需与本病的主要体征相似的情况相鉴别，包括眼压升高、视盘凹陷萎缩和视野缺损；还需要与各种继发性青光眼相鉴别，如剥脱综合征、色素弥散综合征、外伤、眼前节炎症、亚急性或慢性房角关闭、上巩膜静脉压升高、Axenfeld 和 Rieger 综合征及激素性青光眼等。通过详细病史询问和眼部检查常可加以区别。

视盘凹陷是青光眼的典型体征，但并不是确诊的标准。有时视盘缺损或视盘小凹可被误认为扩大的视盘凹陷。一般讲，青光眼所致凹陷较苍白区大，而视神经疾病者视盘凹陷小于苍白区。

有些疾病可致弓形或神经纤维束性视野缺损，如脉络膜视网膜疾患，包括近视性退行性变、非典型的视网膜色素变性、光感受器退行性变、动、静脉分支阻塞和近视盘的脉络膜视网膜炎等；视盘损害，包括视盘的玻璃疣、小凹、缺损、视盘炎、慢性视盘水肿等；视神经损害，包括缺血性视神经病变、球后视神经炎、脑垂体瘤、脑膜瘤和视交叉处蛛网膜炎等。

## 三、治疗

### (一)治疗目的

控制疾病的发展或尽可能延缓其进展，使患者在存活期间能保持好的视功能。

大多数病例可通过降低眼压达到此目的。因为患者的视神经对压力的耐受力不同，因而不可能规定一种眼压水平可保持病情稳定，有的患者眼压在 15 mmHg 而损害仍在进展，而另一些患者眼压达 30 mmHg 尚可耐受相当长时间而不出现损害。一般讲，眼压越高，可能发生进行性损害的危险越大。视神经或视野的损害进展则应加强治疗而进一步降低眼压。另外，所选用治疗应尽量减少给患者造成的不便和并发症，以便患者能遵嘱用药。

### （二）治疗时机

当眼压很高足以导致最后失明时均应开始治疗。不能对所有患者均选一定的眼压水平使其病情不进展，而是根据具体患者情况决定。主要考虑其眼压高度、视盘和视野状况，其他危险因素也应考虑，如年龄、近视、青光眼家族史，全身情况，如高血压、糖尿病、心血管疾患等均可增加发生青光眼性损害的危险性。眼压 30 mmHg 而无视盘损害及视野缺损或其他危险因素时，可密切观察而不予治疗，以避免心理压力、经济负担和治疗的不良反应，应向患者讲清随访的必要性。眼压高于 30 mmHg 应开始治疗。如有视神经损害，尤其是当眼压升高、损害进展时则应治疗。如眼压升高，并有视盘损害和视野缺损，则明确需要治疗。

### （三）药物治疗

可供选择的药物有前列腺素类药物、β-肾上腺素能受体阻滞剂、肾上腺素能药物、缩瞳剂、局部碳酸酐酶抑制剂及全身应用碳酸酐酶抑制剂。高渗剂对于暂时控制急性高眼压有效，不用于慢性高眼压的长期治疗。

1.常用的抗青光眼药物

（1）前列腺素类药物：为新一类抗青光眼药物，为青光眼药物治疗的又一重大进展。具有显著的降低眼压作用，可持续至少 24 h，故每日只需用一次。

（2）β 肾上腺素能受体阻滞剂：常用药物有 0.5％噻吗洛尔、0.5％贝他根、1％～2％美托洛尔（美开朗）、0.5％贝特舒等。以上药物降低眼压作用可维持 12～24 h。降低眼压的机制是减少房水生成，不影响瞳孔及调节。

（3）肾上腺素能神经药物：此类药物的优点是每日只用 1～2 次，对调节没有明显影响。

（4）缩瞳剂：缩瞳剂分为短效和长效两种，毛果芸香碱是主要的短效药。长效剂为碘化磷酰胆碱等。

（5）局部碳酸酐酶抑制剂：为减少全身应用碳酸酐酶抑制剂的全身不良反应，研制出局部滴眼剂。

2.初始用药的选择

β-受体阻滞剂的疗效较强，所需用药次数少（每日 2 次），不影响瞳孔及调节，但是它可引起严重的心肺不良反应，一些患者不能应用。近年来的新药如前列腺素类药物适利达，降眼压效果好，每日只需用药 1 次，而且浓度很低，为 0.005％，无全身不良反应，已被用来作为首选药物。$\alpha_2$ 肾上腺素能兴奋剂阿法根降眼压效果好，也无全身不良反应，较地匹福林不良反应小，因不兴奋 $\alpha_1$ 受体，不引起瞳孔开大及血管收缩，目前也作为一线药。缩瞳剂常不用做开始用药，因其用药次数多，不良反应较多不易为患者所接受及配合。

3.单眼用药试验

采用一眼用药，一眼作为对照的方法来评价药物的疗效。这种试验方法可以确定单一药物的疗效，停用无效的药物，以免不必要的不良反应、经济浪费和带来的不便。单侧试验也可避免停用实际是有效而被认为是无效的药物，例如由于眼压日夜波动，眼压峰值可掩盖药物的降压作用。单侧试验需要双眼眼压相近或保持恒定的比率，而且双眼眼压日夜波动相似。但实际情况常非如此，尤其是当一眼在短期内眼压不能被控制时。单侧试验后还需随访对照眼在加用药物后是否能被控制。

4. 联合用药

当单一药物不能控制眼压时，可更换其他药物，而且目前可供选择的新药很多，可多试几种，如仍不能控制，则需联合用药。现在有一些固定联合制剂如适利加为适利达和噻吗洛尔的固定联合制剂，用固定联合制剂，比用两种单独药物减少滴药次数，较为方便，可提高患者的依从性，减少防腐剂的不良反应，而效果与用两种单独药物是相似的。

5. 最大剂量药物治疗

最大剂量药物治疗是指没有合适的药物可以加用。不应将最大剂量药物治疗理解为在考虑非药物治疗以前，已联合应用最强力量的前列腺素类药物、β-受体阻滞剂、缩瞳剂、肾上腺素能药物和碳酸酐酶抑制剂等。在确定每一具体患者的最大剂量药物治疗时，需考虑许多因素。

### （四）激光治疗

氩激光小梁成形术（ALT）可作为开角型青光眼在进行滤过手术以前的治疗方法，至于它是否可代替药物治疗目前还有争议。这种治疗可使 70%～80%的病例眼压下降，但术后仍需继续应用强的药物治疗，其降低眼压幅度较小，最多可下降 6～10 mmHg，不适用于眼压过高的患者。这种治疗降压效果不持久，过一段时间后眼压又会升高，经随访氩激光小梁成形术后眼压已控制者，每年约有 5%～10%的患者眼压又失去控制。

### （五）手术治疗

1. 手术时机的选择

对于开角型青光眼的治疗原则传统是先用药物治疗，当用最大可耐受的药物而病情不能控制时，采用激光治疗，如果仍不能有效控制，才考虑手术治疗。这种原则的制定是基于抗青光眼性滤过手术会发生较严重的并发症。对不同的病例，不同的眼压水平和视功能受损害程度，考虑不同的治疗方法。

2. 小梁切除术

小梁切除术为目前常规采用的术式。影响手术成功率的重要因素是术后滤过道瘢痕化和并发症。由于显微手术技术的发展，术中及术后应用抗代谢药物以防治滤过道的纤维化，激光重新打通粘连的滤过道等技术的应用，显著地提高了小梁切除术的成功率。

3. 非穿透性小梁手术

非穿透性小梁手术为近年来开展的一种新的抗青光眼手术，在不切通前房的情况下，切除 Schlemm 管外壁、构成其内壁的近管组织和部分透明角膜基质，仅留一层菲薄小梁及狄氏膜窗，起到房水引流作用，浅层巩膜瓣下的深层巩膜，大部被切除，仅留极薄一层。这种手术的降眼压效果与小梁切除术相似，但并发症显著减少。

（何　蕾）

## 第二十七节　继发性青光眼

由于眼病或全身疾病在眼部改变引起的眼压升高，均属于继发性青光眼。虽然一些继发性青光眼的原发病因不是完全清楚，但造成眼压升高的基础发病原因是可认识的。多数继发性青光眼是后天获得，少数可能与遗传或发育障碍有关，多为单侧性，也可双侧性发病，占全部青光眼的20%～40%。由于病因不一，继发性青光眼的种类繁多，目前尚无一种满意的分类方法。继发性青光眼是由于某些眼病或全身疾病，影响或破坏了正常的房水循环，或阻碍了房水外流，或增加房水生成，而引起眼压升高的青光眼。以下介绍常见继发性青光眼。

## 一、眼前段炎症所致的继发性青光眼

### （一）虹膜睫状体炎

1. 临床表现

(1)症状：视力减退、畏光、流泪、眼痛。

(2)体征：结膜呈睫状充血，角膜内皮可见灰白色细尘状或羊脂状KP，以角膜下方较多，呈三角形。房水混浊，Tyndall(＋)，病情严重时，前房内可有絮样渗出物，甚至积脓。虹膜纹理不清，可有后粘连，瞳孔缩小，对光反射减弱或消失。

炎症期瞳孔缩小，瞳孔缘虹膜后粘连，前房房水通道受阻；炎症期房水分泌过多；当炎性渗出物多时，炎性细胞、纤维蛋白等阻塞在小梁网，房水流出不畅；虹膜与小梁网或虹膜与角膜间发生粘连导致房角闭锁，造成眼压升高引起继发性青光眼。

2. 诊断

根据临床表现，可做出诊断。

3. 鉴别诊断

(1)青光眼睫状体炎综合征：仅有轻度虹膜睫状体炎表现，无瞳孔缘虹膜后粘连。

呈发作性。眼压升高常在40～60 mmHg，视力影响不明显。而本病反复发作后可有虹膜前或后粘连，瞳孔缩小，形状不规则。

(2)原发性青光眼：鉴别要点在于是否有虹膜睫状体炎的表现。

(3)色素性青光眼：角膜后壁梭形色素沉着，无虹膜睫状体炎的表现。

### （二）青光眼睫状体炎综合征（简称青-睫综合征）

1. 临床表现

好发于中青年。一般是单眼反复发病。发作时常无自觉症状，头痛、眼痛症状不明显。视力基本正常或有轻度下降。发作性眼压升高，常在40～60 mmHg。

轻度睫状充血，角膜上皮可有轻度水肿，发作3 d内角膜后壁可见灰白色羊脂状沉着物，多位于角膜的下1/3部位。瞳孔可略大，不发生后粘连。前房有少量浮游物，轻度房水闪光，前房深，房角开，无周边虹膜前粘连。本病预后较好，一般无视野及视乳头改变。

2. 诊断

根据视力、眼压升高。轻度虹膜睫状体炎症状，特征性羊脂状KP，可做出诊断。

3. 鉴别诊断

(1)虹膜睫状体炎：反复发作后可有虹膜前或后粘连，瞳孔缩小，形状不规则。眼压不一定升高。而青-睫综合征仅有轻度虹膜睫状体炎表现，无瞳孔缘虹膜后粘连。呈发作性。眼压升高常在40～60 mmHg，视力影响不明显。

(2)虹膜异色性睫状体炎：虹膜脱色素、萎缩变薄，后期大多数有白内障的表现。眼压为持续升高，并不呈发作性升高。

(3)色素性青光眼：角膜后为梭形色素沉着物。中周部虹膜透照缺损。小梁网上明显色素沉着。

## 二、晶状体异常所致继发性青光眼

### (一)膨胀期白内障所致青光眼

即白内障膨胀期或晶状体外伤后混浊肿胀后发生的继发性青光眼。

(1)临床表现:多单眼发病,有长期视力减退病史。伴有眼痛、头痛、恶心、呕吐等症状。睫状充血,角膜上皮水肿,前房浅,房角部分或全部关闭,瞳孔中度散大。晶状体混浊肿胀。眼压明显升高。

(2)诊断:根据白内障病史、眼压升高、前房变浅,可做出诊断。

(3)鉴别诊断:与晶状体溶解性青光眼鉴别。该病见于过熟期白内障,前房深,房角开放,瞳孔轻度或中度散大。房水和前房角有灰白色或褐黄色点状物漂浮或沉着。本病晶状体膨胀后,使晶状体虹膜隔前移,前房浅,房角部分或全部关闭,房水中可见少量色素,瞳孔中度散大。

### (二)晶状体溶解性青光眼

过熟期白内障,晶状体皮质液化逸出,漏入房水中,被巨噬细胞所吞噬,这些细胞阻塞小梁网,使房水外流受阻,眼压升高。

1. 临床表现

多见于老年患者,单眼发病,长期视力减退。大多数发病突然,出现眼痛、头痛、流泪、畏光、恶心、呕吐等症状。眼压显著升高,可达 50～60 mmHg。

2. 诊断

根据临床表现及房水细胞检查,可做出诊断。

3. 鉴别诊断

(1)膨胀期白内障所致青光眼:晶状体膨胀后,使晶状体虹膜隔前移,前房浅,房角部分或全部关闭,房水中可见少量色素,瞳孔中度散大。本病前房深,房角开放,瞳孔轻度或中度散大。房水和前房角有灰白色或褐黄色点状物漂浮或沉着。

(2)晶状体皮质过敏性青光眼:有外伤或白内障手术史。虹膜充血水肿、瞳孔缩小,前房大量炎性细胞,可形成积脓,角膜后羊脂状沉着物。房水生化检查高分子量可溶性晶状体蛋白含量极低。血清中可测出晶状体蛋白抗体。

(3)晶状体颗粒性青光眼:有白内障手术史或晶状体外伤史,二者的鉴别要点在于晶状体溶解性青光眼房水中高分子量可溶性晶状体蛋白含量增高而晶状体颗粒性青光眼则不高。

## 三、剥脱综合征

剥脱综合征又称囊膜剥脱综合征或假性剥脱综合征,是一种广泛的眼基膜疾患。由于剥脱物质广泛地分布于眼的不同部位故称为剥脱综合征。

1. 临床表现

(1)发病年龄 40～70 岁。

(2)角膜内皮、瞳孔缘、虹膜表面、房角、晶状体前囊及悬韧带上均有灰白色碎屑沉着。

(3)散瞳后检查,晶状体前囊表面碎屑沉着分三个区域,中央为半透明的盘状区,周边部为白色颗粒状沉着物,中间为透明区。

(4)前房角有明显的色素沉着,下方更为明显,下方房角 1 个或多个越过 Schwalbe 线的色素波纹具有诊断意义。瞳孔缘色素皱褶消失,瞳孔周围的虹膜有缺损。

(5)本病青光眼发病率为30%～80%,通常为开角型青光眼。

2.诊断

特征性晶状体前囊膜改变和眼压升高为诊断要点。

3.鉴别诊断

(1)色素性青光眼:发病年龄在40岁以下,常为双眼发病,男性多见,多有近视。

角膜后壁梭形色素沉着,小梁网上可见稠密的均匀的暗棕色色素沉着。虹膜缺损在中周部。

(2)真性晶状体囊膜剥脱症:发生于外伤或灼热环境下的白内障,晶状体前囊剥脱,沉淀物呈卷曲的薄片状,不伴有青光眼。

## 四、继发于眼外伤的青光眼

### (一)房角后退性青光眼

(1)临床表现:有眼球钝挫伤史,无明显自觉症状。发生青光眼的比例约10%左右。

前房角镜检查周边前房变深,前房角撕裂处虹膜根部附着点后退、虹膜突缺失、睫状体带明显增宽。由于前房角后退,前房角镜下见巩膜突明显变白。眼压缓慢升高,青光眼性视野改变。

(2)诊断:根据眼球外伤史、前房角改变及眼压升高,即可诊断。

(3)鉴别诊断:与原发性开角型青光眼、继发性开角型青光眼、继发性闭角型青光眼等鉴别要点在于前房角的检查。

### (二)前房积血继发青光眼

(1)临床表现:有眼球钝挫伤史。视力下降。结膜充血,房水闪光阳性。前房有大量积血,当出血超过前房1/2时,易眼压升高引起继发性青光眼。当眼压升高、前房积血较多较久后,会引起角膜血染。角膜内皮细胞层不正常时即使眼压正常,也可引起角膜血染。持续的高眼压可导致视神经萎缩。

(2)诊断:根据眼球外伤史、前房积血及眼压升高,即可诊断。

(3)鉴别诊断:需与新生血管性青光眼鉴别,该病新生血管破裂可发生前房出血,区别在其虹膜上有新生血管、瞳孔缘色素层外翻和眼部缺血性改变。

### (三)溶血性青光眼

因眼内出血,尤其是玻璃体出血后,红细胞在眼内的破坏产物和含有血红蛋白的巨噬细胞阻塞小梁而引起眼压突然升高。

1.临床表现

有眼外伤或眼内出血的病史。视力下降、眼痛、头痛、恶心、呕吐。

混合充血,角膜水肿,前房内有大量血细胞浮游,前房角开放,小梁呈微红或棕红色。

眼压升高。房水细胞检查,可见较多含色素的巨噬细胞。

2.诊断

根据眼内出血史、前房内大量血细胞及眼压升高即可诊断。

3.鉴别诊断

(1)晶状体溶解性青光眼:多发生于过熟期白内障,房水可见明显闪辉,角膜后壁、房水、房角、虹膜及晶状体表面可见灰白色晶状体皮质或彩色反光的颗粒。房水细胞学检查可发现典型的透明膨胀的巨噬细胞。

(2)血影细胞性青光眼:鉴别要点在于血影细胞性青光眼房水细胞学检查可见血影细胞。而溶血性青光眼房水细胞检查可见较多含色素的巨噬细胞。

### (四)血影细胞性青光眼

各种原因所致玻璃体出血后,红细胞的形态和柔韧性发生变性,变为土黄色、圆形、僵硬的血影细胞,通过破损的玻璃体前界膜进入前房堵塞小梁网,引起急性眼压升高的开角型青光眼。

(1)临床表现:外伤、手术等原因造成的玻璃体积血史。前房内少量血影细胞对眼压影响不大,若大量血影细胞进入前房,可导致眼压急剧升高,伴有眼痛、头痛,角膜水肿。前房及玻璃体中可见棕色颗粒细胞。前房内血影细胞多时,积聚在前房内呈黄褐色,形成假性前房积脓。前房角开放,小梁网呈棕黄色,或房角结构完全被遮盖,下方尤为明显。房水细胞学检查可见血影细胞。

(2)诊断:有玻璃体出血史,前房内棕色颗粒及眼压升高即可诊断。

(3)鉴别诊断:需与溶血性青光眼鉴别,要点在于溶血性青光眼房水细胞检查可见较多含色素的巨噬细胞。而血影细胞性青光眼房水细胞学检查可见血影细胞。

## 五、新生血管性青光眼

新生血管性青光眼又名血管功能不全性青光眼,是继发于视网膜缺血性疾病或炎症之后的难治性青光眼。其特征为虹膜表面和前房角纤维血管膜增生,纤维血管收缩后,形成周边部虹膜前粘连,引起眼压升高。

1. 临床表现

新生血管性青光眼的临床发展可分为 3 期。

第一期:瞳孔缘出现细小弯曲、走行杂乱的新生血管。该血管逐渐向虹膜根部延伸,越过睫状体、巩膜突达到小梁网。此期无青光眼体征,眼压正常。

第二期:虹膜新生血管多,表现为明显的虹膜红变,由于纤维血管膜阻塞小梁网,房角虽然开放,但眼压增高。表现为继发性开角型青光眼。

第三期:由于小梁网纤维血管膜的收缩引起部分或全部前房角关闭,为继发性闭角型青光眼期。虹膜基质变平,瞳孔缘色素层外翻,瞳孔开大。眼压持续升高,出现剧烈眼痛、头痛。

2. 诊断

具有眼部缺血性疾病,虹膜及前房角可见新生血管,眼压升高。

3. 鉴别诊断

(1)Fuchs 异色性虹膜睫状体炎:本病可有虹膜新生血管。眼部通常不充血,可有自发性前房出血,前房出血在进行眼部操作时更常见,如房角检查或前房穿刺术后。血管可以跨过巩膜嵴至小梁,但很少引起粘连性房角关闭或新生血管性青光眼。可发生继发性青光眼,其机制可能是小梁网炎症所致。

(2)前房积血:鉴别要点在于有无新生血管。

(3)炎症:炎症也可引起永存性的虹膜新生血管,严重的虹膜炎和继发性血管充血时与突发性新生血管性青光眼相似,可根据血管走行及管径与新生血管加以区别。用局部类固醇治疗,假性虹膜新生血管可消退,而真性虹膜新生血管则不能消退。

## 六、治疗

### (一)青光眼睫状体炎综合征

青光眼睫状体炎综合征虽是一种自限性眼病，但一般仍需治疗，尤其眼压较高和炎症较重时。另一方面，该病也是复发性眼病，却无预防复发的措施。发作期时通常联合采用控制睫状体炎和眼压的药物，睫状体炎原因并不清楚，属于非特异性炎症，临床上多用局部糖皮质激素眼药，局部降眼压药中可用各种β受体阻滞剂卡替洛尔、α受体激动剂的溴莫尼定，局部碳酸酐酶抑制剂布林佐胺，而禁用毛果芸香碱和前列腺素类降眼压药。眼压较高，如高于50 mmHg时，可考虑使用全身降眼压药。炎症即使较重，多数患者中局部糖皮质激素即有满意疗效，也可使用非甾体类药物口服。对于病程较长的患者，长期使用局部糖皮质激素以控制炎症，应注意引起糖皮质激素性青光眼的可能，此时可考虑代之以局部非甾体类眼药，但两者同时使用，从药理上并不增加抗炎疗效。

对于已经发生视神经损害、并且眼压难以满意控制的患者，则采用手术治疗，但滤过手术的成功仅在降低眼压，对炎症控制和预防复发无确凿作用。

(1)局部应用肾上腺糖皮质激素，如0.5%可的松液或0.1%地塞米松液，每日3～4次滴眼。也可以用1%肾上腺素或0.1%噻吗心安滴眼。

(2)吲哚美辛25～50 mg，每日3次口服。醋唑磺胺250 mg，每日3次口服。也可应用氟灭酸200～400 mg，每日3次口服。

(3)一般不宜手术，因手术不能防止其发作，如合并原发性开角型青光眼可考虑行滤过手术。

### (二)新生血管性青光眼

新生血管性青光眼属于难治性青光眼之一，所以对新生血管性青光眼前期的治疗，也就是对原发病因的治疗是非常重要的。临床治疗上关键是早期发现虹膜新生血管并进行早期准确而有效的治疗，方可预防新生血管性青光眼的发生并保护视力。

1.视网膜缺血的治疗

全视网膜光凝是预防发生虹膜新生血管和新生血管性青光眼的最有效方法。在缺血性视网膜中央静脉阻塞和糖尿病性视网膜病变中，荧光血管造影显示广泛毛细血管非灌注区或瞳孔缘有荧光素渗漏者，均应进行全视网膜光凝。

2.降眼压治疗

(1)药物治疗：根据24 h眼压曲线，以在高峰眼压前1～2 h用药为准，适当安排用药时间及次数。局部用药应先用1种低浓度的药物，如眼压不能控制再增加药物种类及浓度，进行联合药物治疗。主要药物有1%毛果芸香碱、0.25%～0.5%噻吗心安、0.5%盐酸左旋丁萘酮心安、肾上腺素双特戊酸酯等。口服药物如醋氮酰胺、甘油等仅作为眼压很高时临时用药，不可长期应用。

(2)滤过性手术：前房角关闭和眼压升高的患者治疗方案除全视网膜光凝和药物治疗方法外，青光眼滤过性手术对于降低眼压是必需的。

(3)青光眼引流管或调节阀植入术：青光眼房角开放期多采用各种房水引流装置放入眼内，这些都是对组织反应小、组织适应性好的合成高分子化合物。

(4)睫状体破坏手术：睫状体破坏手术主要用于晚期的新生血管性青光眼，患者用药物和其他手术治疗失败，或视力丧失，而且疼痛严重，此时治疗目的是缓解症状、保留眼球或挽救残存的视力。这种治疗也应建立在病因治疗和眼底缺血治疗基础上，因缺血未消除，手术后新生血管化仍会继续进行，即使手术后近期眼压控制满意，也可能因为新生血管继发性出血、炎症等原因导致眼压不能控制或眼球萎缩，最终眼球摘除。

### （三）继发于角膜炎的青光眼

原发的病毒性炎症需要积极的抗病毒治疗。继发性的眼压升高主要采用局部降眼压药，但毛果芸香碱和前列腺素类禁用或慎用。角膜情况允许时考虑皮质激素的同时应用，此外酌情应用睫状肌麻痹剂，对炎症和眼压的控制均有帮助。治疗期长短相差甚大，与原发疾病轻重、其他并发症有无和治疗效果有关，长期使用糖皮质激素的患者须注意皮质激素性青光眼的可能，对于广泛周边虹膜前粘连和眼压难以控制而危及视神经的患者，需行抗青光眼滤过性手术。

### （四）继发于巩膜炎的青光眼

一是针对病因巩膜炎的治疗，二是眼压控制。房角开放时，炎症治疗有效后眼压随之回降，同时予以局部降眼压药，主要为房水生成抑制剂，禁用毛果芸香碱和前列素类降眼压药；周边前粘连首先在于预防，已经形成时，抗炎治疗预防进一步发展，广泛形成后眼压控制的药物效果不佳时，考虑手术，手术部位应避开炎症范围，选择正常结膜和巩膜区域，术后强化抗炎治疗。

### （五）外伤后继发性青光眼

1. 外伤后早期的继发性青光眼

采用糖皮质激素控制虹膜睫状体和小梁网的反应性炎症，以及局部降眼压药。除非严重的前房角和小梁网器质性损伤，也可自限性恢复。

2. 外伤后合并前房积血的继发性青光眼

依据出血数量和眼压程度决定药物或手术治疗。

（1）药物：包括糖皮质激素和降眼压药，睫状肌麻痹剂是否应用需视具体情况而定。

糖皮质激素抑制虹膜睫状体和小梁网的炎性反应，降眼压药，如 $\beta$ 受体阻滞剂、$\alpha_2$ 受体激动剂、碳酸酐酶抑制剂，同时，限制患者活动、半卧位休息和双眼遮盖等，有助于新鲜出血的稳定和吸收。一旦出血凝集后，则不必过分强调限制患者活动。

（2）手术：主要针对出血量多，如血平面位于角膜纵径下部 1/3 以上，尤其眼压经用药后不能降至 30 mmHg 以下而持续超过 1 周，以致可能出现角膜血染和视神经损害时，需要积极手术干预。其原则是出血未凝集时，争取排放出血至干净；出血已凝集后，尽量清除血凝块，虽难以至全部，但房水中游离的红细胞（可以阻塞小梁网）应清理至不再见到血性房水为止。

### （六）虹膜角膜内皮综合征

无论何种亚型，治疗上主要围绕角膜水肿和继发性青光眼，但两者均具有挑战性。

1. 药物

对于眼压升高的患者，局部降眼压药是一线治疗，除缩瞳剂毛果芸香碱外，主要为房水生成抑制剂，包括 $\beta$ 受体阻滞剂、$\alpha$ 受体激动剂和局部碳酸酐酶抑制剂，前列腺素类药物的作用尚不明确，但全周高位周边前粘连情况下，理论上不适用。

对于角膜水肿，由于因眼压升高而加重，所以降压治疗有益于改善角膜情况。另外，局部高渗盐溶液对角膜有脱水作用，可用于改善角膜水肿。

2.手术

眼压控制的药物效果不佳时，需要手术治疗，手术方式包括小梁切除术联合抗代谢药物使用（丝裂霉素或氟尿嘧啶）和引流装置植入术。对于滤过手术，异常角膜内皮的生长可能阻塞滤过通道，所以长期成功难以保持，有报道称，引流装置植入术的长期效果优于联合抗代谢药物的小梁切除术。但无论何种术式，一次手术难以稳定地控制眼压。最后，上述手术无效时，对于顽固性病例，考虑采用睫状体破坏手术，现在常用二极管激光睫状体光凝术（CPC），根据术后随访眼压，必要时可以重复进行。

对于角膜失代偿，药物治疗失败时采用手术，如穿透性角膜移植术（PKP）或角膜内皮移植术，以替代异常的角膜内皮细胞。有时，需要滤过和角膜移植的联合手术，同时控制眼压对维持角膜植片透明性有至关重要作用。

### （七）继发于白内障膨胀期的闭角型青光眼

推荐激光虹膜切开术，等待发作缓解后予以白内障摘除术。许多情况下，如果考虑很快进行白内障手术，可以不施行虹膜切开术。

### （八）晶状体溶解性青光眼

（1）急性眼压升高时，需要采用药物同时降低眼压和抑制高眼压炎症反应，降眼压药往往使用全身高渗脱水剂和碳酸酐酶抑制剂，以及局部的β受体阻滞剂和$\alpha_2$受体激动剂，炎症控制多用局部糖皮质激素，除抗炎作用外，也有助于降低眼压并缓解疼痛症状。药物治疗为临时措施，部分患者对药物反应不佳，则需要手术治疗。

（2）眼压和炎症缓解后，或药物反应不佳的患者，应及时手术，单纯白内障囊外摘除包括晶状体超声乳化联合人工晶状体植入手术即可彻底治疗，无须联合抗青光眼手术。需要注意的是，一是晶状体皮质完全清除干净，二是对于过熟期白内障，由于囊膜和悬韧带脆弱以及核的坚硬下沉，一般不宜施行超声乳化术，各种操作应格外谨慎。个别情况下，晶状体脱位进入玻璃体腔时，则需首选平坦部玻璃体切除术，摘除晶状体。

（何　蕾）

# 第二十八节　常见的特殊性葡萄膜炎

## 一、交感性眼炎

交感性眼炎是指一眼穿通伤或内眼手术后出现双眼肉芽肿性全葡萄膜炎，受伤眼称为诱发眼，另一眼为交感眼。本病多发生在2周至2个月，也可在数月或数年后发病。

### （一）病因

多因外伤或手术造成眼内抗原暴露并激发自身免疫反应所致。

### （二）临床表现

眼球穿孔伤或内眼手术后出现葡萄膜炎的症状与体征，经过一段时间后，另一眼（健眼）也发生同样性质的葡萄膜炎。

1.症状

以眼珠疼痛，畏光流泪，视物模糊，眼前似有阴影漂浮等症为主。先表现为诱发眼，之后交感眼亦出现同样表现。

2.体征

(1)诱发眼：①眼前段主要表现为睫状充血，角膜后沉着物，房水混浊，瞳孔缩小，虹膜后粘连等；②若能窥视眼底，表现为视盘充血，后极部视网膜水肿和浆液性视网膜脱离。

(2)交感眼：初发炎症不一，或先出现眼前段炎症，亦可先发生眼底改变。①眼前段主要表现为睫状充血或混合充血，角膜后沉着物、房水混浊，或前房积脓、虹膜后粘连，瞳孔缩小等。②眼底主要表现视盘充血，其周围视网膜水肿，视网膜黄白色点状渗出，后极部有浆液性视网膜脱离；发病数月后，因视网膜色素上皮色素广泛脱失，眼底呈现晚霞样改变。

3.并发症和后遗症

主要有并发性白内障、继发性青光眼、浆液性视网膜脱离、视神经萎缩等。

### (三)诊断

1.诊断要点

主要根据眼球穿孔伤史或内眼手术史，以及双侧肉芽肿性葡萄膜炎的临床表现诊断。

2.实验室及其他检查

眼底荧光血管造影早期可见视网膜有多数细小荧光素渗漏点，以后逐渐扩大，后期呈多湖状或多囊状视网膜下荧光素积存区。

3.鉴别诊断

(1)晶状体过敏性眼内炎：由于晶状体损伤或白内障术后造成晶状体皮质同房水接触导致葡萄膜炎。潜伏期为1～14 d，引起对侧过敏性葡萄膜炎。鉴别点在于晶状体过敏性眼内炎健眼发病时，伤眼炎症大多已稳定或停止，而交感性眼炎双眼是同时发生葡萄膜炎症，即交感眼的炎症是在诱发眼的炎症复发或加重时产生的。

(2)交感性刺激：一眼外伤后产生眼刺激症状，而另一眼也出现疼痛、畏光、流泪、近视及视疲劳，而检查除视力可矫正外，眼前后节无炎症发生，此为一种神经反应表现，称为交感性刺激，需同交感性眼炎相鉴别。

### (四)治疗

本病是一种非常严重的致盲性眼病，治疗应尽快控制眼内炎症。早期选择适宜剂量的糖皮质激素，局部和全身应用，必要时用免疫抑制药和抗生素治疗。

1.局部治疗

(1)糖皮质激素的应用：局部可点用醋酸可的松眼液、复方硫酸新霉素眼液或结膜下注射地塞米松或醋酸泼尼松龙 0.3～0.5 mL，3～5 d 1 次。

(2)散瞳药的应用：对前葡萄膜炎和全葡萄膜炎为主要表现的交感性眼炎患者，可用 1%阿托品眼液点眼，每日 3 次；甚者可结膜下注射散瞳合剂 0.2～0.3 mL。

对后葡萄膜炎为主要表现的交感性眼炎，轻度者不使用散瞳药，中、重度患者可用 1%～2%新福林滴眼液或 1%托吡卡胺滴眼液，每日 1～2 次，防止虹膜发生后粘连。

2.全身治疗

(1)糖皮质激素：口服强的松片，每次 30 mg，每日早晨 1 次顿服，甚者可用地塞米松注射液，每次 10～20 mg，加入 5%葡萄糖注射液 250 mL，静脉滴注，每日 1 次。随病情好转，逐渐减量。

(2)免疫抑制药:对糖皮质激素治疗无效,可考虑用免疫抑制药。常用环磷酰胺,每日 2～3 mg/kg,一般为每日 200 mg,炎症好转后可逐渐减量,维持量为每日 50 mg。

(3)抗生素治疗:可用青霉素钠注射液,每次 240 万～480 万 U 加入 0.9%氯化钠注射液 250 mL,静脉滴注(皮试阴性后),每日 2 次;或妥布霉素注射液,每次 24 万 U,加入 5%葡萄糖注射液或 0.9%氯化钠注射液 250 mL,静脉滴注,每日 1 次。

### (五)预防

(1)眼球穿孔伤后应及时修复创口,避免葡萄膜嵌顿,并预防感染。

(2)若受伤眼损害严重而炎症强烈,视力恢复无望者;或合并继发性青光眼,眼压不能控制者;或保守治疗无效,慢性炎症反复发作,伤眼已丧失视力者,可考虑行眼球摘除术。

(3)糖皮质激素应用要维持 3～6 个月,随病情控制而逐渐减量,以防炎症复发。交感性眼炎是一种严重的致盲性眼病。对于眼球穿孔伤及内眼手术者,一旦健眼发生赤痛,视力下降者,应引起高度重视,以便早期发现,早期治疗。西医对本病的治疗首选药物是糖皮质激素,起始量要大要足,病情好转后逐渐减量,并维持较长时间,同时配合抗生素及散瞳药。

## 二、Vogt-小柳原田综合征

Vogt-小柳原田综合征(VKH 综合征)又称特发性葡萄膜大脑炎,是一种累及全身多器官系统,如眼、耳、皮肤和脑膜的临床综合征。

本病主要表现为双眼弥散性渗出性葡萄膜炎,同时伴有头痛、耳鸣、颈强直以及白发、脱发、皮肤白癜风等皮肤损害。若表现以前葡萄膜炎为主者,称为 Vogt-小柳综合征,若表现以后葡萄膜炎为主者,称为原田综合征。

### (一)病因

由自身免疫反应所致,还与 HLA-DR、HLA-DRwg 相关。

### (二)临床表现

1.症状

发病前常先有头痛、耳鸣、听力下降及感冒样先驱症状,随后双眼视力急剧下降。

2.体征

(1)Vogt-小柳综合征:表现为前葡萄膜炎,睫状充血或混合充血,角膜后沉着物,房水混浊,前房积脓,瞳孔缩小或闭锁,虹膜后粘连等。

(2)原田综合征:表现为后葡萄膜炎,视盘充血,视网膜水肿,黄白色点状渗出,浆液性视网膜脱离等。病情稳定后,视网膜脱离平复,脉络膜及视网膜上皮色素脱失,眼底呈晚霞样改变。

(3)全身体征:毛发变白、脱发、白癜风、皮肤过敏等。

3.并发症和后遗症

主要有并发性白内障、继发性青光眼、渗出性视网膜脱离等。

### (三)诊断

根据典型的病史及葡萄膜炎伴有头痛、耳鸣、听力减退、脱发、毛发变白及白癜风等临床表现,即可诊断。

实验室及其他检查:眼底荧光血管造影,早期出现多发性细小的荧光素渗漏点,以后扩大融合,有助于诊断。部分患者脑脊液淋巴细胞增高。

### (四)治疗

对本病主要是对症治疗和控制炎症反应,糖皮质激素为首选药,必要时用免疫抑制药及抗生素治疗。

1. 局部治疗

(1)糖皮质激素:局部可点用0.1%地塞米松、复方硫酸新霉素等糖皮质激素眼液。

(2)散瞳药:宜充分散瞳,可点用1%阿托品眼液(或眼膏),每日3次。

2. 全身治疗

(1)糖皮质激素:对初发者主要给予泼尼松片口服,一般起始剂量为每日1~1.5 mg/kg,于10~14 d开始减量。维持剂量为每日20 mg,治疗多需8个月以上。

(2)免疫抑制药:对于复发性者,可给予免疫抑制药。常用环磷酰胺,每日2~3 mg/kg,一般为每日200 mg,炎症好转后可逐渐减量,维持量为每日50 mg。

### (五)预防

(1)本病是一种与免疫有关的眼病,故改善机体免疫力是治疗本病的关键。糖皮质激素是调节人体免疫功能的首选药物,但长期使用会使患者产生依赖性,不良反应亦较大,停药不当又会出现病情反跳,故宜按规律逐步递减。

(2)增强体质,避免过度劳累,以免病情反复发作。

## 三、Behcet病

Behcet病(白塞病)是一种以葡萄膜炎、口腔溃疡、皮肤损害和生殖器溃疡为特征的多系统受累的疾病。本病多为双眼发病,好发于20~40岁青壮年,男性多于女性,复发率高,病程较长,缠绵难愈。

### (一)病因

与细菌、单纯疱疹病毒感染有关,主要通过诱发自身免疫反应致病。

### (二)临床表现

1. 症状

眼珠疼痛,视物模糊,全身常伴有低热,乏力倦怠,食欲缺乏,四肢肌肉关节疼痛等症。

2. 体征

(1)眼部损害:主要表现为反复发作的全葡萄膜炎,呈非肉芽肿性。眼前段受累者,以前葡萄膜炎伴前房积脓为特征,眼后段病变者多表现为视网膜炎、视网膜血管炎,以及后期出现的视网膜血管闭塞。

(2)全身损害:主要表现为复发性口腔溃疡、生殖器溃疡、多形性皮肤损害(皮肤结节性红斑、痤疮样皮疹、溃疡性皮炎、脓肿、针刺处出现结节和疱疹等)、关节炎、神经系统损害等。

3. 并发症和后遗症

常见为并发性白内障、继发性青光眼、增生性视网膜病变和视神经萎缩。

### (三)诊断

1. 诊断要点

根据反复发作的葡萄膜炎以及复发性口腔溃疡,生殖器溃疡,多形性皮肤损害等典型的临床表现,即可诊断。在1990年,国际Behcet病研究组制定的诊断标准为:①复发性口腔溃疡(1年内至少复发3次);②加上下述4种表现:复发性生殖器溃疡或瘢痕,眼部损害(前葡萄膜炎、后葡萄膜炎、玻璃体混浊、视网膜血管炎),皮肤损害(结节性红斑、假性毛囊炎、或血疹脓疱样损害、或发育期后的痤疮样结节),皮肤过敏反应试验阳性。

2.实验室及其他检查

(1)病毒检测:部分病例在虹膜、脉络膜、视网膜组织中培养出病毒颗粒。

(2)细菌培养:有些病例从患者口腔黏膜、舌、唾液腺、牙龈所取的标本中培养出大量的链球菌。

(3)免疫学检查:有些病例可检测出 HLA-A,HLA-B 抗原。

### (四)治疗

由于本病病因复杂,主要予以对症治疗和用糖皮质激素或免疫抑制药治疗。

1.局部治疗

(1)散瞳药:用于眼前段受累者,可用 1%阿托品眼药水(或眼膏)点眼,每日 2~3 次。

(2)糖皮质激素的应用:眼前段受累者,可局部点用 0.1%地塞米松、复方硫酸新霉素等糖皮质激素眼药。

2.全身治疗

(1)糖皮质激素:若出现严重的视网膜炎或视网膜血管炎,宜全身使用糖皮质激素,可用地塞米松 10~20 mg 加入 5%葡萄糖注射液 250 mL,每日 1 次;或口服泼尼松片,每次 30 mg,每日早上 1 次顿服,随病情好转逐渐减量。

(2)免疫抑制药:病情严重者,可考虑用免疫抑制药,常用环磷酰胺,每日 2~3 mg/kg,一般为每日 200 mg,炎症好转后,可逐渐减量,维持量为每日 50 mg。

(3)激光治疗:视网膜和视盘的新生血管,视网膜血管阻塞及有大面积视网膜毛细血管无灌注者可行激光治疗,以避免玻璃体积血、黄斑水肿的发生。

### (五)预防

(1)避免过度劳累,以免病情复发。

(2)注意调理饮食,少食辛辣。

(3)使用糖皮质激素和免疫抑制药者,应定期复查肝肾功能、电解质,以免产生毒不良反应。

## 四、急性视网膜坏死综合征

急性视网膜坏死综合征(ARN)是由疱疹病毒感染引起的以急性坏死性视网膜炎、脉络膜炎、玻璃体炎、视网膜动脉炎和后期视网膜脱离为特征的眼病。本病起病急骤,发展迅速,预后极差。可发生于任何年龄,以 15~75 岁多见。大约 1/3 的患者双眼发病,多数患者在第 1 只眼发病后的 6 周内第 2 只眼发病。

### (一)病因

由疱疹病毒(主要为水痘-带状疱疹病毒和单纯疱疹病毒)感染引起。

### (二)临床表现

1.症状

早期表现为眶周疼痛、眼赤痛、畏光、视力下降。随着病情发展,视力急剧下降,甚者失明。

2.体征

(1)急性期:轻度睫状充血,角膜后壁有尘点状或羊脂状沉着物,玻璃体混浊,眼底周边部视网膜有散在浓密的黄白色渗出斑，呈圆形或地图形，逐渐向后极部扩展。多伴有活动性视网膜血管炎，表现为血管旁出血，血管周围出现白鞘及血管闭塞。

（2）缓解期：1 个月以后，眼前节炎症减轻或消退；视网膜白色病灶开始吸收，留下色素紊乱和视网膜脉络膜萎缩灶，视网膜血管闭塞呈白线。

（3）晚期：发病后 2～3 个月，眼前节炎症渐不明显，但玻璃体混浊加重，形成增生性玻璃体视网膜病变而加剧或导致视网膜脱离。

### （三）诊断

1. 诊断要点

主要根据临床表现诊断，但对非典型及疑难病例则需要借助于实验室检查，如血清抗体测定，玻璃体及视网膜组织活检等。多聚酶链式反应可在眼内液中检测感染病毒 DNA 的成分。

2. 实验室及其他检查

（1）急性期：荧光造影动脉期，视网膜病灶处脉络膜荧光遮蔽，视网膜动脉或其分支阻塞有渗漏。

（2）缓解期：视网膜萎缩病灶区因色素沉着呈斑驳状荧光斑。

（3）晚期：视网膜可见荧光渗漏。

### （四）治疗

本病治疗以抗病毒为主，配合糖皮质激素及抗凝药。

1. 局部治疗

（1）糖皮质激素的应用：局部点用 0.1%地塞米松、复方硫酸新霉素等糖皮质激素眼液。

（2）散瞳药：病变累及眼前段者，局部点用 1%阿托品眼液（或眼膏）点眼，每日 2～3 次。

2. 全身治疗

（1）抗病毒制剂：阿昔洛韦为治疗本病的首选药物。每日剂量 15～30 mg/kg，分 3 次加入 0.9%氯化钠注射液 500 mL 内缓慢静脉滴注，10 d 为 1 个疗程，以后逐渐减少剂量。

（2）抗凝药：本病患者血小板功能亢进，可加重视网膜血管阻塞，宜给予抗血小板聚集药物。常用为阿司匹林片，每次 20 mg，每日 3 次。

（3）糖皮质激素：在抗病毒治疗的同时可选用泼尼松片，每日 1 mg/kg，口服治疗，1 周后逐渐减量。

3. 激光治疗

激光光凝可阻止早期的视网膜脱离。

### （五）预防

（1）本病是由疱疹病毒引起的一种严重的致盲性眼病。早期以抗病毒为主，阿昔洛韦是目前公认的治疗本病的首选药物，由于其能有效地抑制病毒的合成，减轻病毒对视神经和视网膜的损害，因此能否早期足量地应用阿昔洛韦，对本病起着关键的作用。由于本病发病急，变化快，预后差，故宜早期发现，早期治疗，迅速控制病情，抢救视力。

对本病要早期发现、早期诊断、抢救治疗。

（2）一眼发病后，要密切注视另一眼（健眼）的变化。

（3）调理饮食，少吃辛辣。

（高　阳）

# 第二十九节　视网膜脱离

## 一、裂孔性视网膜脱离

视网膜脱离由视网膜破裂孔引起者称为裂孔性视网膜脱离，又称为原发性视网膜脱离。正常情况下玻璃体腔内液体无法进入视网膜下腔，当周边部视网膜变性区萎缩变薄形成裂孔或玻璃体与视网膜在某些局部异常牵拉形成视网膜撕裂，则打开了眼内液体通向视网膜下腔的大门。视网膜下腔负压消失，视网膜神经感觉层遂与色素上皮层(RPE)分离。裂孔性视网膜脱离可发生于任何年龄段，多见于中、老年患者。

双眼发病率为15%～30%，可先后发病，间隔时间数周至数十年。无明显性别差异。风险因素为高度近视、眼钝挫伤、老年人、白内障手术史。

### (一)发病机制

形成裂孔性视网膜脱离有三个必要条件，缺一不可。

1. 视网膜裂孔

由周边部视网膜变性区萎缩变薄形成裂孔或玻璃体与视网膜在某些局部异常牵拉形成裂孔所导致。是眼球内液体进入视网膜下腔从而导致视网膜脱离的必经之路。

2. 玻璃体液化

正常玻璃体呈凝胶状，即使有视网膜裂孔形成，它也不会进入视网膜下。玻璃体液化后游离水形成，可通过视网膜裂孔到达视网膜下腔，导致神经视网膜与RPE分离。

3. 玻璃体-视网膜牵拉

RPE具有泵功能，持续将视网膜下腔液体泵入脉络膜，使视网膜下腔形成一定负压，是正常情况下维持视网膜在位的最重要力量。当有视网膜裂孔形成并有玻璃体液化时，如无玻璃体与视网膜的异常黏着与牵拉，液化的玻璃体不会突破视网膜下腔负压而进入视网膜下，故视网膜仍能维持平伏。只有当裂孔处有玻璃体与视网膜黏着，牵拉力才能打破视网膜下腔负压，引导液化的玻璃体进入视网膜下腔。可见，裂孔性视网膜脱离是视网膜与玻璃体共同参与、相互作用的病理过程。

### (二)诊断

1. 前驱症状

眼前黑影飘动和(或)闪光感。玻璃体液化凝缩导致的混浊物或玻璃体后脱离时形成的Weiss环或视网膜裂孔形成时血管破裂引起的玻璃体少量出血，均可导致患者眼球运动时眼前有形状、大小各异的黑影飘动。眼球转动时玻璃体来回震荡，玻璃体与视网膜粘连处视网膜受到玻璃体牵拉，或后脱离的玻璃体撞击视网膜，导致视网膜神经元放电，形成闪光感。但需注意：并非所有的视网膜脱离患者均出现黑影飘动及闪光感。有些患者可以没有任何症状，于体检时偶然发现视网膜脱离，或直至黄斑区受累视力下降方就诊。反之，出现黑影飘动及闪光感者也不一定发生视网膜裂孔及脱离。

2. 症状

周边视野遮挡感及视力下降。脱离区视网膜神经元营养供应受阻，导致功能下降。其中部分较为敏感的患者可以感觉到与脱离区视网膜相对应的视野区域有黑影遮挡感。随脱离范围扩大，受黑影遮挡的区域亦随之扩大。脱离发展到黄斑后则中心视力亦明显下降，常至0.1以下。

3.体征

(1)眼压可正常或不同程度降低：如果眼压降至6 mmHg以下，应注意是否有脉络膜脱离的可能。偶有眼压增高者，则应考虑合并原发青光眼的可能。个别眼压增高患者系锯齿缘或睫状体扁平部裂孔，视网膜下腔蛋白及碎屑可以到达前房阻塞房角而引起高眼压。

(2)前房深度正常或轻度加深，房水清亮：如出现房水细胞及房水闪辉，合并眼压极低、晶状体晃动、虹膜震颤，则合并脉络膜脱离的可能性很大。部分合并脉络膜脱离患者可出现卷缩轮附近虹膜组织向后塌陷，导致前房明显加深。

(3)瞳孔光反应正常或轻度相对性传入性瞳孔障碍(RAPD)阳性：依视网膜脱离范围而定。长期视网膜脱离或合并视神经萎缩患者可出现严重的RAPD阳性体征。

(4)玻璃体表现：绝大多数视网膜脱离患者玻璃体有明显的液化、凝缩，裂隙灯下可见明显的液化腔或光学间隙。

部分患者出现程度不等的玻璃体后脱离，于视盘前玻璃体腔内可见各种形状的Weiss环。前部玻璃体内可出现灰色细胞及颗粒，更多的患者则出现“烟草灰样”色素颗粒，称为Schafer综合征。代表RPE细胞受到刺激活化，分裂增生移行至玻璃体腔，也即增生性玻璃体视网膜病变过程开始。这是视网膜裂孔及视网膜脱离的比较特异性的体征，但并不是所有视网膜脱离患者均会查到色素颗粒。裂孔部位有视网膜血管经过并被撕裂者于玻璃体内可见血细胞或血凝块，时间较长后积血下沉于下方玻璃体内并机化为白色膜状、条索状物，沿玻璃体束道分布，易被误认为纤维增生膜。

(5)视网膜表现：脱离的视网膜呈青灰色隆起，可见到视网膜血管蜿蜒爬行于其上。隆起根据高度不同分为亚临床脱离、浅脱离、中等度脱离、大泡状脱离。亚临床脱离因脱离极浅，肉眼几乎不可辨。仅于裂隙灯前置镜检查时可发现视网膜血管投影于下方的色素上皮表面。浅脱离的视网膜轻度扁平隆起，色略淡，与正常视网膜的橘红色分界明显。大泡状脱离常位于上方，因脱离非常高，视网膜柔软、活动度较大，脱离的视网膜可以下坠而遮挡视盘及黄斑。脱离区视网膜因为水肿而表现波浪状纹路，称为水肿纹。时间较长的视网膜脱离，脱离区视网膜表面出现细胞性增生膜，增生膜收缩导致固定皱襞形成，外观似星形。此时视网膜变得僵硬，眼球运动时视网膜活动度降低。开始时固定皱襞为单个，逐渐增多并可融合，晚期视网膜全脱离呈漏斗状。部分发展缓慢长期脱离的患者可于脱离区视网膜与未脱离视网膜交界处视网膜下形成分界线，灰白色或有色素改变，外观似车轨状。

(6)视网膜裂孔：绝大多数裂孔性视网膜脱离者可以于脱离的视网膜部位找到视网膜裂孔。裂孔的大小、数量、形状及位置差异较大。按大小分：小(＜1/4钟点)、中等(1/4～1钟点)、大(1～3钟点)、巨大裂孔(＞3钟点)。按形成原因分：萎缩孔、撕裂孔、锯齿缘截离。可以是单发裂孔，也可以是多发裂孔。多发裂孔可以局限于某一象限，也可以分散于眼底各象限。常见裂孔形态为圆形、马蹄形，少数可以是裂隙状、鱼嘴形。圆形裂孔多为视网膜萎缩所形成裂孔，裂孔多位于视网膜格样变性区内，这种裂孔与玻璃体牵拉无关。

少数圆形裂孔也可为玻璃体牵拉导致的撕裂孔，在裂孔前玻璃体腔内可见到被撕脱的圆形小盖。这种裂孔称为去盖撕裂，为撕裂孔的一种。马蹄形裂孔则均为玻璃体与裂孔前唇视网膜粘连较紧导致视网膜被撕裂所致。此时裂孔前唇被与之紧密粘连的玻璃体束牵拉凸向玻璃体腔，时间稍长，马蹄形裂孔的后唇边缘因为受到增生膜牵拉而出现卷边。马蹄形撕裂孔可以出现于正常视网膜部位，也可以位于视网膜格样变性区的边缘。大部分视网膜裂孔出现于赤道部附近，少数裂孔较靠后或靠前。部分患者可以发现两种特殊部位的视网膜裂孔：黄斑裂孔及锯齿缘截离。黄斑裂孔为圆形，100～800 μm。可出现于高度近视及外伤，也可以是特发性。锯齿缘截离多发生于颞上、颞下象限，可以发生于急性眼球顿挫伤后，此时可合并玻璃体基底部撕脱，也可发生于常剧烈揉眼等慢性长期损伤后。因裂孔多位于周边，常规眼底检查不易发现锯齿缘截离，常需结合巩膜外顶压。偶尔睫状体扁平部裂孔可引起睫状体扁平部无色素上皮及视网膜脱离。由于重力影响，视网膜下液向下方沉降，检查者可以据此了解视网膜裂孔位置与视网膜脱离范围的关系。位于上方的视网膜裂孔，液体在视网膜下积聚下沉呈半球形隆起；下方裂孔，视网膜下液积聚缓慢，很少出现半球形隆起；裂孔偏于一侧，则同侧视网膜脱离上界高于对侧；位于垂直中线上的裂孔，视网膜脱离两侧对称。偶尔经过多次检查仍不能发现确定的视网膜裂孔，可能原因为裂孔太小、呈缝隙状、位于脱离视网膜皱褶内等。

(7)视网膜变性区：6%～8%的正常人中可以发现视网膜格样变性区。视网膜格变区与视网膜裂孔关系密切，包括格变区中的萎缩孔及格变区边缘的撕裂孔。格变区可以单发，也可多发，与锯齿缘方向平行，也可在不同纬度上并存。

3. 辅助检查

(1)视野检查：视网膜脱离区域呈绝对性缺损，浅脱离者也可呈相对性缺损。视野缺损对视网膜脱离部位诊断有一定价值，如颞侧视野缺损提示鼻侧视网膜脱离，鼻侧视野缺损提示颞侧视网膜脱离。

(2)眼 B 超：B 超检查可以发现玻璃体腔内有连续高回声光带与眼球后壁分离，但与视盘相连。如行眼底彩超检查，可以显示高回声光带内的血流信号，从而与玻璃体后界膜区分。此外，B 超检查尚可发现脉络膜睫状体脱离的回声及脉络膜上腔积液。根据回声光带的平滑度、活动度，可以大致估计视网膜增生膜的情况。泡状脱离，回声光带平滑，活动度大；陈旧漏斗状脱离，则回声光带不平滑，有皱褶且基本不能活动。巨大裂孔患者可以在 B 超检查中发现回声光带于裂孔处中断。

由于裂孔性视网膜脱离多因玻璃体变性、后脱离引起，一只眼发生裂孔性视网膜脱离，另一只眼约 10%也将发生视网膜脱离，故检查患眼时也应详细检查对侧眼，如发现格样变性区和视网膜裂孔可行预防性激光光凝或预防性巩膜外冷冻处理。

上述诊断要点中，视网膜隆起及视网膜裂孔是确定诊断必需的。偶有患者反复检查无法查到确切裂孔时，如其他检查符合，则可暂时诊断为裂孔性视网膜脱离，但需继续查找裂孔。如因屈光间质混浊，无法检查眼底，则眼 B 超检查是唯一能够帮助诊断的工具。此时，只能暂时诊断为视网膜脱离，而无法分辨是否为裂孔性。

4. 鉴别诊断

绝大多数裂孔性视网膜脱离临床表现典型，只要查到裂孔，就可确定诊断。但极少数患者查不到裂孔，需要与其他有相似表现的疾病鉴别。

(1)其他类型视网膜脱离：牵拉性及渗出性视网膜脱离有特殊的眼底表现，可供鉴别。B 超检查亦有帮助。

(2)视网膜劈裂：常位于颞下象限，为内层视网膜组织内的间隙，表面呈透明纱膜状，纱膜上可见视网膜大血管。视网膜无活动度。常伴有黄斑区的囊状改变。

(3)脉络膜脱离：单纯脉络膜脱离位于眼底周边部，可单个或多处，以涡静脉壶腹为分界处。检眼镜下呈暗褐色，实性半球形隆起，光滑无皱褶。无活动度。B超检查可见向玻璃体腔内隆起的连续光带，远较视网膜脱离时的光带宽。一般位于赤道部前。

### (三)治疗

1. 治疗原则

(1)尚未脱离的视网膜裂孔，如萎缩孔或无症状的撕裂孔(无黑影飘动及闪光感)，对侧眼无视网膜脱离病史者，是否需行预防性裂孔周围视网膜光凝尚无统一意见。对侧眼有视网膜脱离史者，无论有无症状，均应尽早行预防性光凝以降低视网膜脱离的风险。

(2)有症状的撕裂孔，无论对侧眼有无视网膜脱离病史，均应行预防性裂孔周围光凝，可以明显降低视网膜脱离的发生率。

(3)已发生视网膜脱离者，应尽早行手术治疗。封闭裂孔、松解玻璃体视网膜牵拉、防治增生性玻璃体视网膜病变(PVR)的发生与发展是视网膜脱离手术的原则。

2. 治疗方法

根据视网膜裂孔的数目、位置、PVR的严重程度、患者的身体状况，可以有不同的手术方式加以选择。

(1)玻璃体腔内气体填压术：原理为使用一气泡从眼内顶压封闭裂孔，让视网膜下液自行吸收，联合巩膜外冷冻，使视网膜裂孔与RPE形成牢固瘢痕粘连。

适应证为视网膜脱离时间短、单个小裂孔、裂孔＜2个钟点范围、裂孔位于10～2点子午线者。首先于巩膜外冷冻封闭裂孔，然后经扁平部于玻璃体腔内注入0.3～0.5 mL六氟乙烷(C2F6)或八氟丙烷(C3F8)等长效气体。术后让患者保持特殊体位，使视网膜裂孔位于眼球最高点，注入眼内的气泡可以有效压住视网膜裂孔。这种手术的优点是手术时间短，不须做结膜切口，患者无痛苦，可作为门诊手术而不住院。缺点是对患者条件要求较为严格，不能很好配合保持术后体位者不适合这种手术。

部分患者可能因玻璃体腔内气泡对玻璃体的推压及撕裂作用，而引发新裂孔，从而导致视网膜再脱离。

(2)巩膜外垫压术：为松解玻璃体对裂孔的牵拉，使裂孔与RPE接触，发挥巩膜外冷冻的作用，在裂孔处巩膜表面放置硅胶材料，使之推顶眼球壁内陷，使裂孔边缘与RPE重新相贴，阻断液化玻璃体流入视网膜下的通道。剩余的视网膜下液在RPE的“泵”作用下将很快被排出，脱离的视网膜复位。经过一段时间裂孔与其下RPE瘢痕愈合，裂孔被永久性封闭。这种方法是目前最常采用的视网膜复位方法之一。

其优点是手术成功率高(约90%)，对眼内组织扰动轻微；术后不须保持特殊体位，对老年人、儿童等不能很好配合的患者比较适用；手术并发症少，术后恢复快。缺点是不适用于有较重增生性玻璃体视网膜病变患者及后部裂孔患者。

(3)巩膜外环扎术：为缓解玻璃体环形收缩所致对基底部玻璃体的牵拉，在眼球最大横截面处(赤道部)，缝一根硅胶条，使之对眼球壁形成环形加压，使最大横截面缩小，从而明显缓解对玻璃体基底部的牵拉。这种手术常用于周边视网膜广泛变性、多发视网膜裂孔等情况，常与巩膜外垫压术联合使用。

(4)玻璃体切割术：原理为通过手术方法切除玻璃体，彻底解除玻璃体视网膜牵拉，并剥除视网膜前及视网膜下增生膜。术毕眼内注入长效气体或硅油，术后采取特殊体位，使气体或硅油在眼内有效支撑视网膜，封闭裂孔，保持视网膜复位，为裂孔瘢痕愈合提供时间和保证。一般认为，有严重增生性玻璃体视网膜病变、巨大裂孔视网膜脱离裂孔后唇、翻转、过于靠后的视网膜裂孔及黄斑裂孔性视网膜脱离、合并玻璃体积血的视网膜脱离等普通手术无法使视网膜有效复位的患者，需行玻璃体切割术。目前，随着玻璃体手术仪器设备的不断改进及手术技术的提高，玻璃体切割术的适应证不断扩大。由于玻璃体切割后可以彻底解除玻璃体视网膜牵拉，且对结膜等眼表组织保护作用较好，有观点认为所有裂孔性视网膜脱离均可通过玻璃体切割术治疗，目前尚处于争论与探讨之中。对于有前部增生或裂孔位于下方的患者，在做玻璃体切割的同时联合巩膜外垫压或环扎术，可有效封闭下方裂孔，缓解残留玻璃体牵拉，提高手术的成功率，减少复发。

玻璃体切割术优点：可以彻底清除玻璃体及增生膜，解除玻璃体视网膜牵拉；对于裂孔位置过于靠后无法行扣带术的患者及合并玻璃体积血的视网膜脱离患者，玻璃体切割是唯一的选择。缺点：手术为内眼手术，对眼损伤较大，恢复时间长；术后并发症相对较多；术后因有气体或硅油等眼内填充物，需保持俯卧等特殊体位，对于年老体弱及儿童等不能很好配合者不适用；经济负担较重。

## 二、牵拉性视网膜脱离

牵拉性视网膜脱离是继发性视网膜脱离的一种，可发生于多种视网膜新生血管性疾病中，如增生性糖尿病视网膜病变、视网膜中央静脉阻塞、视网膜分支静脉阻塞、Eales 病、视网膜血管炎等。由于玻璃体视网膜的增生膜或机化组织收缩牵拉视网膜，牵拉力超过使视网膜保持复位的力量，使视网膜在无裂孔的情况下被牵拉高起。

### （一）诊断

1. 临床表现

（1）视网膜脱离，呈青灰色高起，外观似“吊床”或“帐篷”状，凹面向前，平滑、无活动度。可以查到起牵拉作用的视网膜表面细胞性增生膜或纤维血管性增生膜，牵拉点即位于“帐篷”的最高点。

（2）无视网膜裂孔，如牵拉力过大，形成视网膜裂孔，则为牵拉孔源性视网膜脱离，脱离的视网膜类似于裂孔性网脱的视网膜，呈凸面向前。

2. 诊断要点

牵拉性视网膜脱离病程缓慢，早期患者可无任何症状，当牵拉达一定程度或一定范围导致视网膜脱离时，患者可出现严重的视力下降或视野缺损。检查可见明确的玻璃体-视网膜牵拉，牵拉可局限也可广泛，呈垂直或切线方向。在牵拉部位视网膜扁平隆起，血管扭曲变形，视网膜活动度差，多数表面光滑，但也可有视网膜皱褶，可有视网膜增生及视网膜下沉着物或少量玻璃体积血。

### （二）治疗

牵拉性视网膜脱离的治疗，首先应针对原发疾病进行治疗。而局限的、尚未累及黄斑区的牵拉性视网膜脱离可以在有效治疗原发疾病的基础上暂时非手术治疗观察。如能及时行视网膜光凝术，使纤维血管增生膜不再扩大进展，则可免除手术的侵扰。如脱离有扩大趋势或有侵犯黄斑趋势时，应行玻璃体切割术治疗。

玻璃体切割术目的在于切断或切除牵拉视网膜的增生膜或机化组织，彻底解除对视网膜的牵引，为视网膜复位创造条件。牵拉解除后，还应针对原发疾病进行相应治疗，如视网膜激光光凝等。

## 三、渗出性视网膜脱离

渗出性视网膜脱离为另一种继发性视网膜脱离。常继发于视网膜脉络膜原发及转移性肿瘤、葡萄膜炎、后巩膜炎、视网膜血管性疾病及部分全身性疾病如先兆子痫等的非裂孔性视网膜脱离。为原发疾病导致的渗出液或漏出液积聚于视网膜下间隙所致。

### (一)诊断

1. 临床表现

渗出性或浆液性视网膜脱离可继发于炎症性疾病、视网膜血管性疾病、视网膜和脉络膜的肿瘤、出血。

视网膜下液体移动是渗出性视网膜脱离的特点，视网膜下液体的流动方向和重力方向一致。患者坐位时，下方的视网膜脱离；仰卧位时视网膜下液流向眼后部。脱离部的视网膜表面光滑是渗出性视网膜炎的另一特点。病程长时也很少发生视网膜表面的皱褶和固定皱襞。

2. 诊断要点

(1)视网膜脱离：脱离的视网膜表面光滑，无增生，视网膜下液清亮，随体位而移动。因重力作用积聚于眼底最低处。

(2)无视网膜裂孔。

(3)有原发疾病表现。

### (二)治疗

针对原发病进行治疗。葡萄膜渗漏为一种特殊类型渗出性视网膜脱离，病因尚不肯定。多认为与巩膜壁病理性增厚、影响涡静脉引流有关。文献报道行后巩膜板层切除取得较好疗效。

（高　阳）

# 第三十节　视网膜动脉阻塞

视网膜中央动脉及其分支属于末梢动脉，除了视网膜睫状动脉以外，它是供应视网膜内层营养的唯一血管，血液供给障碍都可导致视网膜缺血缺氧，严重损害视功能。临床上虽不很常见，但其后果极为严重，如果不能及时处理，终将失明。故应早期诊断，立即抢救。视网膜中央动脉的阻塞引起视网膜急性缺血，本病多发生在有高血压、糖尿病、心脏病、颈动脉粥样硬化的老年人身上。导致视网膜血管发生阻塞的直接原因主要为血管栓塞、血管痉挛、血管壁的改变和血栓形成，以及外部压迫血管等。

## 一、病因

1. 血管痉挛

血管痉挛可发生在视网膜中央动脉或分支，是由于血管舒缩神经的兴奋性异常或血管反射性痉挛造成临床上产生典型的一时性黑蒙。常见于患高血压和肾脏病的老年人。

2.栓塞

此种病例罕见，栓子的来源多在有损害的心脏及其附近的大动脉，如细菌性心内膜炎。

3.动脉内膜炎及动脉内血栓形成

动脉硬化、增生性动脉内膜炎使视网膜动脉管壁增厚，管腔变窄，当血液流经狭窄的管腔时，受粗糙内膜表面摩擦随时可使纤维蛋白凝集形成血栓。

4.其他

如外伤、手术、寄生虫和肿瘤等，以及眼球后麻醉时，球后出血，可引起视网膜中央动脉阻塞。

## 二、主要症状

突然发生一眼无痛性视力丧失，甚至降至光感，部分患者(24%)有先兆症状，即曾经有突然单眼出现一过性黑蒙，数秒或数分钟后视力恢复的病史。这样反复多次发作，最后视力突然丧失。眼部检查：瞳孔开大，直接对光反射消失或极度迟缓。眼底检查示视网膜乳白色弥散性水肿混浊，黄斑区全樱桃红点，视乳头色淡，视网膜中央动脉及其分支变细，管径不规则，小动脉几乎不可辨认。数周后视网膜水肿逐渐消退，视网膜内层恢复透明呈暗红色，视网膜中央动脉和静脉均变细，呈银丝状，视神经萎缩，视乳头苍白。

## 三、诊断

发病急，突然发生一眼无痛性视力丧失，重者甚至无光感，能说出视力丧失的准确时间。眼部不伴有红、痛等不适症状，有时患者疑为高血压引起的视网膜动脉痉挛造成的一过性黑蒙，易被忽视。因此，提高对本病的警觉性是自我识别的关键，一旦想到本病，应立即就医。

## 四、治疗措施

必须争分夺秒地紧急抢救以解除血管痉挛和使动脉内的栓子冲到较小的分支，缩小视网膜受损范围，可用血管扩张剂如吸入亚硝酸异戊酯；含化硝酸甘油片；球后注射普鲁卡因，乙酰胆碱或妥拉苏林；还可反复按摩眼球或行前房穿刺，以期降低眼压促使血管扩张；亦可试用高压氧治疗(5%$CO_2$、95%$O_2$，减少组织缺氧)；近年来有用链激酶、尿激酶或纤维蛋白溶解酶，以溶解血栓；丹参注射液 2～4 mL，肌内注射，每日一次，有扩张血管、活血化瘀、理气开窍作用；中药治则是活血通络为主，兼以理气化瘀，方用四物汤加减。

(周海辉)

# 第三十一节　视网膜静脉阻塞

## 一、概述

视网膜静脉阻塞(retinal vein occlusion，RVO)是常见的致盲原因之一，是仅次于糖尿病视网膜病变的视网膜血管病变。发病年龄为 9 个月至 90 岁，平均 60 岁。90%发病于 50 岁或以上。男女比例为3∶2。

## 二、发病率

本病较视网膜动脉阻塞多见。发病率随年龄增大而增高。David发现人群中小于64岁者其发病率为0.93%,大于65岁者为5.36%。大部分发生在中老年人,近年来由于膳食结构的改变,青年人也可发生。男女均可发病。常为单眼受累,左右眼无差异。双眼发病者少,占2.2%~14%。

## 三、病因

本病病因比较复杂,常由多种因素造成。与全身心血管病关系密切,如本病合并有高血压者占60%~75%,合并视网膜动脉硬化者占70%~90%,合并血黏度增高者为50%~60%。与青光眼也有一定关系,青光眼患者发生视网膜静脉阻塞者占25%~66%。反之,视网膜静脉阻塞患者中有9%~43%合并有青光眼。本病与血液中各种成分如血脂、血糖、各种蛋白质、血小板以及血液中各种凝血因子均有一定关系。老年患者和青年患者病因又有所不同,青年患者与静脉炎症、血黏度和血流动力学关系较大。总之本病为多因素致病,应根据不同病因检查治疗。

## 四、分类和分型

关于本病的分类和分型一直有不同的看法,通过实践,大多数学者同意Hayreh的分型,但尚值得进一步的探讨。

根据阻塞部位分为三种:①视网膜中央静脉阻塞;②视网膜半侧静脉阻塞;③视网膜分支静脉阻塞。根据阻塞程度分为两种:①缺血型;②非缺血型。

Hayreh将本病分为6种:①缺血性视网膜中央静脉阻塞;②非缺血性视网膜中央静脉阻塞;③缺血性半侧静脉阻塞;④非缺血性半侧静脉阻塞;⑤主干分支静脉阻塞;⑥黄斑分支静脉阻塞。他根据4种功能性检测:视力、视野、相对传入瞳孔反应缺陷(relative afarent pupillary defect, RAPD)和视网膜电图(electroretinogram,ERG)及两种形态学检测:眼底检查和荧光素眼底血管造影进行鉴别。

## 五、临床表现

1. 视网膜中央静脉阻塞

自觉症状根据类型不同视力可轻度减退或严重下降。视野正常或有中心暗点。电生理检查正常,或b波振幅降低,a波振幅无异常但峰潜时延长,振荡电位振幅降低。

眼底检查:缺血型者视盘高度水肿充血,边界模糊,为出血掩盖。黄斑明显水肿,出血,并可形成囊样水肿。动脉管径变细,静脉高度迂曲扩张如腊肠,视网膜水肿,大量片状和斑状出血布满整个眼底,沿静脉分布。并有白色棉絮斑。荧光素眼底血管造影视网膜循环时间延长,毛细血管呈瘤样扩张,并有荧光素渗漏,静脉管壁染色,黄斑可有弥散荧光素渗漏或花瓣状渗漏。非缺血型者眼底相似但出血较少,没有或偶有棉絮斑,视盘正常或有轻度毛细血管扩张,黄斑正常或有轻度水肿。3~6个月后视盘和视网膜水肿消退,出血吸收。

黄斑有色素紊乱或留下花瓣状暗红色斑,或有机化瘢痕形成。动静脉变细,有白鞘伴随,视盘可有睫状视网膜侧支形成,呈环状或螺旋状。缺血型者在视网膜周边部形成大片无灌注区,诱发新生血管形成,或发生新生血管性青光眼。

2.视网膜半侧静脉阻塞

阻塞点位于视盘筛板处。系视网膜上支或下支静脉阻塞。视网膜受累范围常为1/2,偶可见1/3或2/3面积。极少见情况为颞下和鼻上呈对角线扇形视网膜受累。沿受累静脉有出血和渗出。黄斑常受波及。临床表现同总干阻塞。晚期也可产生新生血管和新生血管性青光眼。

3.视网膜分支静脉阻塞

视网膜分支静脉阻塞又分为主干分支阻塞和黄斑分支阻塞。主干分支阻塞的压迫点位于视盘边缘或围绕视盘1～2 DD视盘直径处,系引流视网膜1/4象限的静脉阻塞。黄斑分支阻塞系引流黄斑的小分支阻塞,其引流范围很少超过5 DD。无论主干或黄斑分支阻塞,其阻塞点在动静脉交叉处。以颞侧支阻塞最常见,约占98%。阻塞点交叉处又以动脉位于静脉之前者发病率最高,约占80%。其临床表现根据受累静脉部位和程度而定。

颞侧支常累及黄斑故视力下降,鼻侧支阻塞不影响视力。眼底检查阻塞处静脉受压变细,远端扩张迂曲,沿静脉呈扇形分布的浅层和深层出血。该区视网膜水肿增厚,重者有棉絮状斑。颞侧支阻塞常使黄斑受累,有水肿和出血或有局限囊样水肿形成。荧光素眼底血管造影压迫点处呈现强荧光,该处荧光素流变细,远端毛细血管扩张,有荧光素渗漏,黄斑呈点状或1/2花瓣状渗漏。晚期出血吸收。重者形成周边大片无灌注区,诱发新生血管形成。黄斑分支阻塞出血范围小,出血沿该支引流范围分布。视力预后好。

## 六、诊断和鉴别诊断

根据本病的特征沿静脉大片出血和静脉高度迂曲扩张,诊断并不困难。但需与以下眼底病鉴别。

1.低灌注视网膜病变

低灌注视网膜病变又称静脉淤滞性视网膜病变,由颈内动脉狭窄或阻塞所致。因视网膜长期慢性缺血,静脉迂曲扩张,视网膜有少量出血和微血管瘤形成。但出血较静脉阻塞者少,且视网膜动脉压明显降低,常伴有全身症状如感觉异常、肢体瘫痪等可以鉴别。

2.糖尿病视网膜病变

糖尿病视网膜病变多为双眼发病,出血不如静脉阻塞者多,出血类型和分布不同。并有血糖增高和全身症状可以鉴别。

3.高血压视网膜病变

常累及双眼,对称。视网膜出血较少,多为火焰状出血,并有棉絮斑,位于后极部。

## 七、并发症和后遗症

视网膜静脉阻塞病程冗长,即使视力恢复正常,其病理改变尚在不断进行,故应定期追踪,即时预防和治疗并发症的发生。

1.黄斑部病变

黄斑囊样水肿是本病常见的并发症,也是降低视力的主要原因。囊样水肿消退很慢,最后留下囊样瘢痕。黄斑尚可形成前膜,色素增生,甚至破孔形成。

2.新生血管及其并发症

除黄斑分支阻塞及非缺血型,其他各型晚期由于大片毛细血管闭塞,诱发新生血管形成。

新生血管常位于无灌注区边缘，极易引起玻璃体出血。长期反复出血导致机化牵拉视网膜脱离。总干和半侧阻塞可导致新生血管性青光眼，则可见虹膜和前房角有新生血管长入，致堵塞房角，眼压增高，角膜水肿，瞳孔开大，视力很快丧失。

## 八、治疗和预后

本病预后与类型、阻塞部位和阻塞程度及其并发症有关。一般来讲，总干阻塞比分支阻塞预后差，缺血型比非缺血型预后差，黄斑分支阻塞预后最好。本病致盲率为 15.9%，其中总干阻塞占致盲的第一位。低视力率为 23.1%，原因为黄斑囊样水肿，玻璃体出血和新生血管性青光眼。本病治疗比较困难，至今尚未完全解决。在病情的不同阶段可用病因治疗和对症治疗如下。

1. 在发病初期

可应用活血化瘀中药，这类药可扩张血管，抑制血小板聚集，降低毛细血管通透性，改善视网膜微循环。

(1)丹参注射液：10～20 mL 加入 10%葡萄糖液或生理盐水 250 mL 静脉滴注，每天一次，10 次为一疗程。

(2)活血化瘀中药片剂：如通脉化瘀片、三七片或丹参片等。

2. 纤溶制剂

特别适用于纤维蛋白原增高的患者。可应用去纤酶或尿激酶静脉滴注或口服胰激肽释放酶片。

3. 血液稀释疗法

可降低血黏度改善微循环。

4. 激光治疗

激光可减少毛细血管渗漏从而减轻视网膜水肿，促进渗出吸收。封闭无灌注区预防和治疗新生血管。有黄斑水肿、囊样水肿的患者可行局部光凝，有大量无灌注区及新生血管者可行全视网膜光凝治疗。

5. 皮质激素治疗

如果有黄斑水肿可应用 40 mg/mL 曲安奈德(Triamcinolone acetonide，TA)0.1 mL 玻璃体内注入，可使黄斑水肿消退或减轻。但应注意 TA 可使眼压增高，并发白内障及产生其他并发症。有时黄斑水肿尚可复发。

6. 玻璃体腔注射抗 VEGF 药物

(1)雷珠单抗(Ranibizumab，Lucentis)：是一种人源化的重组单克隆抗体片段(Fab)，靶向抑制人血管内皮生长因子 A(VEGF-A)。它与 VEGF-A 多种亚型以高度的亲和力结合，从而抑制了 VEGF-A 与其受体 VEGFR-1 和 VEGFR-2 的结合，阻止血管内皮细胞的增生和新生血管形成，以及减少血管渗漏、减轻水肿。在玻璃体切除术前注射 Lucen-tis 可以起到一定的治疗作用和减少术中术后并发症，抑制眼底新生血管的形成。但随着药物的代谢周期，其抑制新生血管形成的作用会逐渐减弱，为手术时间提供了一个良好的窗口期。一项前瞻性，随机对照研究，将 126 名受试者随机分为 3 组：①玻璃体腔注射 Ranibizumab；②局部/格栅样光凝；③Ranzbrzumab 与局部/格栅样光凝联合治疗。结果发现单纯行玻璃体腔注射 Ranibizumab (IVR)视力提高 3 行或者 3 行以上者占 22%，明显优于单纯激光组及联合治疗组。平均最佳矫正视力分别提高＋7.24 个字母、－0.43 个字母和＋3.8 个字母。

(2)Pegaptanib:为选择性与 VEGF-165 异构体结合的适配体。

(3)贝伐单抗(Bevacizumab,Avastin):是抗血管内皮生长因子抗体,它是一种重组人源化单克隆全长 VEGF 抗体,可以和 VEGF-A 所有的亚型结合,阻止 VEGF 与其受体结合,抑制新生血管的形成和渗出,减轻黄斑水肿。Avastin 是美国 FDA 批准的第一个抑制肿瘤血管生成的药物,用于治疗结肠癌,由于能明显消除眼部的新生血管,在临床中广泛应用于治疗一些视网膜、脉络膜、虹膜新生血管。

近几年来,有学者报道玻璃体腔内注射 Avastin 可以使虹膜和前房角的新生血管很快消退。贝伐单抗是一非选择性、全长 VEGF 阻断剂。2004 年获准成为人类抗肿瘤药,2005 年成为眼内抗新生血管药物,但是该用法在当时没有得到审批。

7.手术治疗

如果有玻璃体出血可行玻璃体切除术;现在国内外有的进行动静脉交叉鞘膜切开术或行放射状视神经切开术。但这两种手术的效果和不良反应尚需进一步观察。应慎重进行。

(周海辉)

# 第三十二节　黄斑裂孔

## 一、概述

黄斑裂孔是指黄斑区的视网膜裂孔。如果黄斑区视网膜组织未完全缺损,称黄斑板层孔。根据发病原因,黄斑裂孔可分为特发性黄斑裂孔、高度近视黄斑裂孔和外伤性黄斑裂孔。

如黄斑区的视网膜组织完全缺损,称为全层黄斑裂孔。如黄斑区的视网膜组织尚有部分保留,未完全缺损,则称为板层黄斑裂孔。板层孔多为视网膜内层组织的缺失,视网膜外层组织可有不同程度的保留,因此称为内板层孔;如视网膜内层组织尚完整,只有外周组织的缺损,则称为外板层孔,此种情况可见于视乳头小凹合并黄斑部浆液性视网膜脱离的患者。

黄斑裂孔是指黄斑部视网膜的全层缺损,一般分为特发性黄斑裂孔和继发性黄斑裂孔。特发性黄斑裂孔是指眼部无其他病变,如屈光不正、眼外伤或其他玻璃体视网膜病变而自行发生,最多见,占所有黄斑裂孔的 83%。IMH 多发生于 50 岁以上的人群,但别亦有小于 40 岁者,群体发病年龄一般为 57～66 岁,55 岁以上人群患病率约 3.3%。对侧眼患病率为 3%～22%。女性发病为男性的 2 倍。

## 二、病因

(1)玻璃体牵拉。

(2)黄斑囊肿和变薄:在黄斑区视网膜组织进行性变薄和囊样变性的基础上,玻璃体内存在的牵拉因素可导致黄斑裂孔的发生。

## 三、临床表现

(1)症状:早期的板层裂孔,视力可无明显减退,全层裂孔的中心视力下降明显,常在 0.1

左右。如裂孔偏离中心凹，视力可能稍好。多有视物变形和自觉的中心暗点。

(2)眼底所见：黄斑部呈圆形或椭圆形的边界清楚的孔洞，大者可达 1 PD(视神经乳头直径，1PD＝1.5mm)小者只有针尖大小，但一般多为 1/4～1/2PD 大小。裂孔的基底呈暗红色。孔底可有黄色颗粒。

## 四、检查

1.检眼镜检查

黄斑区视网膜缺损呈圆形或椭圆形，约 1/3 PD 大小，呈红色，有凿孔样边缘；裂隙光束在此完全中断；孔周有一圈视网膜下积液围绕，称液套；裂孔底部色素上皮层可有大小不一的黄色点状沉着物。有时孔前可见漂浮的盖膜。

2.荧光素眼底血管造影检查

典型表现为裂孔区呈透见荧光，显示边界清楚的类圆形荧光斑。少数患者伴有渗漏。裂孔底部粗大的黄白色点状物可在透见荧光区呈点状荧光遮蔽。

3.其他检查

可用激光断层扫描照相术和视网膜厚度分析仪对黄斑裂孔进行逐层检查分析；用氦氖激光光源裂隙灯检查，可以鉴别黄斑裂孔和黄斑囊肿。

## 五、分期(Gass 分期法)

Ⅰ期：为黄斑裂孔形成前期。患者可有视物变形及轻度的视力下降，无明确的玻璃体后脱离，可见中心凹凹陷变平及黄白色小点或有小的黄色环。

Ⅱ期：玻璃体情况与Ⅰ期黄斑裂孔相似。黄斑中央或其边缘已有一个小的全层视网膜裂孔，裂孔通常＜400 μm，患者视力下降可更明显。

Ⅲ期和Ⅳ期：当Ⅱ期孔扩大，通常＞400 μm，有或无盖膜，玻璃体于中心凹处脱离，称为Ⅲ期黄斑裂孔，此为全层黄斑裂孔。如玻璃体发生完全后脱离则为Ⅳ期黄斑裂孔。患者的视力常有中等以上的下降。

## 六、诊断

(1)中心视力明显减退，视野有中心暗点。

(2)眼底表现：黄斑区见圆形或椭圆形的暗红区，边界清晰，基底不平，可有黄色沉着物，可见到底部脉络膜结构，尤其是在裂隙灯下用前置镜观察，一般多能确诊。

(3)荧光素眼底血管造影：早期脉络膜荧光升高，中期高荧光，表现为窗样缺损。

(4)光学相干性断层成像术(OCT)：可直观显示玻璃体后皮质与黄斑裂孔的关系及黄斑裂孔处组织病变状况。

## 七、鉴别诊断

目前由于 OCT 技术的高速发展，鉴别诊断已非常直观和简便。

1.黄斑囊样变性

黄斑区呈蜂窝状，裂隙灯窄光带切面下囊肿的前壁轻度向前凸出，光带连续不中断并随光束移动而光带变形。当构成前壁的成分进行性萎缩消失或破裂后，则形成板层裂孔或全层裂孔。

2. 黄斑部视网膜前膜和假性黄斑裂孔视网膜

表面不规则的粗糙反光区，放射状的视网膜内界膜皱褶，小血管迂曲。明显的增生膜可见条索状牵引，黄斑区可见类似裂孔样，但边缘不规则，形状不一，无明显凹陷感，无黄色点状渗出物，周围无晕轮，裂隙光带无中断。荧光素眼底血管造影无透见荧光。

3. 黄斑出血

形态不甚规则，无凹陷感，裂隙光带无中断。荧光素眼底血管造影显示荧光遮蔽。

## 八、治疗

(1)由于特发性黄斑裂孔很少发生视网膜脱离，且多数患者视力稳定，故一般不须治疗，仅随诊观察。

(2)预防性光凝可加重视功能障碍而对预防视网膜脱离没有明确帮助，故不主张采用。

(3)玻璃体切除手术：对黄斑裂孔进行性发展，视力低于 0.3 者，可行玻璃体切除手术治疗。

## 九、预后

黄斑裂孔患者的视力相对稳定，特发性黄斑裂孔极少发生视网膜脱离。最常见的并发症为视网膜前膜形成。少数患者特发性黄斑裂孔可自行消失。

(周海辉)

# 第三十三节　老年性黄斑变性

年龄相关性黄斑变性(AMD)又称老年性黄斑变性(SMD)，亦有称之为增龄性黄斑变性，患者多为 50 岁以上，双眼先后或同时发病，并且进行性损害视力，严重影响老年人的生活质量，是西方国家老年人致盲最主要的原因，美英学者统计 75 岁以上患病率高达 40%以上。除年龄外，与患者的种族(高加索族多)、性别、家族史等有关。

由于人口日趋老龄化，我国年龄相关性黄斑变性患者日益增多，成为眼科防盲研究的重点课题之一。根据临床表现和病理改变的不同分为两型：萎缩型(亦称干性或非渗出性)和渗出型(亦称湿性)。临床两型病变的病程、眼底表现、预后和治疗各异。

## 一、病因及发病机制

病因尚未确定，可能与遗传、慢性光损害、营养障碍、中毒、免疫性疾病、心血管系统及呼吸系统等全身性疾病等有关。也可能是多种因素复合作用的结果。

老年性黄斑变性累及视网膜色素上皮、感光细胞层和脉络膜多层组织。随着年龄增长，RPE 功能障碍，RPE 细胞内物质积聚，细胞外基质异常地聚集于基底膜，在 RPE 与 Bruch 膜之间许多嗜伊红物集聚形成玻璃膜疣，玻璃膜疣处的色素上皮、Bruch′s 膜及视细胞发生不同程度的变性、增生或萎缩。Bruch 膜对营养物的通透能力改变，从而 RPE 对代谢障碍作出反应，导致 RPE、Bruch 膜和脉络膜毛细血管的萎缩，缓慢发展为萎缩型或干性型：亦可以引起 Bruch 膜内胶原增厚及后弹力层断裂，致使脉络膜毛细血管通过 Bruch 膜的裂隙进入色素上皮下或神经上皮下，形成脉络膜新生血管膜(Choroidal neovascularization，CNV)。由于新生血管的结构特点决定必然发生渗漏和出血，形成渗出型或湿性型 AMD，继而结缔组织增生，晚期形成瘢痕组织，正常的视网膜和脉络膜组织被破坏。对于 CNV 的形成近年有许多研究，目前已发现多种与新生血管形成相关的物质，主要为细胞生长因子和作用于细胞基质物质两大类。细胞生长因子主要有：血管内皮生长因子(vascular endothelial growth factor，VEGF)、血管生成素(angiopoitin，Ang)，成纤维细胞生长因子、表皮生长因子、血小板源血管内皮生长因子、转化生长因子等均能在体外调节内皮细胞反应，但只有 VEGF 和 Ang 几乎完全特异存在于血管内皮细胞。同时，近期从眼内分离出几种能抑制血管生成的蛋白质，其中色素上皮细胞衍生因子是关键的血管生成抑制因子。当血管生成因子和抗血管生成因子在眼内平衡受到破坏，促进了许多血管性疾病和肿瘤的发生。

## 二、临床表现

1. 萎缩性年龄相关性黄斑变性

多发生于 50 岁以上的老年人，起病缓慢，患者视力不知不觉地减退，可有视物变形，双眼程度相近，易被误认为眼睛"老化"的现象。由于视网膜外层、色素上皮层、Bruch 膜、脉络膜毛细血管等各层逐步萎缩变性，病程早期眼底后极部可见大小不一的黄白色类圆形的玻璃膜疣，可以融合，色素上皮增生或萎缩，中心凹光反射消失，后极部色素紊乱，进一步出现边界清晰的地图样萎缩区。发展至晚期，该区内脉络膜毛细血管萎缩，即可见到裸露的脉络膜大血管。

2. 渗出性年龄相关性黄斑变性

临床表现为突然单眼视力下降、视物变形或出现中央暗点，另眼可在较长时间后才出现症状。眼底后极部视网膜下出血、渗出，其中有时可见灰黄色病灶，即可能为新生血管膜。出血位于神经上皮下或色素上皮下颜色暗红，后者甚至呈黑色，边缘略红，同时可有浅层鲜红色出血，附近有时可见玻璃膜疣，病变区可隆起。荧光血管造影在造影早期，出现边界清楚的高荧光新生血管形态，称为典型的新生血管膜(choroidal neovascularization，CNV)，部分患者则没有清晰的境界成为隐匿型新生血管膜，迅速渗漏荧光素，其边界不清，造影晚期仍呈相对的高荧光。吲哚菁绿脉络膜造影，更有利于显示脉络膜新生血管膜的形态。如大量浅层出血可进入玻璃体，致使玻璃体积血眼底不能窥入。日久后，黄斑区出血机化，形成盘状瘢痕，中心视功能完全丧失。

## 三、并发症

1. 玻璃体积血

湿性老年黄斑变性黄斑区视网膜大量出血进入玻璃体腔。

2. 增生性玻璃体视网膜病变

反复多次出血，形成机化条索，即增生性玻璃体视网膜病变。

## 四、诊断

1. Amsler 检查

中央暗点、变形、变小等。

2. 荧光素眼底血管造影(fluorescein fundus angiography，FFA)

自发荧光脂褐素的增多是 AMD 发生的危险因素，目前可通过观察自发荧光来评估脂褐素的量。AMD患者局灶性自发荧光增多,高色素区自发荧光增多,低色素区自发荧光减少。

FFA如下所示。

(1)萎缩型:显示后极部在动脉早期可见与普通眼底镜下黄白小点相当的高荧光斑点及色素上皮萎缩相当的透见荧光,晚期与背景荧光同步减弱或消失,色素沉着部为荧光遮蔽。

(2)渗出型:典型CNV动脉早期或动脉期即显示花边样或车轮状高荧光,并逐渐扩大、增强,后期呈强荧光,荧光积存于CNV荧光像。隐匿型CNV,早期黄斑部无明确边界的CNV轮廓,仅有边界不清楚的弥散性荧光素漏,后期进行性荧光素漏并融合成局部强荧光。出血在造影全过程中为遮蔽荧光。瘢痕期,呈边界清楚的荧光染色。

3.吲哚菁绿血管造影(indocyanine green angiography,ICGA)

ICGA可获得清晰的脉络膜血循环动态图像,能发现FFA不能发现的隐匿性CNV,特别是发现CNV的供养血管或热点。而在ICGA指导下光凝供养血管和(或)热点,则是治疗较大CNV或位于中心凹下CNV较为理想的方法。

4.光相干断层扫描(optical coherence tomography,OCT)

在萎缩型AMD中,OCT可清晰显示其形态改变,在渗出型AMD中,OCT可明确分辨CNV的位置,并对是否有视网膜下液提供诊断依据。

5.共焦激光断层扫描仪

共焦激光断层扫描仪是用激光共焦显微摄像系统获得和分析眼后段的三维眼底断层图。根据焦点平面(为一常数)到视网膜隆起的某点的绝对数,得出其隆起或凹下的三维立体图形,测量Z轴面信号的宽度、容积及最大深度可直接了解黄斑部视网膜的厚度,定量测量黄斑部病变的范围。

可用来监测AMD患者治疗前后的病情变化。共焦激光断层扫描仪由于具有最小的焦深,所以在小瞳孔和屈光间质混浊时仍能获得较好的图像。

6.视网膜厚度分析仪

视网膜厚度分析仪是量化和重复性评估视网膜厚度的一种方法,可迅速检测后极部黄斑中心凹20°以内的范围。有融合性玻璃膜疣者其玻璃体-视网膜面升高,有RPE脱离者显示局限性脉络膜视网膜面升高,有地图状萎缩的患者视网膜变薄,有CNV者玻璃体-视网膜面和脉络膜视网膜面均升高,有盘状瘢痕者显示与纤维血管组织及潜在浆液性脱离相对应的地图状改变。

7.多焦视网膜电图(multifocal electroretinography,mERG)

AMD患者1环P1波波幅显著下降,1环N1波潜时显著延长。MD眼的对侧眼1环P1波波幅A较正常对照组显著下降,1环N1波潜时AMD眼的对侧眼较正常对照组显著延长。

## 五、鉴别诊断

1.中心性渗出性脉络膜视网膜病变

此病多发生在青壮年,常单眼发病,病灶范围较局限,<1 PD,黄斑周围和另一只眼多无玻璃膜疣存在和色素改变。

2.黄斑囊样水肿

与炎症和血管病变有关,常见于视网膜中央动脉阻塞、葡萄膜炎及各种内眼手术后等疾病。由于黄斑部毛细血管通透性增加,液体大量积存于中心凹周围辐射状排列的Henle纤维之间，形成许多积液的小囊，眼底检查可见蜂窝状外观、中心凹消失。荧光素眼底血管造影时呈花瓣状强荧光。

3. 脉络膜肿瘤

老年黄斑变性的出血性脱离易误诊为脉络膜肿瘤，荧光素眼底血管造影显示出血始终为荧光遮蔽，而脉络膜肿瘤先见滋养血管，继之为斑点状荧光，后期发展为融合的强荧光。超声波检查也有助于诊断。

## 六、治疗

1. 萎缩型

无有意义的治疗。

2. 渗出型治疗

(1)激光治疗：目的是封闭视网膜下的 CNV，位于距中心凹 500 μm 以外的新生血管膜，可行激光光凝封闭，防止继续发展。但不能防止复发，故光凝后仍需密切观察。

光动力学疗法自 1998 年 Schuid-Erturth 等首次报告 AMD 患者应用光动力学疗法(photodynamic therapy，PDT)，利用与 CNV 内皮细胞特异结合的光敏剂，受光照射激活光敏剂，产生光氧化反应，杀伤内皮细胞，从而达到破坏 CNV 的作用。

经瞳孔温热疗法(TTT)本质是热疗，利用 700～900 nm 的红外或近红外激光穿透深、对其他组织特别是神经上皮损伤少的特点，封闭脉络膜新生血管膜。目前两种疗法正成为 CNV 治疗研究的热点。然而病变仍有复发的可能，尚有待临床大量和长期随访，观察疗效。基于前面所述色素上皮衍生因子具有抑制血管生成功能，已有些学者进行相应的抑制细胞因子例如色素上皮细胞衍生因子治疗 CNV 的研究。

(2)抗新生血管药物：目前最有效治疗 AMD 的方法是针对引起 CNV 的 VEGF 抗体和抑制剂，即 Pegaptanib、Ranibizumab 和 Bevacizumab 玻璃体腔内用药后能够拮抗 VEGF 不同亚型，从而抑制 CNV 形成。Pegaptanib 是 2004 年 12 月通过美国 FDA 认证批准，0.3 mg 玻璃体内注射，间隔 6 周重复治疗。Pegaptanib 治疗与提高有关，大部分病例的视力最佳治疗结果出现在至少注射 4 次后。Ranibizumab 对人 VEGF 的所有亚型都具有特异性和亲和力，2006 年 6 月经美国 FDA 批准用于玻璃体内注射治疗新生血管性年龄性相关性黄斑变性，一项 2 年的多中心临床试验表明每月球内注射一次 Ranibizumab 0.5 mg，12 个月时，治疗组 95%的患者视力下降<15 个字母，对照组为 62%，视功能明显提高，这一结果持续至 24 个月。Bevacizumab 能与内源性 VEGF 受体竞争性结合，从而抑制血管内皮细胞的有丝分裂，减少新生血管形成，一项多中心、回顾性研究玻璃体内注射 Bevacizumab 1.25 mg 或 2.50 mg，发现黄斑中心厚度下降和最佳矫正视力提高。VEGF 抑制剂具有很多的安全性，最常见的眼部不良反应：注射部位炎症和一过性眼压升高。

(3)手术：手术治疗是一种能够根除 CNV 的方法。视网膜切开 CNV 取出术自 20 世纪 90 年代采用玻璃体手术成功地取出视网膜下新生血管膜，但因 RPE 及视细胞的损害，手术后视功能未能得到改善，与观察组比较并未能防止视力下降，且手术并发症明显增加。考虑手术过程中损伤了视网膜色素上皮，因此，有术者在切除新生血管膜的同时行自体 RPE 移植，术后比单纯取出新生血管膜的视功能有益，只是有待大样本证实。

黄斑转位术是将尚有功能的黄斑处视网膜神经上皮移位至附近正常的 RPE 上，恢复神经上皮正常生理代谢功能，同时也为原有的病变区作激光光凝或脉络膜下新生血管摘除CNV提供空间，减少黄斑部神经上皮和感光细胞的损害。但对手术技巧要求较高。

自体RPE-脉络膜植片移植 2002年Stanga等首次描述了包括RPE、Bruch膜以及脉络膜毛细血管层和脉络膜在内的中心凹下自体RPE-脉络膜植片移植，移植片取自于CNV取出术后受损的RPE周围，植片能够很好固定并且有光感，但视力没有提高。随后相关研究也证实了其可行性和相对安全性。但是其远期疗效还有待于对患者进行长期的随访研究。

### 七、预防

黄斑变性发生可能与光的毒性蓄积作用有关，故应避免光损伤，在强光下活动应配戴遮光眼镜。近年有应用激光治疗玻璃膜疣防止进一步演变形成老年性黄斑变性的报告，尚需进一步观察疗效。

（王　胜）

## 第三十四节　视神经炎

视神经炎是以视神经的炎症为主，早期伴有明显视功能损害的视神经疾病。视神经炎多见于青壮年和儿童，40岁以下发病者占86%，老年人较少发生。

目前对视神经炎尚无统一的分类方法，临床多按炎症所在的位置分为：视盘炎、视盘视网膜炎和球后视神经炎。

### 一、病因

视神经炎发病的确切病因常不易找到，可能与以下几种因素有关。①局部感染因素：眼内炎症、眼眶炎症或邻近组织（如鼻腔和鼻窦）的炎症可直接蔓延至视神经；②全身感染因素：全身其他部位的细菌、病毒及螺旋体等感染，病原体可能通过血液直接累及视神经；③其他因素：脱髓鞘疾病、中毒性疾病、代谢紊乱性疾病、某些自身免疫性疾病或免疫缺陷性疾病等均可引起视神经炎。其他组织的肿瘤细胞浸润亦可引起视神经炎，曾有鼻咽癌、肺癌致视神经炎的报道。

### 二、临床表现

不同原因所引起的视神经炎，在临床上一般以视盘炎、视盘视网膜炎或球后视神经炎为特征，出现视力下降，眶后部疼痛，转动眼球时疼痛加重，视野缺损。远、近视力均下降，且不能用镜片矫正。由于炎症波及视神经的部位不同，则视力下降的严重程度和视野缺损的位置、范围、形态亦不同。不同类型的视神经炎的眼底改变如下所示。

(1)视盘炎和视盘视网膜炎：表现为视盘充血水肿或（和）视网膜的充血、水肿和渗出等，一般视盘隆起不超过2～3个屈光度，视网膜静脉增粗，严重者视网膜可出现较广泛的出血。

(2)球后视神经炎：眼底早期基本正常，晚期出现视盘颞侧苍白，极少数患者可有视盘轻度充血。

儿童视神经炎具有以下特征：发病年龄多在5～8岁。多见于双眼，发病急骤，多数患儿仅在 1～2 d 内双目失明，常伴有头痛、呕吐。眼底改变以视盘炎型多见，出现视盘明显充血、水肿。病因常与感染关系密切，治疗效果好，多数患儿能恢复正常视力。

## 三、诊断要点

目前主要是根据临床表现和视野改变进行诊断，其要点如下所示。

(1)视力突然下降，甚至短期内失明。

(2)眼球转动时，出现眼球后部牵引样疼痛。

(3)瞳孔改变：双目失明者，两侧瞳孔散大，直接及间接光反射均消失。视力严重障碍者，瞳孔的光反射迟钝，也可出现对光反射不持久，即光照射时瞳孔缩小，持续照射时，瞳孔又自行扩大。

(4)眼底检查：早期视盘充血、水肿、扩大、边缘模糊不清，生理凹陷消失，视盘上可见出血和渗出，视网膜静脉弯曲扩张，动脉正常或稍细，当累及周围视网膜时，可出现视网膜的水肿、渗出和出血等改变。晚期视盘灰白、边界不清、血管变细，视网膜上可有色素沉着。球后视神经炎早期眼底可正常，晚期出现视神经萎缩。

(5)视野检查：不同部位的视神经炎，视野改变不同，可根据视野改变结合眼底情况进行视神经炎分型的诊断。一般出现中心暗点或周边视野缩小，尤以红、绿色视野最明显。球后视神经炎可出现中心暗点或哑铃状暗点等。

(6)视觉诱发电位(VEP)检查：图形 VEP 表现为振幅下降，潜伏期延长。

(7)荧光眼底血管造影：动脉期显示视盘毛细血管扩张，静脉期以后扩张的毛细血管渗漏，使视盘及其周围呈强荧光。

(8)应注意与视盘水肿(早期视力正常，视盘隆起大于 3 个屈光度，生理盲点扩大)、缺血性视神经病变(视力减退较轻，视盘色淡，视野呈扇形缺损与生理盲点相连)等疾病相鉴别。

## 四、鉴别诊断

视神经乳头炎需与以下疾病鉴别。

1. 视盘水肿

常双眼，视盘肿胀明显，隆起高达 6～9 d，但视功能多正常，或有阵发性黑矇史。视野早期生理盲点扩大而周边视野正常。常伴有其他全身症状，如头痛、呕吐等。

2. 缺血性视神经病变

发病年龄多在 50 岁以上，突然发生无痛性、非进行性视力减退，早期视盘轻度肿胀，后期局限性苍白。

视野检查：弓形暗点或扇形暗点与生理盲点相连。荧光素眼底血管造影检查(FFA)示视盘早期低荧光或充盈缺损，晚期视盘强荧光。

3. 视盘血管炎

视盘血管炎多见于年轻女性，视力轻度减退，视盘充血潮红，轻度隆起，乳头表面或边缘有小出血。视野可为生理盲点扩大。FFA 显示乳头表面毛细血管扩张、渗漏明显。激素治疗效果好。

4. 假性视乳头炎

假性视乳头炎常双侧，乳头边界不清，色稍红，隆起轻，多不超过 1～2 d，无出血渗出，终身不变。视力正常，视野正常。FFA 正常。

球后视神经炎需与头颅或邻近组织肿瘤鉴别，其症状与体征均与球后视神经炎相似，头颅CT或MRI提示颅内占位。

## 五、治疗

### （一）病因治疗

首先应进行全面细致的全身检查，寻找发病原因，针对病因进行治疗。尽管视神经炎的发病原因繁多，但常见的是全身急性或慢性传染病，如脑膜炎、腮腺炎、流感、麻疹、痢疾、结核或梅毒等；亦可继发于局部的炎症，如眼球、眼眶、口腔、鼻窦的炎性病灶。特别是儿童视神经炎，多表现为视盘炎型，且与感染的关系最密切，其次病因多见于中毒、贫血、视神经脊髓炎等。故在治疗中应早期使用有效的抗生素，积极控制感染，清除炎症病灶。

### （二）全身应用抗生素

如考虑由感染引起者，应尽早给予足量抗生素。抗生素的选择是非常重要的。口腔、眼眶、鼻窦等局部炎症波及到视神经时，多系需氧和厌氧菌的混合感染，选择抗菌药物时应考虑以针对厌氧菌为主的联合治疗；儿童视神经炎多见葡萄球菌感染或为葡萄球菌与厌氧菌的混合感染；少数视神经炎为脆弱类杆菌感染，应根据病情选择抗生素。

1. 抗厌氧菌的治疗

大剂量青霉素G每日1 000万～1 500万U，静脉滴注对由厌氧菌感染引起的视神经炎有明显效果。但10%～15%的厌氧菌感染病例对青霉素G耐药，可改用氯林可霉素。

青霉素G的毒性很小，除局部刺激外，最主要是过敏反应，在任何年龄和性别均可发生，以青壮年为多。过敏反应发生率占用药人数的1%～10%，而且过敏性休克发生率最高。一旦发生过敏性休克，要立即肌肉或皮下注射0.1%的肾上腺素0.5～1.0 mL，必要时可将0.1%的肾上腺素0.5～1.0 mL加入生理盐水10 mL中静脉推注。静脉滴注糖皮质激素、保持呼吸道通畅、纠正低血压、注意电解质和酸碱平衡，严格观察每小时的尿量变化，以评价终末器官灌注对血流动力学的反应。

2. 抗葡萄球菌的治疗

青霉素G对葡萄球菌的抗菌作用很强，为首选药物。肌内注射每次80万U，每日2次。病情严重者可静脉滴注每次500万～800万U，每日1～2次。

3. 厌氧菌和葡萄球菌混合感染的治疗

（1）首选氯林可霉素：600 mg加入500 mL生理盐水中，每8 h静脉滴注1次。

（2）氯林可霉素与美洛西林联合应用：美洛西林2～4 g，每6 h静脉推注1次。氯林可霉素400 mg，每8 h静脉滴注1次。

（3）头孢噻肟与甲硝唑联合应用：头孢噻肟2 g，每8 h静脉滴注或缓慢静脉推注1次；甲硝唑500 mg，每8～12 h快速静脉滴注1次；或口服100～300 mg，每日3次。

4. 抗脆弱类杆菌的治疗

可首选头孢噻吩、氯林可霉素、甲硝唑。替换治疗可选伊米配能（亚胺培南）或泰能，伊米配能是一种高效、抗菌谱广的抗生素，对葡萄球菌、耐药金黄色葡萄球菌、不动杆菌属、沙雷杆菌、枸橼酸杆菌、绿脓杆菌及厌氧菌均有效，是混合感染唯一的单用有效抗生素。0.5～1.0 g，每8 h静脉滴注1次。泰能可穿透脆弱类杆菌外膜，对青霉素结合蛋白靶位有高度亲和力，具有抗生素后效应，即使该药物浓度下降至抑菌浓度以下时，一时未被杀灭的细菌在2～4 h内也不会重新繁殖。剂量 500 mg，每 6 h 静脉滴注 1 次。

### （三）糖皮质激素的应用

糖皮质激素的应用能减轻组织炎症反应、减少组织水肿、减轻视功能的损害和缩短病程。在无全身和局部禁忌证的情况下，应早期足量使用，病情好转后逐渐减量，病情稳定后用维持量以巩固疗效。常用的方法有以下方面。

1. 全身用药

糖皮质激素全身应用的剂量和时间、何时减量、何时停药是一个复杂的问题。一般根据患者的具体情况使用。常用药物为强的松，开始剂量每日 1 mg/kg，严重患者可用到每日 2 mg/kg，分 3 次口服。也可用地塞米松每日 15～30 mg，或氢化可的松每日 150～300 mg 加入 5%葡萄糖液中静脉滴注。治疗剂量的调整及使用时间的长短，应根据病情而定。一般需持续 2 周后减量，注意减量不宜太快，一般视病情每周减量 20%～30%，最后以强的松每日剂量5～10 mg 维持。

对于病情严重者使用常规糖皮质激素疗法效果不满意时，可采用大剂量糖皮质激素静脉冲击疗法。方法为甲基强的松龙 1 g 加入生理盐水或 5%葡萄糖溶液中静脉滴注，每日 1 次，连续 3 d 为 1 疗程，以后改口服强的松的常规治疗。短期大剂量的甲基强的松龙具有较强的抗炎效应，但可发生危及生命的不良反应，如急性心力衰竭、高血压、电解质紊乱等，故应严格掌握使用指征。治疗期间密切观察生命指征和电解质的情况。

2. 局部用药

球后注射强的松龙 0.5～1.0 mL，每周 1 次；或地塞米松 5～10 mg，隔日 1 次，使用次数可按病情而定。目前，有些学者不主张对视神经炎患者进行球后注射糖皮质激素，因动物实验发现，中等剂量的糖皮质激素球后注射在晚期可引起球后组织增生，以加快视神经萎缩的形成。但是，目前尚未见有关人眼球后注射糖皮质激素可加快视神经萎缩的报道。

### （四）扩张血管

选择性应用血管扩张剂，解除血管痉挛，增加眼组织的血液容量，以改善眼部血液循环，促进眼部组织细胞的新陈代谢。常用药物有地巴唑、烟酸、妥拉苏林、5%碳酸氢钠、芦丁、复方丹参等。在早期选择作用较强的血管扩张剂，后期使用作用缓慢的血管扩张剂。常用方法：妥拉苏林 10 mg 球后注射，隔日 1 次，一般 7 次为 1 个疗程。口服地巴唑 20 mg 或烟酸 100 mg，每日 3 次；维脑路通 200 mg，肌内注射每日 1 次。

### （五）营养视神经

补充大量维生素类和其他能量药物，维生素 $B_1$ 100 mg 与维生素 $B_{12}$ 500 μg 肌内注射，每日 1 次。肌苷、辅酶 A、ATP、细胞色素 C 等静脉滴注，每日 1 次。

### （六）视神经减压

经过 2～3 周治疗效果不良，视盘色泽变淡，排除颅内及神经系统病变者，应进一步检查视神经的直径大小。一些学者认为视神经骨管直径小于 4 mm 时，因肿胀的视神经易受压迫，有 50%的球后视神经炎预后不良。蝶窦与视神经间骨壁薄如纸，蝶窦发育过甚而侵入视神经管腔，使视神经管壁变窄或变形。Duke-Elder 指出，视神经炎的原因之一是由扩张的蝶窦压迫所致。因而对治疗效果不好，视神经孔小于 4 mm 时，可考虑行视神经管减压术，以解除对视神经的压迫，改善其血液循环。有人报告经鼻窦行视神经管减压术，切除骨管内下壁，解除对视神经的压迫，取得显著疗效，视力恢复满意。术中发现管内段视神经有不同程度的肿胀，有的视神经管段呈波浪状。因此建议，对严重的视神经炎，视具体情况以早行视神经管减压术为宜。

### (七)辅助治疗

可采用输氧疗法或进行高压氧治疗，以增加血氧含量，促进代谢，有助于视功能的恢复。对慢性视神经炎，若久治疗效不佳者，必要时可行小量输血疗法。另外，配戴墨镜可以减少刺激，以减轻疼痛。

（于志涛）

## 第三十五节　视神经盘水肿

视神经盘水肿(optic disc vasculitis)简称视盘水肿，系视盘被动水肿，无原发性炎症，早期无视功能障碍。视神经外面的 3 层鞘膜分别与颅内的 3 层鞘膜相联系，颅内的压力可经脑脊液传至视神经处。通常眼内压高于颅内压，一旦此平衡破坏可引起视盘水肿。

### 一、病因

最常见的原因是颅内占位性病变，所以病因可分为两大类。①颅内压增加：引起颅内压增加常见的病变有颅内占位病变(肿瘤、颅内水肿等)、炎症、尿毒症、慢阻肺、颅骨畸形等；②正常颅内压：常见的原因有视神经病变、恶性高血压、肺心病、眼眶占位病变、葡萄膜炎、低眼压、甲状腺功能亢进、糖尿病等。

### 二、临床表现

一般长期视力多无影响或轻度模糊，病情较重；持续较久者可出现注视性黑蒙，即在眼球转动时出现短暂双侧视力丧失(持续数秒)；慢性视盘水肿可发生视野缺损及中心视力严重丧失；全身可出现精神症状、癫痫发作、头痛、复视、恶心、呕吐等症状。Jackson 将视盘水肿分为 4 型。

1. 早期型

视盘充血，可有视盘附近的线状小出血，由于视盘上下方视网膜神经纤维层水肿混浊，使视盘上下方的边界不清，视盘肿胀可能不对称，边界模糊，往往遮蔽血管，神经纤维层也经常受累。

2. 进展型

双侧视盘肿胀充血明显，通常有火焰状的出血，神经纤维层梗死的棉绒状改变，黄斑部可有星形渗出或出血。

3. 慢性型

视盘呈圆形隆起，视杯消失，出现闪亮的硬性渗出，表明视盘水肿已几个月了。

4. 萎缩型

视盘色灰白，视网膜血管变细、有鞘膜，可有视盘血管短路，视盘周围及黄斑的色素上皮改变。视盘水肿分型对鉴别颅内良性或恶性肿瘤有一定意义，良性肿瘤多见于早期型和进展型，恶性肿瘤多见于进展型。

## 三、辅助检查

(1)荧光素眼底血管造影(FFA)：视盘有明显荧光素渗漏。

(2)眼科超声及共焦激光扫描仪：可见视盘明显的隆起改变。

(3)视野：正常或生理盲点扩大。

## 四、诊断要点

典型视盘水肿诊断并不困难。关键是找出病因，首先需做头部或眶部 CT 或 MRI，若 CT 及 MRI 不能说明视盘水肿的原因，则可进行神经病、甲状腺病、糖尿病或贫血方面的检查。

(1)颅内肿瘤、白血病、高血压、妊娠毒血症、慢性肾炎、颅内高血压病史。

(2)早期视力无变化，晚期视力下降。

(3)头痛、恶心、呕吐。

(4)视神经盘充血，边缘模糊，隆起度超过 3 D 以上，如蘑菇状。视网膜静脉怒张，视盘周围出血或渗出物，视网膜水肿。晚期水肿消退后呈灰白色，血管变细，视神经萎缩。

(5)视野有生理盲点扩大，视野缩小或缺损。

(6)荧光素眼底血管造影见荧光渗漏，毛细血管显影增强。

凡具备(1)～(5)项即可诊断。

## 五、鉴别诊断

1. 视神经炎

大多数患者视力下降，常为单侧。有传入性瞳孔障碍，色觉减退，后玻璃体内可见白细胞，眼球运动痛。

2. 缺血性视神经病变

视力突然下降，视盘肿胀为灰白非充血性，有典型的视野缺损。

3. Leber 视神经病变

Leber 视神经病变常发生在 10～30 岁男性；开始为单侧，很快发展为双侧；迅速地进行性视力丧失，视盘肿胀伴有视盘周围毛细血管扩张，以后发生视神经萎缩。

4. 假性视盘水肿

假性视盘水肿如视盘玻璃膜疣，其视盘小、不充血，血管未被遮蔽。往往有自发性视网膜静脉搏动，B 超检查易于发现被掩藏的玻璃膜疣。

## 六、治疗

1. 病因治疗

尽早明确病因并根治。如及时摘除颅内肿物，不但视盘水肿很快消退，还有可能恢复正常视力。

针对导致视盘水肿的不同视神经疾病合理安排用药，可稳定或改善视功能。

2. 对症治疗

重度持续的视盘水肿，可用高渗脱水剂，如 20%甘露醇，静脉滴注，每次 250 mL，1 次/天；

乙酰唑胺，口服，首次为500 mg，以后每次250 mg，2～3 次/天，同时服用氯化钾，每次250 mg，2～3 次/天，以减轻乙酰唑胺排钾的不良反应。激素（参照视神经炎）治疗，以减少渗出水肿，减轻对视神经轴索的压迫，延缓视功能损害。

3. 营养支持疗法

对中度及重度视盘水肿，可给予维生素 $B_1$，肌内注射，每次 100 mg，3 次/天；维生素 $B_{12}$，肌内注射，每次 500 μg，隔日 1 次；肌苷片，口服，每次 400 mg，3 次/天。

4. 手术治疗

对顽固性颅内压增高性视盘水肿，或伴有严重头痛及出现视神经损害症状的患者，可选用视神经鞘开窗减压术或腰椎腹膜分流术，也可先行分次连续腰穿以降低颅内压。

（张　燕）

## 第三十六节　视神经萎缩

视神经萎缩系因视神经退行性病变而致的视盘颜色变淡或苍白，是各种严重的视网膜和视神经疾病对神经损伤的最终结果。其发病率高，对患者生活影响大，治疗困难，为常见的致盲或低视力眼病之一。

### 一、病因

原因很多，但有时临床上很难查出病因。常见病因有：①视盘水肿；②蝶鞍、额叶等颅内占位性病变、脑膜炎、脑炎等；③视神经炎症，视神经缺血、视神经肿瘤、多发性硬化等；④药物中毒、重金属中毒及外伤等；⑤遗传性 Leber 视神经病变等；⑥脉络膜炎症、视网膜炎症、变性；⑦营养障碍，如恶性贫血、严重营养不良等。

### 二、临床表现

1. 典型症状

视力明显下降，严重者无光感。眼外观正常。

2. 典型体征

视盘颜色变淡，灰白色、苍白或蜡黄色。这是各类视神经萎缩的共同体征，但不同类型的视神经萎缩又有各自不同的体征。

(1)原发性视神经萎缩：又称下行性视神经萎缩，病变位于眼球后方，由筛板后的视神经交叉、视束，即外侧膝状体以前的视路损害引起，如球后视神经炎、视神经管骨折、垂体肿瘤所致的视神经萎缩。视盘颞侧或全视盘色淡或苍白，边界清楚，凹陷中可见筛板。

(2)继发性视神经萎缩：病变位于视盘，由长期的视盘水肿或视神经盘炎引起。①视盘：视盘灰白，秽暗，边界模糊，生理凹陷不见，被大量增生的胶质组织或炎性渗出物替代，不能见到筛板；②血管白鞘：视网膜动脉变细，血管旁伴有白鞘。

(3)上行性视神经萎缩：病变位于视网膜、脉络膜，由于视网膜或脉络膜的广泛病变引起视网膜神经节细胞的损害而引起，如视网膜中央动脉阻塞、视网膜色素变性。①视盘：视盘蜡黄色，边界清楚；②视网膜：血管变细，视网膜上可见色素沉着及一些原发损害。

## 三、辅助检查

1. 视野

视野向心性缩小，扇形缺损，偏盲或中心暗点等，以红视标最敏感。

2. 视觉诱发电位(VEP)

P100 (P1)潜伏期延长，振幅降低。

3. 颅内、眶内 CT

颅脑占位性病变等引起视神经萎缩者，有相应影像学体征。

4. 颅内、眶内 MRI

MRI 可以鉴别眶内疾病导致的压迫性视神经疾病，了解蝶窦和筛窦情况，以及脑白质有无脱髓鞘斑，帮助进行病因的鉴别诊断。视神经萎缩的诊断不仅根据视盘的颜色，也要根据视力、视野的丧失。

## 四、诊断要点

(1)视力明显下降，严重者无光感。眼外观正常。

(2)视盘颜色变淡，灰白色、苍白，或蜡黄色。

(3)必要时做视野和视觉诱发电位检查，有助于诊断。

## 五、鉴别诊断

主要是原发性视神经萎缩与继发性视神经萎缩的鉴别。原发性双眼视神经萎缩同时有双颞侧偏盲即呈典型的视交叉病变。继发性视神经萎缩，视野缺损呈垂直正切，在排除青光眼、颅内血管瘤的可能性后，应考虑鞍结节脑膜瘤的可能。外伤，尤其是来自眉弓颞上方损伤，可通过眶上壁的传递至视神经，而使视神经受损，最终出现视神经萎缩。儿童常见单眼视神经萎缩，多因外伤引起，若双眼视神经萎缩，则考虑颅内占位性病变或炎症所致。

## 六、治疗

目前对本病的治疗尚无理想药物及技术。确诊后，中医采用药物与针刺方法可使大部分患者视力有所改善，但眼底视盘颜色一般难以恢复。

1. 病因治疗

及早进行全身检查，尽量发现可能的病因并予以针对性治疗，可能保留部分视力。

2. 支持疗法

维生素 $B_1$ 注射液 100 mg，维生素 $B_{12}$ 注射液 500 μg，1 次/天，肌内注射，10 d 为 1 个疗程。芦丁片，口服，每次 40 mg，3 次/天；肌苷片，口服，每次 400 μg，3 次/天；亦可给予能量合剂：5%葡萄糖液 500 mL、辅酶 A100 U、三磷腺苷 40 mg、维生素 C 2 g、适当加用胰岛素，静脉滴注，1 次/天，15 d 为 1 个疗程。

（张　燕）

# 第三十七节 玻璃体积血

眼外伤和眼底血管性疾病等致视网膜、葡萄膜血管或新生血管破裂，之后血液流出并积聚于玻璃体腔中，可形成玻璃体积血。患者一般主诉无痛性的单眼视力突然下降，体检可以发现玻璃体腔中的血细胞或者血液、凝血块等，眼科常规检查和全身检查必不可少，超声波检查是最重要的特殊检查。临床诊断玻璃体积血并不复杂，然而病因诊断需要鉴别。少量玻璃体积血可以自行吸收，大量的积血则可能逐渐机化而需要玻璃体手术去除，之后仍需治疗原发病。

## 一、病因

任何原因致使视网膜或葡萄膜血管或其新生血管破裂，血液流出并聚积于玻璃体腔内，都可形成玻璃体积血。正常成人的玻璃体无血管，但视网膜新生血管可长入玻璃体，或出现玻璃体纤维血管组织增生。眼外伤和眼底血管性疾病，是临床上引起玻璃体积血的常见原因。

玻璃体本身无血管，不发生出血。玻璃体积血多因内眼血管性疾患和损伤引起，也可由玻璃体后脱离、视网膜裂孔以及全身性疾患引起。其中，最常见的原因是增生性糖尿病视网膜病变，占 39%～54%。其次分别为视网膜裂孔（12%～17%），眼外伤及视网膜血管性疾患伴缺血性病变如视网膜中央或分支静脉阻塞，视网膜静脉周围炎等。近年来，随着人们平均寿命的延长，年龄相关性黄斑变性的发生率越来越高，由于脉络膜新生血管或脉络膜息肉样病变导致的视网膜下大量出血，也会最终穿透视网膜，进入玻璃体，引起玻璃体积血。其他少见的原发疾病包括有视网膜血管瘤、视网膜毛细血管扩张症和 Terson 综合征等。

### （一）眼外伤或手术引起的玻璃体积血

1. 眼球穿通伤或钝挫伤

都可造成外伤性玻璃体积血。在角巩膜穿通伤、巩膜穿通和眼后段的异物伤，玻璃体积血的发生率很高。

眼球钝挫伤造成的眼球瞬间形变可致视网膜脉络膜破裂而出血；前部玻璃体积血可由虹膜、睫状体部位损伤所致。据一组病例观察，外伤性玻璃体积血可占主要累及眼后段挫伤病例的 25%～45%。

2. 间接性眼损伤

间接性眼损伤包括 Terson 综合征和 Valsalva 视网膜病变，都会发生玻璃体积血。

（1）Terson 综合征：与任何类型的颅内出血相关的玻璃体积血综合征，称 Terson 综合征。1881 年 Ltten 和 1900 年 Terson 分别描述了这种与蛛网膜下隙出血相关的眼内出血。占蛛网膜下隙出血患者的 3%～8%。多双眼受累。有些病例曾有严重的胸部挤压伤史。

但常见原因是颅内动脉瘤破裂引起的急性蛛网膜下隙出血。在急性期，玻璃体积血常遮蔽眼底观察，部分吸收后可见视网膜前、视网膜内或视网膜下的出血。可并发视网膜前膜。其发生机制不清。玻璃体积血可能持续较长时间，玻璃体手术干预是有效的。

（2）Valsalva 视网膜病变：是以关闭声门时用力呼气导致的胸膜腔内压力骤然升高发生的、以视网膜前出血为特征的视网膜病变。一般认为，静脉回流减少、伴有颅内静脉压升高是发生的原因。举重、用力排便、咳嗽和呕吐，是发生的伴随事件。因内界膜下出血、视网膜前出血、视网膜出血或玻璃体积血引起视力丧失。血液吸收后视力可恢复。

3. 手术性玻璃体积血

手术性玻璃体积血可见于白内障手术、青光眼滤过手术、视网膜脱离修复手术、玻璃体手术等。例如，在白内障或青光眼手术中损伤或部分切除虹膜时，出血进入玻璃体内；手术中因眼压波动及脉络膜血管脆弱引起脉络膜出血；巩膜外垫压手术中，因视网膜下液引流时累及脉络膜或视网膜血管引起出血等。玻璃体手术中的出血可能会更常见，在眼内操作中触及或处理视网膜或新生血管，都可形成出血，需要术中彻底止血。但即使如此，在不同的疾病，如增生性糖尿病视网膜病变，手术后早期或晚期仍可能发生玻璃体积血。

### （二）自发性玻璃体积血

自发性玻璃体积血包括的疾病种类较多。主要有视网膜血管病，如糖尿病视网膜病变、视网膜静脉阻塞、Eales 病、视网膜大动脉瘤、早产儿视网膜病变、家族性渗出性视网膜病变、视网膜毛细血管扩张症及镰状细胞病等；玻璃体后脱离或视网膜裂孔形成；湿性年龄相关性黄斑变性，息肉样脉络膜血管病变；视网膜脉络膜的炎症（如视网膜血管炎、中间葡萄膜炎）变性（如视网膜劈裂症）或肿瘤（如视网膜血管瘤）等。

据一组玻璃体积血的病例统计，糖尿病视网膜病变占 34.1%；无脱离的视网膜裂孔占 22.4%；孔源性视网膜脱离占 14.9%；视网膜静脉阻塞占 13.0%，以上四种疾患占 84%。其他疾病如玻璃体后脱离、视网膜血管炎、视网膜静脉周围炎、年龄相关性黄斑变性、眼内肿瘤、早产儿视网膜病变，也占有相当的比例。一些血液系统疾病如白血病、视网膜劈裂症也可导致玻璃体积血，但较为少见。以下列举几种常见的玻璃体积血疾病。

1. 糖尿病视网膜病变

糖尿病视网膜病变是玻璃体积血的最常见原因。我国糖尿病患者已有 9700 万。在 1 型糖尿病患者，发病 15 年后几乎全部出现视网膜病变，其中约一半发生增生性视网膜病变。在 2 型糖尿病患者，病史 15 年以上发生视网膜病变的比例可达到 53%～84%，其中增生性病变可达 25%。视网膜新生血管形成是增生性病变的标志，是玻璃体积血的原因。因出血引起的视力下降，不能靠血液自行吸收而恢复的患者占大多数，除非能及时、足量完成全视网膜激光光凝术，使视网膜新生血管消退；否则，都需要玻璃体手术干预。

2. 视网膜静脉阻塞

视网膜静脉阻塞是第二位常见的视网膜血管疾病。中老年多发。据世界范围内的新近统计，在 49～60 岁年龄段的发病率，约为 0.7%；在 80 岁以上人群中为 4.6%，无性别差异。视网膜分支静脉阻塞（BRVO）的发病率是视网膜中央静脉阻塞（CRVO）的 2～3 倍。在 BRVO，当荧光素眼底血管造影显示无灌注区大于 5 DA（视盘面积）时，约 40%的患眼发生视网膜新生血管，其中 60%发生玻璃体积血，而且多发生在阻塞后 6～12 个月内。因此，这类玻璃体积血也是玻璃体手术的较常见适应证。在 CRVO 眼的不同阶段，约 10%发生视盘或视网膜新生血管，也会造成玻璃体积血。

3. 特发性视网膜血管炎（Eales 病）

Eales 病是中青年男性发生玻璃体积血的常见原因。无系统性疾病。是原因尚未阐明的视网膜血管炎症引起广泛的视网膜缺血和新生血管形成导致玻璃体出血。出血可反复发作，引起牵拉性视网膜脱离。

4. 视网膜裂孔形成及孔源性视网膜脱离

因玻璃体液化、粘连和牵拉，引起急性玻璃体后脱离或视网膜裂孔形成时，由于视网膜血管的破裂,会发生玻璃体积血。尤其在马蹄形撕裂孔邻近或跨越血管时,可引起较大量的出血,完全掩盖眼底。因此,对40～60岁的中老年病例,无外伤、高血压或糖尿病、或高度近视发生单眼玻璃体积血,应警惕视网膜裂孔形成,以免延误治疗时机。

## 二、临床表现

玻璃体积血量少时患者眼前飘动红色烟雾,或有飞蚊症感觉,眼底检查可以看到视乳头或部分视网膜。积血量大时患者视力急剧下降,眼前黑矇,整个眼底不能窥见。时间长后,玻璃体内积血逐渐机化,变为白色混浊。

(1)少量出血时患者可有飞蚊症。出血前玻璃体对视网膜产生牵拉时,可有闪光感。出血量较多时可有暗点及红视症。大量出血则严重影响视力,直至无光感。

(2)后界膜下出血常不凝固,可随体位的变换而改变其形态。

(3)血液进入玻璃体凝胶的间隙后可凝固。少量积血玻璃体内可见灰尘状、条状、絮状血性浮游物。较多积血时玻璃体内出现形状不一的血凝块。新鲜积血的血凝块呈鲜红色,时间久则发暗,以后分解、吸收逐渐变成棕黄或灰白混浊。大量积血时玻璃体腔完全被积血充满,眼底不能窥入。

(4)玻璃体积血可发生玻璃体凝缩、玻璃体炎症、玻璃体机化、铁血黄色素沉着、溶血性青光眼和血影细胞青光眼等并发症。

(5)超声检查可提示玻璃体积血。

## 三、诊断

1. 诊断

根据视力突然减退、眼前浮影飘动、玻璃体可见血性浮游物、出血混浊块等可以做出诊断。超声波检查提示玻璃体积血,可明确诊断。

2. 鉴别诊断

(1)玻璃体变性:玻璃体可见点状、丝状、网状及块状混浊,无血性物,多无视力变化。

(2)玻璃体炎症:玻璃体尘状、白点状、灰白云块样炎性混浊,并有眼前节、后节的炎症反应。

## 四、治疗

大多数病例,玻璃体积血的自发吸收需要4～6个月时间,虽然视网膜前出血可在数天至数周之间弥散。以往曾经认为在开始治疗之前,应观察3～4个月。如果在这期间玻璃体混浊没有明显减轻,说明自发吸收缓慢或完全吸收的可能性较小。

### (一)药物治疗

以往尝试了一些药物试图促进血液的吸收。但尚无一种药物经确认有肯定的疗效。

临床上难以进行随机对照的临床试验来评价某药物或非手术疗法的效果。文献中报告尿激酶或tPA玻璃体内注射,以激活血块中的纤溶酶原,使血块溶解破碎,还可能增加眼部毛细血管的通透性。其他药物,包括具有活血化瘀作用的复方中药制剂,疗效有待进一步评价。

1. 药物治疗原则

(1)积极寻找病因,针对性治疗:如早期糖尿病视网膜病变或视网膜血管炎应给予激光光凝。

(2)怀疑存在视网膜裂孔时,令患者卧床休息,待血下沉后及时检查,发现裂孔后给予激光封孔。

(3)玻璃体自发吸收积血一般需要4～6个月,适当用药可以加快吸收。少量积血,玻璃体混浊轻者,药物保守治疗。早期以止血为主,吸收期则采用活血化瘀治疗。

(4)大量积血,估计难以吸收或合并玻璃体增生病变时应尽快考虑手术治疗。

2.注意事项

(1)出血早期,尤其大量出血,应半坐卧位,双眼闭目休息,必要时包扎双眼,限制活动。

(2)大量积血经保守治疗积血吸收不显著者,可考虑玻璃体切割术;但是发现已经有玻璃体机化牵引视网膜,应尽快手术。

(3)糖尿病患者在血糖控制的情况下,若多次激光光凝后仍反复出血,宜早期手术,切除病变玻璃体和新生血管膜并辅以术中全视网膜光凝。

(4)眼球贯通伤所致大量积血,应在2周左右手术,不宜过早,除非伴有眼内异物或眼内炎,也不宜太迟,以防发生牵引性视网膜脱离。

## (二)物理疗法

曾有报告用超声波治疗玻璃体积血,但实验表明,超声波无加速血液吸收的作用。

氩激光也曾试用于击射玻璃体内的凝血块,可使血块气化、松解。此外,尚有离子导入方法的尝试。这些方法,在临床上应用不多,其有效性难以判定。显然,这些针对积血吸收的疗法,不是对因的治疗,应该更多地考虑到原发病的治疗。

## (三)手术治疗

玻璃体切除术最适宜于眼外伤(如开放性外伤或闭合伤)引起的玻璃体积血,以及持久的自发性积血或合并视网膜病变的病例。玻璃体积血是一种眼科常见病,可由各种原因引起,如增殖性糖尿病视网膜病变(PDR)、视网膜静脉阻塞、视网膜静脉周围炎、眼外伤、视网膜裂孔等。玻璃体积血造成屈光间质混浊,引起视力下降,如积血长期不吸收,导致玻璃体变性、后脱离以及牵引性视网膜脱离等。

玻璃体切割术不仅能够清除玻璃体积血、新生血管膜及增生膜,解除视网膜的牵拉,而且利于观察眼底,明确玻璃体积血的病因,对原发疾病进行进一步治疗提供基础。

1.外伤性玻璃体积血

(1)由眼球开放性外伤引起时,可实行早期玻璃体切除术。实验和临床研究表明,伤后1～2周内手术较为适宜,此期切除眼内的血块和炎性产物,能避免血液对创伤修复过程的过度刺激,减少纤维组织增生和牵拉性视网膜脱离发生的机会。近年也有初期玻璃体手术用于开放性眼球外伤的报告。

(2)钝挫伤所致的脉络膜视网膜破裂,若不伴有视网膜脱离,可以等待一段时间。不能自发吸收、影响视力恢复时再考虑手术。钝挫伤引起的周边视网膜水肿或伴有少量玻璃体积血,并无视网膜裂孔形成,也不急于进行手术。

(3)手术中或术后出血的处理。少量术后玻璃体积血可不做特殊处理,一般能很快吸收;较多时,可再次手术处理。

2.自发性玻璃体积血

应根据原发病的特征,决定手术时机。如上所述,增生性糖尿病视网膜病变发生玻璃体积血,即是手术适应证,早期手术效果较好。但如果能看到部分眼底,没有明显的牵拉性视网膜脱离，也可以先对可见的视网膜进行激光光凝治疗，遮盖黄斑的血块如果不吸收，应手术切除，因可导致黄斑前膜形成。总之，每种相关的原发病，有各自的手术适应证和手术时机。

3. 手术适应证

一般少量的玻璃体积血可自行吸收，大多不需要手术治疗；大量、致密的玻璃体积血3～6个月不吸收，或经B超检查发现伴有玻璃体视网膜增生性病变、视网膜牵拉或视网膜脱离者，应尽早行玻璃体切除手术；对于原因不明的玻璃体积血，应尽早行玻璃体切除手术，以防视网膜裂孔引起的视网膜血管破裂出血，避免视网膜脱离进步发展或增殖性玻璃体视网膜病变(PVR)加重。

4. 术后处理

术后第1天打开包扎，每日换药。围术期48 h内全身应用抗生素预防感染。术后2周内，注意观察眼压、葡萄膜反应及视网膜状况，合理选择抗生素、皮质类固醇、非甾体抗炎药、上皮生长因子等滴眼液。如术后葡萄膜炎性反应较重，可重复球旁注射甲泼尼龙20 mg，也可加用阿托品眼膏，每日1～2次。眼压高者给予抗青光眼药物或静脉滴注甘露醇，术后第5～6天拆除球结膜缝线。如玻璃体腔内填充膨胀气体或硅油，术后应采取一定的体位，一般为俯卧位，使填充的气体或硅油充分顶压视网膜裂孔，促进视网膜裂孔封闭。

（程　微）

# 第三十八节　玻璃体炎症

玻璃体炎症常继发于周围组织如中间葡萄膜炎、后葡萄膜炎等炎症疾病，也可由外伤或手术将细菌带入眼内引发。

## 一、病因

1. 外源性感染

常发生于眼球穿孔伤、内眼手术后、角膜溃疡穿孔伤等，致病菌直接从伤口侵入眼内。

2. 内源性感染

病菌由身体其他处的化脓性病灶经血行进入眼内。

## 二、临床表现

来自邻近组织的炎症如视网膜脉络膜炎或视网膜炎，若病情较轻，玻璃体可见炎性细胞，但眼底模糊可见，除玻璃体浮影飘动外无视力改变。若炎症浸润玻璃体较重，视力出现减退，眼底模糊加重，甚至看不见。更甚者眼底红光反射消失，玻璃体呈灰白色混浊。当炎症限于后节而未影响前节，患者常无疼痛，外眼正常。但玻璃体化脓患者常觉畏光、眼球疼痛，眼前节充血、球结膜和眼睑水肿，视力严重减退。

## 三、诊断

### (一)直接检眼镜检查

瞳孔扩大后用直接检眼镜检查能提供部分有关玻璃体病变的资料。如视盘前方的环形混浊为玻璃体后脱离的迹象。星形或团点状玻璃体混浊常表现为红色眼底背景上有黑色混浊点，而瞳孔区全无红色反光表明玻璃体有严重混浊，往往为大量出血所致。

### （二）裂隙灯检查

为检查玻璃体的主要方法。前部玻璃体可直接在裂隙灯下观察，检查后部玻璃体则需加一前置镜。如要了解玻璃体的全貌应使用三面镜。检查程序从晶状体后开始直到视网膜前。先用三面镜的中央镜片检查玻璃体中央部，然后依次利用三面镜的三个不同镜片检查赤道部后、赤道部前以及周边部玻璃体。如再加巩膜压迫器可看到位于睫状体扁平部的玻璃体基底部的前界。将三面镜做360°的转动，则每一时钟方位，前起睫状体扁平部后方，后至后极部的玻璃体都能尽收眼底。检查不同部位的玻璃体，应改变裂隙灯入射光线与观察镜间的夹角。检查前部玻璃体夹角要大，后部及周边部时夹角宜小。

此外，还要不断调整照明灯柱的位置与向前的倾斜度，除12点方位外，检查其他部位玻璃体，需将照明灯柱向前倾。裂隙的方向，宽度与长短亦需加以调节，以期获得最佳的观察效果。当然检查时还应得到受检者的充分配合，按照检查者的要求转动眼球，不仅有助于检查周边部分，还可动态地了解玻璃体情况，如是否存在玻璃体后脱离和玻璃体与视网膜粘连等。

玻璃体的检查应首先观察玻璃体的透明度，是否有混浊，混浊的性质为出血抑或是炎症渗出；玻璃体内是否有细胞，细胞是色素细胞、血细胞抑或是炎症细胞，细胞的分布，炎症细胞团的大小等。这些在确定玻璃体混浊的性质和寻找玻璃体混浊的病因诊断时非常重要。幼儿玻璃体在裂隙灯下表现为均匀一致、无明显结构的组织。老年人因玻璃体液化，胶原纤维变性且聚集成束，形成束状或膜片状物，其间则夹以透明的液化区。玻璃体中出现细胞或混浊点均为异常现象，白细胞多由于玻璃体或周围组织的炎症引起。红细胞为出血。视网膜色素变性病例，玻璃体中常有棕色细点，称烟灰样混浊，可能为色素上皮的色素颗粒。玻璃体中较粗大或聚集成团的色素为视网膜裂孔或视网膜脱离的特有现象。

对玻璃体积血患者做检查时应注意出血的部位、颜色与浓度。前部浓密的出血多由穿通伤或钝挫伤引起。血液呈鲜红色为新鲜出血，通常说明病变处于活动阶段。灰白色稀薄的陈旧积血最易被手术切除，暗褐色浓密的积血手术切除较困难，手术并发症也会增加。

检查前部玻璃体可直接在裂隙灯下观察。检查后部玻璃体需加上接触镜或非接触镜。前者主要有三面镜及全视野镜，后者为各种不同的前置镜。检查后部玻璃体要观察玻璃体有无后脱离，令患者眼球做快速地上下运动，然后突然停止，由于惯性玻璃体仍有升降运动，因此可显示出脱离的玻璃体后皮质。

此外还要了解玻璃体内有无条索，条索的粗细、走向、是否含有血管以及它们与视网膜的关系。注意玻璃体与视网膜粘连的部位与范围。粘连可表现为点状、环形、星芒状或呈大片桌面样。充分了解玻璃体后，作为玻璃体视网膜的术前检查，接下来应进一步观察视网膜。视网膜有无裂孔或脱离。

视网膜脱离的形态、分布与范围。脱离的视网膜呈现凹面的，通常由玻璃体牵引引起；圆弧状凸起的脱离多属孔源性。除了解视网膜前的异常，视网膜本身的病变及其血管的变化都应列入观察内容；视网膜下的病变如视网膜后的增生条索、异物、寄生虫等也都应充分掌握。

### （三）间接检眼镜检查

间接检眼镜配合巩膜顶压法可检查视网膜及玻璃体的周边部，它具有光源强、印象清晰、视野大且有立体感等无可比拟的优点，还能动态了解视网膜的情况，如区分视网膜裂孔或出血。不过由于放大倍数小，需要再配合裂隙灯三面镜或前置镜检查，对局部细节做细致的观察。

### （四）超声波检查

屈光间质混浊的病例，不能进行裂隙灯、检眼镜检查时，超声波检查成为了解眼内尤其是后部病变的重要手段。一维的A型超声检查，测量眼球直径并提供有关玻璃体及视网膜的状况，二维的B超检查能更确切地显示出病变。B超不仅能显示眼球的轮廓与形态，而且能了解眼内组织的改变，如玻璃体混浊的程度、部位，有无玻璃体后脱离、视网膜前出血，还可显示是否合并有视网膜脱离，网膜与玻璃体有无粘连，脱离的性质是牵引亦或孔源性等。B超检查对眼内异物的诊断，爆炸伤引起的多数异物，以及近球壁异物的确切位置的判断等，均优于X线片或定位片。眼内肿瘤伴有屈光间质混浊时，B超也是最方便且重要的检查手段。彩色多普勒超声检查可以确定玻璃体内异常血管及其来源，在永存性胚胎血管（PFV）与眼犬弓蛔虫病继发后部牵引时有助于鉴别诊断。超声生物显微镜（UBM）可以观察到睫状体平坦部附近的前部玻璃体周边的情况。故此，UBM可以发现中间葡萄膜炎的周边渗出和牵引、肉芽肿性炎症的周边肉芽肿，并可以随访这些病变的发展和转归。

### （五）玻璃体的其他检查

如定量荧光光度测定。静脉注入荧光素后，观察并记录玻璃体内荧光浓度。糖尿病患者由于视网膜毛细血管屏障功能的破坏，玻璃体内荧光素浓度要高于正常人。这一现象可在眼底检查及荧光血管造影尚未显示视网膜病变前就出现。

## 四、药物治疗

（1）对内源性感染者应针对原发病治疗。

（2）玻璃体内注药：根据玻璃体细菌培养和药敏试验结果，谨慎应用抗生素，准确掌握注射剂量。

（3）全身应用抗生素：可根据药敏结果选用青霉素、庆大霉素、氨苄西林、头孢唑啉钠等静脉滴注。

（4）球旁或结膜下注射：常用庆大霉素2万U加地塞米松2.5 mg，1次/日，共3～5次。

（5）局部点药：可用0.5%庆大霉素眼药水，或0.25%氯霉素眼药水，或0.3%诺氟沙星眼药水等。

（6）局部热敷、散瞳及支持疗法。

## 五、手术治疗

玻璃体切除术是治疗眼内炎的有效手段，可消除病灶，有利于药物在眼内扩散，增强药效，抢救视力。对病情持续恶化、炎症向全眼球炎发展、视力又完全丧失者，则考虑行眼内容物摘除术。

### （一）玻璃体切除

后部玻璃体切除需要良好的眼内照明，以便清楚地观察到病变的玻璃体和视网膜。

照明方法包括直接照明、间接照明、后部反光照明等，根据具体情况选择合适的照明方法，以达到最佳切除效果。玻璃体切除时切除频率常以切除部位和切除的条件而设定，一般情况下为600～800次/分钟，负压设定在150～200 mmHg，如采用吸力（即负压）不变的条件下，连续切除时切除频率较慢且增加吸力，进行周边玻璃体切除时易造成玻璃体基底部过度牵拉而引起视网膜裂孔；新近的高速玻璃体切除系统，切割频率可高达 2 500 次/分钟。需要注意的是，在贴近视网膜或周边部玻璃体进行切除时，应使用较高的切除频率或低负压可减少对视网膜的牵拉。玻璃体切除范围可分全玻璃体切除和次全玻璃体切除。玻璃体全切除是将玻璃体全部切除，包括玻璃体基底部，适用于严重增生性玻璃体视网膜病变，前部 PVR 及严重的眼外伤；次全玻璃体切除是将玻璃体基底部保留，可防止损伤或过度牵拉玻璃体基底部而造成基底部视网膜撕裂。常用于黄斑部手术，单纯玻璃体积血混浊，视网膜脱离及无前部 PVR 的非严重增生性玻璃体视网膜病变。

后部玻璃体切除手术目的：切除前后玻璃体积血、混浊，恢复玻璃体光学通透性，切除玻璃体视网膜增生膜，解除增生膜对视网膜的向心性牵拉；切除或切断视网膜前增生膜，解除增生膜对视网膜的切线性牵拉，为切除视网膜黄斑前膜或黄斑视网膜下脉络膜新生血管膜的手术治疗提供操作空间。

### （二）视网膜前增生膜的处理

玻璃体切除手术时经常碰到视网膜前增生膜，手术难度增大，术中易发生医源性视网膜裂孔、视网膜脱离、出血等并发症。大多数视网膜前增生膜与视网膜的粘连并非完全，手术可采取分离、切除或切断几种方式进行，若增生膜与视网膜尚未广泛粘连或粘连不牢处，可用蚕食法直接切除增生膜，即用玻璃体切割头直接分离和切除膜组织，遇到膜与视网膜粘连牢固处予以保留。蚕食方法切除增生膜时采用高速切除频率，在脱离的视网膜前也较为安全易行。当膜组织与视网膜粘连广泛时可用玻璃体剪刀进行分离，遇到难以分开时勿强行分离，只要剪断膜组织，留下与视网膜粘连端，解决对其下视网膜的切线牵拉即可。残留的视网膜前增生膜，最后呈散在斑块，似岛屿状，以后可逐渐萎缩。

### （三）玻璃体手术的并发症

1. 玻璃体置换液体进入视网膜下

由于玻璃体切除灌注头未穿过睫状上皮。术中可见视网膜脱离并迅速发展，以致玻璃体腔缩小。此时应将连接灌注头的导管断开，利用切割头或其他灌注针头向玻璃体腔内灌注液体，视网膜下的液体便可从原灌注头排出，然后重新放置玻璃体灌注头。

2. 角膜上皮愈合不良

术前频繁滴用表面麻醉药、术中一过性眼压升高、不适当的气液交换、硅油过量、器械损伤，以及手术时间过长等，均可能导致角膜上皮水肿。尤其是糖尿病视网膜病变的患者，角膜上皮细胞与下方基膜粘连较差，术中术后易发生上皮剥脱，因此术中要注意保护角膜上皮，避免角膜上皮剔除及使用对角膜上皮有损害的药物。另外，值得注意的是术中灌注液瓶升得过高时引起眼压升高，可导致角膜上皮水肿。对于角膜上皮剥脱的患者，术后降低眼压，同时可给保护角膜药物，有利于上皮再生。

3. 白内障

玻璃体手术引起的白内障有两个方面原因：灌注液对晶状体的影响和进入眼内器械的直接损伤。手术时保留晶状体后玻璃体，不仅可减轻灌注液对晶状体的冲刷，而且也避免了眼内手术器械离晶状体太近而造成损伤。

4. 玻璃体积血

可发生于手术中或手术后。术中玻璃体积血多见于分离、切除伴有新生血管的增生膜时，或视网膜血管受到损伤。术后玻璃体积血多为术中玻璃体积血的残留，或视网膜新生血管和视网膜血管有出血点未封闭所致。术中玻璃体积血可提高玻璃体灌注液瓶装置并停止手术操作，待眼压升高、出血停止，然后电凝或激光封闭出血点。严重玻璃体积血用上述措施往往仍不能控制，甚至连出血点都难以发现和暴露时可行玻璃体气液交换，有利于出血点的发观和止血。一般玻璃体积血，尤其是术中残留的出血，手术后数周内自行吸收；反复出血或出血较多，几周后仍不见吸收者，可考虑玻璃体清洗或玻璃体气液交换术。

5.视网膜裂孔和视网膜脱离

视网膜裂孔多见于：①术中牵拉；②器械损伤；③长期视网膜脱离，视网膜变菲薄，不能耐受正常的手术操作。有视网膜裂孔多合并视网膜脱离，为了避免视网膜脱离的发生，玻璃体切除术时要保持切割头的锋利，切除术中由前向后、由轴心向周围，循序渐进，可避免或减少对视网膜的牵拉。此外，提高切制频率，一般每分钟为 1 000～1 200 次以上，吸力适中，对视网膜的牵拉也相应变小。视网膜裂孔和视网膜脱离的治疗可采用玻璃体气液交换，冷凝或激光光凝裂孔，巩膜外加压或环扎等方法。

6.青光眼

玻璃体手术后眼压升高可系眼内炎症、对填充物的生物反应所致，也可见于玻璃体积血引起的溶血性或血影细胞性青光眼，玻璃体气液交换后气体膨胀或硅油充填量过多可引起眼压升高，虹膜红变导致新生血管性青光眼，硅油乳化阻塞房水引流通路，以及术后糖皮质激素性青光眼。治疗可用抗青光眼药物。如果经药物治疗后眼压仍持续增高不下，可采用手术治疗：玻璃体积血或气体膨胀与硅油充填过量所致青光眼可行玻璃体清洗或放气减压及过量的硅油吸出；新生血管性青光眼可做抗青光眼阀（引流管）植入术，引流前房水至结膜下，可较好地降低眼压。

7.顽固性低眼压和眼球萎缩

顽固性低眼压多见于术后持续性视网膜脱离、复发性 PVR，视网膜广泛切除、严重眼外伤以及睫状体膜形成影响房水分泌的患者。眼球萎缩为玻璃体手术后较严重的并发症，常见于手术失败、玻璃体积血、视网膜脱离、虹膜红变等情况。

8.眼内感染

玻璃体切除术后眼内炎发生率低但后果严重，往往被认为是术后反应而误诊，因此，对于玻璃体切除术后不明原因的眼球疼痛加剧，视力进行性减退及角膜水肿者要高度怀疑眼内感染。应注意术前严格消毒、冲洗结膜炎，术中严格无菌操作，术后滴用抗生素眼液或者眼膏，以及全身应用抗生素。

（李智敏）

## 第三十九节　玻璃体混浊

玻璃体混浊不是病名而是玻璃体最常见的一种现象。许多重要的眼底病是由于有了玻璃体混浊而引起患者注意才就诊的。玻璃体混浊就是指玻璃体内透明的凝胶体，出现不透明体即混浊，在正常情况下，玻璃体内细胞很少，无血管，新陈代谢缓慢，具有高度的透明性。玻璃体混浊，是玻璃体疾患的主要表现之一。多种眼疾可以引起玻璃体混浊，最常见的是老年性变性、近视性变化、玻璃体后脱离和生理性飞蚊症，此外，视网膜脱离、葡萄膜炎、原发性家族性淀粉样变性、闪光性玻璃体液化等也可出现玻璃体混浊的临床表现。

## 一、病因

（1）炎性混浊：系附近组织发炎时，由白细胞游出及蛋白质凝集所致，是各种视网膜和葡萄膜炎（色素膜炎）的共同表现，如结核性、梅毒性脉络膜视网膜炎等，以及钩端螺旋体性葡萄膜炎、葡萄膜炎为迁徙性眼内炎等。

（2）出血性混浊：常见于外伤、手术、各种视网膜血管性疾病及血块。如高血压、糖尿病、葡萄膜炎的出血或渗出物侵入玻璃体内。

（3）变性混浊：见于高度近视、视网膜脱离、玻璃体钙质及胆固醇沉着等。

（4）先天性混浊：多数为胚胎期中胚叶组织或细胞残留。

（5）其他：如眼内异物、猪囊虫、视网膜母细胞瘤等，均可引起玻璃体混浊。

## 二、检查与诊断

玻璃体内积血、变性、炎症等均可导致玻璃体混浊，在屈光间质不清时B超能为临床提供可靠的诊断依据。

玻璃体积血声像图特征：根据玻璃体内积血量多少及积血位置不同，可分为弥散性积血和部分性积血。弥散性积血见整个玻璃体暗区内布满弥散性较强回声光斑，眼球转动时光斑蠕动。部分性积血有玻璃体后界膜下积血，在玻璃体后脱离膜与后球壁之间存在较强回声光斑，后运动明显；玻璃体后界膜积血，玻璃体后界膜前段见较多强回声光斑，后运动明显；单纯性部分性玻璃体积血，玻璃体内见强回声光团、光斑，位置与出血部位有关，后运动明显。

老年性玻璃体混浊和近视性玻璃体混浊在声像图上有相似特征，玻璃体内见弱回声光斑、散在分布、大小不一，有时可伴丝状短光带飘于其中，后运动明显，多为双眼发病。两者区别主要是后者有近视征象：眼轴长，有时伴后巩膜葡萄肿。

星状玻璃体变性声像图特征：见于老年人，多为单侧。玻璃体暗区内见均匀分布强回声光斑，光斑有一定间隔，不密集，有轻度后运动，后回复原位，强回声光斑可充满整个玻璃体或位于中部，有时在后部聚集成团，与球壁隔以带状无回声区。

炎性玻璃体混浊声像图特征：增益调到最大，玻璃体暗区隐约可见密集分布细弱回声光斑，后运动明显，多见于后段；根据炎症部位细弱光点可充满整个玻璃体暗区位于前段玻璃体。

感染性眼内炎声像图特征：整个玻璃体暗区见大量弥散性光点，强弱不一，周边部附于球壁，后运动不明显，中间部分有轻度后运动；在玻璃体暗区见树枝状光条，呈网状分布，与球壁有粘连，后运动极为轻微，早期可只位于玻璃体内某一局部；整个玻璃体暗区见弥散性强回声光点，该光点回声较积血强。有轻度后运动。

少量硅油残留声像图特征：玻璃体内见散在极强回声光斑，后运动最活跃，眼球静止，光斑能自发运动。

玻璃体为透明胶质体，由胶原纤维及填充其间的大分子透明质酸组成，玻璃体内透明质酸含水量达98%以上。在声像图上表现为液性暗区。当玻璃体出现混浊时，该暗区内出现强弱不等、形态各异、位置及后运动不一的光斑、光团。临床上玻璃体混浊可分为玻璃体积血性混浊、老年性玻璃体混浊、近视眼性玻璃体混浊、炎性玻璃体混浊、玻璃体结晶性混浊、感染性眼内炎等，随着复杂视网膜手术开展，取硅油后可有少量硅油残留。炎性玻璃体混浊以葡萄膜炎为常见，玻璃体结晶性混浊以星状玻璃体常见。以上各种玻璃体混浊在超声声像图上各有其特征。

## 三、临床表现

有的老人视力下降，总是会从是否患有白内障的原因去考虑。其实玻璃体混浊性眼病，也是造成视力下降的原因之一。人眼结构功能变化而引发的疾病中，白内障的发生，是晶状体发生了病变，而玻璃体混浊则是玻璃体的病变。导致玻璃体混浊，其常见的原因，一是老年性变性。随着年龄的增长，眼球中的玻璃体结构会逐渐发生一些衰老变性，主要表现为胶样玻璃体逐渐减少，而液化玻璃体渐渐增加。患者感觉眼前有飘浮的细黑点、头发丝或蜘蛛网样黑影，这是玻璃体混浊的症状表现之一，一般不会有严重的后果，也不需要特殊的治疗。二是近视性玻璃体变性。主要发生在中高度近视患者中。一般玻璃体混浊者会感到眼前有飘浮的点状或发丝样混浊物，但如果眼前突然出现大量混浊物或闪光现象时，一定要警惕是否发生了玻璃体后视网膜脱落，应及时去医院检查，以明确诊断、及时治疗。三是玻璃体周围组织发生炎症、出血等病变。这种情况大多起病急骤，症状重，变化大，并有明显的视力减退症状发生。一旦发生此类病症，一定要及时到医院检查治疗，以免贻误病情。

1. 症状

①发病突然，病情发展较快，常有反复；②玻璃体轻度混浊时，患者自觉眼前黑影飘动，犹如蚊蝇飞舞，称为“飞蚊症”，此时混浊不影响视力（用检眼镜也不易发现较显著的混浊）；③当症状较重时，患者感到眼前出现烟柱式或黑云状暗影或粗大而量多的黑影，视力有不同程度的减退。有的很快失明，仅留光感。

2. 体征

①裂隙灯下见玻璃体内有鲜红色血块，或棕黄色陈旧出血；②检眼镜下见细如灰尘或条索、絮状、团块状的混浊物，飘浮不定，或仅见细微红光，或无红光；③反复出血者，玻璃体内可见增生性条索或膜，伴有新生血管。严重者不能窥见眼底，甚至眼底无红光反射。

## 四、治疗

单纯性玻璃体混浊：常见于老年和高度近视眼玻璃体变性。凡有突然出现漂浮物（或）闪光感的病例，需充分散大瞳孔，详细检查眼底的远周边部，一经发现裂孔，及时给予治疗。如果眼底正常，只需（碘剂）药物治疗或门诊定期随访观察。

炎症所致玻璃体混浊：大多由邻近的视网膜、葡萄膜的炎症波及玻璃体而发生。其病因可分为内因性和外因性。前者可来源于全身或眼部炎症，后者则由于眼外伤及手术创伤、感染。表现为不同程度的玻璃体混浊，呈灰白色，其主要成分为白细胞，眼部前节检查往往有异常。由于玻璃体无血管，又存在视网膜屏障，其代谢缓慢，药物很难进入玻璃体腔治疗很困难，所以基层医院在诊断明确后必须及时转上级医院进一步治疗。

出血所致玻璃体混浊：由于正常玻璃体没有血管，所有血液来源于邻近组织。常见于各种病因所致视网膜血管或新生血管破裂。常见的有视网膜血管性疾病。如糖尿病视网膜病变、高血压视网膜病变、视网膜静脉周围炎、Coats 病等，如有外伤史即能发现外伤所致的出血。

增生性玻璃体视网膜病变：是特指孔源性视网膜脱离及穿通性眼外伤所引起的增生性病变。实质是眼组织对于创伤产生的超强修复反映，一般的增生病变可不做处理，若已导致视网膜脱离或黄斑受累时，需行玻璃体手术，所以必须针对病因处理。

星状玻璃体变性和闪辉性玻璃体液化：前者见于健康无眼疾年龄较长者，多数单眼发生，无任何自觉症状，无须治疗。后者多为双侧性，患者既往曾患有葡萄膜炎、眼里出血等疾患。眼底检查可见玻璃体大量的具金箔样的反光的结晶，主要成分是胆固醇结晶，除对原发病进行治疗无需要特殊治疗。

人体眼球正常的玻璃体犹如鸡蛋的蛋白，是透明的胶质，但在高度近视的情况下，或者随着年龄的增长，玻璃体的胶质会逐渐退化，而在胶质与液体的交界面，浓缩聚集的胶质会产生阴影投射在视网膜上，于是形成飞蚊的症状。造成“飞蚊症”的原因还有因视网膜脱离、破裂产生了小量眼内出血。此外，患有糖尿病、高血压等疾病的人也容易出现“飞蚊症”。

生理性飞蚊症无须治疗。病理性玻璃体混浊要针对原发病进行治疗。正确的做法是尽快找眼科专科医师检查以确定“飞蚊症”的性质。一般来说，由于老年性玻璃体变性，再加上用眼过度、疲劳等引起的飞蚊症是一种无害的玻璃体混浊，绝大多数的飞蚊症都不影响到视觉功能，无须特殊药物治疗。只要适当的休息，避免劳累，做到工作、休息要有规律，长时间用眼每隔一小时休息 5～10 min，使用计算机时间不要过长，自我感觉不适时要暂停使用就会有所好转。此外，可以采取适当的护眼保健品，还可以多进食含有维生素 C 的食物，如蔬菜和水果等也会有所帮助。

玻璃体混浊其中有少数是严重眼疾，如视网膜剥离或玻璃体积血等的先驱症状，所以千万不要掉以轻心。有以下现象时就需特别提高警觉，及时找眼科医生详细检查。例如，视力严重减退、视物变形或扭曲；眼睛发红、疼痛、畏光及泪水分泌过多；伴有固定的黑影；或闪光；突然大量出现黑点等。因为由眼内出血较多、视网膜脱离等导致的飞蚊症则需要手术治疗。

玻璃体积血时无有效药物，可参考玻璃体积血治疗。严重病例治疗无效者，可采用玻璃体切割术。

（李智敏）

## 第四十节　玻璃体变性

### 一、星状玻璃体变性

星状玻璃体变性(asteroid hyalosis，AH)，又称 Benson 病。星状玻璃体变性是指主要发生在老年人的一种比较有特征性的玻璃体混浊。表现为整个玻璃体的分散的圆形白色颗粒，主要由钙盐和脂质构成的混浊。

本病多为单侧、老年人居多。具体发病机制不清，发病率较低。其在检眼镜或前置镜下表现为玻璃体内多个黄白色的、不同形状的球形小体，大小不等，数量相差很大，随眼球活动而轻微飘动，静止时恢复原位而不下沉，又称“闪辉状混浊”。尽管它的存在会使视网膜检查变得困难，但患者大多感受不到它的存在。因其极少影响视力，一般不需处理，故相关临床研究较少，但是随着人均寿命的延长，AH 患病率会随之增加，且 AH 的存在会影响相关眼底疾病的诊断，也与白内障患者术后人工晶状体钙化息息相关，故其研究仍具有较大的临床意义。

## (一)病因及发病影响因素

AH 发病率为 0.36%～1.96%,无明显的地区分布差异。

1. 年龄

AH 是年龄相关退行性病变。随年龄增长,视网膜血管、内界膜的结构均发生变化,离子和大分子更容易从视网膜渗透入玻璃体内,从而激发星状玻璃体变性的发生和进展。

2. 糖尿病

AH 与糖尿病的关系十分复杂,Kim 等在关于 AH 与糖尿病关系的研究中,对年龄和其他混杂因素进行 Logistic 回归分析,发现两者发生并无明显的相关性。但是,在半乳糖喂食的猎犬制造的类似糖尿病动物模型实验中,喂食半乳糖的 36～48 个月。期间,视网膜血管血流灌注开始出现较大的变化,这个时期模型动物眼底开始出现增生性病变,AH 也出现在这一时期。这说明本病的发病机制与视网膜血管的改变息息相关。糖尿病患者视网膜血管的高渗透性会加速 AH 的进展。

3. 高血脂

脂质是星状小体的重要组成成分,AH 的发生与高血脂症成正相关。单变量和多变量的 Logstie 回归分析表明,AH 的发生与血清胆固醇水平、三酰甘油水平密切相关。

4. 玻璃体后脱离

正常玻璃体呈凝胶状态,对视网膜起支撑作用,正常人大约从 4 岁开始玻璃体开始发生液化,与视网膜黏着力减弱,从而出现玻璃体后脱离。正常成年人完全性玻璃体后脱离发病率为 12%,部分玻璃体后脱离发生率为 31%,无晶状体眼可以上升到 66%,AH 患者玻璃体后脱离发生率远远低于正常人。这可能是由于 AH 患者拥有异常的玻璃体视网膜附着。Mochizuki 等利用 OCT 和术中曲安奈德染色发现 AH 患者发生坚固的玻璃体视网膜连接的几率较高。也有报道认为这是由于 AH 本身可以对抗玻璃体的液化。

此外,AH 还和高血压史、中风史、饮酒史有关,与性别、肥胖、吸烟史等关系不密切。

## (二)星状小体的成分

由于从切除的玻璃体中提取星状小体十分困难,其具体生化成分仍然未知。电子显微镜下星状小体是由胶原纤维包绕形成的球形颗粒,周围附有许多卫星灶小颗粒,小颗粒是由许多同样大小、排列对称的小圆球组成。X 线分析仪和电子能量色散光谱成像技术可以确定星状小体是由钙、磷、脂质规则排列构成,电子衍射结构分析表明星状小体结构类似羟磷灰石,此外,已经证实有 β-胡萝卜素的存在。通过色谱分析技术可以发现星状小体的脂质组成成分是 21%胆固醇、5%胆固醇脂、38%鞘磷脂、23%神经酰胺二己糖苷、10%脑磷脂和部分三酰甘油,仍有 3%脂质没有研究出具体成分。

## (三)检查诊断

1. B 超检查

AH 在 B 超下具有相似的声像学特征,静态下玻璃体腔内可见孤立光点组成强回声团,光团回声较强,基本为球形,与球壁之间有一低回声区,患者转动眼球时,孤立光点在较小范围内以眼球为中心做顺/逆时针运动,运动停止时,光点缓慢移回原位。

虽然本病在 B 超下具有相似的声像学特征,但是有时其 B 超表现易被误诊为“玻璃体积血”,两者的 B 超表现都是玻璃体混浊,眼球停止运动时,玻璃体内的混浊物质仍在运动,像是衣服在洗衣机内旋转,被称为“洗衣机样外观”。二者的区别十分微妙。

星状玻璃体变性回声更加离散，不伴有回声影，要特别关注 AH 团状混浊边界与球壁之间往往有一条近乎等距离的低回声区，而玻璃体积血为不均匀回声，由于出血多来自视网膜，因此在玻璃体异常回声与球壁回声之间不会有近乎等距离的低回声区。

当 AH 合并其他眼底疾病时，玻璃体内的混浊可以显著影响眼底的可视性，从而影响眼底的诊断和治疗。此时，OCT 和 FFA 显示出其独特的临床优越性。

2. FFA 与 OCT 检查

FFA 和 OCT 利用特定的波长成像技术，较少被星状玻璃体变性所影响。相比较来说，眼底血管造影有其局限性。

(1)FFA 很难发现微小的解剖病变。

(2)由于获得高质量的图像必须将相机聚焦于视网膜，而星状小体的存在使得很难获取高质量的图片。

但是，最近有报道指出，对于 AH 患者，广角的荧光血管造影能够发现视网膜上其他检查难以发现的病变，尤其是位于视网膜周边的病变。对于 AH 合并其他眼底疾病，OCT 具有很好的诊断能力，OCT 应用 830 nm 的波长光束，不容易被星状小体和其他屈光间质所吸收，当然，致密的星状小体可以吸收或者反射光束，这可以导致 OCT 图像上某一区域的信号缺失。

OCT 先后经历了时域(TD)、谱域(SD)、傅里叶域(FD)的发展进程。其中，扫频光源 OCT(SS-OCT)(12×12 mm 视野层)具有波长长、运动修正性高，图像人工伪影较少等特点，能够较为准确地反映玻璃体视网膜交界面的真实情况。目前，已有星状玻璃体变性合并糖尿病视网膜病变、黄斑水肿、黄斑前膜、视网膜色素变性、牵牛花综合征等眼底疾病的病例报道，在合并有其他眼底疾病的星状玻璃体变性的患者，SS-OCT 极具诊断意义。

### (四)治疗

从既往文献复习来看，单纯 AH 甚少影响视力，一般不需要治疗。但是，AH 的存在的确有时会影响到眼底疾病的及时、正确诊断，除此之外，伴随患者寿命延长以及变性星状小体进行性增加，对于单纯 AH 是否属于良性变性也提出了质疑。另外，AH 与其他伴随眼底疾病如血管阻塞、黄斑前膜、视网膜脱离的关系尚需要进一步研究。

AH 可以引起白内障患者植入人工晶状体后并发人工晶状体钙化，钙化的人工晶状体，据报道，其中 84.69%合并有星状玻璃体变性。平均植入年龄为 9.21 岁，这些钙化的沉淀发生于人工晶状体的前囊、后囊和晶状体本身。为确认钙化的人工晶状体是否与 AH 有关，Matsumura 等对钙化的人工晶状体进行了置换，对同一个患者的星状小体、置换出的人工晶状体及其上的混浊颗粒应用光学显微镜、扫描电子显微镜、能量色散 X 线谱仪进行成分检测，对钙化的人工晶状体沉淀进行红色茜草素染色和光学检查，结果显示，人工晶状体上沉淀物质呈不规则的簇状沉淀，沉淀可融合成壳样。人工晶状体的钙化成分与星状小体成分相似，都是由钙磷组成，与羟磷灰石结构类似。

1. 晶状体材料

不同类型的人工晶状体钙化与星状玻璃体变性人工晶状体材料主要分为两类：聚硅酮类材料和聚丙烯酸酯类。聚丙烯酸酯类又可分为硬性聚丙烯酸酯类，软性疏水性聚丙烯酸酯类和软性亲水性聚丙烯酸酯类。

Werner 等研究发现，这种白内障术后人工晶状体钙化的现象多发生于聚硅酮类材料 IOL 即硅胶人工晶状体中，与亲水性丙烯酸 IOL 无明显的相关性。硅胶晶状体也并非由相同物质构成，不同组成成分、不同折射率的人工晶状体均有报道发生钙化，在一些高端晶状体也有发生钙化的。这说明不只是老一代的晶状体会发生钙化。AH 合并白内障患者植入硅胶 IOL 后有很大几率发生钙化，在给患者推荐人工晶状体时应该纳入考虑。

2. 钙化 IOL 的治疗

IOL 钙化可以发生于前囊、后囊和晶状体本身，目前主要依靠 Nd：YAG 激光手术、IOL Ⅱ期置换和玻璃体切割手术进行治疗。

3. YAG 激光

目前临床上多应用 YAG 激光来清除 IOL 的混浊。YAG(Nd：YAG)激光适应证为存在晶状体后囊膜混浊且不适合Ⅱ期 IOL 植入的患者。YAG 激光只能去除囊膜表面的混浊，不能去除 IOL 自身的混浊。YAG 激光可以移除部分沉淀，但是很快又重新出现，甚至混浊比之前加重。后囊像是一个阻挡电解质物质和非电解质物质(脂类、蛋白、透明质酸、酶类)的屏障。因此，激光后囊切开术造成的 IOL 后表面和玻璃体的直接接触，加速了钙化沉淀的过程。

4. Ⅱ期人工晶状体置换

对于 AH 合并白内障术后 IOL 混浊的患者，Ⅱ期 IOL 置换术能够显著改善症状。许多做了 YAG 激光手术的患者仍然需要进行 IOL 置换来提高视力，应当作为首选方案。但是术者必须权衡利弊，考虑许多潜在的风险，比如悬韧带断裂、后囊膜破裂、虹膜根部离断等情况。

5. 玻璃体切割手术

玻璃体切割手(PPV)术可以移除钙化的玻璃体，对于合并有眼底疾病比如黄斑前膜的 AH 患者，PPV 手术能够显著改善患者视力，对于合并白内障的 AH，PPV 手术能阻止 IOL 的钙化，降低了进行 IOL 置换的风险。

目前，关于 AH 合并白内障患者术后人工晶状体钙化的病因不清，钙化沉淀可能来自于星状小体，也可能来自于与星状小体形成相似的过程，但是其成分与星状小体有关，钙化可以发生于不同成分的硅胶晶状体中，治疗推荐人工晶状体置换术和玻璃体切割手术。

## 二、闪辉样玻璃体变性

闪辉样玻璃体液化，又名眼胆固醇结晶沉着症，比星状玻璃体病变少见。多为双侧发病。显微镜和化学检查玻璃体内混浊物为胆固醇结晶，病因不清，多发生在 40 岁以前，与玻璃体外伤性损害或炎症损害有关。本病无明显症状，视力无明显改变。裂隙灯或检眼镜检查，混浊物为金黄色的结晶小体。眼球转动时，混浊物自由漂动在液化的玻璃体腔内，眼球静止时，混浊物沉于玻璃体下方。闪辉样性玻璃体液化常合并玻璃体后脱离。一般无须特殊治疗。

(李智敏)

# 第四十一节　先天性玻璃体异常

## 一、Bergmeister 视盘

胚胎时期，神经纤维长入原始视盘上皮，来自视盘的细胞可以从视杯内层向玻璃体分离，这些神经外胚层细胞构成 Bergmeister 视盘，大约在妊娠第四个月，Bergmeister 视盘胶质细胞增多，并产生胶质鞘包绕玻璃体内动脉。随后玻璃体动脉退化萎缩。如果退化不完全，在视盘上可残留胶质组织。

### （一）临床表现

视盘表面存在薄厚不一的胶质残留。可合并其他先天性异常，如视盘前血管环、玻璃体动脉残留、原始玻璃体增生症、牵牛花状视盘异常。

### （二）诊断与鉴别诊断

诊断依据眼底表现。

鉴别诊断：牵牛花状综合征，视盘先天畸形的一种。表现为大视盘、大陷凹伴血管放射状排列，可有增厚的神经胶质层，有视功能障碍。

### （三）治疗

该病不影响视力，无需特殊治疗。

## 二、玻璃体动脉残留

胚胎 6～7 周时，玻璃体动脉从视盘经玻璃体到达晶状体，11 周时开始退化，胚胎 8 个月时玻璃体动脉萎缩，卷缩于玻璃体管中，少数人或早产儿该动脉萎缩不全，形成残留。

### （一）临床表现

1. 症状

患者可感觉眼前有条状黑影飘动。

2. 眼底检查

视盘前方有一灰白色半透明的条索状物向前伸向玻璃体，该条索随眼球运动而飘动，条索中有时可见到血细胞。

3. 裂隙灯检查

有时可在晶状体后囊看到一个小环，这是玻璃体动脉的附着部，称为 Mittendorf 圆点。

### （二）诊断与鉴别诊断

诊断依据眼底表现。

鉴别诊断：视盘前血管环，这是血管从视盘先进入玻璃体腔，然后回到视盘，再开始向视网膜分支。血管环至少有一个上升支和一个下降支。80%～95%为动脉起源。约 30%血管环上包有白色的神经胶质鞘。而玻璃体动脉残留仅有一个单一条索状血管，不具有上升支和下降支。

### （三）治疗和预后

一般不影响视力，无需治疗。

## 三、永存原始玻璃体增生症

永存原始玻璃体增生症（persistent hyperplastic primary vitreous，PHPV）为原始玻璃体纤维和血管残留物，存在于视神经表面与晶状体之间。视盘部明显的纤维胶质增生，合并原始玻璃体增生时，可牵引视网膜最终导致视网膜脱离。该病单眼发生率为 90%。

### （一）临床表现

1. 症状

视力减退，经矫正不能提高。合并青光眼时可失明。

2.外眼检查

程度较轻的小眼球。

3.裂隙灯检查

(1)浅前房,可导致继发性青光眼。

(2)晶状体小。

(3)散瞳后可见长的睫状突。

(4)许多病例晶状体后囊有小裂缝,可产生白内障,而致白瞳症。

(5)有些病例可观察到晶状体后囊 Mittendorf 圆点。

4.眼底检查

可见视神经和晶状体之间存在胶质组织。严重病例在视盘周围可存在牵拉性视网膜脱离。

### (二)诊断与鉴别诊断

诊断主要根据眼底原始玻璃体胶质组织的存在并发小眼球、浅前房、晶状体后囊裂、白内障或发生闭角型青光眼。

鉴别诊断:白瞳症,特别是视网膜母细胞瘤。该病常累及双侧,从不并发小眼球或白内障。超声波检查有助于鉴别,检查时应特别注意判断眼轴的长度。

### (三)治疗与预后

晶状体完全混浊后可导致继发性青光眼,症状发生后不久,可通过角巩膜切口或扁平部切口行晶状体和前部玻璃体切割。手术成功则可以保留眼球,但不能改善弱视。

(李智敏)

# 第四十二节　遗传性玻璃体视网膜病

## 一、遗传性视网膜劈裂症

遗传性视网膜劈裂症又名青年性视网膜劈裂症,发生在男性,为性连锁隐性遗传,表现为玻璃体视网膜的变性。常为双眼发病。自然病程进展缓慢,部分病例可自行退化。

### (一)临床表现

1.症状

患者可无症状或仅有视力减退。

2.眼底检查

(1)视网膜劈裂的内层隆起,通常在颞下象限,劈裂视网膜前界很少达锯齿缘,而后界可蔓延到视盘。常并发内层裂孔。如果视网膜内层和外层都出现裂孔,将会发生视网膜脱离。

(2)黄斑部出现典型的“辐轮样结构”,或称“射线样结构”。

(3)部分病例并发玻璃体出血。

3.电生理检查

视网膜电流图显示 a 波振幅正常,b 波振幅下降。

### （二）鉴别诊断

（1）视网膜脱离：多为单眼发病，脱离范围常蔓延到锯齿缘。

（2）原始玻璃体后增生症：大量玻璃体样残存物造成视盘和下方视网膜粘连，造成下方牵拉性视网膜脱离，可并发或不合并视网膜裂孔。一般单眼发病，无家族性。

## 二、Goldmann-Favre 玻璃体视网膜变性

Coldmann-Favre 玻璃体视网膜变性，又称 Goldmann-Favre 综合征。如果周边部视网膜层间劈裂症发生在年轻的女孩，或者发生在常染色体隐性遗传的男孩，就叫作 Coldmann-Favre 综合征。该病可并发夜盲、白内障或视网膜色素变性。

治疗与预后：该病不合并视网膜脱离时，无手术指征。并发玻璃体出血时，最好采取保守治疗。当并发视网膜脱离时，应及时进行手术治疗。本病发展缓慢，部分病例可自行消退。

## 三、Wagner 玻璃体视网膜变性和 Stickler 综合征

### （一）病因

Wagner 玻璃体视网膜变性为玻璃体视网膜的遗传性变性。

### （二）临床表现

（1）症状：一般无临床症状，当合并视网膜脱离时可有相应的症状。

（2）遗传特点：常染色体显性遗传。

（3）眼部体征：早年发生白内障。眼底特点包括：玻璃体液化致巨大的透明空腔；视网膜前玻璃体有致密的无血管膜牵引视网膜；平行于视网膜血管分布的视网膜色素；容易发生视网膜脱离。

Stickler 综合征又称 Stickler 关节病玻璃体视网膜变性综合征。为常染色体显性遗传病。眼部特点：视网膜前无血管膜，血管旁格子样变性，玻璃体液化形成空腔、近视、白内障，视网膜脱离的发生率高，伴多发裂孔。Wagner 玻璃体视网膜变性可归类到 Stickler 综合征。

（4）视网膜电图检查正常。

### （三）鉴别诊断

常染色体显性遗传性玻璃体视网膜病变：该病特点为玻璃体巨大透明空腔、高度近视、视网膜格子样变性，这些特点符合 Stickler 综合征。但该病还伴有视网膜前新生血管。

### （四）治疗与预后

存在 Wagner 玻璃体视网膜变性和 Stickler 综合征的患者应警惕视网膜脱离。对患者应进行眼底追踪。发现视网膜裂孔或格子样变性应及时进行预防性激光治疗。并发视网膜脱离，应尽早进行手术治疗。

## 四、家族渗出性玻璃体视网膜病变

家族渗出性玻璃体视网膜病变（familial exudative vitreoretinopathy，FEV）是常染色体显性遗传病。

### （一）临床特点

颞侧周边部视网膜存在无血管区和增生病变，新生儿期可看到牵拉性渗出性视网膜脱离。以后可发生晶状体后纤维增生，视网膜毛细血管扩张，甚至有 Norrie 病变（先天性视网膜皱

褶)。该病变双眼改变不对称,患者常无症状。

### (二)鉴别诊断

早产儿视网膜病变:发生在低体重的早产儿,常有大量吸氧史。眼底周边部血管分化不良致无血管区,最初发生增生性病变在颞侧周边。FEV 常发生无吸氧史的足月产儿。

(李智敏)

# 第四十三节　近　视

眼在调节松弛的状态下,平行光线经过眼的屈光系统后,在视网膜前形成焦点,称为近视(myopia)。为屈光力大于眼轴长的一种屈光不正。

## 一、分类

1. 按屈光成分分类

(1)屈光性近视:①曲率性近视,主要由于角膜或晶状体曲率过大,屈光力超出正常范围,而眼轴长度在正常范围。见于圆锥角膜、角膜移植术后、球形晶状体等情况。②屈光指数性近视,由于房水、晶状体屈光指数的增高,使屈光力增加,而眼轴长度在正常范围,见于急性虹膜睫状体炎、初发性白内障、老年晶状体核硬化、糖尿病患者等情况。

(2)轴性近视:眼轴长度超出正常范围,而眼的屈光力正常。眼球变长主要在赤道部以后部分。见于病理性近视眼和大多数单纯性近视眼。

(3)混合性近视:既有屈光性近视,又有轴性近视成分者。

2. 根据近视程度分类

①轻度近视:<-3.00 D;②中度近视:-3.00~-6.00 D;③高度近视:>-6.00 D。

3. 根据功能分类

(1)单纯性近视:绝大多数起自青春期,且随发育停止而渐趋稳定,屈光度一般在-6.00 D之内。远视力矫正可达到正常;遗传因素不明显或不肯定。

(2)病理性近视:20 岁以后眼球仍在发展,屈光度一般>-6.00 D,眼轴明显延长,眼部组织合并发生一系列变性的病理性变化,并进行性加重。有遗传因素,多伴并发症。

4. 根据调节作用参与分类

(1)假性近视:由于调节痉挛,使正视眼或远视眼表现出一时性的近视现象。用阿托品散瞳后检查,近视度数消失,呈现为正视或远视,是近视发生、发展的初级阶段。

(2)真性近视:即通常的近视眼,指用散瞳药后检查近视屈光度未降低或降低的度数<0.5 D。

(3)混合性近视:指用散瞳药后检查,近视屈光度降低≥0.5 D,但未恢复为正视者。

## 二、诊断

1. 临床表现

(1)视功能:最突出的症状是远视力降低,而近视力正常。近视度数越高远视力越差,近视眼的光敏感度多降低，病理性近视眼生理盲点可扩大，周边视野早期亦可异常，对比敏感度多降低。

(2)视疲劳：由调节与集合不协调所致，低度近视者常见，但较远视眼者轻。经常用眼的近视眼者可出现畏光、眼干、异物感，伴眼皮沉重、眼痛、头痛等现象，特别容易见于散光、屈光参差、过度用眼或全身状况不佳时。

(3)眼位偏斜：近视眼看近时不用或少用调节，所以集合功能也相应减弱，易引起外隐斜或外斜视。斜视眼多为近视度数较高的一眼。

(4)眼球改变：眼球前后径变长，眼球较突出，高度近视者明显，眼轴长度的变化限于赤道部以后。

(5)眼底改变：低、中度近视一般无眼底变化，高度近视可发生程度不等的眼底退行性改变。①近视弧形斑：由于眼轴伸长、巩膜扩张，在后极部巩膜张力的牵引下，脉络膜从视乳头颞侧脱开，暴露巩膜形成白色弧形斑，重者可环绕视乳头周围而形成环形斑，斑内可见散在的色素和脉络膜血管；②豹纹状眼底：后极部巩膜扩张引起脉络膜毛细血管伸长，影响视网膜色素上皮层营养致色素脱失，使脉络膜血管暴露呈豹纹状；③黄斑部病变：黄斑区是近视眼变性的特异性好发部位，一旦病变，视力受损明显。近视眼黄斑区的病变主要有色素紊乱、变性、萎缩、出血、新生血管、Fuchs 斑、浆液性病变、裂孔等。其中 Fuchs 斑为近视眼特征性表现，呈圆形、椭圆形或不规则形、灰黑色、1/3～3/4 视盘大小的盘状变性病灶；④后巩膜葡萄肿：眼球后极部限局性扩张，形成后巩膜葡萄肿；⑤周边眼底病变：由于不直接影响中心视力，多不被早期发现，但发生率较高、早期即可出现、范围多较广、破坏性较大，常见的病变形式为色素变性、周边部视网膜格子样变性、囊样变性、视网膜裂孔，可发生视网膜脱离。

(6)并发症：①玻璃体异常，玻璃体液化、混浊及后脱离，导致明显的飞蚊症；②视网膜脱离，发生于近视眼的视网膜脱离是其他人群的 8～10 倍，基本病理条件为裂孔形成，多见于赤道部及周边部，同时液化的玻璃体经裂孔流进视网膜下，使视网膜隆起；③青光眼，高度近视眼患开角型青光眼的比例明显高于其他人群，但症状不明显，易被忽略；④白内障，近视眼的晶状体混浊表现有一定特点，多为后极型，亦可为核性混浊，色棕黄，进展缓慢。晶状体摘除术术中及术后的并发症较无近视眼者为多。

2. 辅助检查

(1)散瞳检影验光：用药物麻醉睫状肌，再用检影法验光，可确定真、假近视，并能准确反映无调节状态下眼睛的真实屈光度数。

(2)眼 A/B 超：A 超可以测量眼球的轴长、晶状体的厚度，以判断是轴性近视还是晶状体的改变。B 超对高度近视引起的玻璃体液化、混浊、视网膜脱离有一定的诊断价值。

3. 诊断与鉴别诊断要点

(1)诊断要点：使用睫状肌麻痹剂验光为近视眼，远视力降低，近视力正常。

(2)鉴别诊断：需要与假性近视鉴别。睫状肌麻痹后检影验光，假性近视为 0 或 0.5 D，近视轻时，裸眼远、近视力≥1.0。

## 四、治疗

1. 矫正

(1)框架眼镜：目前矫正近视眼的方法主要为配戴眼镜。经准确验光后确定近视度数，应用合适的凹透镜发散光线，使之进入眼屈光系统后聚焦在视网膜上。配镜原则：选用使患者获得最佳视力的最低度数镜片；矫正的基本原则是在视力最佳的同时感觉舒适和用眼持久。

(2)角膜接触镜：与框架眼镜相比，接触镜对成像的放大率影响较小，视野较大，而且不影响外观，特别适用于高度近视或屈光参差较大者及某些特殊职业者，但应严格按照配戴规则和注意用眼卫生。

(3)其他方法：如渐进镜、角膜矫形镜(OK 镜)、屈光手术等。

2. 预防

近视眼与遗传和环境因素相关，在目前不能改变遗传基因的情况下，应把防治重点放在改善客观环境方面和改变不良的用眼习惯上。

(1)减少视力负荷：近距离用眼较多的人群近视眼的发病率较高，因此减少视力负荷和养成良好的用眼习惯是预防措施的关键，应呼吁全社会对青少年近视的重视，连续近距离用眼、使用电脑时间不应太长，用眼 1 h 后应休息 10 min 左右并眺远，使调节松弛。保持正常生活规律，眼与读物距离保持 25～30 cm 左右，不在乘车、走路或卧床情况下看书。握笔时，示指距笔尖 3 cm，示、拇指分开，以看清笔尖。

(2)改善视觉环境：保持阅读环境中适宜的光亮度和对比度，每个桌面的照度应在 100 Lux 以上，照明应无眩光或闪烁，黑板无反光，桌椅高度适合，使眼与读物保持适当的距离，勿在阳光照射或暗光下阅读或写字。

(3)减少遗传因素的影响：高度近视眼是常染色体隐性遗传，因此，父母均为高度近视眼的子代发生近视眼的概率更大。

(4)对进行性加深的恶性近视眼，应考虑及早做后巩膜加固术以预防近视度数的进一步加深。

(5)定期检查视力，注意营养，加强锻炼，增强体质。

（赵　洁）

## 第四十四节　远　视

眼在调节松弛的状况下，平行光线经过眼的屈光系统折射后，聚焦在视网膜之后，称为远视(hyperopia)。为屈光力小于眼轴长的一种屈光不正。

### 一、分类

1. 按屈光成分分类

(1)轴性远视。眼球前后径较正视眼短，是远视中最常见的一种。新生儿眼球小、眼轴短，几乎是远视眼，故婴幼儿的远视眼可认为是生理性的。随着发育眼轴逐渐延长，到成年多变为正视或接近正视，这种变化过程称为正视化。如果发育受到影响，正视化过程不充分时，眼轴不能到达正常长度，即成为轴性远视眼。

(2)屈光性远视。①曲率性远视：眼球任何屈光面的弯曲度变小均可产生远视，但常由角膜引起，可能是先天性扁平角膜，也可能由外伤或角膜疾病所致；②屈光指数性远视：由屈光间质的屈光指数降低所致，主要由于晶状体引起，如老年时的生理性变化；③无晶状体眼或晶状体全脱位：表现为高度远视状态。

2. 按远视程度分类

①轻度远视眼，＜＋3.00 D；②中度远视眼，＋3.00～＋6.00 D；③高度远视眼，＞＋6.00 D。随着年龄的增大，调节幅度或能力下降，被调节所代偿的隐性远视则逐渐暴露出来。

## 二、诊断

1. 临床症状

(1)视力：远视患者为了获得清晰物像，不论看远或看近都需要运用调节，而调节力的强弱与年龄和健康状况相关。①轻度远视眼：在青少年时期，由于眼调节力的代偿，远近视力均可正常。能被调节所代偿的那一部分远视，称为隐性远视。在中年人由于眼调节力减弱，远视力尚佳，或远视力与近视力均下降。②中度远视：年龄小时，远视力可能尚佳，近视力多发生障碍；随年龄增大，眼调节力不足，远近视力必均减退。③高度远视：不仅远视力差，近视力更差，模糊的物像将影响视网膜的正常发育，如不在儿童时期早期发现、及时矫正，将导致严重弱视。④年轻患者由于长时间过度的调节易产生调节痉挛，不能完全放松，使远视眼呈现正视或近视状态，后者称为假性近视。

(2)视疲劳：远视眼视近时，除了正常的视近调节外，还要增加矫正远视的调节力，因而远视眼往往在视近时首先出现视疲劳症状；由于年龄增加或体力和精神衰弱，相应调节能力下降，即使远视程度不高，亦可出现视疲劳。常表现为视物模糊、眼球沉重、酸胀感、眼眶和眉弓部胀痛，甚至恶心呕吐，稍事休息症状减轻或消失。

(3)内斜视：远视眼患者视远时虽不需要集合，但必须调节；视近时所用的调节也大于集合，造成调节与集合联动关系的失调，常易发生调节性内斜视，远视度数较高的一眼呈内斜位。

(4)远视眼的病理变化：度数较高的远视眼，眼球各部分均较小，晶状体大小基本正常，前房浅，易于发生青光眼。远视眼由于经常调节紧张，结膜充血，常伴有慢性结膜炎、睑缘炎及睑腺炎。眼底较常见的是假性视神经炎，表现为视盘较小、色红、边缘不清、稍隆起，血管充盈、迂曲，类似视神经炎或视盘水肿，但矫正视力尚好，视野无改变，长期观察眼底情况无变化。

2. 辅助检查

(1)散瞳检影验光：对于幼儿及青少年，应使用睫状肌麻痹剂验光，远、近视力均降低，确定远视度数。成人一般可在小瞳下验光。

(2)眼 A/B 超：A 超可以测量眼球的轴长，晶状体的厚度，远视眼的眼球一般较小，与缩小的眼球相比，晶状体相对大。

3. 诊断要点

使用睫状肌麻痹剂验光为远视眼，远、近视力均降低。

4. 鉴别诊断

(1)老视：二者都需戴凸透镜矫正。但老视见于 40 岁以上的中老年人，验光不是远视，戴凸透镜，只能提高近视力，不能提高远视力。远视见于各种年龄阶段，戴凸透镜，远、近视力均提高。

(2)青光眼：二者都有眼轴较短、角膜小、前房浅的解剖特点。但该病有典型的青光眼症状，瞳孔中度扩大基础，眼压高，视盘杯盘比增大，视野有弓形暗影或缩小，可资鉴别。

## 三、治疗

远视眼用凸透镜矫正,使平行光线变为集合光线,焦点落在视网膜黄斑上。

1.幼儿及青少年

应使用睫状肌麻痹剂验光,以确定远视度数。矫正原则:对于生理性远视不必配镜矫正,如远视度数较高,视力减退、视疲劳及内斜倾向时,应配镜矫正,必要时进行弱视训练;配镜时,如眼位正常,一般取散瞳验光度数的2/3,以适应睫状肌的张力。但对于调节性内斜视患者,则应给予全部矫正。

2.成年人验光

一般可在小瞳或雾视法下进行,轻度远视如无症状则不需矫正,如有视力疲劳和内斜视,虽然远视度数低也应戴镜。中度远视应戴镜矫正视力,以消除视疲劳及防止内斜视的发生。

(赵　洁)

# 第四十五节　散　光

眼球在不同子午线上屈光力不同,形成两条焦线和最小弥散斑的屈光状态称为散光。散光可由角膜或晶状体产生。规则散光大多数是由于角膜先天性异态变化所致,在一生中角膜散光并不是恒定不变的,很多青少年最初可能是顺规散光,老年时可能转为逆规散光,这些变化是多因素综合影响的结果。除了角膜散光,还可能存在晶状体散光,在生理状态下,晶状体散光可以起到中和角膜散光的作用。不规则散光主要由于角膜屈光面凹凸不平所致,如角膜溃疡、瘢痕、圆锥角膜、翼状胬肉等。

## 一、分类

1.规则散光

角膜各径线上的曲率半径大小不同,在角膜的一个主径线的曲率半径最小,即屈光力最强,而与此径线垂直的另一主径线的曲率半径则最大,即屈光力最弱,当平行光线通过后不能形成焦点而形成两条相互垂直的焦线。

规则散光根据两条主子午线聚焦与视网膜的位置关系,分为如下几种。

(1)单纯近视散光:一主子午线聚焦在视网膜上,另一主子午线聚焦在视网膜之前。

(2)单纯远视散光:一主子午线聚焦在视网膜上,另一主子午线聚焦在视网膜之后。

(3)复性近视散光:两互相垂直的主子午线均聚焦在视网膜之前,但聚焦位置前后不同。

(4)复性远视散光:两互相垂直的主子午线均聚焦在视网膜之后,但聚焦位置前后不同。

(5)混合散光:一主子午线聚焦在视网膜之前,另一主子午线聚焦在视网膜之后。散光眼角膜最大屈光力主子午线位于垂直位(+30°),即120°～60°范围,称为顺规散光;角膜最大屈光力主子午线位于水平位(+30°),即150°～30°范围,称为逆规散光;角膜最大屈光力主子午线位于30°～60°或是120°～150°之间,称为斜向散光。

2.不规则散光

眼球的屈光系统的屈光面不光滑,各条径线的屈光力不相同,同一径线上各部分的屈光力也不同，没有规律可循，不能形成前后两条焦线，也不能用柱镜片矫正。

## 二、诊断

1. 临床症状

(1)视力减退：其程度由于散光性质、屈光度高低及轴的方向等因素有较大差异，属于生理范围的散光通常对远近视力无任何影响，高度数散光，多由于合并径线性弱视或其他异常，视力明显减退，并难以获得良好的矫正视力。

(2)视疲劳：轻度散光患者为了提高视力，往往利用改变调节、眯眼斜颈等方法自我矫正，持续的调节紧张和努力易引起视疲劳。高度散光者由于主观努力无法提高视力，视疲劳症状反而不明显。

(3)不正常的头位：高度不对称散光或斜轴散光患者可有头位倾斜和斜颈，当散光矫正后斜颈可以消除。

2. 辅助检查

用药物麻醉睫状肌，再用检影法验光，可准确反映无调节状态下眼睛的真实屈光度数。

3. 诊断要点

使用睫状肌麻痹验光，有散光带出现。

## 三、治疗

散光应以柱镜矫正。

1. 轻度规则散光

如果无视疲劳和视力下降，不需矫正；反之，如果出现任何一种症状，虽然散光度数轻，也应使用柱镜矫正。矫正原则是防止过度矫正，处方时考虑“宁小勿大”，既要增进视力又可减少视觉干扰症状。

2. 高度的散光和斜轴散光

由于柱镜产生的畸变对视觉干扰较大不可忽视，如患者不能适应全部矫正，可先予以较低度数，以后再逐渐增加。顺规散光通常采用较低度数矫正，逆规散光应予配足。

3. 1.00 D 以内的角膜散光

可通过普通软性角膜接触镜矫正。

4. 较高度的散光和不规则散光

可试用硬性透氧性角膜接触镜(RGP)矫正。

（高　阳）

# 第四十六节　老　视

随着年龄增长，晶状体逐渐硬化，弹性下降，睫状肌的功能逐渐减退，从而引起眼的调节功能逐渐减弱，在 40～45 岁开始，出现阅读等近距离工作困难，需加凸透镜，才能有清晰的近视力，这种现象称为老视(presbyopia)。老视是一种生理现象，不论屈光状态如何，每个人均会发生老视。但原有的屈光状态将影响老视症状出现的迟早，原有远视眼者老视出现较早，近视者发生较晚。老视不是病态，也不属于屈光不正。老视与远视都需要正镜片矫正，两者的区别为：①老视是由于和年龄相关的生理性调节力下降，导致近距离工作困难，一般都在40岁左右出现；远视是一种屈光不正，由于眼球的屈光力过小，或眼轴过短所致，出生后往往就存在；②老视远视力如常，近视力明显降低；远视看远不清楚，看近更不清楚，但部分症状可被调节所代偿。③老视需要视近矫正；远视需要视远屈光矫正，高度远视有时还需要视近矫正。

## 一、诊断

1. 临床表现

老视者的不适感觉因人而异，因为它与个人基础屈光状态、用眼习惯、职业及爱好等因素都有关。

(1)近距离工作或阅读困难：首先在阅读时出现，看不清楚小字体，不自觉地将头后仰或把书报拿远才能把字看清，而且所需的阅读距离随着年龄的增加而增加。

(2)阅读需要更强的照明度：因为足够的光线既增加了书本的亮度，又使瞳孔缩小，加大景深，提高视力。

(3)视疲劳：随着调节力的减弱，阅读需求逐渐接近调节力的极限，故不能持久工作；同时因过度调节引起过度的集合，容易出现眼胀、流泪、头痛等视疲劳症状。

(4)有调节滞后现象。

2. 辅助检查

插片验光了解眼的屈光状态。

3. 鉴别诊断

需要与远视相鉴别。远视是因屈光不正引起，可发生在任何年龄阶段，以儿童及青少年多见。轻度远视的远、近视力均好，而中度以上远视的远、近视力均不好，戴凸透镜可增进远、近视力。而老视乃因眼调节力减弱导致的近视力减退，为生理现象，见于40岁以上的中老年人，戴凸透镜只能看近，不能看远。

## 二、治疗

1. 配镜治疗

(1)配戴凸透镜补偿调节力的不足，使近点移到工作距离之内。

(2)配镜度数与双眼原来的屈光度、调节力和工作距离有关。配镜应先做验光测定屈光状态，矫正屈光不正，同时了解被检者的工作性质和阅读习惯，在此基础上再加矫正老视的度数，一般应保留1/3～1/2的调节力作为储备力量。试镜时在工作距离的前后有适度的清晰范围，并在工作距离感觉最舒适。一般正视眼的近用镜参考度数平均为：45岁，＋1.00 D；48岁，＋1.50 D；50岁，＋2.00 D；55岁，＋2.50 D；60岁，＋3.00 D；60岁以上则不必继续增加。

(3)目前框架眼镜的方式主要有三种，即单光眼镜、双光眼镜和渐进镜。渐进多焦镜值得提倡，优点是美观并能满足远中近不同距离的视觉需求，缺点是有周边像差，需要适应过程，且价格较普通单光镜和双光镜高许多。

2. 老视手术

有巩膜扩张术、多焦人工晶状体、激光、射频等方法，但尚处于临床实验阶段。

（高　阳）

# 第四十七节　共同性斜视

共同性斜视是指眼外肌功能异常，一对拮抗肌的力量不平衡，在双眼注视同一目标时，一眼注视而另一眼出现偏斜的现象，偏于内侧者为内斜，偏于外侧者为外斜。

## 一、共同性内斜视

### (一)病因

共同性内斜视的融合功能不健全，不能双眼单视，也不能形成正常的立体视觉。

1. 调节性内斜

调节性内斜多发生在3岁左右的幼儿，因过度调节而增强集中能力，形成内斜视。

2. 非调节性内斜

非调节性内斜多在出生后即可发病。两眼视力虽然相等又无明显屈光不正，但因眼外肌解剖异常。

集合力过强，特别是外直肌发育不良、功能较弱或者受过损伤，使外展较弱而形成内斜视。

### (二)临床表现

(1)眼位向内偏斜，其表现形式可能为单眼性或交替性。①单眼性斜视多一眼视力好，注视眼固定于该眼；另一眼视力差，成为固定性斜视眼。②交替性斜视多因双眼视力都好，任何一眼都可作为注视眼或斜视眼，呈交替出现。

(2)眼球运动正常。

(3)角膜映光法检查，一眼反光点在角膜中央，另一眼反光点偏向角膜的颞侧。

(4)一眼或双眼中有中等或中等度以上的远视。

(5)第一斜视角和第二斜视角相等。

(6)经常偏斜眼长期处于被抑制状态，最终形成失用性弱视。

### (三)治疗

(1)儿童内斜视合并有远视眼者应验光配镜，以矫正其斜视和恢复双眼单视功能，常可使眼位得到满意的矫正。

(2)滴用阿托品眼膏麻痹睫状肌，消除调节作用，防止和治疗失用性弱视。应先滴健眼使其视力模糊，迫使斜视眼得到锻炼，以提高视功能。如此反复多次，内斜视可得到矫正。经治疗一年以上无效者，可考虑手术矫正，术后仍需配镜。

(3)非调节性内斜可考虑手术治疗，手术应当从幼年时开始，关键时期为5岁前；成年以后难以恢复双眼单视功能，因而手术只是解决美容问题。

## 二、共同性外斜视

### (一)分类

共同性外斜视指双眼注视同一目标时，一眼眼轴出现不同程度的外斜征象。根据其发病情况，它可分为以下两类。

1. 原发性共同性外斜视

原发性共同性外斜视由中枢性的辐辏与分开兴奋的不平衡或融合功能太差所致。

2.继发性共同性外斜视

继发性共同性外斜视多由辐辏减弱或失去作用所致，可见于没有双眼单视功能的内斜视。其内斜程度随年龄增长而减弱，并逐步形成外斜视。

### （二）临床表现

（1）眼位向外偏斜，双眼向同一目标注视时，其中一眼向外偏斜，其偏斜眼根据其类型不同而表现不一。原发性者开始为间歇性，以后为恒定性。继发性者为恒定性外斜，是由原来内斜视自然转化而来。

（2）斜视度变化较大，清晨思想集中时，斜视度明显减小，精神不集中时斜视角加大。

（3）眼球运动正常。

### （三）治疗

（1）进行弱视治疗，做融合功能训练，提高辐辏能力。

（2）手术矫正。要尽早进行手术，其原则是两眼外直肌后退。

（3）戴高度凹透镜，达到最好视力。

（4）建立双眼视觉。

（李智敏）

# 第四十八节　非共同性斜视

非共同性斜视是指眼位偏斜，双眼分别注视时和各方向注视时测量的偏斜角不同，第二斜视角大于第一斜视角；眼球向一个或者几个方向运动受限制；可有复视及代偿头位。

## 一、临床特点

复视和眩晕；眼球运动障碍；眼位偏斜，双眼分别注视时和向各方向注视时测量的偏斜角不同，第二斜视角大于第一斜视角；可有复视及代偿头位。

## 二、误诊分析

临床上易误诊为非共同性斜视的疾病特点如下。

（1）先天性斜颈：有产伤史，生后即发现颈部胸锁乳突肌呈索条状，头向患侧斜。而眼科斜颈胸锁乳突肌不强硬，闭合一眼后头位改善或消失。

（2）共同性斜视：多在5岁前发病，病因未明。无明显自觉症状，眼球运动正常，第一斜视角等于第二斜视角，向各方向注视的斜视度不变。

（3）牵制性斜视：由于眼眶内肌肉或筋膜的异常对眼球产生牵制力，限制眼球的运动，产生的斜视称为牵制性斜视。病因有先天发育异常或后天外伤手术。此病被动牵拉试验阳性。

（4）Duane眼球后退综合征：先天性眼球运动异常，Ⅰ型有患眼外转受限，第一眼位可视正位，内转时睑裂缩小，眼球后退。有代偿头位。

（5）眼眶肿瘤或炎性假瘤：可引起眼球突出和眼球运动受限；眶壁骨折肌肉嵌顿可导致眼球运动受限，患者自觉复视。

(6)甲状腺相关性眼病：有或无甲状腺功能亢进病史，单眼或双眼突出，上睑退缩和迟落，结膜充血，眼外肌肌腹肥大，常引起眼位偏斜和眼球上转、外转运动受限。患者常有复视。

(7)重症肌无力：可累及提上睑肌和所有眼外肌，根据受累肌肉可有上睑下垂和不同方向眼球运动受限。常在晨起较轻，下午加重，休息后减轻。新斯的明试验阳性。

## 三、辅助检查

### (一)眼球运动检查

观察双眼运动是否对称及有无运动限制或过强。

### (二)复像检查

复像检查可有麻痹眼和麻痹肌。

### (三)眼科全面检查

眼科全面检查包括裂隙灯检查和眼底检查。

### (四)影像学检查

B 超、眼眶和颅脑 CT、MRI 等有助于眼眶及神经系统疾病的诊断。

### (五)Hess 屏检查

Hess 屏检查用以明确麻痹眼及肌肉。

### (六)试验检查

(1)牵拉试验：检查眼外肌有无运动限制。

(2)考虑重症肌无力时，应作新斯的明试验。

### (七)其他检查

(1)视力：分别检查双眼视力(包括裸眼、矫正和小孔视力)，确定有无弱视。

(2)用角膜映光法和三棱镜测量眼球在第一眼位和各方位的斜视度。测量第一偏斜角和第二偏斜角。

(3)神经科检查：寻找麻痹性斜视的病因，内科检查除外内分泌疾病。

## 四、治疗要点

### (一)治疗原则

先天性麻痹性斜视患者应早期手术，以给患儿创造发展双眼视觉的条件。对后天性麻痹性斜视患者，应首先弄清病因，针对病因进行治疗。在排除其他疾患，或者病情稳定一段时间后，才可考虑其他疗法。

### (二)具体治疗方法

1. 药物疗法

全身使用神经营养药，给予维生素 $B_1$、维生素 $B_{12}$ 或者三磷酸腺苷等药物治疗，或者针对原发病进行药物治疗。

2. 光学疗法

在 10 度以内的斜视，可试戴三棱镜以消除复视。由于麻痹性斜视患者其斜视度随注视方向而变动，所以只能矫正位于正前方以及正下方的复视。

3. 手术治疗

在弄清病因或证明其已停止发展、保守治疗无效的情况下，病情稳定 3～6 个月以后，可考虑手术治疗。

4. 眼眶疾病

由眶内炎症引起者经抗感染治疗后可好转。有肿瘤者应手术摘除。眼眶骨折应在发病早期尽早手术，错误手术时间可使肌肉及筋膜组织发生粘连硬化而导致手术失败。

5. 甲状腺相关性眼病

甲状腺相关性眼病以内科治疗为主，眼局部滴用或球后注射糖皮质激素。眼位稳定后可行手术矫正斜视。

（李智敏）

# 第四十九节　角结膜异物伤

由于结膜、角膜暴露于外界，因此易遭受异物嵌入。异物可为金属性，如铁、钢等磁性金属；异物也可为非金属性，如玻璃、碎石、植物的刺、动物的毛等。

## 一、诊断

根据典型的临床表现可确诊。

1. 典型症状

(1)结膜异物：①异物感；②角膜刺激征：异物摩擦角膜，引起疼痛、畏光、流泪等症状。

(2)角膜异物：①异物感；②角膜刺激症：疼痛剧烈，眼泪分泌明显增多，强烈畏光，眼睑紧闭不敢睁眼；③眼睑痉挛。

2. 典型体征

(1)结膜异物：多见灰尘、煤屑等异物。异物常隐蔽在睑板下沟、穹隆部及半月皱襞。

(2)角膜异物：以煤屑、铁屑和植物性异物较为多见。①异物：在角膜表面可见异物，角膜完整，无穿通伤。②角膜浸润：铁质异物在角膜上可形成围绕异物一圈棕色的锈环；植物异物周围出现灰白色浸润，可继发感染，引起角膜溃疡。

3. 辅助检查

裂隙灯显微镜：翻转眼睑，叮嘱患者转动眼球，仔细观察，可见异物。

## 二、治疗

(1)单个异物游离于眼睑内面，结膜或角膜表面者，可用无菌棉签蘸生理盐水轻轻黏出。

(2)粉尘状异物，用生理盐水冲洗。

(3)异物嵌在角膜前弹力层或基质层，用1%丁卡因液表面麻醉后，严格无菌操作，用注射器针头将异物刮除，若有锈斑者，一同刮除，尽量减少对周围组织的损伤。如为麦芒、毛刺等刺入角膜，则可用小镊子夹住异物顺方向拔出。术后滴用抗生素眼药水，如0.3%氧氟沙星滴眼液，3～6次/天；或涂0.3%氧氟沙星眼药膏，眼垫封盖，次日复查。

（李智敏）

# 第五章　口腔科常见疾病

## 第一节　龋　病

龋病是牙齿在细菌和其他因素的影响下，牙体硬组织发生的一种慢性破坏性疾病。龋病患病率高、分布广，是人类的常见病之一。它能破坏牙齿硬组织，引起疼痛，甚至牙齿丧失，破坏咀嚼器官的完整性，还可以继发牙髓病、根尖周病、颌骨骨髓炎等，损害身体健康，危害极大。

### 一、病因

#### (一)发病学说

人类对龋病病因及其发病机理的探讨已有数千年历史，迄今仍未有一种学说能全面解释龋病的发病原因。

1890 年有学者提出了化学细菌学说，认为龋病的发生是由于口腔内产酸细菌与碳水化合物作用产生酸，使牙齿的无机物溶解、脱矿。1944 年，Gottlieb 等提出了另一种学说，即蛋白分解学说。认为龋病的早期病变是细菌产生的蛋白分解酶，将牙釉质内的釉板、釉柱鞘、釉丛以及牙本质小管壁的蛋白分解破坏所致。1955 年，Schatz 等提出了蛋白分解螯合学说，他们认为牙齿硬组织、获得性膜和食物经细菌的酶作用，发生蛋白分解，其产物具有螯合作用，将牙齿的钙溶解。1962 年，Keyes 总结了前人研究的结果，提出了著名的三联因素理论。Keyes 认为龋病是细菌、宿主和食物三种主要致病因素相互作用的结果。近几十年来，由于口腔微生物学的发展，人们对龋病的认识有了进一步的深入，认为时间因素也应考虑在内，将三联因素理论发展成为四联因素理论，只有在细菌、食物、宿主和时间 4 种因素同时具备的条件下，龋病才会发生。

#### (二)发病因素

1. 细菌和牙菌斑

(1)细菌：龋病发病的细菌学研究在不断深入，20 世纪 50 年代研究表明，龋病是一种细菌性疾病，认为链球菌、乳酸杆菌、放线菌等一些能产酸的细菌是牙齿脱矿致龋的主要致病菌。

1)变形链球菌：简称变链菌，是一种革兰阳性球菌，因其在不同培养基中生长时形态可发生变异而得名，是最重要的致龋菌。变形链球菌能在牙面上定居，并能利用蔗糖合成不溶性葡聚糖，该糖能使链球菌相互作用，黏附于牙面，形成牙菌斑。变形链球菌还能合成细胞内多糖，储存于细胞内，代谢后产酸，变链菌的耐酸性也很强。它还能发酵甘露糖醇和山梨糖醇，除需某些维生素外，能在无氧的环境利用胺作为其所需氮的来源。这些特性使得变形链球菌能在菌斑深处的缺氧、pH 低的环境中生长繁殖。

2)乳酸杆菌：曾被认为是最重要的致龋菌，这一观点在龋病病因研究历程中，持续了 30 余年。乳酸杆菌系革兰阳性杆菌，在微氧状态下生长最好，可以从人的口腔、龋洞内分离出来，对糖的发酵反应主要产生乳酸，但菌斑内的乳酸杆菌数目极少，牙面的酸绝大部分来自较乳酸杆菌多至数万倍的链球菌。因此认为乳酸杆菌是在产酸的链球菌造成的酸性环境中增殖起来的，是龋病造成的结果，而不是龋病的病因。

总之，龋病的发生虽未确定特殊致病菌，但已肯定必须有细菌的作用。变形链球菌和乳酸杆菌对龋病的发生，有重要的意义。

(2)牙菌斑：是牙面菌斑的总称，依其所在部位分龈上菌斑和龈下菌斑，龈上菌斑位于龈缘上方，龈下菌斑位于龈缘下方。文献中提到的牙菌斑，一般指龈上菌斑，龈上菌斑与龋病的发生关系密切。龈上菌斑是未矿化的细菌性沉积物，牢固地黏附于牙面和修复体表面，由黏性基质及嵌入其中的细菌构成，基质的基本成分是唾液糖蛋白和细菌的胞外聚合物。菌斑可视为细菌的生态环境，细菌在这种特定的环境中生长、发育、繁殖和衰亡，并在其中进行复杂的代谢。菌斑的形成分为三个阶段：获得性膜形成、细菌附着和菌斑成熟。细菌的致龋作用，主要是通过牙面上的菌斑产生的。细菌在菌斑内产酸，并使局部维持较高的浓度，从而使牙面脱矿形成龋损。但是牙菌斑可以人工清除，从而防止龋病的发生。

2.饮食

(1)饮食的加工和糖的摄入量：近代人类的患龋情况比古代人类严重。随着社会的发展，加工精细、含糖量高的食品取代了粗制的、含矿物质、维生素和纤维较多的食品。而粗制食物因富含纤维素，在进食时对牙面自洁作用好，且不易发酵，动物实验也证明粗糙食物具有一定的抗龋能力。据统计资料和实验表明，糖的摄入量增加、患龋率也随之增加。

(2)糖的种类：单糖和双糖容易被致龋菌代谢产酸，多糖类物质如淀粉等不易受到细菌作用，各种糖类的代谢能力与致病性呈正相关，排列顺序为蔗糖、葡萄糖、麦芽糖、乳糖、果糖、山梨糖、木糖醇。蔗糖的致龋力最强，而山梨糖和木糖醇基本上不能被致龋菌利用产生酸，故常用作防龋甜味替代剂。

(3)糖的物理性状及吃糖时间：很多研究表明，固体的、黏稠的糖食比糖溶液具有更大的致龋性，以奶油软糖的致龋性最强。两餐之间给糖食，致龋作用大于进餐时吃糖。睡前吃糖及含糖睡觉的习惯，更为有害。糖的致龋机制，主要是对牙面的局部作用，进食蔗糖或其他糖类食品后，这些糖可进入菌斑，菌斑中的致龋菌可将其酵解产酸。当局部 pH 降到 5 以下时，就会发生牙齿组织脱矿。

3.宿主影响

龋病发生的宿主因素，主要是指牙齿和唾液。

(1)牙齿：临床观察证实，牙齿的点隙窝沟和邻面较其他部位易患龋，因为这些部位不易清洁，易形成菌斑。牙齿的钙化程度、微量元素含量等因素也影响龋病的发生发展。钙化不良的牙齿，龋病进展快且破坏广泛。而釉质表层往往较表层下层龋坏程度轻，可能与釉质表层含有更多的矿物质和微量元素有关。

(2)唾液：牙齿长期浸泡在唾液之中，唾液是牙齿的外环境。它的量与质的变化、缓冲能力的大小以及抗菌系统的变化，都与龋病发生过程有密切关系。

(3)其他宿主因素：如遗传因素、营养代谢、免疫因素等与牙齿的抗龋力有一定的关系。

4.时间

任何疾病在其发生发展过程中都会有时间因素。龋病的发生发展是一个相当慢的过程，据调查从一个可卡住探针的早期龋，发展为临床洞，需要 18 个月。此外，流行病学调查表明，不同年龄段，对龋的敏感性有所不同。从获得性膜到菌斑成熟也需要时间。总之，不论哪种时间因素都与其他的三大致龋因素密切相关。

### (三)病理

龋病是一个复杂的病理过程,有关龋病的病理组织变化,详见口腔组织病理学部分。在此讨论的是临床上观察到的龋病病理变化特点,即牙齿硬组织色、形、质各方面的变化。

1.不同组织龋损的临床病理

(1)釉质:龋牙釉质发生龋损时,首先是组织内脱矿,磷灰石晶状体被破坏,病损局部失去釉质原有的光泽和透明度,呈白垩斑。这时釉质表面往往是完整的,探诊时粗糙不平。X线片上龋损部位的密度减低,用扫描电镜观察,可见很多灶性孔,外界的色素可由此进入损害区。色素沉着使白垩斑变为褐色斑。釉质龋继续发展,可使釉柱崩解破坏,釉质表面出现缺损。牙釉质含矿物质多,龋病在釉质内进展慢。

(2)牙本质:龋牙釉质龋一旦发展到釉牙本质界,则进展加快。沿釉牙本质界横向扩展的同时也沿牙本质小管向深部破坏,成为底向釉牙本质界的锥形损害。临床观察,形成龋洞,龋变牙本质因色素沉着变为褐色或黑褐色。因牙本质较牙釉质含有机物多,矿物质少,牙本质龋进展较快。牙髓和牙本质关系密切,牙本质小管中有造牙本质细胞的胞质突起,牙本质龋时与病变累及的牙本质小管相应部位的牙髓组织,可形成修复性牙本质,对牙髓有保护作用。龋损的刺激,可使牙髓组织发生退行性变,如脂肪性变等,致牙髓活力减退。如龋损进展快,还会使牙本质细胞坏死,形成死区。龋损近髓或波及牙髓时,还会引起牙髓炎症。

(3)牙骨质:龋牙骨质龋常发生于牙龈严重退缩,根面暴露,自洁作用又较差的部位。损害可沿穿通纤维走向进展,与根面垂直,也可沿牙骨质层板方向扩展,形成浅碟形损害甚至形成环状龋损。实际上临床上不能单独检测出牙骨质龋,因牙骨质薄,一旦发生龋坏,很快便波及牙本质,因此称为根部龋或根面龋。在根部牙本质龋的病理变化与缓慢进展的牙冠牙本质龋类似。

2.再矿化龋损的形成

再矿化龋损的形成不是一个简单的持续性脱矿过程,而是脱矿与再矿化的连续性动力学反应。

所谓再矿化是指钙、磷、氟和其他矿物离子沉积于正常或部分脱矿的釉质中或表面的过程。这个过程不仅发生于龋损早期,在龋病进展过程中也可有再矿化现象。此外,发育尚未成熟的釉质亦可在口腔中继续再矿化。

这些离子的来源,可以是内源性的,由牙齿组织早期脱矿溶解的矿物质再沉积,也可来自唾液或各种再矿化药物,也可以两者兼有。临床有时可见到早期龋,由于局部环境改变,发生再矿化变硬的现象。现已有人利用含氟再矿化液治疗早期龋。

## 二、临床表现

发病时期根据调查统计资料,无论乳牙及恒牙均可患龋,乳牙期的患龋率随年龄增长而增加,混合牙列时期直线下降,恒牙期又缓慢上升,直到24岁左右趋于稳定。中年以后,由于牙龈退缩,根面龋增多,使患龋率又一度增高。好发牙位恒牙列中,下颌第一恒磨牙患龋率最高,其次为下颌第二恒磨牙,以后依次为上颌第一恒磨牙、上颌第二恒磨牙、前磨牙、上颌切牙,尖牙和下颌前牙较少。好发部位牙齿的窝沟点隙,特别是磨牙的窝沟,是龋病最好发部位,其次是邻面,再次是颊面。

### (一)根据病变情况分类

1.慢性龋

一般龋病多属此型,它进展慢、腐质染色深,呈黑褐色。病变组织较干硬,也称为干性龋。多有修复性牙本质形成,常见于成年人或老年人。龋病发展到某一阶段,由于病变环境发生变化,隐蔽部位变得开放,龋损不再进展,但损害保持原状,这种特殊的龋损称为静止龋。它也是一种慢性龋,形如浅碟状。

2.急性龋

此种龋进展快,病变组织(即腐质)着色浅,质软而湿润,也称为湿性龋。由于病变进展快,牙髓组织来不及形成足够的修复性牙本质,病变易波及牙髓,引起牙髓炎症。多见于儿童及青年人。

急性龋中有一种病变进展快,同时累及多个牙齿和牙齿的多个牙面,称为猛性龋或猖獗龋。常见于接受颌面部放疗患者,也称为放射性龋。放射性龋常发生于牙颈部,形成环状龋损,患牙易自颈部折断。猛性龋还可见于干燥综合征患者。

3.继发龋

龋病治疗后,由于充填体边缘或窝洞周围牙体组织破裂,或修复材料与牙体组织不密合,易滞留菌斑,在洞缘发生龋蚀;或因治疗时未将腐质去净,在洞底继发龋蚀。这种继发龋不易查出,X线检查有助于诊断。

### (二)按病变的解剖部位分类

1.颌面(窝沟)龋

窝沟是牙齿发育和钙化时留下的薄弱环节,窝沟的形状和深浅与龋病的发生关系密切。窝沟处釉柱呈人字形排列,发生龋损时,沿釉柱方向进展。由于窝沟处釉质薄,病变易到达釉牙本质界,除向深部发展外,还沿釉牙本质界横向扩展,形成口小底大的圆锥形损害,临床上也称为潜行性龋。检查时见窝沟着色较宽,探诊粗糙,并能卡住探针。

2.平滑面龋

平滑面龋包括发生于近远中面触点处的损害(颌面龋)和发生于颊舌面颈部龋,形成口大底小的圆锥形损害,尖朝向牙本质。

3.根面龋

根面龋主要见于牙龈退缩、牙根暴露的老年人牙列,牙颈部或暴露的根面发生龋损,呈范围较大的碟形损害有时形成环状龋。

### (三)按病变深度分类

分为浅龋、中龋和深龋。该分类法在临床上最适用。下面在龋病诊断中一并介绍其临床表现。

## 三、诊断

1、诊断要点

主要根据色、形、质的改变,以及患者的自觉症状、结合临床检查情况,全面分析做出诊断。

(1)浅龋:牙冠部浅龋,病变限于牙釉质内,为釉质龋;牙颈部浅龋则是牙骨质和牙本质龋,亦有一开始即为牙本质龋者。浅龋一般无自觉症状,多在检查时,才被发现。

牙冠部浅龋又可分为窝沟龋和平滑面龋。窝沟龋早期常无外形缺损,但有色泽改变,用探针检查时有粗糙感或能卡住探针。早期窝沟龋常需与正常窝沟鉴别，正常窝沟也可有色素沉着，但不弥散，还可借助X线照片检查，看有无透射影像，难以确诊者，进行定期追踪观察。平滑面龋，一般呈白垩色斑点。常有色素沉着，呈褐色斑点。颌面平滑面龋，早期不易察觉，用探针三弯端或牙线仔细检查，配合X线检查，特别是颌翼片，可以做出早期诊断。

(2)中龋：龋病病变破坏到牙本质浅层时称为中龋。这时多已形成龋洞，洞内有软化牙本质即腐质，因色素沉着呈黑褐色。因个体差异有的患者可无自觉症状，大多数患者对酸甜冷热刺激敏感，一般对化学刺激较温度刺激更为敏感。检查时病变范围和洞底的深度，只有在挖净腐质后才能确定，对难确定的后牙颌面龋、隐匿性龋可作X线检查，达牙本质浅层的透射影像可协助诊断。中龋有典型的临床表现，一般可做出诊断。

(3)深龋：龋病破坏达牙本质深层时，称为深龋。由于洞底接近牙髓，自觉症状更加明显，患者对冷热酸甜刺激，特别是冷刺激敏感，但无自发性痛。当食物嵌塞龋洞内时，可产生疼痛，去除刺激疼痛立即消失。挖净洞内腐质，可见洞底达牙本质深层，探诊敏感，但无髓腔穿孔。拍X光片可显示接近髓腔的透影区。

2.鉴别诊断

平滑面浅龋应与下列非龋性病变鉴别。

(1)釉质钙化不全：亦表现为白垩色斑块状损害但其表面光洁，大小不一，可见于任何牙齿的任何牙面。

(2)釉质发育不全：表现为釉质表面不同程度的实质性缺陷，甚至牙冠缺损，也可变为黄色或褐色，但探诊病变局部硬而光滑，呈对称性。

(3)斑釉牙或氟牙症：主要表现为釉质呈白垩或褐色花斑，严重者有釉质缺损，质硬且散布较广，见于同一时期发育的对称牙上。幼年时居住地的地区流行情况是与浅龋鉴别的一个重要参考依据。

## 四、辅助检查

(1)视诊：观察患牙的颜色、光泽和外形，有无白垩斑、褐色斑或墨浸状改变，有无腔洞形成。

(2)探诊：用尖头探针探测牙面是否粗糙，以及龋洞的部位、深浅、大小、质地、有无露髓孔、洞底有无探痛。探测颌面龋应用探针的三弯端。

(3)温度刺激试验：当龋洞深达牙本质时，可出现自觉症状，患牙对冷热酸甜刺激敏感，因此可利用冷、热等刺激检查牙齿，以确定患牙，还可用于检查深龋是否引起牙髓炎。测试的结果以正常、敏感(或疼痛)、迟缓性反应(迟缓性疼痛)、迟钝和无反应来表示。

(4)X线检查：对临床难以确定的早期龋、颌面龋、继发龋或隐匿性龋，可借助X线检查。龋病在X线片上显示透射影像。X线照片还可用于检查龋洞的深浅及洞底与牙髓的关系。

## 五、治疗

牙齿主要是由硬组织构成的器官，一旦发生缺损，则无自身修复的能力，必须借助人工的方法恢复其固有的功能和形态，因此，龋病的治疗也应遵循早诊断、早治疗的原则。

### (一)龋病治疗原则

不同程度损害的龋病其临床表现和病理解剖学改变各不相同，治疗中应根据不同损害情况采取不同的治疗措施。

1.浅龋

浅龋仅累及釉质，而在牙颈部浅龋则多已累及牙本质。在治疗浅龋时应注意以下几点。

(1)浅龋呈白垩斑或褐斑，无龋洞形成，首先应考虑再矿化方法治疗，同时要注意控制菌斑的生长。

(2)浅龋已经使牙面形成龋洞，应根据不同情况，如龋洞所在位置，患龋牙的功能，在口腔内的保留时间，采取非手术治疗或手术治疗，如颈部浅龋已累及牙本质，则应按中龋进行治疗。

2.中龋

中龋病变已累及牙本质浅层，必须采用手术治疗。如果病变位于即将替换的乳牙、错位牙、需拔除的智齿或正畸的牙时可拔除。

3.深龋

深龋病变已达牙本质深层，一般多伴有牙髓病变，但多属可逆性质。治疗中医生应特别注意询问病史，并进行仔细的检查才能制定正确的治疗方案。

(1)在深龋的制洞过程中，因深龋的特殊病变性质，去除病变的组织具有重要意义。原则上应予全部去除，以免形成继发龋，但对深龋中极近牙髓的病变组织的处理应慎重，对完全去除病变组织可能会导致牙髓暴露的患牙，允许保留极少量的病变组织改用药物控制。急性龋因病变发展快，几乎无硬化牙本质或修复性牙本质的形成，操作中更应注意。

(2)深龋底部常呈凹形，并已接近牙髓，制洞时，可保持去龋后的形状，不必将洞底磨平，因洞已深不会影响固位，洞壁也不必修直，可适当降低咬合以防折裂。

(3)深龋的窝洞消毒药物应具有渗透性，灭菌力强，刺激性小，持续时间长，能促进修复性牙本质生长的性质。常用的麝香草酚乙醇只能以涂擦洞壁的方式，消除浅层感染，作用时间短。目前还用氢氧化钙制剂或氧化锌丁香油水门汀垫底，利用这两种材料各自的特性可起到抑菌、促进修复性牙本质生长和对牙髓安抚止痛的作用，以弥补深龋洞底的消毒不足。但上述两种材料作为次基要控制其厚度，因二者弹性模量较低。

(4)患者自觉症状不明显，制洞过程中病变组织已去尽，检查无牙髓暴露，牙髓活力正常，可加氢氧化钙制剂或氧化锌丁香油水门汀和磷酸锌水门汀双基垫底后，再以银汞合金永久充填。

(5)如安抚治疗后，刺激性牙痛反而加重，甚至出现自发性疼痛，说明牙髓病变加重，应当进行牙髓治疗。

总之，深龋治疗存在露髓的危险，应十分仔细和慎重，准确地判断病情的发展，制定合适的治疗方案，尽力保留活髓牙，减少患者的痛苦和就诊次数。

### (二)龋病的非手术治疗

龋病的非手术治疗是对龋洞不进行机械性制洞，且不用修复材料进行修复，而是采用药物或再矿化方法进行处理，以促使龋损停止发展或消失的治疗方法。

1.药物疗法

(1)恒牙早期釉质龋，尚未形成龋洞者，特别是位于易清洁的平滑面病损。

(2)乳前牙领面浅龋及乳磨咬合面广泛性浅龋，1年内将被恒牙替换者。

(3)静止龋，如咬合面点隙龋损，由于咬合面磨耗，将点隙磨掉，成一浅碟状，使致龋环境消失。

2. 药物

(1)氟化物：常用的氟化物有 75%氟化钠甘油糊剂、8%氟化亚锡溶液、酸性磷酸氟化钠(APF)溶液、含氟凝胶及含氟涂料等。

氟化物对软组织无腐蚀性，不使牙变色，前后牙均可使用。牙局部使用氟化物，氟直接进入釉质中，与羟磷灰石作用，生成难溶于酸的氟磷灰石，增强釉质的抗酸性。早期釉质龋部位呈疏松多孔状态，局部摄取氟量较健康人多，可使脱矿釉质沉积氟化物，促进再矿化，从而使龋病病变停止。

(2)硝酸银：主要制剂有 10%硝酸银和蛋白银沉淀外，在使用还原剂(如丁香油酚)后生成黑色的还原银或灰白色的碘化银可渗入釉质和牙本质中，有凝固有机质、杀灭细菌、堵塞釉质孔隙和牙本质小管的作用，从而封闭病变区，终止龋病过程。硝酸银对软组织有强的腐蚀性，并使牙变黑，一般只用于乳牙和后牙，不可用于牙颈部龋。

3. 应用方法

(1)用石尖磨除牙表面浅龋，暴露病变部位。

(2)清洁牙面，去除牙石和牙菌斑。

(3)隔湿、吹干牙面。

4. 涂布药物

将氟制剂涂于患区，用橡皮杯或棉球反复涂擦牙面 1～2 min。如用涂料则不必反复涂擦。用棉球蘸硝酸银溶液涂布患区，热空气吹后，再涂还原剂，如此重复几次，直至出现黑色或灰白色沉淀。硝酸银腐蚀性大，使用时应严格隔湿。防止与软组织接触。

### (三)再矿化疗法

用人工的方法使已经脱矿、软化的釉质发生再矿化，恢复硬度，使早期釉质龋终止或消除。

1. 适应证

(1)光滑面早期釉质龋，即龋斑(白垩斑或褐斑)。

(2)龋易感者可作预防用。

2. 再矿化液组成

主要含有不同比例的钙、磷和氟。加入氟可明显促进釉质再矿化。再矿化液的 pH 一般调至 7，酸性环境可减弱矿化液的再矿化作用。

3. 应用方法

(1)配制成漱口液，每日含漱。

(2)局部应用：清洁、干燥牙面，将浸有矿化液的棉球置于患处，每次放置几分钟，反复3～4 次。

### (四)龋病的手术治疗

龋病的临床特点决定了其治疗方案时的特殊性。

首先，由于龋的早期主要表现为矿物盐溶解，临床无症状，因此不易发现。其次，龋又是进行性发展的疾病，不能通过组织再生自行修复，形成龋洞必须由受过专门训练的牙科医师修复。但是要特别明确，修复了洞不等于已治疗了龋病。因龋就诊的患者常常存在其他的口腔卫生或口腔保健方面的问题，医生应该在修复局部龋洞的同时，指出患者口腔保健中的问题，指导患者养成好的口腔卫生习惯，使其具备正确的牙科就诊态度和主动防治早期龋病的主观愿望，防止、减少和控制龋病的进一步发生。

概括起来，在正确诊断的前提下制定龋病的治疗计划时，应该综合考虑。要考虑患者目前的主要问题，及时终止病变发展、防止对牙髓的损害、恢复外观和功能；还必须考虑患者整体的口腔情况，为患者制定个性化的整体预防和治疗计划。同时，要教育指导患者，调动其自身的防治疾病的主观能动性。患者自身对疾病的认知程度对于控制龋病是十分关键的。治疗一个龋牙，教育一个患者，使其形成良好的口腔保健习惯或者牙科就诊态度，是医者的责任。

（王红霞）

# 第二节　急性牙髓炎

急性牙髓炎是各种牙髓病中症状最严重的一种病变，患者疼痛剧烈，对治疗要求迫切。但部分患牙存在较复杂的因素，检查者如不具备一定的基础知识和正确的检查方法，就很容易误诊误治。

## 一、病因

急性牙髓炎的早期，牙髓组织表现为浆液性改变：如血管扩张血流加快，血管壁通透性增强，中性粒细胞从毛细血管壁渗出并在组织中积聚，纤维蛋白亦渗出并潴留于组织中，使组织出现水肿。由于牙髓处在密闭的髓腔，组织水肿可压迫痛觉神经，传导至大脑皮层产生疼痛。这种炎症早期的病理改变，过去又称其为浆液性牙髓炎。

随着病变的发展，髓腔内的压力增大，牙髓局部出现循环障碍，组织缺血缺氧乃至变性坏死。坏死组织可释放组胺、5-羟色胺(5-Hydroxytryptamine)、激肽、缓激肽等血管活性物质，使血管扩张及通透性加剧。大量白细胞尤其是中性粒细胞游出，并聚积在病变区，在吞噬细菌及坏死组织后，溶酶体破裂释放出蛋白溶解酶，结果使白细胞自身死亡及周围组织溶解，液化后即成脓液，白细胞亦转变为脓细胞。上述病理改变即临床上的急性化脓性牙髓炎。在急性牙髓炎的病理机制中，具有致痛作用的前列腺素、激肽等刺激痛觉神经，在神经肽中的P物质参与下，传导至大脑皮层可产生剧烈的疼痛。神经肽是神经纤维损伤时释放的多肽物质，其中的P物质，具有参与炎症反应及传导疼痛等作用，是炎症病理改变中的重要物质。急性牙髓炎的组织学检查可见坏死及退行性变的细胞，崩解的成纤维细胞和炎性细胞的碎片。此外，还可观察到支离破碎的神经组织。

上述病理改变在临床上属化脓性牙髓炎。根据病变的范围不同，炎症可局限在某一部位，也可存在大部分或全部的牙髓组织中。牙髓借根尖孔与根尖周组织相连，尤其与牙周膜关系更为密切，在牙髓发生炎症时，感染虽未完全进入根尖周组织，但牙髓血管扩张仍可波及根尖周，尤其是近根尖处的牙周膜，可同时出现血管扩张充血，以沟通牙髓的血液循环，加快代谢产物的排除。因此，在牙髓炎的各个阶段，绝大多数患牙均有不同程度的叩痛。而在牙髓炎的后期，极少数感染扩散可合并根尖周炎，此时可出现根尖周炎的病理改变。

## 二、临床表现

急性牙髓炎的患者常常是因为发生剧烈疼痛而就诊，多半因深龋洞内的感染进入牙髓，发生牙髓的急性炎症。慢性牙髓炎急性发作的患者，在就诊前多曾有过受到温度刺激或化学刺激时发生疼痛的病史，有的也可能有过自发痛史。急性牙髓炎的疼痛性质主要具备下列特点。

1. 自发性痛

在不接受任何刺激时，忽然发生疼痛。特别是在夜间，入睡后可以因牙痛而醒来，或因痛而不能入睡。

自发痛可能是因为牙髓炎病灶局部压力增高，压迫牙髓痛觉神经末梢而引起的，也可能是由牙髓神经受炎症产物的刺激引起的。夜间，尤其是平卧时，头部血流增加，髓腔内由炎症引起的压力也增大，因此夜间疼痛较日间为重。自发痛的剧烈程度受病变性质、范围等的影响，如化脓性炎症，或病变范围较大时，疼痛较为剧烈。有的急性牙髓炎患者疼痛发作时，颇有痛不欲生的感觉，这时如钻开患牙髓腔，会有大量脓血由穿髓孔溢出，并且疼痛立即缓解。当牙髓病出现自发痛时，说明牙髓已有明显的急性或慢性炎症。

2. 阵发性痛

疼痛为阵发性发作，即疼痛发生时，有剧烈难以忍受的牙痛，但在一阵疼痛之后，有不痛的间隔期，疼痛发作与间歇的时间长短不定；病损较重者，疼痛发作的时间长，间歇期短。当牙髓组织发生严重的化脓性病变时，疼痛非常剧烈，可能为连续不断的疼痛，但仍具有轻重程度的交替间隔，即在一直疼痛的情况下，有阵发加重的现象。

3. 放散痛(牵涉痛)

疼痛部位不只局限在患牙，而是放散到颌面部、头颈部较广的范围。放散区可以包括患牙，也可以不包括患牙。有时上颌牙齿发生牙髓炎，而患者感觉是下颌牙痛；前牙患病，也可能感觉后牙痛。这种特性增加了判断患牙的困难，诊断时应加以注意。研究发现，支配大鼠上、下颌第一磨牙牙髓的神经元在三叉神经节的分布区存在着明显的交叉与重叠现象，并发现大鼠在三叉神经节内有的神经元可主管两颗牙齿的感觉。这些事实可能部分地解释牙髓炎时发生放散痛的机制。对 294 例牙髓炎时的放散痛情况的调查发现，患牙位置与放散痛发生的部位有一定规律性，但也存在着许多重叠现象。不同的牙可有共同的放散区，而不同的放散区又可能来自一颗牙齿。全口任何一颗牙齿都可以放散到颞部；前牙痛可以放散到后牙，后牙痛也可以放散到前牙。放散痛与患牙疼痛程度有关，牙痛剧烈时，放散区的范围广泛；牙痛减轻时，放散的范围缩小。此外，放散痛是患者的主观感觉，受其主观因素的影响，因此放散痛的部位只能作临床诊断的参考，不能作为临床诊断的依据。大多数患牙放散的部位都牵连另外的牙齿，因此容易造成对患牙的误诊，应当加以注意。除了少数前牙外，一般放散痛不牵连对侧牙颌区域。

4. 温度刺激引起或加重疼痛

牙髓炎时冷、热刺激都可以引起疼痛；若在疼痛发作时接受冷热刺激，则可使疼痛加剧。有些化脓性牙髓炎或部分牙髓坏死的患牙，对热刺激极为敏感，比口腔温度略高的刺激即可引起剧痛，而冷刺激则能缓解疼痛。

临床常见有患者自行口含冷水止痛的现象。牙髓炎时疼痛与牙髓腔内压力增高有密切关系，正常牙髓腔内压力约 1.3 kPa(10 mmHg)。牙髓炎时，在炎症病灶的局部压力增高，若达到 4.67 kPa(35 mmHg)时，则炎症为不可逆反应。牙髓炎时，疼痛阈值降低，正常牙齿能耐受的刺激也可以引起疼痛。热刺激使血管扩张，牙髓内的压力增高，压迫神经引起疼痛。

热刺激引起牙本质小管中的液体流动即可以引起疼痛。冷刺激引起疼痛是因为冷使釉质收缩，釉质与牙本质膨胀系数的不同，产生不相应的体积改变的效应，激发痛觉神经产生疼痛。

当牙髓化脓或部分坏死时，则牙髓周缘的疼痛感受器已不存活，因而冷刺激不引起疼痛，并能使牙髓深部的血管收缩，牙髓内压力降低而缓解疼痛。

## 三、诊断

急性牙髓炎时，常常具有典型的疼痛症状，诊断并不困难。但由于存在放散痛，增加了确诊患牙的难度。应仔细分析，反复验证，避免误诊。若按牙髓炎临床诊断的三步骤进行，较易取得确切的诊断。

1. 问诊

问疼痛性质，是否符合自发痛、阵发性发作、放散痛和温度刺激引起疼痛的规律。

2. 查病源

检查疼痛一侧是否存在深龋洞及其他能感染牙髓的途径是否有接受过有刺激性充填材料的患牙、结合病史检查是否有接受过不合理治疗的患牙。

3. 温度试验

对可疑牙进行温度试验(应与对照牙相比)，急性牙髓炎的患牙在接受温度试验时，患者常反映疼痛。一些患牙，牙髓炎处于晚期时，以热测检查更易获得阳性结果，多表现为迟缓反应性疼痛。

## 四、治疗

治疗急性牙髓炎时，首先应采取止痛措施，随即按病情、检查所见等，估计牙髓所处状态，估计炎症的范围，是否有坏死和化脓灶，即炎症属于晚期还是尚属早期。结合患牙部位、患者年龄，选择合适的治疗方法。在没有条件进行完善的治疗时，只能采取应急措施，暂时缓解疼痛。

### (一)应急处理

牙髓炎时，由于髓腔内压力增高而引起疼痛，使牙髓腔穿通便可减轻髓腔内压力，摘除牙髓则可以有效地缓解疼痛。具体方法是在局麻下去除龋坏牙本质，开髓揭顶拔髓，并将根管预备到 20～25 号锉后髓腔封药；如来不及作根管预备，可将冠髓除净，然后在各根管口放置牙髓失活剂，封闭髓腔；如也无条件封药，可在开髓后，将浸有镇痛剂(如丁香油酚)的小棉球置于洞中并开放髓腔，如此做法虽可减缓牙髓炎的疼痛，但会使本无感染的根管被复杂的口腔细菌污染而变为感染根管，进而可能影响治疗的预后。如果缺乏开髓设备，可采用针灸、局部麻醉或口服镇痛剂止痛；针刺穴位以患侧平安穴(口角与对耳屏连线的中点)或双侧合谷穴的效果较好。

### (二)年轻恒牙的急性牙髓炎

牙齿萌出后 2～3 年内，牙根尚未形成者，若除去腐质后洞底在近髓处为粉红色，或已有小的露髓孔，感觉极敏感，则可考虑行保存活髓的治疗。龋洞在㦊面者，行盖髓术，盖髓剂以抗生素和激素的合剂为宜。

龋洞在邻面或㦊面穿髓孔较大时，则行活髓切断术。年轻恒牙应力求保存活髓，以使牙根继续发育完成。如果穿髓孔处出血暗红，甚至有少量冠髓坏死时(继慢性牙髓炎发展而来)，则应行根管治疗术(活髓摘除术)。治疗时应注意保护近根尖处的牙乳头组织，以促使牙根的继续形成。

### (三)发育完成牙齿的急性牙髓炎

可首选根管治疗,无条件者后牙可行牙髓塑化治疗。

（王红霞）

## 第三节　慢性闭锁性牙髓炎

慢性闭锁性牙髓炎是在髓腔闭锁条件下发生的牙髓炎症。病理在未穿髓的情况下,炎症常局限在龋损相对应的牙髓。这部分牙髓在缓慢、低毒性的刺激作用下表现为慢性的炎症过程,血管扩张充血,淋巴细胞、浆细胞、巨噬细胞、中性粒细胞浸润,常伴有毛细血管增生,成纤维细胞增生活跃,肉芽组织形成,而浆液渗出不明显。有时有成束的胶原纤维将炎症区和健康的牙髓隔开。有的病例可见小范围的牙髓坏死,周围有肉芽组织包绕的小脓肿形成,而其余牙髓正常。病程长者,可见到修复性牙本质形成。此时若能及时治疗,则有可能保存尚有活力的部分牙髓。

### 一、病因

### (一)主要病因

1. 感染

细菌感染是最常见的病因,出现深龋或者其它近髓的牙体硬组织疾病时细菌可以进入到牙髓组织,当细菌感染超过机体自身防御能力的时候,牙髓组织就可能发生慢性炎症。急性创伤常见于意外事故导致的牙齿磕伤或撞伤,慢性创伤常见于夜间磨牙或长期咀嚼坚硬食物,均可导致牙齿表面过度磨损髓腔。

2. 刺激

常见于冷、热刺激,或修补牙齿用的化学材料刺激,电流刺激少见。

### (二)诱发因素

1. 口腔卫生不良

长期口腔清洁不到位导致细菌滋生,诱发感染导致慢性闭锁性牙髓炎。

2. 不良饮食习惯

长期嗜好甜食或咀嚼坚硬食物导致龋齿或牙齿磨损,诱发慢性闭锁性牙髓炎。

### 二、临床表现

1. 症状

慢性闭锁性牙髓炎的典型症状包括牙齿敏感、疼痛,患者进食时感到口腔内苦涩,有牙齿酸软和咀嚼不适感。可出现根尖周炎、蜂窝织炎等并发症。

2. 典型症状

慢性闭锁性牙髓炎患者通常具有长期的冷刺激或热刺激疼痛史,表现为接触冷、热刺激时出现牙齿疼痛,无刺激时疼痛仍持续一小段时间。患者一般无明显自发痛,但曾经有过急性发作的患者,或者由急性牙髓炎转化而来的患者,会有剧烈自发痛。

## 三、诊断

对于龋齿引起的慢性闭锁性牙髓炎，应在除去龋蚀组织的过程中，注意龋洞的各种表现。当清除洞内的食物残渣及已崩解的龋坏组织后，应仔细查看有无露髓孔。若证实没有露髓孔，则进一步用挖匙除去软化牙本质，若术中见已穿髓，则不论腐质去净与否都应诊断为慢性闭锁性牙髓炎。

若腐质除净仍未露髓，但有自发痛史；或在除腐质过程中，患者感觉不敏感，近髓处的牙本质颜色较深，叩诊有不适感，都应怀疑为慢性牙髓炎。此时结合温度试验结果，最好用热测，如患牙反应有持续时间较长的疼痛，且有放散特性，则可诊断为慢性闭锁性牙髓炎。

有少数病例没有自发痛和自发痛史，除净腐质后又未见露髓者，可再根据洞底情况判断牙髓的状态。如果洞底极敏感，在除腐质时患者感觉疼痛，近髓处透出牙髓的粉红色者，多为可复性牙髓炎；如果洞底在近髓处也不敏感时，应仔细鉴别是慢性牙髓炎还是可复性牙髓炎，慢性牙髓炎多有轻微叩痛。如果很难判断时，可行诊断性治疗，即先按可复性牙髓炎治疗方案行间接盖髓术，观察效果，若症状消失，活力反应正常，则可除外慢性闭锁性牙髓炎。

## 四、鉴别诊断

1. 深龋

深龋患牙无自发痛，深龋洞探诊敏感，无叩痛。温度测试刺激去除后症状立刻消失。慢性闭锁性牙髓炎可有自发痛，温度测试刺激引起的疼痛反应会持续比较长时间。

2. 牙髓充血

牙髓充血患牙对冷、热刺激敏感，尤其是对冷刺激敏感，区别关键在于牙髓充血绝对无自发痛。

## 五、治疗

慢性闭锁性牙髓炎牙髓组织内多有范围较大的弥散性病变，甚至可以包括全部牙髓，在全部牙髓中存在小脓灶或坏死灶，炎症的外围区累及根尖周膜，以至叩诊时也有反应。故治疗应以保存患牙为原则，摘除牙髓后采用根管治疗，后牙也可采用牙髓塑化治疗。年轻恒牙应考虑根尖诱导成形术。

1. 治疗方案

牙髓病可以根据牙髓受损的程度进行治疗，一般临床上不能准确地作出牙髓改变的组织病理学诊断，而是通过临床表现和临床诊断，选择两类不同的治疗方法。

(1)诊断牙髓病变是局限的或是可逆的，选择以保留活髓为目的的治疗方法，如直接盖髓术、间接盖髓术和牙髓切断术等。

(2)诊断牙髓病变是全部的或不可逆的，选择以去除牙髓、保存患牙为目的的治疗方法，如根管治疗术、牙髓塑化治疗等。根尖周病的治疗法可选择根管治疗术等。

2. 治疗原则

保存活髓或保存患牙，应急处理可以开髓减压，温盐水冲洗后，放置止痛药物（如樟脑酚、丁香油酚或牙痛水等小棉球），于龋洞内可以暂时止痛，同时服用消炎、镇痛药，疼痛缓解后1～2 d，视患牙具体情况选用：活髓切断术；平髓术；牙髓塑化或根管治疗。无保留价值的患牙，可拔除患牙，以解除病员痛苦和阻止病变继续扩散。

3. 治疗方式

(1)根管治疗：在局部麻醉下或牙髓失活后，去除全部牙髓，预备根管，然后对根管做严密填充。根管治疗结束以后炎症消除，可以进行树脂材料或牙冠修复，以恢复牙齿的形态和功能。

(2)活髓切断术：适用于部分冠髓牙髓炎的牙齿，通过除去已有病变的冠髓，健康根髓可以继续发挥作用，可以促进牙根部继续发育。

(3)根尖诱导成形术：适用于牙髓病已波及根髓或牙髓全部坏死的年轻恒牙，能够促使牙根继续发育和根尖形成。

（张　佳）

# 第四节　可复性牙髓炎

可复性牙髓炎是牙髓组织以血管扩张、充血为主要病理变化的初期炎症表现，它相当于牙髓病的组织病理学分类中的“牙髓充血”病理分类为牙髓充血，是髓腔内的血管由于受到各种刺激后，所发生的扩张性充血。分为生理性和病理性两种。

## 一、病原微生物和病因

### (一)病原微生物

炎症牙髓中的细菌并无特异性，与牙髓的感染途径和髓腔开放与否有关。

临床所见的牙髓炎多继发于龋损，因而在生活的炎症牙髓中分离到的细菌多为牙本质龋深层的一些细菌，如链球菌、放线菌、乳杆菌、韦荣菌和一些 $G^-$ 杆菌，主要是兼性厌氧球菌和专性厌氧杆菌。

### (二)病因

1. 生理性充血

生理性充血发生于牙齿发育期、牙根吸收期或某些特殊生理时期，如月经期、妊娠期。高空飞行时由于气压下降，也能引起暂时的牙髓充血。

2. 病理性充血

病理性充血常是不可复性牙髓炎的早期表现，是牙髓受细菌毒素或其他理化刺激而发生的，主要由龋病引起。

## 二、临床表现

### (一)症状

可复性牙髓炎是一种病变较轻的牙髓炎，当受到温度刺激时，产生短暂、尖锐的疼痛，刺激去除后，疼痛立即消失。

### (二)体征

1. 望诊

常有深龋洞。

2. 探诊

去尽龋坏组织，无穿髓孔。

3. 温度诊

冷刺激试验时，产生疼痛，但刺激去除后，疼痛立即消失。

4. 电诊

牙髓反应与正常牙相同或稍高。

## 三、鉴别诊断

### (一)牙本质敏感症

牙本质敏感症临床也会表现为冷、热刺激痛，无自发痛。鉴别要点如下。

1. 疼痛性质

可复性牙髓炎为尖锐痛，牙本质敏感症为酸软痛。

2. 探诊

可复性牙髓炎牙面无过敏点，牙本质敏感症牙面有过敏点。

3. 温度诊

可复性牙髓炎对冷刺徽特别敏感，牙本质敏感症对机械刺激更敏感。

### (二)急性牙髓炎

急性牙髓炎与可复性牙髓炎均有牙痛症状，鉴别点主要是可复性牙髓炎无自发痛史，刺激除去后疼痛立即消失；而急性牙髓炎在刺激除去后，疼痛持续较久，且有自发痛。

### (三)慢性闭锁性牙髓炎

慢性闭锁性牙髓炎有时表现为冷热刺激痛，检查有深龋洞，无穿髓孔。鉴别点主要是慢性闭锁性牙髓炎温度诊有迟发性疼痛，电诊反应迟钝。

## 四、治疗

可复性牙髓炎的治疗原则是保存活髓。因牙髓组织具有形成牙本质和营养硬组织的功能，对外来刺激能产生一系列防御性反应，因此治愈牙髓病，保存活髓有十分重要的意义。然而由于牙髓血运特殊性和牙髓的增龄变化，只有年轻恒牙、根尖孔尚未缩窄、牙髓病变还处于早期阶段时，即牙髓充血，才有可能保存活髓维护牙髓的功能。

### (一)安抚治疗

用消炎镇痛药物，消除临床症状的疗法。通常在去尽龋坏后，在窝洞放置湿润、大小合宜的丁香油棉球，再用丁氧膏封洞，观察 5～7 d。安抚疗法是一种临时性治疗措施，在症状缓解后，必须做其他永久性治疗。

### (二)盖髓术

盖髓术属于活髓保存疗法，包括间接盖髓术和直接盖髓术。

1. 间接盖髓术

深龋引起的可复性牙髓炎可行间接盖髓术；无明显自发痛，除腐质后未见穿髓，难以判断为慢性牙髓炎或可复性牙髓炎，可采用间接盖髓术作为诊断性治疗。间接盖髓术临床操作要点为除去腐质，深龋近髓处可保留少许腐质，近髓处覆盖盖髓剂，氧化锌丁香油糊剂暂封窝洞。观察 1～2 周后，如果无任何症状，且牙髓活力正常，可去除大部分暂时封剂，行永久充填。若仍出现自发痛、夜间痛等症状，应改行其他牙髓治疗方法。

2. 直接盖髓术

意外穿髓，穿髓孔直径不超过0.5 mm者，可采用直接盖髓术；无明显自发痛，除腐质后穿髓，穿孔小，牙髓组织敏感可采用直接盖髓术。临床操作要点为除去腐质，深龋近髓处可保留少许腐质，露髓处覆盖盖髓剂，氧化锌丁香油糊剂暂封窝洞。观察1～2周后，如果无任何症状，且牙髓活力正常，可去除大部分暂时封剂，行永久充填。若仍出现自发痛明显的延迟痛、夜间痛等症状，应改行其他牙髓治疗方法。

活髓保存治疗能否成功，与适应证的选择、盖髓剂操作等有密切关系。临床上活髓保存治疗目前首选的盖髓剂是$Ca(OH)_2$制剂，常用的为含碘仿的氢氧化钙糊剂和可固化氢氧化钙制剂两种。

通过术后定期复查判断疗效，每半年复查1次，至少复查2年，复查项目为临床表现、患牙功能、牙髓活力和X线片。如果以上项目均属正常则为治疗成功，否则为失败。失败则改行其他牙髓治疗方法。

（赵发银）

# 第五节　牙龈瘤

牙龈瘤是牙龈上特别是龈乳头处局限生长的炎性反应性瘤样增生物，是较常见的瘤样病损(具有肿瘤样外形，但不具备肿瘤的生物学特性)。它来源于牙周膜及牙龈的结缔组织，因其无肿瘤的生物学特征和结构，故为非真性肿瘤，但切除后易复发肉芽肿性牙龈瘤又称化脓性肉芽肿。

## 一、病因

一般认为由残根、牙石、不良修复体等局部因素引起，与机械性刺激和慢性炎症有关。有人认为其细胞来源于牙周膜或牙龈的结缔组织。

## 二、临床表现和诊断

牙龈瘤多见于青年及中年人，女性明显多于男性。为牙龈局限性肿块，常发生于前牙、前磨牙牙龈乳头部，位于唇、颊侧、较舌、腭侧多。肿块呈圆球、椭圆或分叶状，大小不一，较大的肿块可以覆盖一部分牙及牙槽突，表面可见牙咬痕或咬伤、破溃区。有的有蒂呈息肉状；有的无蒂，基底较宽。随着牙龈瘤的生长，破坏牙槽骨，可引起牙齿松动和移位。

根据临床和组织结构特点，通常将牙龈瘤分为肉芽肿型、纤维型和血管型。

1. 肉芽肿型牙龈瘤

肉芽肿型牙龈瘤由局部刺激引起的牙龈乳头肿块，红色或粉红色肉芽组织，易出血。主要由肉芽组织构成，含有许多新生毛细血管和成纤维细胞，有较多的炎性细胞浸润，纤维组织较少。

2. 纤维型牙龈瘤肿块颜色

纤维型牙龈瘤肿块颜色与附近牙龈相同，有弹性、较硬，不易出血。由富含细胞的肉芽组织和成熟的胶原纤维束组成，含有多少不等的炎性细胞，以浆细胞为主。

3. 血管型牙龈瘤

牙龈瘤血管丰富，呈紫红色，柔软，极易出血。妊娠性龈瘤多属此类。血管丰富，血管内皮细胞增生呈实性片块或条索，血管间有纤维组织水肿和黏液性变并有炎性细胞浸润。另外，其他类型包括先天性牙龈瘤、牙龈纤维瘤病等，均较少见。先天性牙龈瘤好发于新生儿上颌前牙区牙龈，肿块表面光滑，圆形，有蒂或无蒂。组织学上，瘤细胞呈片块状，紧密排列，切除后不复发。牙龈纤维瘤病又称牙龈橡皮病，分为先天性牙龈纤维瘤病和药物性牙龈纤维瘤病，前者有家族遗传史，后者主要因长期服用苯妥英钠等药物引起。上下颌牙龈呈弥散性增生，质地坚韧，色泽与正常牙龈相似。

## 三、诊断与鉴别诊断

1. 诊断

(1)牙龈组织的局限性肿大，有蒂或无蒂，质地柔软或质硬，表面可有溃疡。

(2)X 线片显示局部牙槽骨可压迫吸收，牙周膜有增宽阴影。

2. 鉴别诊断

(1)牙龈瘤应特别注意与牙龈鳞癌鉴别。这两种病损临床上有时不易区别，尤其当牙龈鳞癌呈结节状生长，或牙龈瘤表面有溃疡时，常易混淆。鳞癌大多表现为菜花状、结节状或溃疡状。溃疡表面凹凸不平，边缘外翻似肉芽，可有恶臭。牙松动或脱落，或已拔除。X 线片表现可见牙槽骨破坏。局部淋巴结肿大。鳞癌好发于后牙区，龈瘤好发于前牙及前磨牙区。

(2)周缘性巨细胞肉芽肿发生于牙间乳头或龈缘，体积一般较大可覆盖数个牙，表面光滑或呈多叶状，有时松软呈暗红色，但也可呈粉红坚实。确切诊断根据组织学检查，可见牙龈结缔组织内有大量多核巨细胞呈灶性聚集，有散在慢性炎症。

(3)妊娠瘤在妇女怀孕期间易发生(第 4 个月到第 9 个月)，分娩后可退缩。

## 四、治疗

1. 治疗原则

牙龈瘤治疗采用手术彻底切除为主，同时去除局部刺激因素，但妊娠期牙龈瘤应先密切观察，如妊娠后不再消退可手术切除。

2. 治疗要点

(1)手术疗法：牙龈瘤应尽早行手术治疗，为避免再生或复发，切除肿块的同时拔除牙龈瘤瘤体所波及的牙齿，并用刮勺及骨钳将病变波及的牙周膜、骨膜及邻近的骨组织去除。

(2)非手术疗法：近年来有研究采用微波热凝，$CO_2$ 激光、电灼术，冷冻、射频治疗、鱼肝油酸钠及平阳霉素瘤体注射的硬化剂治疗等治疗方法，均取得一定的效果。

3. 手术操作规范与技巧

(1)采用局部浸润麻醉或阻滞麻醉。

(2)在围绕肿瘤蒂周的正常组织上做切口，切除牙龈瘤及瘤体波及的牙周膜、骨膜及邻近的骨组织，瘤体波及的牙齿应一并拔除。

(3)创面较小，直接拉拢缝合；如创面较大不能缝合时，可用碘仿纱条覆盖，或在创面上用牙周塞治剂保护。

(赵发银)

# 第六节　急性根尖周炎

## 一、病理变化

急性根尖周炎(acute apical periodontitis,AAP)的初期,表现为浆液性炎症变化,即牙周膜充血,血管扩张,血浆渗出形成水肿。这时根尖部的牙槽骨和牙骨质均无明显变化。炎症继续发展,则发生化脓性变化,即急性根尖脓肿(acute apical abscess,AAA),有多形核白细胞溢出血管,浸润到牙周膜组织中。牙周膜中的白细胞被细菌及其产生的毒素损害发生坏死,坏死的细胞溶解、液化后形成脓液。脓液最初只局限在根尖孔附近的牙周膜中,炎症细胞浸润主要在根尖附近牙槽骨的骨髓腔中。若炎症继续发展,则迅速向牙槽骨内扩散,脓液通过骨松质达牙槽骨的骨外板,并通过骨密质上的营养孔而达到骨膜下;脓液在骨膜下积聚达到相当的压力时,才能使致密结缔组织所构成的骨膜破裂,然后脓液流注于黏膜之下,最后黏膜破溃,脓液排除,急性炎症缓解,转为慢性炎症。当机体抵抗力减低或脓液引流不畅时,又会发展为急性炎症。急性根尖周炎的发展过程,大多按上述规律进行,但并非都是如此典型。当脓液积聚在根尖附近时可能有三种方式排出。

(1)通过根尖孔经根管从龋洞排脓这种排脓方式对根尖周组织的损伤最小,但是只有在根尖孔粗大且通畅及龋洞开放的患牙,炎症才容易循此通路引流。

(2)通过牙周膜从龈沟或牙周袋排脓这种情况多发生在有牙周病的患牙,因根尖脓灶与牙周袋接近,脓液易突破薄弱的牙周膜从此途径排出,常造成牙周纤维破坏,使牙齿更加松动,最后导致牙齿脱落,预后不佳。儿童时期乳牙和年轻恒牙发生急性根尖周炎时,脓液易沿牙周膜扩散由龈沟排出,但是因处于生长发育阶段,修复再生能力强,且不伴有牙周疾病,当急性炎症消除并经适当的治疗后,牙周组织能愈合并恢复正常。

(3)通过骨髓腔突破骨膜、黏膜向外排脓这种排脓方式是急性根尖周炎最常见的自然发展过程,脓液必然向阻力较弱的骨髓腔扩散,最终突破骨壁,破口的位置与根尖周组织解剖学的关系密切。一般情况下,上颌前牙多突破唇侧骨板及相应的黏膜排脓;上颌后牙颊根尖炎症则由颊侧排脓,腭根由腭侧突破;下颌牙齿多从唇、颊侧突破。牙根尖弯曲时,排脓途径变异较大。脓液突破骨膜后,也可以不突破口腔黏膜而经皮下突破颌面部皮肤进行排脓。

下面是四种可能发生的排脓途径。

(1)穿通唇、颊侧骨壁:唇、颊侧的骨壁较薄,脓液多由此方向穿破骨的外侧壁在口腔前庭形成骨膜下脓肿、黏膜下脓肿,破溃后排脓于口腔中。破溃于口腔黏膜的排脓孔久之则形成窦道,叫作龈窦。有少数病例不在口腔内排脓,而是穿通皮肤,形成皮窦。下切牙有时可见在相应部位下颌骨的前缘穿通皮肤;上颌尖牙有时在眼的内下方穿透皮肤形成皮窦。

(2)穿通舌、腭侧骨壁:若患牙根尖偏向舌侧,则脓液可由此方向穿破骨壁及黏膜,在固有口腔内排脓。上颌侧切牙和上颌磨牙的腭根尖常偏向腭侧,这些牙的根尖脓肿多向腭侧方向扩张。但腭黏膜致密、坚韧,脓肿不易自溃。下颌第三磨牙舌侧骨板较薄,因此脓液也常从舌侧排出。

(3)向上颌窦内排脓:多发生于低位上颌窦的患者,上颌前磨牙和上颌磨牙的根尖可能突出在上颌窦中,尤其是上颌第二前磨牙和上颌第一、第二磨牙。不过这种情况较为少见,脓液排入上颌窦时会引起上颌窦炎。

(4)向鼻腔内排脓:这种情况极为少见,只有上中切牙的牙槽突很低而牙根很长时,根尖部的脓液才能穿过鼻底沿骨膜上升,在鼻孔内发生脓肿并突破鼻黏膜排脓。

排脓孔久不愈合,特别是反复肿胀破溃者,在急性根尖周炎转为慢性时,便形成窦道。窦道口的位置多在患牙根尖的相应部位,但有时也可以出现在远离患牙的其他牙的根尖部,有的窦道口还出现在近龈缘处,或与患牙相邻缺失牙的牙槽嵴处。

急性根尖周炎的病理学表现为根尖部牙周组织中显著充血,有大量渗出物,并伴有大量中性粒细胞浸润。在脓肿的边缘区可见巨噬细胞、淋巴细胞集聚,周围有纤维素沉积形成包绕屏障。当脓液到达骨膜下时,局部有较硬的组织浸润块。脓液从骨质穿出后,相应部位的软组织出现肿胀,即疏松结缔组织发生炎症,称为蜂窝织炎。如上切牙可引起上唇肿胀;上颌前磨牙及磨牙可引起眶下、面部肿胀;下颌牙则引起颏部、下颌部肿胀;有时下颌第三磨牙的根尖周化脓性炎症可引起口底蜂窝织炎。

## 二、临床表现

急性根尖周炎是从根尖周牙周膜有浆液性炎症反应到根尖周组织的化脓性炎症的一系列反应过程,症状由轻到重,病变范围由小到大,是一个连续过程。实际上在病程发展到高峰时,已是牙槽骨的局限性骨髓炎,严重时还将发展为颌骨骨髓炎。病损的进行虽然为一连续过程,但由于侵犯的范围不同,可以划分为几个阶段。每一不同发展阶段都有基本的临床表现,可以采用不同的治疗措施以求取得良好的效果。

1.急性浆液期(急性浆液性根尖周炎)

此期是急性根尖周炎的开始阶段,常为一较短暂的过程,临床上表现为患牙牙根发痒,或只在咬合时有轻微疼痛,也有患者反映咬紧患牙时,能缓解疼痛。这是因为咬合压力暂时将充血血管内的血液挤压出去之故。此时如果接受适当治疗,则急性炎症消退,症状缓解。否则炎症很快即发展为化脓性炎症。

2.急性化脓期(急性化脓性根尖周炎或急性牙槽脓肿)

急性浆液期的轻咬合痛很快即发展为持续性的自发性钝痛,咬合时不能缓解而是加重疼痛,因为这时牙周膜内充血和渗出的范围广泛,牙周间隙内的压力升高,咬合时因加大局部压力而疼痛。患者自觉患牙有伸长感,对牙咬合时即有疼痛,此时即已开始了炎症的化脓过程,可根据脓液集中的区域再划分为三个阶段。

(1)根尖脓肿阶段:由于根尖部牙周间隙内有脓液聚集,得不到引流,故有剧烈疼痛。患牙的伸长感加重,以至咬合时首先接触患牙,并感到剧痛,患者更加不敢对殆。患牙根尖部黏膜潮红,但未肿胀,扪时痛。所属淋巴结可以扪及,有轻微痛。全口牙列除下颌切牙及尖牙影响颏淋巴结外,其他牙均影响下颌下淋巴结。

(2)骨膜下脓肿阶段:由于脓液已扩散到骨松质,且由骨松质内穿过骨壁的营养孔,在骨膜下聚集。骨膜是致密、坚韧的结缔组织,脓液集于骨膜下便产生很大压力,患者感到极端痛苦,表现为持续性、搏动性跳痛。病程发展到此时,疼痛达最高峰,患者感到难以忍受。患牙浮起、松动,轻触患牙时,如说话时舌、颊接触患牙亦感到疼痛。牙龈表面在移行沟处明显红肿,移行沟变平,有明显压痛及深部波动感。所属淋巴结肿大、压痛。相应颌面部形成蜂窝织炎而肿胀,引起面容的改变,病情发展到这一阶段,逐日加剧的疼痛影响到睡眠及进食,患者呈痛苦面容，精神疲惫。此时多伴有全身症状，血白细胞增多，计数多在(10～12)×$10^9$/L，体温升高达38℃左右。若血白细胞计数、体温继续升高，则应考虑并发颌骨骨髓炎或败血症的可能。

(3)黏膜下脓肿阶段：如果骨膜下脓肿未经切开，脓液压力加大可穿透骨膜流注到黏膜下。

由于黏膜下组织较松软，脓液达黏膜下时的压力大为降低，疼痛也随之减轻，患牙的松动度和咬合痛也明显减轻，根尖部扪诊有明显的波动感。这时所属淋巴结仍可扪及，有压痛。血白细胞计数和体温升高也有所缓解。

## 三、诊断

主要根据症状，患牙多有牙髓炎病史，叩诊患牙时疼痛较剧烈，温度试验或电活力试验患牙无反应或极为迟钝。若为多根牙，有时会出现牙髓炎合并急性根尖周炎，临床上则兼有牙髓炎和根尖周炎的症状，如温度刺激引起疼痛，同时叩诊疼痛较重。若为急性化脓性根尖周炎，诊断则主要根据疼痛的程度；患牙多有松动而不存在牙周袋，有触痛、浮起；根尖部牙龈潮红或有黏膜下脓肿，扪及根尖肿胀处疼痛，并有波动感；叩诊时轻叩即引起疼痛；一般牙髓已失去活力等。

急性根尖周炎可以由牙髓病继发而来，也可以由慢性根尖周炎转化而来，后者又称为慢性根尖周炎急性发作。两者的鉴别主要依靠X线检查，由慢性根尖周炎转化来的，在X线像上可见根尖部骨质有透射区。多有反复肿胀的历史，疼痛的剧烈程度略轻。

## 四、治疗

急性根尖周炎的治疗原则是消炎止痛，症状缓解后采用根管治疗或牙髓塑化治疗。消炎止痛的措施为：调整咬合，使患牙脱离对合接触；用手指扶住患牙开髓(轻柔操作以减轻振动)、拔髓，用消毒液(如次氯酸钠)浸泡、冲洗根管，准确测量工作长度后，可用小号根管器械于根尖狭窄部轻穿刺根尖孔，使根尖周组织的炎症渗出液通过根管引流，缓解压力；有条件时可完成根管预备，再用固醇类(如氢化可的松)加广谱抗生素(如金霉素)糊剂封入根管并使药物接触根尖组织，有助于局部的抗炎；或擦干根管，在髓腔中放置一个松软的棉球，暂封洞口，使根尖周的炎症有引流的空间。如果疼痛仍不能缓解，可在复诊时根据情况行根管清洗换药或开放髓腔。但后者，口腔细菌可能会进一步污染患牙根管，进而形成顽固性生物膜影响治疗效果。在口腔局部处理的同时，应全身给予抗生素、抗炎药及止痛药物，还可辅以维生素等支持疗法。若为骨膜下脓肿或黏膜下脓肿，临床上已检查出有根尖部的波动感，除上述处理外，还应切开脓肿以便脓液引流。

急性根尖周炎从浆液期到化脓期的三个阶段是一连续的发展过程，是移行过渡的，不能截然分开，临床上只能相对地识别这些阶段，选用对应的消炎措施。例如骨膜下脓肿的早期，也可能是根尖脓肿的晚期，在尚未发现明显的深部波动感时，可采用开放髓腔或环钻术来引流根尖部骨质内的炎症渗出物或脓液。慢性根尖周炎急性发作的治疗原则与急性根尖周炎相同。

(赵发银)

# 第七节 慢性根尖周炎

慢性根尖周炎(chronic apical periodontitis,CAP)患者多无明显的自觉症状,有的病例可能在咀嚼时轻微痛,有的病例可能诉有牙龈起小脓包,也有的病例无任何异常感觉。有的病例在身体抵抗力降低时易转化为急性炎症,因而有反复疼痛、肿胀的病史。

## 一、病理变化

由于根管内存在感染和其他病原刺激物,根尖孔附近的牙周膜发生慢性炎症反应,主要表现为根尖部牙周膜的炎症,并破坏其正常结构,形成炎症肉芽组织。在肉芽组织的周围分化破骨细胞,并逐渐吸收其邻近的牙槽骨和牙骨质。炎症肉芽组织中有大量淋巴细胞浸润,同时成纤维细胞也增多,这种反应也可以看作是机体对抗疾病的防御反应。慢性炎症细胞浸润可以吞噬侵入根尖周组织内的细菌和毒素。成纤维细胞也可以增生产生纤维组织,并常形成纤维被膜,防止和限制感染及炎症扩散到机体的深部。慢性炎症反应可以保持相对稳定的状态,并可维持较长时间。当身体抵抗力较强或病源刺激物的毒力较弱时,则肉芽组织中的纤维成分增加,可以在肉芽组织的周围形成被膜。牙槽骨吸收也暂时停止,甚至可以产生成骨细胞,在周围形成新生的骨组织,原破坏的骨组织有所修复,病变区缩小。相反,当身体抵抗力降低,或病源刺激物的毒力增强时,则肉芽组织中的纤维成分减少,炎症成分增多,产生较多的破骨细胞,造成更大范围的骨质破坏,骨质破坏的地方为炎症肉芽组织取代。由于炎症肉芽组织体积增大,从血运来的营养难以到达肉芽组织的中心部,在根尖孔附近的肉芽组织可发生坏死、液化,形成脓腔,成为慢性脓肿。发育期间遗留的牙周上皮剩余,经慢性炎症刺激,可以增生为上皮团块或上皮条索。较大的上皮团块的中心由于缺乏营养,上皮细胞发生退行性变、坏死、液化,形成囊肿。囊腔与根管相通者,称为袋状囊肿;囊腔不与根管通连而独立存在者,又称为真性囊肿。有研究表明,根尖周病变中有59.3%为根尖肉芽肿、22%为根尖周囊肿、12%为根尖瘢痕及6.7%的其他病变。概括以上所述,慢性根尖周炎的主要病理变化是根尖周有炎症组织形成,破坏牙槽骨。这种组织变化过程不是单一的破坏,是破坏与修复双向进行的。但是如果不清除病源刺激物,虽有骨质修复过程,而根尖病变区只能扩大、缩小交替进行,不能完全消除。另外,在身体抵抗力强的患者,患牙接受的刺激又极微弱时,根尖部牙槽骨不发生吸收,而是增生在局部形成围绕根尖周的一团致密骨,称为致密性骨炎。

## 二、临床表现

慢性根尖周炎一般无自觉症状。由于是继发于牙髓病,故多有牙髓病史。有些病例可曾转化为急性炎症又予缓解,故可有反复疼痛或反复肿胀的历史。患牙多有深龋洞、无探痛,牙体变为暗灰色。有窦型慢性根尖脓肿在相应根尖部有窦道,有时窦道口呈乳头状,窦道口也可出现在离患牙较远的地方。大的根尖周囊肿在患牙根尖部有半球形膨隆,黏膜不红,扪时不痛、有乒乓球感。有的患牙在咀嚼时有不适感。

1.根尖肉芽肿

根尖肉芽肿是根尖周受到来自感染根管的刺激产生的一团肉芽组织。镜下可见有坏死区,肉芽组织中有慢性炎症细胞浸润,主要是淋巴细胞和浆细胞,成纤维细胞也增多。毛细血管在病变活动时增多,接近纤维化时减少。肉芽组织的周围常有纤维被膜,被膜与牙周膜相连。肉芽肿的形成与从根尖孔、侧支根管孔来的感染刺激紧密相关，因而可发生在与这些部位相应的地方，可发生在根尖，也可以发生在根侧，磨牙可以发生在根分叉处。

2. 慢性根尖脓肿（慢性牙槽脓肿）

可以由根尖肉芽肿转化而来，也可由急性牙槽脓肿转化而来。肉芽肿中央的细胞坏死、液化，形成脓液，脓液中多是坏死的多形核白细胞。肉芽组织周围缺乏纤维被膜。

慢性牙槽脓肿有两型，即有窦型和无窦型。无窦型在临床上难以和根尖肉芽肿鉴别；有窦型则有窦道与口腔黏膜或颌面部皮肤相通连。

窦道可能是急性牙槽脓肿自溃或切开后遗留的，也可能是根尖部脓液逐渐穿透骨壁和软组织而形成的。窦道壁有上皮衬里，上皮可来源于肉芽肿内的上皮团，也可由口腔黏膜上皮由窦道口长入。上皮下的结缔组织中有大量炎症细胞浸润。

3. 根尖周囊肿

可以由根尖肉芽肿发展而来，也可由慢性根尖脓肿发展而来。在含有上皮的肉芽肿内，由于慢性炎症的刺激，上皮增生形成大团块时，上皮团块的中央部得不到来自结缔组织的营养，因而发生变性、坏死、液化，形成小的囊腔。囊腔中的渗透压增高，周围的组织液渗入，成为囊液。囊液逐渐增多，囊腔也逐渐扩大。肉芽组织内的上皮也可以呈网状增生，网眼内的炎症肉芽组织液化后形成多数小囊肿，小囊肿在增大的过程中互相融合，形成较大的囊肿。

囊肿也可由慢性脓肿形成，即脓肿附近的上皮细胞沿脓腔表面生长，形成腔壁的上皮衬里而成为囊肿。根尖周囊肿由囊壁和囊腔构成，囊腔中充满囊液。囊壁内衬以上皮细胞，外层为致密的纤维结缔组织，囊壁中常有慢性炎症细胞浸润。囊液为透明褐色，其中含有含铁血黄素，由于含有胆固醇结晶漂浮其中而有闪烁光泽。囊液在镜下直接观察时，可见其中有很多菱形或长方形的胆固醇结晶，是从上皮细胞变性分解而来。

慢性炎症的刺激引起细胞变性、坏死，囊液中含有这些内容物而使渗透压增高，周围的组织液渗透入囊腔中。囊腔内液体增加的同时，囊腔也逐渐增大。囊肿增大的压力压迫周围牙槽骨，使其吸收，同时在颌骨的外表则有新生骨质补充，因此有些较大的囊肿往往在表面膨隆处尚有较薄的一层骨质。囊肿再增大时，最终可使其周围某一处骨壁完全被吸收而长入软组织中，这时囊肿就会发展很快。由于囊肿的发展缓慢，周围骨质受到这种缓慢刺激而形成一种致密骨板。从慢性根尖脓肿发展而来的囊肿囊液中含有脓液，较为混浊。根尖周囊肿可以继发感染，形成窦道，或表现为急性炎症。

4. 致密性骨炎

表现为根尖周局部骨质增生，骨小梁的分布比周围的骨组织更致密些。骨髓腔极小，腔内有少许纤维性的骨髓间质，纤维间质中仅有少量的淋巴细胞浸润。有时硬化骨与正常骨组织之间并无明显分界。

## 三、诊断

诊断慢性根尖周炎可根据有反复疼痛、肿胀的病史、牙体变色、牙髓失去活力或反应极其迟钝，或已出现窦道或局部无痛膨隆等临床表现。诊断的关键是X线片上所显示的根尖周骨密度减低影像。因此，临床上比较容易做出诊断。但是要辨别属于何种类型则较困难，X线片显示根尖透射区影像的特点可以作为鉴别的参考。

根尖肉芽肿在X线片的特点：根尖部有较小的、规则的、圆形或椭圆形透射区，边界清晰，周围骨质影像正常或略致密，透射区的直径一般不超过0.5 cm。肉芽肿和小囊肿在X线片上不易区别，若透射区周围有致密骨形成的白线，且透射区与非透射区的骨密度反差大，则应怀疑为小囊肿；若开髓时有囊液从根尖孔引流出来，可证实为囊肿。慢性根尖脓肿除可能发现窦道口外，在X线片上的影像也有其特点：透射区边界不清，形状不规则，透射区周围的骨质影像模糊，这是因为周围骨质有进行性破坏的缘故。根尖周囊肿在X线片上的影像一般范围较大(其直径超过1 cm)，为圆形，边界清楚有白线围绕。除X线片上的表现外，大囊肿可见相应部位有半球形隆起，扪时不痛，有乒乓球感。

X线诊断慢性根尖周炎时，必须结合临床症状及其他诊断指标才能和那些非根尖周炎的根尖区病损鉴别。例如，非牙源性的颌骨内囊肿和其他肿物，在X线片上呈现与各型慢性根尖周炎极为相似的影像，这些病损与慢性根尖周炎的主要鉴别是牙髓活力正常、缺乏临床症状，并且仔细观察时可见根尖区牙周间隙与其他部位的牙周间隙呈连续、规则的黑线影像。根旁囊肿时，囊肿的透射影像与侧支根管感染造成的慢性根尖周炎者极为相似，但患牙牙髓活力正常。有些解剖结构，如颏孔、切牙孔等，其影像易与相应部位牙齿的根尖区重叠，但是这些牙的牙髓活力正常，牙周间隙影像连续、规则。有的慢性根尖周炎的窦道口出现的部位与患牙的关系不甚明确，例如在两个相邻无髓牙根尖区的中间，或在远离患牙的部位时，可以从窦道口插入牙胶尖作为示踪诊断丝拍摄X线片，从牙胶尖影像所指的部位便可确定窦道的患牙。

## 四、治疗

治愈根尖周病的主要原则是消除病源刺激物、杜绝再感染的途径，为机体修复被炎症破坏的组织提供有利的生物学环境，促使根尖周组织愈合、恢复健康。根尖周炎主要的病源刺激物来自感染根管，因此消除根管内的感染，是治愈根尖周病的首要条件。由于牙髓坏死，根管内已失去血液及淋巴循环，为一储存坏死组织、感染物质的无效腔，不能为机体的自身免疫能力所消除，故必须依靠相应的治疗措施才能除去病源。根尖周骨质的破坏、肉芽组织的出现可以看作是机体对抗病源的防御性反应，但是这种反应不能消除病源，只能相对地防止感染的扩散。一旦病源被除去后，病变区的炎症肉芽组织即转化为纤维结缔组织，从而修复已破坏的牙槽骨和牙骨质，并使牙周膜重建。消除病源的有效措施是根管治疗，即用机械和化学的方法对根管进行清创，再通过严密地封闭根管，防止再感染。

在消除病源的前提下，病变才有可能愈合。病变能否被修复，还受一些因素的影响。病变性质、病变范围及部位、患者年龄和全身健康状况等都与病变的愈合有密切关系。因此制订治疗方案时，必须考虑这些因素，采取相应的措施才能治疗成功。破坏范围较小的、局限于根尖部的病变，预后较好；病变范围较大、发生在根分叉处者，预后较差。当较大的根尖周囊肿单纯用根管治疗难以治愈时，可采用根尖外科手术以除去病变。全身状况不佳的患者，在治疗时容易并发急性炎症，治疗后病变愈合慢或恢复困难，治疗时应加以注意。如果患有风湿病或神经、眼、心脏等疾病而怀疑患牙病变为病灶时，应当及时拔除患牙，以免造成病灶感染的蔓延。另外，对于病变严重破坏牙槽骨，或牙冠严重破坏而难以修复者，也应拔除患牙。

(张宏娟)

# 第八节　牙萌出异常

不同个体间，乳牙和恒牙的正常萌出时间存在着很大的变异范围。Lunt 和 Law 发表的乳牙、Macall 和 Schour 发表的恒牙发育和萌出时间修正表已为人们广泛接受并具有实用价值。但是由于生物变异的存在，尤其是对人类这一高级生命形式而言，确定某一个体的牙齿具体萌出时间是否超出正常范围是很困难的，也无明显的实际意义。

## 一、早萌

刚出生的婴儿口腔中，偶见乳牙萌出，称为诞生牙(natal teeth)。在出生后 30 d 内早萌的乳牙称为新生牙(neonatal teeth)。早萌(premature eruption)的乳牙通常仅有一两颗，最常见的是乳下中切牙。

动物实验证明许多内分泌器官如甲状腺、肾上腺和性腺体的分泌异常，可能改变牙齿的萌出速率；提示在人牙早萌的一些病例中，有可能存在内分泌紊乱。一些早年患有肾上腺性综合征的患儿，有时可见牙齿的早萌。然而，大多数的病例则无法解释病因。

早萌牙齿在各个方面都很正常，只可能稍有松动。尽管这些牙齿护理起来很困难，但应该保留。单发恒牙早萌通常是乳牙早失的结果。偶尔，有全牙列的早萌，考虑与内分泌紊乱如甲状腺功能亢进等有关。

婴儿出生时，偶尔在下颌切牙区可见一种白色的、很像是萌出的牙齿的组织结构，有人将之称为乳牙前类牙列，完全是一种误解。这种在出生时存在的结构，是新生儿牙板囊肿的表现。而牙板囊肿确实常凸现在牙槽嵴顶上，颜色也呈白色；其中包含的角蛋白，很像“角质”，容易被去除，需要与诞生牙辨别区分。

## 二、迟萌

一般很难判断乳牙迟萌(delayed eruption)。出生 1 年后仍不萌出第一颗乳牙，则应查找原因。有一些乳牙迟萌可能与某种系统性疾病有关，如佝偻病(rickets)、呆小症(cretinism)、颅骨锁骨发育不良和 Gardner 综合征等。颅骨锁骨发育不良是一种常染色体显性遗传的骨骼系统疾病，其致病基因为 *RUNX*2 基因。Gardner 综合征是一种家族性的肠息肉病，为多基因常染色体显性遗传，部分患者可出现牙齿异常表现如迟萌。近来研究表明，牙骨化性粘连，原发性萌出失败(primary failure of eruption，PFE)、颌骨发育不足导致萌出间隙不足、尖牙压迫等导致的牙萌出异常，可归为同一类基因性疾病，与甲状旁腺激素受体 1(parathyroid hormone receptor 1，PTH1R)基因突变有关，该基因产物甲状旁腺激素相关蛋白(parathyroid hormone related protein，PTHrP)在骨重建中起重要作用，因而影响牙萌出。局部因素或外来因素也可能造成迟萌，如牙龈纤维瘤病，致密的结缔组织阻碍牙齿萌出。

恒牙列的迟萌可能与引起乳牙迟萌的局部和全身因素相同。

## 三、多牙不萌

多牙不萌指乳牙滞留或乳牙已脱落，但恒牙一直未萌，有时用假性缺牙症形容后者。临床X线片检查，可发现颌骨和牙齿均正常，但似乎缺乏萌出力量。

这种情况如果是由于内分泌紊乱造成的，适当治疗疾病，也可能使牙齿萌出；但如果是由颅骨锁骨发育不良引起的，或埋伏的牙与周围骨组织发生粘连，则目前尚无法治疗。

## 四、埋伏和阻生牙

阻生牙(impacted teeth)是指在萌出的路径上，机械(物理)性的屏障阻碍牙齿萌出。部分或完全阻生牙的最常见原因是牙弓拥挤、缺乏间隙或乳牙早失造成部分间隙关闭；还有许多病例是由于牙胚的旋转导致牙齿朝向错误的方向，即牙长轴没与正常的萌出路径平行。任何牙齿都有可能成为阻生齿，但相比之下有些牙位牙齿更好发：上、下颌第三磨牙和上尖牙是最常见的阻生牙，其次，依次排列为前磨牙和多生牙。上颌尖牙阻生的位置从水平到垂直位。

水平阻生尖牙牙冠通常指向朝前的方向，可能顶在任一切牙或前磨牙的牙根上；牙齿可能位于邻近牙齿的颊或舌侧。垂直阻生尖牙通常位于侧切牙和第一前磨牙牙根之间，萌出受阻原因纯粹就是缺乏间隙。部分患者的阻生尖牙，可用合适的正畸矫治器，将牙齿拖拉至正常位置。

下面做埋伏牙的简介。

埋伏牙(embeddedteeth)是指牙齿萌出期已过而仍在颌骨组织中未能萌出的牙齿，埋伏牙是指个别牙齿未萌，通常是由于缺乏萌出力所致。

### (一)病因

1. 牙胚原位错误

牙胚距萌出点过远或位置异常。

2. 萌出障碍

因邻牙畸形、乳牙早失使间隙缩小、额外牙的阻碍、幼儿期颌骨感染或外伤等所致。

3. 全身性因素

遗传因素或内分泌障碍，如颅骨锁骨发育不良者常有多个埋伏牙。

### (二)病理变化

埋伏牙与其周围组织之间存在牙囊组织，一般是无炎症的。埋伏牙有一种向牙齿𬌗面及切端方向移动的自然趋势，遇到阻碍时则产生压力。埋伏一段时间之后，牙冠釉质表面的造釉上皮会萎缩消失，其上可能有来自牙囊的牙骨质沉积。偶见埋伏牙的牙体组织发生置换性吸收，易被误认为龋齿。而完全性阻生齿是不可能发生龋坏的。

### (三)临床表现及意义

临床多见于第三磨牙，其次为上颌尖牙、第二前磨牙和额外牙等，有时有双侧的埋伏牙。

一般由 X 线检查发现。在上颌中切牙之间，常有额外牙埋伏，可使两个中切牙之间间隙加宽。

埋伏牙可对相邻的牙齿产生压迫，如第二磨牙受埋伏的第三磨牙压迫，发生牙根吸收，引起疼痛并继发牙髓炎和根尖周炎。偶见多年带总义齿的老年患者有埋伏牙的萌出。

### (四)治疗原则

(1)如埋伏牙未出现任何症状，可不必处理。

(2)如埋伏牙为前牙或前磨牙，牙列又有充分位置，可用外科手术和正畸方法助其萌出。

(3)如已引起疼痛和压迫吸收等症状时，可根据被压迫牙位的具体情况，分别进行牙髓治疗、截根术，半切除术或拔除患牙。

(张宏娟)

# 第九节　牙形态发育异常

## 一、大小异常

### (一)过小牙

过小牙包括 3 个类型:①全口真性过小牙;②全口相对过小牙;③单个过小牙。

1. 全口真性过小

牙患者口中所有的牙形态大小均小于正常牙齿。一般这种情况极为少见,因脑垂体功能不足所致,在垂体性矮小症、佝偻病、骨发育不全症的一些患者口中可见到,牙齿只是小而已,形态是正常的。

2. 全口相对过小牙

临床表现为在比正常稍大的颌骨中,牙齿的大小正常或稍小;由于视觉差而错以为过小牙。目前,已知一个人可能遗传继承父母中一方的颌骨形态,另一方的牙齿形态,显而易见遗传因素对该病起主要作用。

3. 单个过小牙

在临床上更为常见,因牙发育受到抑制、牙上皮退化或远代遗传所致,最多见的是上颌侧切牙和第三磨牙过小牙。这两个牙位也是先天性缺牙最好发的牙位。上颌侧切牙过小牙表现为牙冠的近远中面向切缘聚拢呈锥形,牙根较短。值得注意的是上、下颌第二前磨牙同为常见的先天缺失牙,却很少发生过小牙;多生牙常为过小牙。

### (二)过大牙

过大牙指牙齿外形较正常牙大,分类与过小牙相同。全口真性过大牙发生极少见,与垂体功能亢进巨人症有关。相对较多见的全口相对过大牙,是在小颌骨中匹配正常或稍大于正常的牙齿,给人以过大牙的错觉。同过小牙一样,过大牙的发生也考虑是遗传因素的作用。单个牙齿过大相对较少见,常因牙齿过度生长形成,病因不清。这类牙齿除了个头大以外,其他各个方面均表现正常。真性单个过大牙,应与融合牙区分鉴别。半侧面部肥大的患者,偶尔可见口腔局部过大牙,与健侧比较,患侧牙齿可能相对大些。

## 二、形态异常

### (一)牙内陷

1. 概述

牙内陷是在牙齿钙化发生前,牙冠(成釉器)表面向内卷叠而引起的发育性的形态分化异常。文献报告表明,这种形态发育异常十分常见,牙内陷最好发牙齿是恒上侧切牙,上颌中切牙有时也受累,经常对称发生,偶尔后牙也可发生牙内陷,类似“内陷”的形式也会在牙根上出现。Amos(1955 年)和 Shafer(1953 年)通过研究患者的 X 线片检查结果发现,该病发病率为 1.26%～5%,但严重形态变异者较少。

2. 发病机制

现已提出多种致病原因,包括局部的外部压力增加,生长中心延缓生长,以及牙蕾的某个区域生长中心刺激生长。Bhatt 和 Dholakia 认为,牙根内陷通常是由于赫特维希上皮根鞘的内裹造成的。

3. 临床表现及意义

牙内陷的程度变异范围极大。大多数的牙内陷表现为轻度的形态变异，即舌点隙发育明显，或有一较深的凹陷，又称畸形舌侧窝。X线片表现为一梨形的釉质和牙本质内陷，在位于牙面上的开口处缩窄，内陷的最深处极近髓；临床上可见食物残渣存留内陷区，常导致龋病和牙髓的感染。为预防龋病、牙髓感染和牙齿早失的发生，认识牙内陷是很重要的，这种缺陷可以在牙齿未萌前，通过X线片表现加以识别。

牙中牙(dens in dente)是牙内陷中较严重的形态变异，原是指严重的内陷使得在X线片中显示牙齿中还存有牙齿外形。Oehlers(1957年)及Schulze和Brand(1972年)根据其舌侧内陷程度将牙中牙分为3型：Ⅰ型为舌侧内陷较浅，未延伸过釉牙骨质界。Ⅱ型为釉质内陷入牙根内，超过釉牙骨质界，似盲袋结构形态可以或不与牙髓相通，但未至根周膜。Ⅲ型为严重的内陷，釉质贯穿整个牙根，穿孔于根尖部，形成第二根尖孔或穿孔于牙周组织形成额外根尖孔或副根尖孔，通常不与牙髓直接相通；内陷部分可完全被釉质衬里，但常见有牙骨质衬里。

牙中牙可表现为：舌侧内陷(又称畸形舌侧窝)几乎一直延伸到根尖部，临床检查可在舌侧内陷附近的牙龈组织探及深达根尖区的牙周袋，离体牙上可见，内陷的舌侧沟似将牙根纵向一分为二，临床上该变异型患牙最终将导致发生牙周组织、根尖周及牙髓组织的逆行感染。

牙中牙Ⅱ型或Ⅲ型，因其内陷超过釉牙骨质界可深达根尖区，常常牙髓腔的解剖结构异常复杂，因此一旦患有牙髓根尖周病，对患牙进行根管治疗时，医生很难准确地判断牙髓腔的内部结构，根管治疗十分困难或因根管预备清创不彻底造成治疗失败。

4. 防治原则

(1)轻度牙内陷应早诊断和做牙齿预防性的充填或修复。

(2)严重的牙根内陷畸形舌侧窝，单用非手术疗法根管治疗尚不能控制感染，必要时应结合手术即选择性再植术方法：拔出患牙、充填修复畸形舌侧窝后，再植入患牙，可能取得良好效果。

(3)重度牙中牙变异形态(Ⅱ型或Ⅲ型)，常规X线片不能表现根管的三维形态，可采用CBCT帮助了解髓腔内陷畸形及与根管外侧壁的相接结构。非手术根管治疗时，可选择使用显微镜，超声技术辅助磨除畸形内陷牙后，再行完善的根管治疗；或辅助根尖手术治疗。

(4)严重牙内陷患牙，牙髓根尖周病治疗效果差，最终导致拔牙。

### (二)畸形中央尖

1. 概述

畸形中央尖是牙齿在发育期间，成釉器形态分化异常所致的牙形态发育异常。

畸形中央尖较多发生在中国人、日本人、菲律宾人、爱斯基摩人和北美印第安人等人中，较少有白种人发生的报告。Yip调查了新加坡2373名中国学生，患病率为2.2%。

2. 病因及发病机制

目前认为这种病损的发病机制是在牙齿发育早期，内层釉质上皮和其下方的牙源性间叶细胞在某个区域的增生或外突深入牙器官中所致。因而，可将它看做是与牙内陷或牙中牙相反的发病机制。

3. 临床表现及意义

(1)畸形中央尖多发生在前磨牙，单侧或对称发生；有报告偶见发生于磨牙、尖牙和切牙。

(2)畸形中央尖在咬合面颊、舌两尖之间呈副尖或釉质小球。尖常呈圆锥状,基底部直径约2 mm,游离端呈尖锐或钝圆形状,尖高为2 mm左右,大部分由釉质组成,有时有纤细的髓角伸入。

(3)当牙齿萌出并建立咬合关系后,呈圆钝状畸形中央尖,在咬合接触后逐渐磨损,继发性牙本质形成。牙尖虽然磨平但牙髓保持正常,牙根发育正常;高锐的畸形中央尖易折断。

折断后表现为双尖牙颌面中央窝处有直径2 mm的、颜色可与釉表面区别开来的圆圈,中央有一深色小点,为暴露牙本质或畸形尖的髓角,称为牙本质轴。

(4)X线检查可见髓室顶中心有向咬合面中央部突起的畸形部分,并常见未发育完成的根尖部。临床意义同"指状尖",咬合面上额外突出的牙尖可能造成牙萌出不全、牙齿移位,或更常见的随着咬合面磨损或牙尖折断而引起牙髓暴露和感染。Senia 和 Regezi 报告了非龋性前磨牙畸形中央尖患牙发生根尖周感染的情况。往往根尖周感染发生在牙根形成期间,使得牙根停止发育,而在X线片上表现为"喇叭口"样根尖孔。

4. 治疗原则

(1)圆钝和接触无碍的畸形中央尖可不处理而进行观察。

(2)加固防折:有临床研究报告对刚萌出的牙齿上细而尖的中央尖,为防止其日后折断感染,可用强黏接剂和复合树脂在牙尖周围加固,使畸形尖随着牙齿一同发生生理磨损,促使髓角处形成继发性牙本质,保持牙髓和牙根正常发育。

(3)如果已发生牙髓感染,须做牙髓治疗。年轻恒牙应首先考虑采用根尖诱导形成术,待牙根发育形成之后,再做完善的根管治疗。根尖尚未发育完成的成人患牙,可先采用根尖诱导的方法,使"喇叭口"状根管壁外敞的根尖孔区诱导形成钙化物,缩闭根尖孔,这一过程可能需数月至两三年的时间;也可采用三氧矿物聚合物(MTA)材料直接充填封闭根尖区根管。

(4)牙根形成过短而又发生根尖周围严重感染的患牙,或根尖周病变与龈沟相通者,或重度松动牙,则应拔除。

### (三)鹰爪尖

1. 概述

鹰爪尖(taloncusp)是鹰爪样的牙齿异常结构,即上颌或下颌恒切牙的舌隆突部位伸出一个突起。一般人群中该类牙形态异常很少见;但在患 Rubinstein-Taybi 综合征(包括发育延迟,宽大拇指和大脚趾,特殊的面部特征,男性睾丸下降延迟或不完全;身高、头围和骨龄均低小)的人群中,鹰爪尖发病率较高。

2. 临床表现及意义

突起的指状牙尖与倾斜的舌面融合,之间有一个深发育沟。畸形尖是由正常的牙釉质、牙本质和含有牙髓组织的髓角组成的。临床患者可能存在美学、龋病控制和咬合适应性调整等问题。

3. 防治原则

预防性修复发育沟防龋;如有咬合干扰存在,应调磨异常尖,一旦牙髓腔暴露,需要牙髓治疗。

(张宏娟)

# 第十节　牙本质敏感症

牙本质敏感症(dentine hypersensitivity)是指暴露的牙本质对外界刺激产生短而尖锐的疼痛,典型的刺激包括温度刺激、吹气刺激、机械性刺激或化学刺激。它不是独立的疾病,而是多种牙体疾病的一种共同症状。

## 一、病因

凡能使釉质完整性受到破坏,牙本质暴露的各种牙体疾病,如磨耗、楔状缺损、牙折、龋病以及牙周萎缩致牙颈部暴露等,均可发生牙本质敏感症。牙本质暴露是牙本质敏感症发生的必要条件。但不是所有牙本质暴露的牙都出现症状,通常和牙本质暴露的时间及修复性牙本质的形成速度有密切关系。

全身应激性增高也是发生牙本质敏感症的一个因素。当患者身体处于特殊状况时,如神经官能症患者、妇女的月经期和妊娠后期或抵抗力降低时,神经末梢的敏感性增高,使原来一些不足以引起疼痛的刺激也会引起牙本质敏感症;当身体情况恢复正常之后,敏感症状消失。

## 二、临床表现

对刷牙、冷、热、酸、甜等刺激主要表现为酸痛,吃硬物咀嚼时患牙酸软乏力,但刺激去除后,症状可立即消失。这种疼痛性质尖锐,持续短暂,定位准确。临床用锐探针检查可发现暴露的牙本质,或用三用气枪在距牙面 2 cm 处吹气,可引起患牙酸痛不适。其敏感程度可分为:0 级,无不适;1 级,轻度不适;2 级,中度不适;3 级,重度不适;4 级,不能容忍的不适。用尖锐的探针在牙面上轻轻滑动探测,以准确定位敏感区。

## 三、诊断

牙本质敏感属于排除性诊断,因此它的鉴别诊断就显得尤为重要。患者有牙折裂、充填体边缘微渗漏与折裂、牙体缺损、浅龋等疾病时,症状和牙本质敏感类似。

## 四、治疗

### (一)局部治疗

在局部封闭牙本质小管,减少或避免牙本质内的液体流动。临床上绝大多数采用局部治疗原则,即封闭牙本质小管、阻断外界刺激,其具体的治疗方法有四点。

1. 局部药物治疗

(1)氟化物:氟离子能减少牙本质小管的直径,降低液体流动量。常用的制剂包括 75%氟化钠甘油糊剂、0.7%酸性单氟磷酸钠凝胶以及 2%氟化钠溶液、氟化亚锡液、38%氟化铵银、10%氟钼酸铵。含氟制剂在临床上应用历史长,脱敏效果肯定。操作步骤为:①隔湿患牙,干燥敏感区;②75%酒精棉球擦拭患处,清洁牙面并吹干;③涂布药物,反复摩擦患处 1～2 min,也可以配合局部药物加热处理。

(2)氯化锶:锶对钙化组织有强大吸附力,通过锶磷灰石堵塞牙本质小管而达到阻断外界刺激的目的。目前常用的制剂包括 10%氯化锶牙膏、75%氯化锶甘油糊剂和 25%氯化锶溶液。

(3)硝酸银：硝酸银为强氧化剂，可使牙体硬组织内蛋白质凝固变性形成保护层，同时与还原剂如氯化铵、碘酊、丁香油等发生氧化还原反应，生成还原银及卤化银沉淀，沉积于牙本质小管内，阻断外界刺激。由于硝酸银对软组织的强烈蛋白凝固和腐蚀作用，应用时应特别注意保护口内软组织，一般不用于牙颈部敏感区。

临床上也有医师用4%硫酸镁液、5%硝酸钾液、30%草酸钾液、麝香草酚液以及氢氧化钙制剂等治疗牙本质敏感症。

2. 物理治疗

(1)电凝法：电凝时高温使甲醛溶液释放甲醛，甲醛良好的扩散作用可使牙本质内有机物凝固变性，从而达到治疗目的。方法为10%甲醛溶液擦拭敏感区，球形电极电凝1 s，间隔5 s，反复进行10～15 次。

(2)激光法：激光接触牙本质产生瞬间高温，使牙本质熔融封闭牙本质小管，达到阻断外界刺激的目的。方法为YAG 激光15 W，照射敏感区0.5 s，10～20 次为1 个疗程。

3. 牙本质黏固剂

近期已有专门用于脱敏的牙本质黏固剂的商品出现，其目的在于封闭牙本质小管，阻断外界刺激。可先局部药物去敏，再用牙本质黏固剂封闭患区，效果更好。对于殆面磨损的敏感区，因黏固剂易被磨除，常需多次反复使用。

4. 充填治疗

对反复药物脱敏无效，殆面敏感区局限于小凹陷者，可考虑备洞用口腔科充填材料复合树脂、玻璃离子复合体等充填治疗。对严重磨损接近牙髓而症状严重者，在首选保守治疗无效后，必要时可采取牙髓失活治疗。

### (二)全身治疗

全身给药，降低牙髓组织内神经末梢的机械感受器的敏感性，从而达到治疗牙本质敏感的目的。

目前治疗牙本质敏感症的方法较多，临床常根据患牙敏感范围的大小、部位、严重程度和累及牙的数目来制订治疗计划。若只吸冷气或刷牙时敏感，可让患者使用脱敏牙膏刷牙脱敏，并自行进行日常维持。

（王嘉珺）

# 第十一节　牙体急性损伤

牙体急性损伤指牙受到各种急剧的机械力作用所发生的损伤，常见于上前牙，包括牙周膜的损伤、牙体硬组织的损伤、牙脱位和牙折等。这些损伤可单独发生，亦可同时出现。对这类患者，应注意检查有无颌骨和(或)身体其他部位的损伤。

## 一、牙震荡

牙震荡(tooth concussion)是牙周膜的轻度损伤，不伴牙体组织缺损，牙齿无错位现象。多由较重的咀嚼外力，如进食时骤然咀嚼硬物所致。患牙常有伸长不适感，轻微松动和叩痛，龈缘还可有少量出血。牙髓活力测试反应不一，有些患牙受伤后牙髓活力测试无反应，而在数周或数月后反应开始恢复。一般情况下，伤后牙髓活力测试有反应的患牙，牙髓多能保持其活力，若3个月后牙髓仍有活力，则可基本肯定牙髓能继续保持活力。

牙震荡的处理主要是适当调磨患牙以降低咬合，减轻患牙负担，松动牙应固定，嘱1～2周内患牙休息，并于伤后1、3、6、12个月定期进行牙髓活力检测。若患牙伤后刚开始牙髓有活力，后期复查却无反应，则表明牙髓已坏死，必须进行根管治疗。年轻恒牙的活力可在受伤1年后才丧失。

## 二、牙脱位

牙脱位(dislocation of the teeth)是由于骤然的外力使牙根偏离牙槽窝中正常位置，常伴牙釉质不全折断、牙槽骨骨折及牙髓损伤。

### (一)病因

牙脱位最常见的原因是碰撞，医源性因素也可引起，如拔牙时使用器械不当。

### (二)临床表现

由于受力方向不同，临床常可见以下三种类型的牙脱位。

1.侧向脱位

患牙向唇、舌或近、远中方向移位，常伴有牙槽骨侧壁的折断和牙龈撕裂。

X线片上可见移位侧牙周间隙变窄或消失。

2.𬌗向脱位(脱出)

患牙向冠方部分脱出牙槽窝，临床常有疼痛、松动和侧向移位表现，同时由于患牙伸长可出现咬合障碍。X线片示牙根尖与牙槽窝的间隙明显增宽。若整个牙冠完全脱出牙槽窝，称完全脱位。

3.嵌入性脱位

患牙嵌入牙槽窝中，临床可见牙冠变短，其𬌗面或切缘低于正常。有时患牙嵌入较深，易误认为冠折或牙齿已缺失。X线片上可见牙周间隙变窄或消失。严重的上前牙嵌入性脱位，牙齿可穿入鼻腔底，甚至出现于鼻孔处。

### (三)并发症

牙脱位后，常发生各种并发症，如牙髓坏死、髓腔钙化、根吸收以及边缘性牙槽突吸收等。

1.牙髓坏死

52%的脱位牙可发生牙髓坏死，而在嵌入性脱位牙发生率则为96%。发育成熟的牙齿与未发育完全的年轻恒牙相比，前者更易发生牙髓坏死。

2.髓腔钙化

发生率占牙移位的20%～25%。通常与轻度牙脱位伴发，严重的牙脱位更多导致牙髓坏死。牙根未发育完全的牙外伤后常有活力，但随后较易发生髓腔钙化。嵌入性脱位牙，牙髓坏死发生率很高，故很少出现髓腔闭塞。

3.根吸收

最常发生于嵌入性脱位的牙齿，其次是𬌗向移位牙。由于嵌入性脱位牙齿多并发牙髓坏死，故有学者认为是牙髓坏死的存在导致牙根吸收。另外，用夹板长期固定患牙也可能发生根吸收。牙根吸收最早可于伤后2个月检查出，有的则需几个月才可被发现。

4.边缘性牙槽突吸收

严重的嵌入性脱位或殆向脱位牙特别容易丧失边缘性牙槽突。若牙齿复位不及时，则会增加对牙因支持组织的损伤。

### (四)治疗

脱位牙均应在局麻下复位固定 1～2 周。复位应争取在伤后 90 min 内进行，以防止牙根发生吸收和丧失牙周组织。有牙槽突骨折时，固定时间应延长到 4 周。

轻度脱位牙复位固定后，应于伤后第 1、3、6、12 个月进行复查。对于牙根尚未发育完全的年轻恒牙，复位固定后牙髓常能继续生存，且保存活髓有利于牙根继续发育完成，因此不应贸然做牙髓拔除，但应密切观察牙髓活力情况，因为年轻恒牙牙髓坏死后发生炎症性牙根吸收也较迅速。若发现牙髓坏死，如出现牙齿叩诊敏感、牙冠变色、牙髓温度和电活力测试不敏感以及 X 线片上有异常表现时，应及时行根管治疗术。

对于嵌入性脱位或牙脱位范围在 5 mm 以上的成熟恒牙，由于这些牙齿常伴有牙髓坏死，并且很容易发生牙根吸收，因此应于 2 周内行根管治疗。

对嵌入性脱位的年轻恒牙，不可强行拉出复位，以免造成更大的创伤，诱发牙根和边缘性牙槽突吸收，而应对症处理，继续观察，任其自然萌出是最可取的办法。一般在半年内患牙能萌出至原来的位置。

对完全脱位牙的处理原则是立即做牙再植术，再植时间越早，患牙预后越好。脱位半小时内再植牙，90％的牙根可免于被吸收；而在口外停留 2 h 以上的患牙，95％的病例发生牙根吸收。因此，牙脱位后，应立即将牙齿放入原位。如牙齿已落地污染，则应就近用干净的凉水或生理盐水冲洗患牙，以去除牙根表面的碎屑及异物，但应注意避免擦拭患牙，以免损害牙根的神经和纤维，然后将患牙放入牙槽窝内，使患牙位于正常或接近正常位置。如果无条件即刻复位，应将患牙放于牛奶、生理盐水、唾液或自来水中，防止脱位牙干燥，并尽快到医院就诊。对于脱位牙再植后牙髓治疗的时机，应根据牙齿离体时间的长短、牙根发育情况等因素分别对待。

## 三、牙折

牙折常由于外力直接撞击而发生，也可因咀嚼时咬到砂石等硬物而造成，多见于上颌前牙，后牙少见。由于外力的大小和方向不同，牙折断的部位和范围也不相同。按解剖部位，牙折可分为冠折、根折和冠根折三类。

### (一)冠折

冠折包括下述几种类型。

1.釉质不全折裂

釉质不全折裂是在牙釉质发生裂纹，无硬组织缺损，牙折线不超过釉牙本质界。釉质不全折裂一般不需要行临床治疗，有牙齿过敏症状者可给予脱敏处理。

需要注意的是，由于外力可能传到牙周膜或牙髓，因此必须定期做牙髓活力测试以判断有无牙髓坏死。

2.釉质折断

多见于前牙近、远中切角或切嵴中份。临床应定期复查以判断牙髓活力情况，并应对锐利的折断边缘进行调磨，以免刺伤唇、舌等软组织，用复合树脂修复外形。

3. 累及牙本质的冠折

牙齿折裂部位累及牙釉质、牙本质，但牙髓未暴露。这类冠折是临床较常见的牙外伤之一，约占牙外伤总数的1/3。临床表现为前牙切角、切嵴边缘、舌侧凿形折裂，后牙的牙尖缺损等。通过探针、口镜视诊检查可见冠折、牙髓未露等。

由于牙折裂部位牙本质小管暴露，细菌和其他刺激物易进入牙髓、导致牙髓污染或炎症，甚至牙髓坏死。因此，累及牙本质的冠折处理主要是封闭牙本质小管，以保护牙髓。有效的方法是应用氢氧化钙糊剂垫底，然后用复合树脂修复牙缺损部位。

该病预后的好坏常与下列因素有关：冠折与牙髓的距离、牙本质暴露的多少、就诊时间以及患者年龄等。因此，应定期检查患者牙髓状况，若患牙经过一段时间后发展为牙髓坏死，则应及时行根管治疗。

4. 累及牙髓的冠折

冠折累及牙釉质、牙本质和牙髓，其发生率较未累及牙髓的冠折发病率低。牙髓暴露的程度可从针尖大小到全部冠髓暴露。根据牙髓暴露的程度，酌情采用盖髓术和活髓切断术，待根尖形成后再行根管治疗。做过盖髓术及活髓切断术的牙齿应定期进行临床检查、牙髓活力测定以及X线检查。

### （二）根折

1. 临床表现

根折多由于受外力直接打击或面部着地时撞击而发生，比冠折少见，多见于牙根完全形成的成人牙齿。按其析断部位可分为颈侧1/3、根中1/3和根尖1/3折断，最常见者为根尖1/3。按折裂方向可分为横折、纵折和斜折。按是否与口腔相通分为与口腔相通的根折和与口腔不通的根折。根折多数为单发性，有时也表现为多发性。

根折时，可有牙齿松动、叩痛，根尖部黏膜压痛，龈沟出血，甚至根折牙冠段移位等。牙髓活力测定常呈正常反应。由于根折处能为水肿牙髓提供排除液压的通道并由此从牙周膜建立侧支循环，因此根折牙多能保存活髓。根折后是否发生牙髓坏死，主要取决于所受创伤的严重程度、断端的错位情况和冠侧段的动度等因素。有的根折早期无明显症状，数日或数周后才逐渐出现症状，这是水肿和咬合使根折断端分离所致。

根折断端是否与口腔相通，决定了根折的愈合方式和治疗方法完全不同。与口腔不相通的根折，多为根尖1/3或根中1/3折断。一般认为，根折越靠近根尖，其预后越好。与口腔相通的根折，包括牙颈部横向根折和纵向根折，牙周组织破坏较严重，断端松动度大，且牙髓受口腔微生物污染，常发生牙髓坏死。

2. 根折的治疗

根折治疗的原则是尽量保存牙髓的活力，促进其自然愈合。因此首先必须对患牙进行复位固定，以免损伤牙髓及牙周组织，并尽量避免唾液及其他污染物进入髓腔。

(1)与口腔不相通的根折：处理这类根折的基本原则是立即复位和固定，而不应进行预防性牙髓治疗。因为多数这类根折牙的牙髓均有保存活髓的可能，且根折后立即进行根管治疗术常常有可能把根管糊剂压入断端之间，影响其修复。

固定时间的长短可根据患牙的松动度和根折的部位而定，一般为1周至3个月或更长时间。对于根尖部折断但未松动的牙，也可不必固定。复位固定后，每个月应复查1次，检查夹板是否松脱，必要时可更换夹板。若固定4～6个月后牙齿仍有松动，且不能从龈沟探及根折部位，则应将患牙永久固定于邻牙上。

根折固定后，还应定期进行临床检查，进行牙髓活力测试以及X线检查，了解牙髓状况，当发现牙髓坏死时应行根管治疗术。

(2)与口腔相通的根折：颈1/3折断并与龈沟相交通时，将不会出现自行修复。如折断线在龈下1～4 mm，断根与同名牙冠长度比不小于1∶1，牙周情况良好，可去除牙冠，行根管治疗后，用切龈术、正畸牵引法或骨修整术等手段暴露牙根，以便修复。

牙根纵折往往需拔牙，也可试行根管治疗后，进行牙体半切术或截根术。

3. 根折的愈合

根折复位固定后，可有以下四种愈合方式。

(1)钙化性愈合：若牙根断端紧密相连几乎无活动，且患牙根管粗大，则可在根折处的牙根表面和髓腔内形成钙化痂，根折线内仍可遗留薄层纤维结缔组织，X线片上显示一条横行细小根折线。牙髓有活力，但敏感性降低，牙不松动。

(2)结缔组织性愈合：若牙根断端进一步分离或断端活动钙化痂就不能形成，而在牙根断端之间形成类似牙周膜的纤维附着。折断的牙本质表面可被牙骨质所覆盖，其锐边由于表面吸收而变圆钝，X线片上可见明显的根折线。牙髓活力测试基本正常，牙松动。

(3)骨和结缔组织联合性愈合：若断端进一步分离，局部活动度增加，在断片间便可有骨质长入，折断面为牙骨质所覆盖，而在新骨和牙骨质之间形成稠密纤维。临床上牙髓活力测试阳性，牙齿稳固。

(4)接合不全和肉芽组织形成：当根折严重移位，根管缩窄或牙髓组织被唾液污染时，牙髓可能严重损伤或发生坏死。通常根尖的冠段牙髓发生坏死而根尖段牙髓仍保存活力。坏死牙髓能在根折线内引起炎性肉芽组织形成，炎症还能波及根折线附近的牙槽骨，使其发生吸收。X线片上可见根折线变宽和根折处附近牙槽骨吸收。临床可见牙松动，叩诊敏感，牙冠变色且牙体稍向𬌗方浮出。

根折牙常常发生髓腔钙化，因外伤而使髓腔变小的牙髓以胶原成分增加为特征，同时伴有细胞数目的减少。

### （三）冠根折

冠根折常损害牙釉质、牙本质和牙骨质，一般可累及牙髓。冠根折线有时呈垂直向，称为纵行冠根折，但临床以斜行冠根折多见。前牙的冠根折多由直接外伤引起，此类牙外伤常造成牙凿形折断，折断端位于牙舌侧下方，有的牙碎片附着在牙周支持组织上。如果牙本质折裂较多，则使牙髓受到损伤。根管治疗的前牙或后牙均可发生纵行冠根折。

冠根折临床表现为叩痛明显，牙折片移位，牙周膜出血。牙髓常堆积于折裂线处。如果牙髓已暴露，应检查患牙的牙髓活力情况。由于患牙牙齿松动，叩诊很难确定根尖周情况，X线检查有助于诊断。

凡可行根管治疗，又具备桩核冠修复适应证的后牙冠根折，均应尽可能保留。对前牙冠根折，可参考与口腔相通的牙颈部根折的治疗原则处理。

（王嘉珺）

# 第十二节　牙槽突骨折

## 一、临床表现

牙槽突骨折可以是线型的，也可以是粉碎性的，有时为单纯的外骨板或内骨板折断，有时是一段牙槽骨完全折断。常伴有牙齿损伤(牙折或牙脱位)，以及软组织撕裂。骨折片有明显的动度，摇动伤区 1 个牙时，骨折牙槽段上几个牙一起移动，可致咬合关系错乱。因此，临床上牙槽突骨折诊断不难，可用 X 线片协助诊断，曲面断层片因颈椎重叠影像的遮挡，有时会干扰诊断，最好加拍体腔片，可放大显示牙槽突局部骨折。上颌骨侧区牙槽突骨折，可伴有腭部骨折或上颌窦损伤，使口腔和上颌窦相通。

## 二、治疗

牙槽突骨折的治疗原则是早期复位和固定。具体方法是在局麻下，手法复位骨折块，同时复位移位和脱位的牙齿。遇有骨折块嵌顿时，可在对应于骨折线的牙龈和黏膜上做纵向切口，暴露骨折线，撬动骨折块，解除嵌顿，然后复位。复位后即行固定，固定时间一般为 4～6 周。固定方法应根据伤情选用，常用的有以下 3 种。

1. 金属丝结扎

固定单纯线状牙槽骨骨折，损伤范围小且无明显移位者，可用金属结扎丝做简单的牙间结扎固定。即以一根长结扎丝围绕损伤牙及两侧 2～3 个健康牙之唇(颊)、舌(腭)侧，做一环绕结扎，再用短结扎丝在每两个牙之间做垂直结扎。

2. 牙弓夹板固定

适用于损伤范围较大，骨折有移位的情况。牙弓夹板可用铝丝或不锈钢预制的成品，将夹板弯成与局部牙弓一致的弧度，并使其与每个牙面相紧贴。然后用直径 0.25 mm 的不锈钢丝结扎，将每个牙与夹板结扎固定在一起(部位在牙颈部)。程序是先结扎两侧健康牙，后结扎受损伤的牙。也可用尼龙丝结扎，加复合树脂于尼龙丝周围，黏结后形成牙弓夹板固定。还可以用正畸托槽黏结固定。

3. 腭托金属丝弓杠夹板弹力牵引

发生在上颌前磨牙或磨牙区的牙槽突骨折，骨折段向腭侧移位，手法复位不成功时，可用自凝塑料制成带卡环的腭托，再用卡环丝制成由腭侧通过牙缝隙至颊侧的弓杠形并粘固于腭托上。在移位骨折段的牙上用钢丝结扎并弯成小钩，然后用小橡皮圈挂于金属弓杠上，做弹力牵引复位和固定。

（王嘉珺）

# 第十三节　牙龈退缩(牙龈萎缩)

长期以来习惯于把牙龈缘位置退向根方而使牙根暴露的情况，称之为牙龈萎缩(gingival atrophy)。近年来普遍认为应称之为“牙龈退缩(gingival recession)”。因为它指的是牙龈缘位置的改变，而非牙龈本身的状态。退缩的牙龈组织可以有炎症，也可以健康而无炎症，只是位置退向根方，并不一定出现牙龈的上皮或结缔组织的萎缩性改变。

## 一、病因

牙龈退缩的发生率随年龄增大而升高，在儿童约为8%，而50岁之后约为100%。过去认为是一种生理性的增龄变化，但从未得到过证实。老年人中普遍发生的轻度牙龈退缩可能是长期积累的对牙龈的轻度刺激或创伤所致。

常见的引起牙根退缩的因素：①不正确的刷牙方法（大幅度横刷法）及使用过硬的牙刷。②患有牙周炎的牙齿，由于牙周袋的形成，上皮附着位置已迁移至根方，但由于袋壁的炎症、肿胀，使龈缘的位置仍较高。经过牙周治疗或患者改善了口腔卫生，使用药物牙膏等情况下，牙周袋壁的炎症消退，即可发生龈缘位置的退缩，牙根直接暴露于口腔中。③牙齿位置异常，如偏向颊或舌侧，则该侧牙槽骨板较薄，甚至阙如，其表面的牙龈极易因食物摩擦等机械性因素而发生退缩。④唇、颊系带附着位置过于靠近龈缘，或唇、颊肌肉的牵拉作用，可对牙龈发生“剥离”作用，引起退缩。⑤牙合创伤及过度或不恰当的正畸力使受力一侧的骨质发生吸收，也可出现牙龈退缩。⑥曾有人报告一些有精神障碍者，常用指甲、小刀等器物自伤牙龈，造成个别牙的牙龈形状奇特而不规则的退缩或缺损，甚至骨质暴露。

## 二、临床表现

牙龈退缩可发生在个别牙齿或全口牙龈。唇、颊侧多于舌、腭侧。但上颌磨牙的腭根面也较易发生严重的牙龈退缩，可能因牙根倾斜度较大，牙合面的重度磨耗使牙冠倾向颊侧，腭根更倾向腭侧，而使腭侧骨质吸收所致。

Stillman曾报告在创伤时可引起牙龈缘中央部位窄的退缩，而其余部分仍完好或略有肥厚，称之为“Sillman龈裂（cleft）”。MeCall曾报告创伤可引起龈缘如救生圈状的肥厚，称为“缘突（MeCall festoon）”。这种特殊的牙龈形态改变多见于唇颊侧，但它们与牙合创伤的关系并未得到科学的证实。

牙龈退缩如不并发炎症，除了造成临床牙冠较长，影响美观外，本身并不构成疾病。但暴露的根面容易发生龋齿；根面上较薄的牙骨质被机械地磨去后，易发生楔状缺损或牙本质敏感，甚至因长期刺激而引起牙髓充血和变性；牙间乳头的退缩使邻间隙增大，易造成食物嵌塞和菌斑堆积；龈裂和肥厚的龈缘也会妨碍菌斑的清除，继发更重的炎症和增生。

## 三、治疗

已经退缩的牙龈，一般难以再生。少数发生于儿童萌牙期（由于牙位不正）或正畸治疗过程中的个别牙龈退缩，在建立正常良好的牙合关系后，可有一定程度的恢复。对已发生的牙龈退缩，主要是寻找其原因并改正之；并存的龈炎，也应积极治疗，以制止退缩的继续加重。前牙个别的牙龈严重退缩，影响美观者，可用手术方法进行侧向龈瓣转移或游离龈片移植术。对于伴发的症状，如牙本质敏感、根面龋、楔状缺损等，也应进行相应的治疗。

（王嘉珺）

# 第十四节　菌斑性龈炎

菌斑性龈炎在1999年的牙周病国际新分类中归属牙龈病中的菌斑性龈病类，本病在过去称为慢性龈炎、慢性龈缘炎、单纯性龈炎。炎症主要局限于游离龈和龈乳头，是牙龈病中最常见的疾病，简称牙龈炎。世界各地区、各种族、各年龄段的人都可以发生。在我国儿童和青少年的患病率在70%～90%左右，成人的患病率达70%以上。几乎每个人在其一生中的某个时间段都可发生不同程度和范围的龈炎。该病的诊断和治疗相对简单，且预后良好，但因其患病率高，治愈后仍可复发，且相当一部分的牙龈炎患者可发展成为牙周炎，因此预防其发生和复发尤为重要。

## 一、病因

菌斑性龈炎是慢性感染性疾病，主要感染源为堆积在牙颈部及龈沟内的菌斑微生物。菌斑微生物及其产物长期作用于牙龈，导致牙龈的炎症反应和机体的免疫应答反应。因此，菌斑是最重要的始动因子，其他局部因素如牙石、不良修复体、食物嵌塞、牙错位拥挤、口呼吸等可加重菌斑的堆积，加重牙龈炎症。

患牙龈炎时，龈缘附近一般有较多的菌斑堆积，菌斑中细菌的量也较健康牙周时为多，种类也较复杂。此时菌斑中的$G^+$球、杆菌的比例较健康时下降，而$G^-$厌氧菌明显增多，牙龈卟啉单胞菌、中间普氏菌、具核梭形杆菌和螺旋体比例增高，但仍低于深牙周袋中此类细菌的比例。

## 二、临床病理

牙龈炎是一种慢性疾病，早期轻度龈炎的组织学表现与健康牙龈无明显界限，因为即使临床上表现健康的牙龈，其沟内上皮下方的结缔组织中也有少量的炎症细胞浸润。显微镜下所见的牙龈组织学变化不一。最轻度的炎症在临床可无表现，只是在龈沟下结缔组织中存在很少量的中性粒细胞、巨噬细胞、淋巴细胞和极少量的浆细胞，局部区域尤其是在沟上皮下方有结缔组织纤维的溶解。慢性重症牙龈炎时沟内上皮表面可有糜烂或溃疡，上皮内中性粒细胞增多，沟内上皮下方的炎性结缔组织区明显增大，内有大量的炎症细胞浸润，以浆细胞浸润为主，病变严重区胶原纤维消失。

## 三、临床表现

牙龈炎症一般局限于游离龈和龈乳头，严重时也可波及附着龈，炎症状况一般与菌斑及牙石量有关。一般以前牙区为多见，尤其是下前牙区最为显著。

1.患者的自觉症状

刷牙或咬硬物时牙龈出血常为牙龈炎患者就医的主诉症状，但一般无自发性出血，这有助于与血液系统疾病及其他原因引起的牙龈出血鉴别。有些患者可感到牙龈局部痒、胀、不适，口臭等症状。近年来，随着社会交往的不断增加和对口腔卫生的逐渐重视，口腔异味（口臭）也是患者就诊的重要原因和较常见的主诉症状。

2.牙龈色、形、质的变化

(1)色泽：健康牙龈色粉红，某些人可见附着龈上有黑色素。患牙龈炎时，由于牙龈组织内血管增生、充血，导致游离龈和龈乳头呈鲜红或暗红，病变严重时，炎症充血范围可波及附着龈。

(2)外形：健康牙龈的龈缘菲薄呈扇贝状紧贴于牙颈部，龈乳头充满牙间隙，附着龈有点彩。患龈炎时，由于组织水肿，牙龈冠向和颊舌向肿胀，龈缘变厚失去扇贝状且不再紧贴牙面。龈乳头圆钝肥大。附着龈水肿时，点彩也可消失，表面光滑发亮。少数患者的牙龈炎症严重时，可出现龈缘糜烂或肉芽增生。

(3)质地：健康牙龈的质地致密坚韧。患龈炎时，由于结缔组织水肿和胶原的破坏，牙龈质地松软、脆弱、缺乏弹性，施压时易引起压痕。当炎症较轻且局限于龈沟壁一侧时，牙龈表面仍可保持一定的致密度，点彩仍可存在。

3. 龈沟深度和探诊出血

(1)龈沟深度：健康的龈沟探诊深度一般不超过 2～3 mm。当牙龈存在炎症时，探诊会出血，或刺激后出血。由于牙龈的炎性肿胀，龈沟深度可超过 3 mm，但龈沟底仍在釉牙骨质界处或其冠方，无结缔组织附着丧失，X 线片示无牙槽骨吸收。

(2)探诊出血：在探测龈沟深度时，还应考虑到炎症的影响。组织学研究证明，用钝头的牙周探针探测健康的龈沟时，探针并不终止于结合上皮的最冠方(即组织学的龈沟底位置)，而是进入到结合上皮内约 1/3～1/2 处。当探测有炎症的牙龈时，探针尖端会穿透结合上皮而进入有炎症的结缔组织内，终止于炎症区下方的正常结缔组织纤维的冠方。这是因为在炎症时，结缔组织中胶原纤维破坏消失，组织对机械力的抵抗减弱，易被探针穿通。消炎后，组织的致密度增加，探针不再穿透到结缔组织中，使探诊深度减小。因此，在炎症明显的部位，牙周探诊的深度常大于组织学上的龈沟(袋)深度。有些患牙的牙龈炎症局限于龈沟(袋)壁上皮的一侧，牙龈表面红肿不明显，然而探诊后却有出血，这对牙龈炎的诊断和判断牙周炎症的存在有很重要的意义。

1999 年，牙周病国际新分类提出的龈炎标准中包括了经过彻底的治疗后炎症消退、牙龈退缩、牙周支持组织的高度降低的原牙周炎患者。此时若发生由菌斑引起的边缘龈的炎症，但不发生进一步的附着丧失，亦可诊断为龈炎，其治疗原则及转归与单纯的慢性龈缘炎一样。然而，应明确原发的牙龈炎是指发生在没有附着丧失的牙龈组织的慢性炎症。

4. 龈沟液量

健康牙龈的龈沟内存在极少量的龈沟液。牙龈有炎症时，龈沟液量较健康牙龈增多，其中的炎症细胞、免疫成分也明显增多，炎症介质增多，有些患者还可出现龈沟溢脓。龈沟液量的增加是评估牙龈炎症的一个客观指标。也有人报告牙龈炎时龈沟内的温度升高，但此变化尚未用作临床指标。

在去除菌斑、牙石和刺激因素后，上述症状可消失，牙龈组织恢复正常。故牙龈炎是一种可逆性的牙周疾病。

## 四、诊断

菌斑性龈炎的诊断主要根据临床表现，即牙龈的色、形、质的改变，但无牙周袋、无新的附着丧失、无牙槽骨吸收，龈缘附近牙面有明显的菌斑、牙石堆积及存在其他菌斑滞留因素等即可诊断。牙龈炎的主要诊断特点如下所示。

(1)龈缘处牙面有菌斑、牙石，疾病主要限于龈缘和龈乳头。

(2)牙龈色泽、形状、质地的改变,刺激后出血。

(3)无附着丧失和牙槽骨吸收(注:发生于牙周炎治疗后的牙周组织可能存在附着丧失和骨丧失,但附着稳定不加重,即无新的附着丧失)。

(4)龈沟液量增加。

(5)龈沟温度升高。

(6)菌斑控制及其他刺激因素去除后病损可逆。

## 五、鉴别诊断

1. 早期牙周炎

应仔细检查磨牙及切牙的邻面有无附着丧失,可拍殆翼片看有无早期的牙槽嵴顶吸收。牙龈炎应无附着丧失,牙槽嵴顶的骨硬板完整连续。

2. 血液病引起的牙龈出血

白血病、血小板减少性紫癜、血友病、再生障碍性贫血等血液系统疾病均可引起牙龈出血,且易自发出血,出血量较多,不易止住。对以牙龈出血为主诉且有牙龈炎症的患者,应详细询问病史,注意与上述血液系统疾病相鉴别。血液学检查有助于排除上述疾病。

3. 坏死性溃疡性龈炎

坏死性溃疡性龈炎的临床表现以牙龈坏死为特点,除了具有牙龈自发性出血外,还有龈乳头和边缘龈坏死等特征性损害,可有口臭和假膜形成,疼痛症状也较明显,而菌斑性龈炎无自发痛和自发性出血。

4. HIV 相关性龈炎

HIV 相关性龈炎在 HIV 感染者中较早出现,临床可见游离龈缘呈明显的线状红色充血带,称为牙龈线形红斑。目前认为它与白色念珠菌感染有关,附着龈可有点状红斑,患者可有刷牙后出血或自发性出血。在去除局部刺激因素后,牙龈的充血仍不易消退。艾滋病患者的口腔内还可出现毛状白斑、Kaposi 肉瘤等,血清学检测有助于确诊。

## 六、治疗原则

1. 去除病因

牙菌斑是引起菌斑性龈炎的直接病因。通过洁治术彻底清除菌斑、牙石,去除造成菌斑滞留和刺激牙龈的因素,牙龈的炎症可在一周左右消退,牙龈的色、形、质可完全恢复正常。对于牙龈炎症较重的患者,可配合局部药物治疗。常用的局部药物有 1%过氧化氢溶液、0.12%~0.2%氯己定及碘制剂,一般不应全身使用抗生素。

2. 防止复发

菌斑性限炎是可逆的,其疗效较理想,但也容易复发。在去除病因的同时,应对患者进行椅旁口腔卫生指导,教会患者控制菌斑的方法,使之能够持之以恒地保持良好的口腔卫生状况,并定期(间隔 6~12 个月)进行复查和治疗,才能保持疗效,防止复发。如果患者不能有效地控制菌斑和定期复查,导致菌斑再次大量堆积,菌斑性牙龈炎是很容易复发的(约在一至数月内)。

## 七、预防

牙龈炎的预防应从儿童时期做起,从小养成良好的口腔卫生习惯,并定期接受口腔检查,及早发现和治疗。目前，我国公众普遍缺乏口腔卫生知识和定期的口腔保健，口腔医务工作者的迫切任务是广泛开展和普及口腔健康教育，牙周病的预防关键在于一生中坚持每天彻底地清除菌斑。

（王嘉珺）

## 第十五节　青春期龈炎

青春期龈炎是与内分泌有关的龈炎，在1999年分类中隶属于菌斑性龈病中受全身因素影响的牙龈病。牙龈是性激素作用的靶器官。性激素波动发生在青春期、月经期、妊娠期和绝经期。妇女在生理期和非生理期（如性激素替代疗法和使用性激素避孕药）激素的变化可引起牙周组织的变化，尤其是已存在菌斑性牙龈炎时变化更明显。这类龈炎的特点是非特异性炎症伴有明显的血管增生和扩张，临床表现为明显的出血倾向。青春期龈炎是青春期最常见的牙龈病。

### 一、病因

青春期龈炎与牙菌斑和内分泌明显有关。青春期牙龈对局部刺激的反应往往加重，可能由于激素（最重要的是雌激素和睾丸激素）水平高使得龈组织对菌斑介导的反应加重。不过这种激素作用是短暂的，通过采取口腔卫生措施可逆转。这一年龄段的人群由于乳牙与恒牙的更替、牙齿排列不齐、口呼吸及戴矫治器等，造成牙齿不易清洁。加之该年龄段患者一般不注意保持良好的口腔卫生习惯，如刷牙、用牙线等，易造成菌斑的滞留，引起牙龈炎，而牙石一般较少。

成人后，即使局部刺激因素存在，牙龈的反应程度也会减轻。但要完全恢复正常必须去除这些刺激物。此外，口呼吸、不恰当的正畸治疗、牙排列不齐等也是儿童发生青春期龈炎的促进因素。青春期牙龈病的发生率和程度均增加，保持良好的口腔卫生能够预防牙龈炎的发生。

### 二、临床表现

青春期发病，牙龈的变化为非特异性的炎症，边缘龈和龈乳头均可发生炎症，好发于前牙唇侧的牙间乳头和龈缘。其明显的特征是：牙龈色红、水肿、肥大，轻刺激易出血，龈乳头肥大常呈球状突起。

牙龈肥大发炎的程度超过局部刺激的程度，且易于复发。

### 三、诊断

主要依据以下几点做出诊断。

（1）青春期前后的患者。

（2）牙龈肥大发炎的程度超过局部刺激的程度。

（3）可有牙龈增生的临床表现。

（4）口腔卫生情况一般较差，可有错㹨、正畸矫治器、不良习惯等因素存在。

## 四、治疗原则

(1)以自我控制菌斑为目的的口腔卫生指导。

(2)洁治,除去龈上牙石、菌斑和假性袋中的牙石。

(3)纠正不良习惯。

(4)改正不良修复体或不良矫治器。

(5)经上述治疗后仍有牙龈外形不良、呈纤维性增生者可行龈切除术和龈成形术。

(6)完成治疗后应定期复查,教会患者正确刷牙和控制菌斑的方法,养成良好的口腔卫生习惯以防止复发。对于准备接受正畸治疗的青少年,应先治愈原有的牙龈炎,并教会他们掌握正确的控制菌斑的方法。在正畸治疗过程中定期进行牙周检查和预防性洁治,对于牙龈炎症较重无法控制者应及时中止正畸治疗,待炎症消除、菌斑控制后继续治疗,避免造成对深部牙周组织的损伤和刺激。

(王嘉珺)

# 第十六节　妊娠期龈炎

妊娠期龈炎是指妇女在妊娠期间,由于女性激素水平升高,原有的牙龈炎症加重,牙龈肿胀或形成龈瘤样的改变(实质并非肿瘤)。分娩后病损可自行减轻或消退。妊娠期龈炎的发生率报告不一,约在30%~100%之间。

## 一、病因

妊娠期龈炎与牙菌斑和患者的黄体酮水平升高有关。妊娠本身不会引起龈炎,只是由于妊娠时性激素水平的改变使原有的慢性炎症加重。因此妊娠期龈炎的直接病因仍然是牙菌斑,此外与全身内分泌改变即体内性激素水平的变化有关。

研究表明,牙龈是雌性激素的靶器官,妊娠时雌激素水平增高,龈沟液中的雌激素水平也增高,牙龈毛细血管扩张、淤血,炎症细胞和液体渗出增多。有文献报告,雌激素和黄体酮参与调节牙龈中花生四烯酸的代谢,这两种激素刺激前列腺素的合成。妊娠时雌激素和黄体酮水平的增高影响龈上皮的角化,导致上皮屏障的有效作用降低,改变结缔组织基质,并能抑制对菌斑的免疫反应,使原有的龈炎临床症状加重。

有学者发现妊娠期龈炎患者的牙菌斑内中间普氏菌的比率增高,并与血浆中雌激素和黄体酮水平的增高有关。因此,在妊娠期炎症的加重可能是由于菌斑成分的改变而不只是菌斑量的增加。分娩后中间普氏菌的数量降至妊娠前水平,临床症状也随之减轻或消失。有学者认为黄体酮在牙龈局部的增多为中间普氏菌的生长提供了营养物质。在口腔卫生良好且无局部刺激因素的孕妇,妊娠期龈炎的发生率和严重程度均较低。

## 二、病理

组织学表现为非特异性、多血管、大量炎细胞浸润的炎症性肉芽组织。牙龈上皮增生、上皮钉突伸长,表面可有溃疡,基底细胞可表现为细胞内和细胞间水肿。结缔组织内有大量的新生毛细血管，血管扩张充血，血管周的纤维间质水肿并伴有慢性炎症细胞浸润。有的牙间乳头可呈瘤样生长，称妊娠期龈瘤，实际并非真性肿瘤，而是发生在妊娠期的炎性血管性肉芽肿。病理特征为明显的毛细血管增生，血管间的纤维组织可有水肿及黏液性变，炎症细胞浸润，其毛细血管增生的程度超过了一般牙龈对慢性刺激的反应，致使牙龈乳头炎性增长而呈瘤样表现。

## 三、临床表现

1. 妊娠期龈炎

患者一般在妊娠前即有不同程度的牙龈炎，从妊娠 2～3 个月后开始出现明显症状，至 8 个月时达到高峰，且与血中黄体酮水平相一致。分娩约 2 个月后，龈炎可减轻至妊娠前水平。

妊娠期龈炎可发生于个别牙或全口牙龈，以前牙区为重。龈缘和龈乳头呈鲜红或暗红色，质地松软、光亮，呈显著的炎性肿胀，轻触牙龈极易出血，出血常为就诊时的主诉症状。一般无疼痛，严重时龈缘可有溃疡和假膜形成，有轻度疼痛。

2. 妊娠期龈瘤

妊娠期龈瘤亦称孕瘤。国内学者报告妊娠期龈瘤患病率约为 0.43%，而国外学者报告妊娠期龈瘤在妊娠妇女中发生率约为 1.8%～5%，多发生于个别牙列不齐的牙间乳头区，前牙尤其是下前牙唇侧乳头较多见。通常在妊娠第 3 个月，牙间乳头出现局限性无痛性增生物，有蒂或无蒂、生长快、色鲜红、质松软、易出血。有的病例在肥大的龈缘处呈小分叶状，或出现溃疡和纤维素性渗出，也称为化脓性肉芽肿。严重病例可因巨大的妊娠瘤妨碍进食，但一般直径不超过 2 cm。妊娠期龈瘤的本质不是肿瘤，不具有肿瘤的生物学特性。分娩后妊娠瘤大多能逐渐自行缩小，但必须除去局部刺激物才能使病变完全消失。

妊娠妇女的菌斑指数可保持相对无改变，临床变化常见于妊娠期 4～9 个月时，有效地控制菌斑可使病变逆转。

## 四、诊断

依据以下几点可作出诊断。

(1)孕妇，在妊娠期间牙龈炎症明显加重且易出血。

(2)临床表现为牙龈鲜红、松软、易出血，并有菌斑等刺激物的存在。

(3)妊娠瘤易发生在孕期的 4～9 个月时。

## 五、鉴别诊断

妊娠期龈炎需与以下疾病鉴别。

(1)有些长期服用避孕药的育龄妇女也可有妊娠期龈炎的临床表现，一般通过询问病史可鉴别。

(2)妊娠期龈瘤应与牙龈瘤鉴别：牙龈瘤的临床表现与妊娠期龈瘤十分相似，可发生于非妊娠的妇女和男性患者。临床表现为个别牙间乳头的无痛性肿胀、突起的瘤样物、有蒂或无蒂、表面光滑、牙龈颜色鲜红或暗红、质地松软极易出血，有些病变表面有溃疡和脓性渗出物。一般多可找到局部刺激因素，如残根、牙石、不良修复体等。

## 六、治疗原则

(1)细致认真的口腔卫生指导。

(2)控制菌斑(洁治),除去一切局部刺激因素(如牙石、不良修复体等),操作手法要轻柔。

(3)一般认为分娩后病变可退缩。妊娠瘤若在分娩以后仍不消退则需手术切除,对一些体积较大妨碍进食的妊娠瘤可在妊娠4～6个月时切除。手术时注意止血。

(4)在妊娠前或早孕期治疗牙龈炎和牙周炎并接受口腔卫生指导是预防妊娠期龈炎的重要举措。

虽然受性激素影响的龈炎是可逆的,但有些患者未经治疗或病情不稳定可引发牙周附着丧失。

(王嘉珺)

# 第十七节　坏死性溃疡性龈炎

本病病变累及牙龈组织,无牙周附着丧失。如果病变导致附着丧失则应称"坏死性溃疡性牙周炎";病变超过膜龈联合则应称"坏死性口炎"。如在急性期疾病未得到适当治疗或反复发作,组织破坏速度转缓,坏死组织不能彻底愈合,则转为慢性坏死性病变。在1999年的新分类中"坏死性溃疡性龈炎"和"坏死性溃疡性牙周炎(necrotizing ulcerative periodontitis,NUP)"被合并称为"坏死性牙周病"。因尚不能确定坏死性溃疡性龈炎和坏死性溃疡性牙周炎是同一种感染的不同阶段,抑或为不同的疾病。坏死性溃疡性龈炎主要发生在青壮年、较贫困地区和国家的营养不良或患传染病(如麻疹、疟疾、水痘)的儿童。目前在经济发达的国家中,此病已很鲜见;在我国也已明显减少。

## 一、病因

通常认为本病的发生是由于机体在某些条件下,对于口腔内原有的致病菌(梭形杆菌和螺旋体)的抵抗力降低所致,是一种机会性感染。在病变部位的涂片中可见大量梭形杆菌和螺旋体,并可侵入牙龈组织。但人工接种该两种微生物并不能引起本病,而且它们广泛地存在于慢性牙龈炎和牙周炎的菌斑中。近年来普遍认为下列因素与本病的发生有关。

(1)原已存在的慢性牙龈炎或牙周炎是急性坏死性溃疡性龈炎发生的重要条件,此点已为流行病学调查所证实:由于某些原因,使原已存在的上述两种微生物大量增加和入侵组织,直接或间接地造成组织的损害和坏死。近来还发现患急性坏死性溃疡性龈炎时,中间普氏菌数目增多,患者血清中对该菌的抗体水平比正常人高8～10倍。大量菌斑及牙周组织慢性炎症的存在可能是主要的发病条件。

(2)身心因素与本病有密切关系:本病常发生于考试期的学生及工作繁忙休息不足者,或有精神刺激、情绪紧张者。有人报告患者伴有皮质激素分泌增多,可能通过内分泌和自主神经系统的影响改变了牙龈的血液循环、结缔组织代谢及唾液流量等,导致局部抵抗力降低。

(3)绝大部分急性坏死性溃疡性龈炎患者吸烟,且量大:可能吸烟使小血管收缩,吸烟者的口腔白细胞的趋化和吞噬功能低于非吸烟者。但吸烟与本病不一定是因果关系,可能同为精神紧张的结果。

(4)某些全身性易感因素,如营养不良、消耗性疾病等:临床上观察到患者常有维生素C

摄入不足或缺乏，动物实验表明B族维生素和维生素C缺乏可加重由梭形杆菌和螺旋体引起的感染。一些消耗性疾病，如癌瘤、血液病、射线病等患者易发生本病。艾滋病毒(HIV)感染和艾滋病患者由于辅助性T细胞($CD_4^+$)的急剧减少，使局部抵抗力降低，易发生坏死性龈炎或牙周炎。此种患者对常规牙周治疗反应不佳。

## 二、临床表现

本病起病急，疼痛明显。牙龈重度疼痛往往是患者求医的主要原因，但是在病损初起阶段坏死区少而小，中等疼痛。龈自发出血及轻微接触即出血、腐败性口臭等也是该病的主要症状。重度患者可发生下颌下淋巴结肿大和触痛，唾液增多，低热等。

### (一)临床检查

病损早期可局限于牙间乳头，其后扩延至边缘龈的唇舌侧。最初病损常见于下前牙的龈乳头区，乳头肿胀、圆钝、色红，个别牙间乳头的顶端发生坏死，使牙间乳头中央凹陷如火山口状，上覆灰白色污秽的坏死物。检查时须将表面的坏死假膜去除，才能见到乳头顶端的破坏。轻症者牙间乳头红肿，外形尚完整，易与龈缘炎混淆。若病变迅速扩展至邻近乳头及边缘龈，则龈缘呈虫蚀状，表面覆坏死假膜，易于擦去，暴露下方鲜红触痛的溃疡面，一般不波及附着面。在坏死区和病变相对未累及的牙龈区常有一窄的红边为界。

### (二)细菌学检查

病变区坏死物涂片经瑞氏染色可见大量的梭形杆菌和螺旋体。

急性期如未能及时治疗且患者抵抗力低时，坏死还可波及与牙龈病损相对应处的唇、颊黏膜，成为“坏死性龈口炎”。若疾病进展迅速不及时治疗还可导致小块或大块牙槽骨坏死，这种状况尤其见于免疫缺陷患者(包括艾滋病患者)。机体抵抗力极度低下者还可合并感染产气荚膜杆菌，使面颊部组织迅速坏死，甚至穿孔，称为“走马牙疳”，以形容病变发展之快。此时患者有全身中毒症状甚至导致死亡。目前，“走马牙疳”在我国已经基本绝迹。坏死性溃疡性龈炎若在急性期治疗不彻底或反复发作可转为慢性坏死性龈炎。其主要临床表现为牙间乳头严重破坏，甚至消失，乳头处的龈高度低于龈缘高度，呈反波浪状，牙间乳头处颊舌侧牙龈分离，甚至可从牙面翻开，其下的牙面上有牙石和软垢，牙龈一般无坏死物。

## 三、诊断和鉴别诊断

### (一)诊断

本病以牙龈的急性坏死为特点，表现为龈乳头“火山口”状破坏，并伴有牙龈自发出血、疼痛。次要的诊断要点有腐败性口臭和假膜形成。龈病损与梭形杆菌、中间普氏菌和螺旋体有关。

(1)好发于精神紧张者和吸烟者，青少年多见。

(2)起病较急，病变发展迅速，常在数天至一周时就诊，龈乳头顶端中央和龈缘呈现虫蚀状坏死。

(3)牙龈自发痛、触痛。

(4)牙龈自发出血。

(5)腐败性口臭明显。

(6)其他：唾液黏稠，淋巴结肿大，低热，疲乏等。

(7)坏死区涂片瑞氏染色可见大量的梭形杆菌和螺旋体。

慢性期的诊断主要根据反复发作的牙龈坏死、疼痛和出血，牙龈乳头消失、口臭等，细菌涂片检查无特殊细菌。

### (二)鉴别诊断

本病应与下列疾病鉴别。

1.慢性龈缘炎或牙周炎

该两病均可表现为牙龈的红肿、易出血、口臭等。但一般无疼痛，病程长久，一般无自发性出血，而是在刷牙或进食等时出血，口臭也非腐败性的。牙龈一般无坏死，但在怀疑有轻度急性坏死性溃疡性龈炎可能性时，应仔细检查牙间乳头的邻面顶端部分有无坏死。

2.疱疹性龈口炎

疱疹性龈口炎为病毒感染，多发生于幼儿。起病急，但一般有 38 ℃以上的高热。牙龈充血一般波及全部牙龈而不局限于牙间乳头和边缘龈，还常侵犯口腔黏膜其他部位或唇周皮肤。典型病变为多个小疱，破溃并形成小溃疡，但无坏死。龈缘可有纤维素性渗出膜，但不易擦去。口臭程度轻。有的患者由于全身疾病后抵抗力降低，可同时存在急性坏死性溃疡性牙龈炎(ANUG)和疱疹性口炎。

3.急性白血病

白血病本身不会引起急性坏死性溃疡性龈炎，但可由于抵抗力的降低而伴发急性坏死性溃疡性龈炎，两者并存。当检查患者见其龈乳头和边缘龈处有坏死物，同时附着龈又有广泛的炎症和肥大时，应考虑合并有其他隐匿性疾病的可能性。血常规检查有助于诊断。

4.艾滋病患者

由于细胞免疫和体液免疫功能低下，常由各种细菌引起机会性感染，可合并坏死性溃疡性龈炎和坏死性溃疡性牙周炎，后者大多见于艾滋病患者。病损发展较快，并向深部牙周组织发展，破坏牙周膜和牙槽骨，形成坏死性溃疡性牙周炎，甚至可形成死骨。患者易发生白色念珠菌或疱疹病毒的感染，口腔内较典型的病损还包括毛状白斑、卡波济肉瘤等。对发展迅速而广泛、常规治疗反应不佳者，应进行血清学检查以排除 HIV 感染。

## 四、治疗

### (一)急性期

初步洁治，轻轻去除大块牙结石，用 3%过氧化氢液擦洗及含漱清除坏死组织。当过氧化氢遇到组织和坏死物中的过氧化氢酶时，能释放出大量的新生态氧，杀灭或抑制厌氧菌。重症者口服甲硝唑或替硝唑等抗厌氧菌药物，甲硝唑每日三次，每次 0.2 g，服三天一般可控制病情。若治疗及时得当，病损较快愈合，不留后遗症。

全身还可给予维生素 C 等支持疗法，要充分休息。进行口腔卫生指导也非常重要。更换牙刷，保持口腔清洁，指导患者建立良好的口腔卫生习惯，以防复发。应劝告患者戒烟。

### (二)急性期过后的治疗原则

同菌斑性牙龈炎。

(王嘉珺)

# 第十八节　慢性牙周炎

牙周炎在临床上可表现为不同类型(发病年龄、疾病进展速度和转归、危险因素等),慢性牙周炎是其中最常见的类型,约占牙周炎患者的95%,多由长期存在的慢性牙龈炎向深部牙周组织扩展而引起。35岁以后患病率明显增高,性别无明显差异。本病在20世纪初期曾被称为不洁性脓漏、牙槽脓漏等,1989年以后称为成人牙周炎(与其相对的为早发性牙周炎)。1999年国际牙周病分类研讨会将其更名为慢性牙周炎,理由是此类牙周炎虽最常见于成年人,但也可发生于儿童和青少年,不应以年龄划界,而且由于本病的进程缓慢,通常难以确定真正的发病年龄。大部分慢性牙周炎呈缓慢加重,但也可出现间歇性的活动期。此时牙周组织的破坏加速,随后又可转入静止期。大部分慢性牙周炎患者根本不出现爆发性的活动期。

## 一、临床表现

1. 菌斑牙石的堆积

慢性牙周炎是在牙龈炎的基础上缓慢、隐匿地发展而来的,一般都有较明显的菌斑牙石堆积,口腔卫生较差,尤其在一些牙列拥挤、不良修复体、牙齿解剖异常、邻面不易清洁处等,菌斑滞留而炎症明显。临床主要的症状为刷牙或进食时出血,或口内有异味,但因早期无明显不适,通常不引起患者的重视。及至形成深牙周袋后,出现牙松动、咀嚼无力或疼痛,甚至发生急性牙周脓肿等,才去就诊,此时多已为晚期。

2. 牙周袋形成和附着丧失

与牙周袋相应处的牙龈呈现不同程度的慢性炎症,颜色暗红或鲜红、质地松软、点彩消失、边缘圆钝且不与牙面贴附。有些病程缓慢的患者牙龈表面炎症不明显,但探诊后袋内有出血,也可有脓,说明袋内壁有溃疡和炎症。牙周袋探诊深度(PD)超过3 mm,且有附着丧失(AL),从袋内可探到釉牙骨质界,若有牙龈退缩则釉牙骨质界已暴露在口腔。

本病一般侵犯全口多数牙齿,也有少数患者仅发生于一组牙(如前牙)或少数牙。发病有一定的牙位特异性,磨牙和下前牙以及牙的邻接面由于菌斑牙石易堆积,为好发区。

3. 慢性牙周炎

根据附着丧失和骨吸收的范围(患牙数)可分为局限型和广泛型。全口牙中有附着丧失和骨吸收的位点(site)数占总位点数≤30%者为局限型;若>30%的位点受累,则为广泛型。

也可根据牙周组织的炎症和破坏程度来分为轻度、中度和重度。

轻度:牙龈有炎症和探诊出血,牙周袋探诊深度≤4 mm,附着丧失1～2 mm,X线片显示牙槽骨吸收不超过根长的1/3。可有或无轻度口臭。

中度:牙龈有炎症和探诊出血,也可有脓。牙周袋深度≤6 mm,附着丧失3～4 mm,X线片显示牙槽骨水平型或角型吸收超过根长的1/3,但不超过根长的1/2。牙齿可能有轻度松动,多根牙的根分叉区可能有轻度病变。

重度:炎症较明显或发生牙周脓肿。牙周袋>6 mm,附着丧失≥5 mm,牙槽骨吸收超过根长的1/2,多根牙有根分叉病变,牙多有松动。

慢性牙周炎患者除有上述特征外,晚期常可出现其他伴发症状,如:①牙松动、移位和龈乳头退缩,造成食物嵌塞;②牙周支持组织减少,造成继发性𬌗创伤;③牙龈退缩使牙根暴露,对温度敏感，并容易发生根面龋，在前牙还会影响美观；④深牙周袋内脓液引流不畅时，或身体抵抗力降低时，可发生急性牙周脓肿；⑤深牙周袋接近根尖时，可引起逆行性牙髓炎；⑥牙周袋溢脓和牙间隙内食物嵌塞，可引起口臭。

## 二、诊断要点

(1)多为 35 岁以上的成年人，也可偶见于儿童或青少年。

(2)有明显的菌斑、牙石及局部刺激因素，且与牙周组织的炎症和破坏程度比较一致。

(3)根据累及的牙位数，可分为局限性(≤30%位点)和广泛型(>30%)；根据牙周附着丧失的程度，可分为轻度(AL 1～2 mm)、中度(AL 3～4 mm)和重度(AL≥5 mm)。

(4)患病率和病情随年龄增大而加重，病情一般缓慢进展而加重，也可间有快速进展的活动期。

(5)全身一般健康，也可有某些危险因素，如吸烟、精神压力、骨质疏松等。

中度以上的慢性牙周炎诊断并不困难，但早期牙周炎与牙龈炎的区别不甚明显，须通过仔细检查而及时诊断，以免贻误正确的治疗。

对慢性牙周炎患者，还应通过仔细的病史询问和必要的检查，寻找相关的局部和全身易感因素，如全身疾病、吸烟等；根据病情和危险因素制订针对性的治疗计划和判断预后，并告知患者，以取得治疗期间患者的认真配合。

## 三、治疗原则

慢性牙周炎早期治疗的效果较好，能使炎症控制，病变停止进展，牙槽骨也可有少量修复。只要患者能认真清除菌斑，并定期复查，则疗效能长期保持。治疗应以消除菌斑、牙石等局部刺激因素为主，辅以手术等方法。由于口腔内各个牙的患病程度和病因刺激物的多少不一致，必须针对每个患牙的具体情况，制订全面的治疗计划。

### (一)局部治疗

1. 控制菌斑

菌斑是牙周炎的主要病源刺激物，而且清除之后还会不断在牙面堆积。因此必须向患者进行细致的讲解和指导，使其充分理解每天坚持不懈地通过有效刷牙和使用其他工具认真清除菌斑的重要性，并帮助其掌握正确方法。此种指导应贯穿于治疗的全过程，每次就诊时均应检查患者菌斑控制的程度，并告知患者和作记录。有菌斑的牙面应占全部牙面的 15%～20%以下才算合格。

2. 彻底清除龈下牙石

进行龈下清创术通过洁治术清除龈上牙石和菌斑，通过龈下刮治清除龈下牙石和菌斑，同时还将暴露在牙周袋内的含有内毒素和变软的病变牙骨质刮除，此过程称为龈下清创术。其目的除了清除龈下牙石外，主要是使微生物数量大大减少，并搅乱菌斑生物膜的结构，改变龈下的微环境，使细菌不易重新附着。牙龈结缔组织有可能重新附着于根面，形成新附着。

经过彻底的洁治和龈下清创术后，临床上可见牙龈的炎症和肿胀消退，出血和溢脓停止，牙周袋变浅、变紧。袋变浅是由于牙龈退缩以及袋壁胶原纤维的新生，使牙龈变得致密，探针不再穿透结合上皮进入结缔组织内；也可能有新的结缔组织附着于根面。洁治和龈下清创术是牙周炎的基础治疗，它的彻底与否和整体治疗效果密切相关，任何其他治疗手段只应在此基础上实施。在龈下清创术6～8周后复查时，如果还有个别深牙周袋和炎症，还可以选择再次清创或进行手术。

3.牙周手术

上述治疗后，若仍有较深的牙周袋并出血，或根面牙石不易彻底清除，炎症不能控制，则可进行牙周翻瓣手术。其优点是可以在直视下彻底刮除根面的牙石及不健康的肉芽组织，必要时还可修整牙槽骨的外形或截除患根、矫正软组织的外形等。对于牙周基础治疗后遗留的一些病理状态如根分叉病变、牙龈退缩等，也可通过手术进行治疗和纠正。手术后牙周袋变浅，炎症消退、骨质吸收停止、甚至可有少量骨修复。理想的手术效果是形成牙周支持组织的重新附着，即牙周膜的结缔组织细胞在根面沉积于新的牙骨质，并形成新的牙周膜纤维束将牙根与牙槽骨连接。这就是牙周组织的再生性手术，是目前临床和理论研究的热点，临床取得一定的成果，但效果有待进一步提高。

4.松动牙固定术

有些重症患牙的松动严重，影响功能，或患牙动度持续加重，需要用各种材料和方法制成牙周夹板，将患牙与其相邻的稳固牙齿连接在一起，分散和减少患牙承受的咬合力，以改善咀嚼功能并有利于牙周组织的修复，有些病例在固定数月后，X线片可见牙槽骨硬骨板变得致密。

夹板的设计除了要有效地固定松牙外，一定要有利于患者的菌斑控制操作，在前牙区还要注意美观。如果患者有缺失牙齿需要修复，而基牙或邻近的患牙因松动而需要固定，可用设计合理、制作良好的可摘式或固定式修复体来固定松动牙。有些病理性移位的松牙还可先用正畸方法将患牙复位排齐后再用夹板固定。

5.调𬌗

如果X线片显示牙槽骨角形缺损或牙周膜增宽，就要对该牙做有无𬌗干扰的检查，例如有无扣诊时震颤，有无正中𬌗、前伸𬌗和侧方𬌗时的早接触，用蜡片法或咬合纸法查明早接触点的部位及大小等。有些个别牙的咬合干扰是可以用选磨的方法来纠正的，但对一些全口、复杂的咬合创伤则不宜用选磨法。选磨法是不可逆的治疗方法，磨除的牙体组织不能再恢复，因此必须慎重。

6.拔除不能保留的患牙

严重而无法挽救的患牙应该及早拔除，以免影响治疗和增加再感染的机会。拔牙创的愈合可使原来的牙周破坏停止而出现修复性改变，这一转机对邻牙的治疗有着良好的影响。

7.坚持维护期

治疗慢性牙周炎经过正规治疗后，一般能取得较好的效果。但是，由于菌斑的不断形成，炎症很容易复发。加上牙周炎本身受机体条件和环境因素的影响，可有不确定的活动周期，需要定期监测病情。患者自我菌斑控制的好坏也至关重要，而且需要定时监测并清除重新沉积的牙石。

因此，牙周炎长期疗效的保持取决于是否能定期复查和进行必要的后续治疗。复查间隔时间的确定须根据患者的病情以及菌斑控制的好坏来定，每次复查均应对患者进行必要的口腔卫生指导和预防性洁治。

若有病情未被控制或加重的牙位，则应进行相应的进一步治疗。总之，牙周炎的治疗绝非一劳永逸的，维护期治疗是保持长期疗效的关键。

### (二)全身治疗

慢性牙周炎除非出现急性症状,一般不需采用抗生素。对一些重症病例或对常规治疗反应不佳者可辅以抗生素。例如,口服甲硝唑0.2 g,每天3~4次,共服一周,也可与阿莫西林同用。有些患者有慢性系统性疾病,如糖尿病、心血管疾患等,应与内科医师配合,积极治疗和控制全身疾病,此类患者在进行复杂的牙周治疗前可适当给以抗生素,以防感染等并发症。成功的牙周治疗对糖尿病的控制也有积极意义。老年患者一般有全身疾病并服用药物(如抗凝剂、降糖药等),在治疗计划中应予重视。

大多数慢性牙周炎患者经过恰当的治疗后,病情可得到控制,但也有少数患者疗效很差。

(王嘉珺)

# 第十九节　牙周脓肿

## 一、概述

牙周脓肿是位于牙周袋壁或深部牙周组织中的局限性化脓性炎症,一般为急性过程,也可有慢性牙周脓肿。但并非独立的疾病,而是牙周炎发展到晚期,出现深牙周袋后的一个常见的伴发症状。

### (一)发病因素

①深牙周袋内壁的化脓性炎症向深部结缔组织扩展,脓液难以向袋内排出,此时就会形成袋壁软组织内的脓肿;②深牙周袋迂回曲折且涉及多个牙面时,尤其是累及根分叉区时,脓性渗出物不能顺利引流;③洁治或刮治时动作粗暴,将牙石碎片推入牙周袋深部组织,或损伤牙龈组织;④深牙周袋的刮治术不彻底,袋底处的炎症仍然存在,然而袋口处已紧缩,深部脓液得不到引流;⑤患牙遭受创伤,或牙髓治疗时根管及髓室底侧穿、牙根纵裂等,有时也会引起牙周脓肿;⑥机体抵抗力下降或有严重全身疾患如糖尿病等,易发生牙周脓肿。

### (二)病理特征

在牙周袋壁内有大量生活或坏死的中性多形核白细胞积聚。坏死的白细胞释出多种蛋白水解酶,使周围的细胞和组织坏死、溶解,形成脓液,位于脓肿的中心。在脓液周围有急性炎症区,表面的上皮高度水肿,并有大量白细胞进入上皮。

## 二、诊断要点

牙周脓肿的诊断主要根据病史和临床表现,X线片有助于鉴别诊断。

(1)牙周脓肿一般为急性过程,可自行破溃排脓和消退,但若不积极治疗,或反复急性发作,可称为慢性牙周脓肿。

(2)急性牙周脓肿的临床表现:发病突然,牙龈形成椭圆形或半球状的肿胀突起,牙龈发红、水肿,表面光亮。脓肿早期疼痛剧烈,可有搏动性疼痛,患牙有浮起感、叩痛,牙齿松动明显;脓肿后期可有波动感,疼痛稍减轻,溢脓,或脓肿自行从表面破溃,肿胀消退。一般无明显的全身症状,可有局部淋巴结肿大,或白细胞轻度增多。脓肿可以发生在单个牙齿,也可发生于多个牙齿，或此起彼伏。此种多发性牙周脓肿时，患者十分痛苦，也常伴有较明显的全身不适。X线片不能显示脓肿，但可显示患牙有牙周炎导致的牙槽骨吸收等牙周病损。

(3)慢性牙周脓肿的临床表现：常因急性期过后未及时治疗，或反复急性发作所致。一般无明显症状，牙龈表面有窦道口，可以平坦，也可呈肉芽组织增生状，压时有少许脓液流出。叩痛不明显，有时可有咬合不适感。

## 三、鉴别诊断要点

牙周脓肿主要与牙龈脓肿及牙槽脓肿相鉴别。

1. 与龈脓肿的鉴别

牙龈脓肿时病变仅局限于龈乳头及龈缘，呈局限性肿胀，无牙周炎病史，无牙周袋。X线片显示无牙槽骨吸收。一般有异物刺入牙龈等明显的刺激因素，在去除异物、排脓引流后不需其他处理。

2. 与牙槽脓肿的鉴别

两者的感染来源和炎症扩散途径不同，因此临床上表现也有不同。牙槽脓肿来源于牙髓病或根尖周病变；一般无牙周袋；有龋或非龋性牙体病变；无牙髓活力；范围较牙周脓肿弥散，中心位于龈颊沟附近；疼痛程度较牙周脓肿重；松动较轻，但也可十分松动，治愈后牙齿恢复稳固；叩痛很重；X线片显示根尖周可有骨质破坏，也可无破坏；病程相对较长；脓液从根尖周向黏膜排出约需 5～6 d。

## 四、治疗原则

牙周脓肿的治疗原则是引流脓液、止痛及防止感染扩散。在脓肿初期可清除大块牙石，冲洗牙周袋，局部用甲硝唑或米诺环素等药物。当脓液形成，出现波动时，用尖探针从袋内壁刺入脓腔，从牙周袋内引流，或从牙龈表面切开引流；切开后应彻底冲洗脓腔，局部用甲硝唑或米诺环素等药物。可给予患者复方氯己定液等含漱。急性炎症控制后需进行彻底的牙周基础治疗。如果有多发性牙周脓肿，患者病情较重，也可配合使用全身药物，常用的药物为甲硝唑或替硝唑。

（王嘉珺）

# 第二十节　智齿冠周炎

冠周炎系指阻生牙或正位牙在萌出过程中牙冠周围组织发生的化脓性炎症。亦有称为冠周感染者。冠周炎可发生于任何牙齿，例如上下颌阻生智齿或任何萌出中的乳牙或恒牙，但下颌智齿阻生多见，并因其周围组织的特殊解剖关系，其冠周炎发生率最高。

## 一、病因

冠周炎的发病主要为局部因素，有学者报道与盲袋、牙位、创伤有关，亦与全身因素有关。

1. 盲袋智齿

因为阻生，在牙冠上方和周围有部分或全部黏膜覆盖，形成与口腔相通的盲袋，此处之黏膜瓣常称为龈片或龈瓣。在龈片之后为磨牙后垫，其组织内含有脂肪、腺体、颊肌、咽上缩肌纤维。盲袋内壁为已萎缩的牙囊残余，是连系牙颈部的致密纤维结缔组织。盲袋内易积存食物残渣、唾液、黏液，在适宜的口腔温度和环境温度中，最容易滋生细菌，成为发生冠周炎的主要原因。

2. 对颌牙咬伤

覆盖下颌第三磨牙周围的软组织，更可受到该牙萌出过程中的压力而发生充血肿胀。如同时被伸长和移位的上颌第三磨牙咬伤，则在局部组织咬伤、溃疡情况下，必然会使龈袋内的致病菌更加活跃。

3. 牙位、下颌智齿阻生之牙位高低、牙长轴倾斜度

从临床和X线测量观察，急性冠周炎最多见于垂直位(约占80%)。见于垂直位之原因，可能与以下因素有关。

(1)垂直位阻生齿之盲袋开口于骀面，而颌面之沟、窝容易积存、进入食物。

(2)垂直位阻生齿之骀面牙尖容易咬伤龈片，促使急性炎症发生。

(3)垂直位阻生齿之盲袋从骀面到远中牙颈部呈直角曲折，使袋内之积物、渗出物不易引流，易致急性炎症发作。

4. 全身因素

全身因素对冠周炎之急性发作有一定关系，最明显的例子是急性上呼吸道感染可伴发或继发急性冠周炎。有人强调精神、生理因素对冠周炎之影响。Kay报告冠周炎急性发作与全身因素有关者占2/3，其中上呼吸道感染占33%，精神、生理、环境因素占10%，疲劳占7%，怀孕占5%，月经期占2%。Bean报告急性冠周炎患者70%有精神、生理因素影响，其中包括精神紧张、压抑、疲劳、考试、经济苦恼、月经期等。

有人认为精神因素可致食欲缺乏、失眠、疲劳、唾液分泌减退、组织抵抗力降低，从而易致细菌感染。学者观察过374例急性冠周炎的发病诱因，其中急性上呼吸道感染占24.1%，疲劳、“上火”占20.3%。

现在多数人认为，冠周炎的病原菌与一般口腔感染相同，即为口腔常见菌落的混合感染。Kay经过392例各型冠周炎盲袋内容物细菌培养对照，结果均为混合细菌感染，并以甲型链球菌为主。因此，他认为冠周炎是由于混合细菌的协同作用而致病。

## 二、临床表现

智齿冠周炎常以急性炎症形式就诊。急性冠周炎均有明显疼痛，或同时有开口困难、颊部肿胀、咽下疼、全身不适等症状。常有急性炎症发作史。

1. 局限型冠周炎

冠周龈片红肿、压痛，挤压时，常有食物残渣或脓性物渗出，龈片上常有咬痕。牙冠常部分露出，或因龈片肿胀而看不到患牙，但从第二磨牙远中能探查到智齿牙冠。反复急性发作的冠周炎，有时龈片可增生呈赘生物状。如冠周有脓肿形成，常存在于智齿远中颊侧之磨牙后区，此处因有较厚的磨牙后垫覆盖，脓肿不易诊断，常需靠切开后确诊。脓肿亦偶尔位于舌侧龈缘或近中颊侧龈乳头处。

2. 扩散型冠周炎

冠周局部症状同上或更为明显，牙冠露出常较少。智齿冠周炎的扩散可引起严重的颌周

间隙感染、颌骨骨髓炎及全身败血症。因炎症已向冠周以外扩散,常出现颊部肿胀和开口困难。如果炎症向磨牙后区扩散,常侵犯颞肌肌腱或翼内肌前缘,从而可出现不同程度的开口困难。如果炎症向舌侧咽峡前扩散,除开口困难外,该处黏膜有红肿、压痛、咽下痛,重者红肿范围可波及舌腭弓和软腭下部,或并发咽颊前脓肿,从口外下颌角下内侧触压时,压痛更为明显并有明显咽下痛。如果炎症向前颊部扩散,则出现前颊部(以第一、二磨牙为中心)肿胀,重者可出现颊沟脓肿或面颊瘘。扩散型冠周炎常有明显的全身症状,如全身不适、畏寒、发热、头痛、食欲减退、大便秘结等。如未经药物控制,常有血白细胞计数增加和体温升高。

慢性冠周炎因缺少疼痛、肿胀,患者常不就诊,故实际上慢性冠周炎应比急性冠周炎更为常见。从病理角度考虑,凡阻生齿与口腔相通者均有盲袋存在,常积存食物、滋生细菌而产生慢性炎症。慢性冠周炎在引流通畅、无对颌牙咬伤和身体健康情况良好时,常不出现急性症状。

## 三、诊断

(1)检查可见下颌第三磨牙萌出不全、有龈瓣覆盖、盲袋形成。牙冠周围软组织红肿、龈瓣边缘糜烂、盲袋内有脓性分泌物。有时可形成冠周脓肿,出现颌面肿胀,同侧颌下淋巴肿大,压痛。

(2)X 线牙片检查能发现阻生智齿的存在及其阻生的形态、位置。

(3)化验检查急性化脓性冠周炎期常有程度不同的血白细胞总数增高、中性粒细胞比例上升。

## 四、鉴别诊断

(1)下颌智齿冠周炎合并下颌第一磨牙颊侧前庭沟处牙龈瘘应与下颌第一磨牙根尖周病变所引起的颊侧瘘道相鉴别。前者第一磨牙临床检查无确切病损且其 X 线牙片也无根尖周病变,但有阻生智齿存在及红肿史。后者第一磨牙有龋病、牙髓病及根尖周破坏。

(2)第三磨牙区恶性肿瘤,该区域的恶性肿瘤虽然常伴发炎症,但毕竟是以增生为主的肿块,且为实质性浸润包块,X 线摄片检查可见局部骨组织溶解性破坏。

## 五、治疗

下颌智齿冠周炎,由于不易消除冠周盲袋和恢复正常牙位,所以多数需要拔除。对于急性冠周炎的治疗有各种方法,可根据患者身体情况、炎症阶段、牙位高低及医生经验进行适当治疗。

1.预防及早拔除阻生牙

预防及早拔除阻生牙是预防冠周炎急性发作的有效措施。如下颌第三磨牙位置不够而确实无法萌出的,或虽然能萌出但位置甚差的,则应及早拔除。如第二磨牙远中龋蚀而较难恢复的,可考虑保留第三磨牙而拔第二磨牙,将第三磨牙留作桥基牙用。

2.一般治疗

(1)冲洗盲袋:涂药先用 2%碘酊或碘甘油涂入,或用台氏液、50%三氯醋酸等烧灼性药物涂入,可以杀菌、消炎、止痛。有人认为用探针插入盲袋引流,或涂药时伸入盲袋内镊子的引流作用,比涂药更重要。冲洗时应尽量将弯针头伸入盲袋深部,如仅在盲袋浅部冲洗则很少能起作用。

(2)温热水含漱:温热水含漱能改善局部血液循环,缓解肌肉痉挛促使炎症消散,并能使患者感到舒适。温热水可为盐水或普通水,热度应稍高(不烫伤口腔黏膜即可),每 1～2 h 含漱一次,或每天含漱 5～6 次以上,每次 5 min。含漱时应将头稍后仰并偏向患侧,使热水尽量含在下颌智齿区,才能起作用。国外有人用较大的温热生理盐水容器,吊在患者头部上方,靠自然压力进行盲袋内和冠周区连续冲洗,需同时准备吸引器。但在急性炎症扩散期,不宜热含漱。

3.药物治疗——抗生素应用

对于急性冠周炎症状轻微者,不需用抗生素,仅作局部处理即可。对于急性局限型冠周炎症状较重者或急性扩散型冠周炎应口服或肌内注射抗生素。首先应选用对口腔细菌较敏感的青霉素,对青霉素过敏者可用红霉素、甲硝唑、其他抗生素或消炎药物。严重感染或有感染扩散趋势者,宜用氨苄青霉素或其他新型青霉素。

4.手术疗法

(1)盲袋切开:下颌阻生智齿牙冠已大部分暴露者,盲袋常松弛而引流通畅,不需盲袋切开而仅作盲袋冲洗、涂药即可。如果牙冠露出不多、盲袋紧闭、疼痛严重或有跳痛者,常表示盲袋引流不畅,不论有无冠周脓肿形成,切开盲袋后均能迅速止痛、消炎,并有利于防止感染扩散。为避免切开时麻效不全,需用稍多量麻醉剂(3 mL 以上)缓慢注入盲袋周围和磨牙后三角区深部骨面,这样才能在切开盲袋深部时无痛。

(2)龈片切除术:少数牙位正常而又有殆关系的下颌阻生智齿,如果仅在殆面远中有少许龈片覆盖,经切除后可以完全露出殆面和大部分牙冠远中面者,可待急性炎症过后作龈片切除术。但阻生智齿因缺少间隙,切除龈片后仍很难露出冠部远中面,所以龈片切除术的适应证很少。

(3)拔除患牙:下颌第三磨牙冠周炎,如被第三磨牙上颌咬伤而症状加重者,则可将位置不良的上颌第三磨牙先行拔除,待急性期过后,再考虑拔除下颌患牙。此外,对于手术过程比较复杂的患牙,尤其应在炎症消退后拔除。

5.关于急性炎症期拔牙

关于冠周炎急性期拔牙,多年来学者们一直有争论。最早,由于缺少有效的消炎、抗菌药物,常遇到拔牙后感染扩散,甚至发生全身严重感染并发症,故多数人主张应先采用保守治疗,待急性期过后再拔牙。但自抗生素广泛应用后,主张急性期拔牙者渐多。但应慎重对待,以防引起严重的并发症。

(王嘉珺)

## 第二十一节　化脓性颌骨骨髓炎

由细菌感染以及物理或化学因素,使颌骨产生的炎性病变,称为颌骨骨髓炎。累及范围包括骨膜、骨密质、骨髓以及骨髓腔内的血管、神经等整个骨组织成分。根据临床病理特点和致病因素不同,分为化脓性颌骨骨髓炎,婴幼儿骨髓炎,以及由物理、化学因素引起颌骨坏死继发感染的骨髓炎,因结核杆菌、梅毒螺旋体、放线菌等感染引起的特异性颌骨骨髓炎等。化脓性颌骨骨髓炎占各型颌骨骨髓炎的90%以上。

## 一、病因

1.牙源性感染

临床常常因根尖周炎、牙周炎以及智齿冠周炎的感染沿骨髓腔、下颌管或骨膜下扩散所致。

2.骨折后感染

复杂的颌骨骨折，特别是骨折线位于牙槽骨内者，细菌进入而引起牙槽窝周围的骨髓炎。

3.颌骨的特殊解剖

结构上颌骨的骨皮质较薄，磨牙和双尖牙区的骨皮质更薄，骨髓发生化脓性炎症后容易溃穿骨皮质而得以引流，因此，上颌骨不容易发生骨髓炎。但上前牙区和上颌结节区的骨质较松，炎症容易在骨髓内扩展而引起牙源性骨髓炎。下颌骨骨皮质较厚，尤其在升支和颏部，感染后脓液较难向外溃穿而在骨髓腔内扩散，因此下颌骨骨髓炎较为多见。此外，下颌骨血液循环差，还容易引起颌骨坏死。喙状突和髁状突可由于颞下间隙或腮腺间隙的感染，而引起局部性骨髓炎。

4.血源性感染

大多发生于儿童。小儿营养不良、抵抗力降低、伤寒、糖尿病、白血病、颗粒性白细胞减少症、麻疹、猩红热、百日咳和肺炎等，都可成为颌骨骨髓炎的诱因。

5.化脓性颌骨骨髓炎的病源菌

化脓性颌骨骨髓炎的病源菌多为金黄色葡萄球菌及厌氧菌。但白色葡萄球菌、溶血性链球菌、大肠埃希菌和腐败细菌等，均可构成混合性感染。

## 二、临床表现

1.中央性化脓性颌骨骨髓炎

按临床发展过程分为急性期和慢性期。

(1)急性期：初期为牙齿疼痛、松动，颌骨周围肿胀，颌骨内有隐痛，平卧时疼痛加剧，患部牙龈及颌面部明显肿胀。全身的症状为高热、寒战、脉速、恶心呕吐和不能入睡等。血白细胞总数可增至$(10\sim20)\times10^9/L$，中性细胞增多，红细胞沉降率加快。如并发菌血症，血象中可出现不成熟的白细胞。

当炎症转成化脓期，除可出现多数牙齿松动外，同侧下唇常感到麻木，咀嚼肌受炎症刺激而张口受限。如脓液穿破骨皮质到达骨膜下向口腔内溃穿时，则症状可很快得到改善，血白细胞数下降。如炎症扩散到邻近间隙，则继发间隙感染。急性骨髓炎如未能很好处理，多转为慢性。

(2)慢性期：多由急性期转成。有的慢性期可由毒力较低的细菌所致，即一开始就发生骨质慢性破坏或坏死。慢性期的主要表现为局部骨组织纤维性增生，患区肿胀发硬和形成瘘管等。瘘管口常有肉芽组织生长和不断流脓，或有小型死骨自瘘管排出。

2.边缘性化脓性颌骨骨髓炎

嚼肌间隙脓肿时脓液得不到及时引流，较长时间的刺激，可损害下颌升支与下颌角部的骨皮质，造成骨质溶解破坏或骨质增生，形成颌骨边缘性化脓性骨髓炎。边缘性骨髓炎的急性期与颌周间隙感染、嚼肌间隙感染、翼下颌间隙感染的表现相似。骨皮质感染症状被掩盖，但切开引流后，脓液仍长期存在，探查骨面可有粗糙、破坏或死骨形成。X线片显示骨膜被掀起，骨皮质增厚。边缘性骨髓炎的慢性期主要表现为腮腺或嚼肌区的弥散性肿胀，局部组织坚硬，轻微压痛，无波动感。病程长，不见缓解。由于炎症侵及咀嚼肌，患者多有不同程度的开口困难，甚至出现瘘管，而全身症状常不严重。

## 三、诊断

X线片检查，初期因骨质变化不大，X线上只能看到骨松质中的骨小梁呈点状阴影，骨髓腔增大，骨膜从骨皮质上剥离，骨皮质边缘出现白线。2～4周后，X线片上可见到骨质中出现弥漫性透光区，骨小梁被破坏。死骨形成后，X线片上可见边缘不整齐的致密白色影。死骨分离后，死骨组织的四周被黑色阴影包绕。部分死骨的边缘可有新骨增生。儿童颌骨骨髓炎一般7～10 d后开始形成死骨，由于颌骨内存在很多牙胚，诊断较为困难。依据病情发展，在病理及X线照片可表现为以下4个阶段。

(1)弥漫性破坏期骨小梁呈斑点状破坏和骨膜增厚反应。

(2)病变局限期破坏灶周界局限，产生分离的死骨(X线片上死骨的密度高，肉芽组织密度低)。

(3)新骨生成期死骨分离移位，周围骨小梁增多变粗，皮质外有新骨生成。

(4)愈合期病灶区骨质致密。以上第二、三期是手术的适应期。

## 四、鉴别诊断

1.骨肉瘤

骨髓炎常能看到病源牙，以急性疼痛、创口不愈、死骨形成为主要临床特征，X线表现与骨肉瘤需鉴别，早期骨破坏以病源牙为中心，晚期骨破坏边界清楚，周围骨质硬化，可有死骨形成，多为线状或层状骨膜反应。骨肉瘤早期患区麻木或疼痛，发展迅速，呈进行性膨胀性生长，无明显单个病源牙，但可有多牙松动、移位、脱落。X线表现斑片状骨质破坏，边缘模糊，骨破坏区内可见密度高的瘤骨，且无死骨形成，常见日光放射状瘤骨并有密质骨广泛破坏。

2.中央性颌骨癌

骨髓炎和中央性颌骨癌早期均为牙痛或颌骨局部疼痛，均为下颌骨多发。骨髓炎常能找到病源牙，创口不愈，死骨形成，X线片中高密度死骨形成，线状或层状骨膜反应有鉴别意义。中央性颌骨癌发展较快，伴随疼痛麻木症状会出现多牙松动，容易误诊，X线早期局限于根尖下方，骨质呈虫蚀样改变和溶骨性破坏，牙根吸收，通常无骨膜反应。需要组织活检病理明确诊断。

## 五、治疗

### (一)中央性

化脓性颌骨骨髓炎的治疗原则，急性期需全身支持疗法及抗生素、中药治疗。局部治疗应及时拔除病源牙及软组织脓肿切开引流。慢性期应选择适当时机，在病灶已局限、死骨已分离时，行手术摘除死骨、搔刮病变组织及拔除患牙。

### (二)边缘性

化脓性颌骨骨髓炎的治疗原则应及早切开间隙脓肿，使引流通畅，并应使用抗生素，预防颌骨被侵犯。对于骨皮质表面破坏或增生者，可行搔刮、换药，控制感染。有死骨形成分离者，应行死骨摘除术。

### (三)切开引流

上颌结节区的骨髓炎,切开时要防止损伤面神经;翼下颌间隙感染引起的喙状突骨髓炎,切口可设在耳前靠近耳垂处,切开时要防止伤及颞下颌关节,脓腔先用盐水冲洗,然后放置引流条或橡皮管引流。

### (四)颌骨骨髓炎死骨摘除术

1.术前准备

(1)术前先用抗生素控制 24 h。

(2)手术的选择时期必须是急性期过后,患者身体逐渐好转时。死骨与周围组织分离,一般为发病后 3～4 周,过早手术,死骨未分离,有时不易确定死骨摘除的范围。

(3)手术前先作 X 线检查,确定死骨的部位和形状,以做出准确的诊断,再确定切口部位和麻醉方式。

(4)麻醉方式:摘除小的死骨可在传导麻醉下进行,大的死骨在全身麻醉下进行为宜。

2.切口部位

死骨摘除手术中应不伤及血管和神经。如切口上有小脓肿,则先加引流。下颌牙槽嵴的死骨,皆可在口腔内切口摘除。颏部、下颌体或下颌下缘的死骨,可在离下颌下缘 2 cm 处作切口。升支后缘或下颌骨体的死骨,切口可设在下颌角的稍下方。髁状突死骨的切口可设在耳前。喙状突的死骨,切口可设在下颌升支的前缘。

3.术中注意事项

(1)手术的目的:主要是切除正在继续坏死中的骨组织,但应严格限制以去除无活力的死骨为度。使用的骨凿要锋利。凿骨范围过大时,要避免引起颌骨骨折。如估计可能发生骨折时,应有所准备。如存在瘘管者,应将瘘管一起切除。

(2)手术中出血多时,先用纱条蘸凝血质止血,血止住后再放引流条。

(3)在下颌神经周围摘除死骨时,应防止损伤神经和血管。一旦血管被切断,应立即结扎。下颌管内的神经损伤后,日后多可自行恢复。

(4)手术中还应防止骨折。需要拔牙的,应先将牙齿拔除后再行手术。有骨折可能的,先用夹板结扎固定。万一手术中发生骨折,应按病理性骨折处理。

4.手术后处理

手术后应继续使用抗菌药物 10～14 d。食物以高蛋白、多维生素为主,不要吃硬物。皮肤潮红者用硫酸镁外敷。伤口内可用双氧水冲洗,直至无脓性分泌物为止。

(王嘉珺)

## 第二十二节　放射性颌骨骨髓炎

### 一、病因

放射性颌骨骨髓炎是因鼻咽癌或口腔颌面部癌肿进行大剂量放射治疗后,引起放射性颌骨坏死，继发感染而形成骨髓炎，是目前较常见的疾病。目前认为放射性骨髓炎是放射加外伤加感染三种因素的总和。主要以预防为主。

## 二、临床表现

放射性颌骨骨髓炎病程发展缓慢，往往在放射治疗后数月乃至十余年才出现症状。发病初期呈持续性针刺样剧痛，由于放疗引起黏膜或皮肤破溃，致牙槽突、颌骨骨面外露，呈黑色；继发感染后在露出骨面的部位长期溢脓，经久不愈。病变发生于下颌支时，因肌萎缩及纤维化可出现明显的牙关紧闭。放射后颌骨的破骨细胞与造骨细胞再生能力低下，致死骨分离的速度非常缓慢，因此，死骨与正常骨常常界线不清。

口腔及颌面部软组织同样受到放射性损害，局部血运有不同程度障碍，故极易因感染而造成组织坏死，形成口腔和面颊部长治不愈的溃疡或形成洞穿缺损畸形。放射性颌骨骨髓炎病程长，患者呈消耗性衰竭，常表现为消瘦及贫血。

## 三、诊断

主要根据有放射治疗史、临床表现和 X 线片诊断，但应与癌肿复发相鉴别。早期放射性颌骨骨髓炎的 X 线检查，除可见牙根有感染外，骨质改变不明显，但可见骨膜增厚，骨质密度增加，以后出现病变中央有溶骨性改变和死骨形成。此种病变可以是局限或是广泛的，一般不易与化脓性骨髓炎、肿瘤复发和继发感染相鉴别。放射性颌骨骨髓炎的主要诊断依据是患有恶性肿瘤病史，曾经大剂量放射治疗和拔牙外伤史，有剧烈疼痛，病期较长，死骨形成缓慢等临床特点。

## 四、治疗

放射性骨髓炎与化脓性骨髓炎不同，虽已形成死骨，却无明显界线，而且是慢性进行性发展。因此，治疗应考虑全身及局部两个方面。

### （一）全身治疗

应用抗菌药物控制感染。疼痛剧烈时可给予镇痛剂。同时应积极增强营养，必要时给输血、高压氧等治疗，以待死骨分离。

### （二）局部治疗

(1)放射性骨髓炎的死骨在未分离前，为控制感染，每天应使用低浓度的过氧化氢液或抗生素进行冲洗。对已露出的死骨，可用骨钳分次逐步咬除，以减轻对局部软组织的刺激。

(2)外科手术将已分离的死骨摘除，但必须将健康侧骨端残留病灶彻底清除干净，否则仍有病变再发的可能。目前，多数人主张，如果已经确定为放射性骨髓炎，不必待死骨完全分离，应在健康骨质范围内施行死骨摘除术，可收到防止病变扩大的效果；遗留的组织缺损，可待二期整复，也可采用带蒂或吻合血管的复合组织瓣行立即整复。

口腔黏膜与皮肤被放射线累及的部分，根据局部具体条件，在切除颌骨的同时也可一并切除，以免术后创口不愈合。术后还应继续加强全身疗法。

## 五、预防

放射性骨髓炎预防的关键，在于根据肿瘤对放射线敏感度及放疗在综合治疗中的地位，确定选择指征；在放射源、照射方式、分次照射方案以及剂量选择等方面全面安排治疗计划，其中剂量的掌握又是最主要的因素。放射治疗前即应估计到有可能发生放射性骨髓炎的可能性，因此应采取相应的预防措施。

### (一)放疗前准备

放疗前应常规行牙周洁治，注意口腔卫生。对口腔内可引起感染的病灶牙要进行处理：对仍能保留的龋齿、牙周炎等病牙应先予以治疗；而无法治愈的病牙应予以拔除。放疗前应取出口腔内已有的金属义齿；活动义齿需要在放射疗程终止、经过一段时期后再进行佩戴，以免造成黏膜损伤。

### (二)放疗过程中注意事项

口腔内发现溃疡时，可局部涂抗生素软膏并加强口腔护理，以防发生感染。局部应用氟化物有预防放射后继发龋齿的作用。对非照射区应用屏障物予以隔离保护。

### (三)放疗后注意事项

一旦发生牙源性炎症，必须进行手术或拔牙时，应尽量减少手术损伤；术前术后均应使用有效的抗生素，以避免可能发生的继发感染。由于颌骨已经坏死，即使采取上述措施，有时也很难完全避免不发生感染，或使潜伏的感染爆发出来。因此，放疗前对病牙的处理远胜于术后发生牙病再行处理。对这些应有充足的认识。

（王嘉珺）

# 第二十三节　面颈部淋巴结炎

## 一、病因

常由金黄色葡萄球菌和溶血性链球菌引起。感染主要来自于上呼吸道感染、口腔感染、皮肤损伤与感染及耳、眼等感染。慢性淋巴结炎由化脓菌感染所致。多有龋齿、牙周病，或慢性咽炎、扁桃体炎病史。

## 二、临床表现

### (一)化脓性淋巴结炎

临床上一般分为急性和慢性两类。

1.急性淋巴结炎

可来自牙源性病变，婴幼儿则多继发于上呼吸道感染。临床上大多起病急、进展快。早期为单个淋巴结的肿大压痛，以后可累及多个淋巴结，还可发生粘连，皮肤发红，向周围扩散或穿破淋巴结包膜形成蜂窝织炎。随细菌毒力强弱与患者机体抵抗力的状况而有不同的全身反应，小儿尤为明显。

2.慢性淋巴结炎

多继发于龋齿、根尖周炎、牙周病变等慢性牙源性炎症，也可由急性炎症治疗不彻底转变而来，表现为淋巴结的慢性非特异性增生性炎症。开始较小较韧，轻度压痛，与周围组织不粘连，逐渐可增大至黄豆或蚕豆大，一般均无全身症状。

### (二)结核性淋巴结炎

多发生在儿童与青年人中,在颈部的一侧或双侧出现多个大小不等的肿大淋巴结,呈无痛性缓慢增大,圆或椭圆形,表面光滑。有时可发展成寒性脓肿,或破溃流出豆渣或米汤样脓液,经久不愈。早期多无明显的全身症状,或有盗汗、低热、消瘦、食欲缺乏等消耗症状。

## 三、诊断要点

(1)多有上呼吸道感染或局部、邻近慢性病灶史。

(2)急性淋巴结炎以幼儿多见,局部淋巴结肿大、压痛,常伴全身炎症反应。

(3)慢性淋巴结炎病程较长,可有急性炎症及反复发作病史。

## 四、治疗

### (一)局部治疗

急性化脓性淋巴结炎在全身用药的同时,早期可采用局部热敷、超短波、氦氖激光、中药外敷等疗法,以促进炎症的吸收,防止炎症扩散。如有脓肿形成,且脓汁较少,或吸收痊愈,或向慢性淋巴结炎转化。

若脓汁较多,或已形成颌周蜂窝组织炎时,肿大的淋巴结中心已变软,有波动感,或经局部穿刺抽出脓汁者,应及时切开引流,排出脓液。有的婴幼儿颈部皮下脂肪较厚,对脓肿较小且较为局限者,也可采用穿刺抽脓并注入抗生素的方法治疗。慢性淋巴结炎一般不需要治疗,但淋巴结增大明显经久不能缩小,或有疼痛不适也可采取外科手术方法将肿大淋巴结摘除。急性化脓性淋巴结炎和慢性淋巴结炎都应尽早查明并积极予以治疗原发病灶,如牙槽脓肿、牙周炎、智齿冠周炎、扁桃体炎、疖和痈等。

### (二)全身治疗

急性化脓性淋巴结炎,早期常有全身症状,尤其在婴幼儿,常有高热及中毒症状,应给予全身支持疗法及水电解质平衡,患者要安静休息,根据常见病原菌选择抗生素药物。

(王嘉珺)

# 第二十四节　口腔颌面部间隙感染

口腔颌面部间隙感染(facial space infection of maxillofacial region)是指颌面部、颈部、口咽部各筋膜间隙内所发生的化脓性炎症的总称。这些感染均为继发性的,局限于某一局部的称为脓肿,弥散于某一间隙中的称为蜂窝织炎(elluitis)。口腔颌面部临床意义较大的间隙有颞间隙、颞下间隙、眶下间隙、嚼肌间隙、颊间隙、下颌下间隙、翼下颌间隙、咽旁间隙、舌下间隙、颏下间隙和口底多间隙,共 11 大间隙。这些被筋膜包裹、富含疏松结缔组织和脂肪组织的潜在间隙相互连通,致病菌引起感染后,很容易在其间发展,造成炎性浸润,致软组织肿胀隆起。当间隙内的脂肪组织发生变性后,可形成脓肿或蜂窝织炎。蜂窝织炎或脓肿常波及数个间隙,导致多间隙感染,引起张口受限、吞咽及呼吸困难等临床症状。严重时,炎症会沿组织内的血管、神经束扩散,引起海绵窦血栓性静脉炎、败血症、脓毒血症、脑脓肿等并发症,并可危及患者的生命。口腔颌面部间隙感染常为混合性感染，多为溶血性链球菌、金黄色葡萄球菌引起的化脓性感染，或为厌氧菌引起的腐败坏死性感染。

## 一、病因病理

(1)口腔颌面部间隙感染多为继发性混合感染，临床上最常见的是牙源性感染(牙体病、根尖周病、牙周病、智齿冠周炎、牙槽脓肿、颌骨骨髓炎等)；其次为腺源性感染(面颈部淋巴结炎、扁桃体炎、腮腺炎、舌下腺炎、下颌下腺炎等)，婴幼儿较多见。牙源性感染的临床症状表现较为剧烈，多继发于牙槽脓肿或骨髓炎之后，早期即有脓液形成；腺源性感染炎症表现较缓，早期为浆液性炎症，然后进入化脓阶段，称为腺性蜂窝织炎。损伤性、血源性、医源性感染则少见。

(2)口腔颌面部间隙感染的致病菌以溶血性链球菌为主，其次为金黄色葡萄球菌，厌氧菌所致的感染少见。感染的性质可以是化脓性或腐败坏死性。

(3)口腔颌面部各间隙内为疏松结缔组织和脂肪组织，内含血管、神经，外被致密筋膜包裹，各间隙之间互相连通，感染易于发生和扩散。

(4)机体免疫功能低下也是此病发生、发展的重要因素。

## 二、临床表现

1. 局部症状

(1)化脓性炎症的急性期，局部表现为红、肿、热、痛和功能障碍，以及区域淋巴结肿痛等典型症状。炎症累及咀嚼肌可导致不同程度的张口受限；如病变位于口底、咽旁可有进食、吞咽、语言障碍，甚至呼吸困难。

(2)腐败坏死性蜂窝织炎的局部皮肤呈弥散性水肿、发绀或灰白、无弹性，有明显凹陷性水肿，由于有气体存在于组织间隙可触及捻发音。

(3)感染的慢性期，由于正常组织破坏后被增生的纤维组织所代替，因此局部可形成较硬的炎性浸润块，并出现不同程度的功能障碍。有的脓肿形成未及时治疗而自行溃破，则形成脓瘘。

2. 全身症状

(1)全身症状因细菌的毒力及机体的抵抗力不同而有差异，局部反应的轻重不同，全身症状的表现也不同。全身症状包括发热、头痛、全身不适、乏力、食欲减退、尿量减少、舌质红等。

(2)病情较重而时间长者，由于代谢紊乱，可导致水与电解质平衡失调、酸中毒，甚或伴肝、肾功能障碍。

(3)严重感染者，伴有败血症或脓毒血症，可发生中毒性休克。

## 三、实验室及其他检查

1. 血常规检查

可见白细胞、淋巴细胞计数升高，中性粒细胞比值上升，核左移。

2. 细菌学检查

通过脓液涂片和细菌培养，可见金黄色葡萄球菌、溶血性链球菌、产气荚膜杆菌、厌氧菌，产气梭形芽孢杆菌、溶解梭形芽孢杆菌等致病菌。

3. 超声波检查

可见脓腔形成的无回声区或低回声区的存在。

4. 穿刺检查

通过穿刺抽取脓液可帮助临床明确诊断。

5. X线、CT检查

可发现局部病灶及骨破坏情况。

## 四、诊断与鉴别诊断

1. 诊断要点

口腔颌面部间隙感染都具有一定的感染源和致病菌，大多表现为受累及部位的红、肿、热、痛，淋巴结肿大、压痛，以及脓肿形成后的疼痛、凹陷性水肿、功能受限等症状。因受累部位、受累程度、累及范围和全身情况的不同，所表现的临床症状各不相同。根据病史、临床症状和体征，结合局部解剖、血白细胞总数及分类计数检查，配合穿刺抽脓等方法，可以做出正确诊断。一般化脓性感染，抽出的脓液呈黄色且稠浓；腐败坏死性感染，脓液稀薄呈暗灰色，常有腐败坏死性恶臭。

2. 鉴别诊断

(1)与一些生长迅速的颜面部恶性肿瘤，如恶性淋巴瘤、未分化癌的鉴别：这些恶性肿瘤有类似炎症的表现，但其肿胀不固定在某一解剖间隙内，不形成脓肿，且对消炎治疗无效。

(2)与涎腺内淋巴结炎、涎腺导管阻塞引起的潴留性下颌下腺炎和下颌下腺炎鉴别：涎腺内淋巴结炎，超声检查可见腺体内单个或多个肿大的淋巴结影像。涎腺导管阻塞时，X线造影可见导管内结石。下颌下腺炎无涎石阻塞症状。

## 五、治疗

早期采用抗生素治疗，以达到控制感染发展和扩散的目的。脓肿形成后，及时切开引流，保持引流通畅。炎症痊愈后，尽早去除感染源。

### (一)全身治疗

1. 抗生素的选择

根据细菌培养和药敏试验选择抗生素，常选择青霉素和链霉素联合应用。大环内酯类、头孢菌素类和喹诺酮类也是常选的药物。并发厌氧菌感染时可加用甲硝唑类药物。

2. 其他治疗

对于重症患者，应纠正水和电解质失衡，必要时给予氧气吸入或静脉输入全血或血浆。

### (二)局部治疗

注意保持局部清洁，减少局部活动度，避免不良刺激，特别对面部疖、痈，严禁挤压，以防感染扩散。急性期局部可外敷中草药。

### (三)切开引流

口腔颌面部间隙感染脓肿形成后，需及时切开引流，以达到迅速排脓和建立通畅引流的目的。口底多间隙感染病情发展迅速，会出现全身中毒及窒息症状，需早期切开引流，必要时行气管切开，以确保呼吸道通畅，控制病情继续发展。

1. 切开引流指征

局部疼痛加重，并呈搏动样跳痛；炎症肿胀明显，皮肤表面紧张、发红、光亮；局部有明显压痛点、波动感，呈凹陷性水肿；或深部脓肿经穿刺有脓液抽出。口腔颌面部急性化脓性炎症，经抗生素控制感染无效，同时出现明显全身中毒症状。儿童蜂窝织炎(包括腐败坏死性)，如炎症累及多间隙，出现呼吸困难及吞咽困难者，可以早期切开减压，以迅速缓解呼吸困难，防止炎症继续扩散。结核性淋巴结炎经局部及全身抗结核治疗无效，皮肤发红已近自溃的寒性脓肿，必要时也可行切开引流术。

2.切开引流要点

切开时需注意按体位形成自然引流，以使引流道短、通畅。切口尽量位于口腔内部或瘢痕隐蔽处，如切口必须位于颜面部时，需沿皮纹方向切开。切口范围不应过大，以引流通畅为度。切口深度以切开黏膜下和皮下为最佳，以避免损伤血管、神经或涎腺导管。口腔内切开时，需同时吸引脓液，以免发生误吸。引流过程中，切忌手法粗暴，以免引起炎症的扩散。

3.引流的放置

一般的感染引流放置碘仿纱条、橡皮条引流，引流条 24～48 h 更换 1 次。对多间隙感染或腐败坏死性感染，用多孔橡皮管或负压引流。每日更换敷料 1～2 次，同时使用 3%双氧水、生理盐水、1∶5 000 高锰酸钾液或抗生素液冲洗脓腔和创口。

4.各间隙感染引流切口的设计

颞间隙感染：在发际内颞部皮肤处切开或沿颞肌束分布方向切开。

颞下间隙感染：切口在口腔内，上颌结节外侧黏膜转折处。

眶下间隙感染：切口在口腔前庭，上颌龈颊沟近尖牙和双尖牙区。

嚼肌间隙感染：切口在下颌角下 2 cm 处，平行下颌下缘皮肤处。

颊间隙感染：切口在口腔前庭，下颌龈颊沟脓肿位置较低处；或皮肤表面脓肿波动处，沿皮纹切开。

下颌下间隙感染：在下颌下缘下 2 cm 处，近下颌下腺区，沿皮肤平行切开。

翼下颌间隙感染：切口在口腔内，翼下颌皱襞稍外处；或沿下颌下缘 2 cm 近下颌角皮肤处。

咽旁间隙感染：在翼下颌皱襞稍内侧，近脓肿波动处纵向切开。

舌下间隙感染：在口腔内，口底黏膜肿胀明显处，沿下颌骨体平行切开。

颏下间隙感染：在下颌骨颏下肿胀明显的皮肤处切开。

口底多间隙感染：在舌骨上、下颌骨颌下区至下颌骨颏下区皮肤处，做倒 T 形广泛切口。

(王嘉珺)

# 第二十五节　复发性口腔溃疡

复发性口腔溃疡(recurrent oral ulceration，ROU)专指一类原因不明、反复发作但又有自限性的、孤立的、圆形或椭圆形溃疡。同义名有复发性阿弗他溃疡(recurrent aphtho usulcer，RAU)复发性口疮、复发性阿弗他口炎( recurtent aphthous stomatitis，RAS)等。阿弗他一词本是希腊文“烧灼痛”的译音。但现在已普遍把它译为“小溃疡”或“口疮”。临床上根据溃疡大小、深浅及数目不同又可分为轻型阿弗他溃疡、疱疹样溃疡及重型阿弗他溃疡。

## 一、病因

复发性口腔溃疡病因复杂，至今仍不明确。无论从发病到治疗，个体差异均较大。有些患者临床表现相似，但其发病诱因却迥然不同，给以同样的治疗，效果亦不尽相同，说明本病发病是多种因素综合作用的结果。国内外有关病因的研究及病因学说简述如下。

1. 病毒感染

由于疱疹样复发性口腔溃疡的临床表现与单纯疱疹病毒感染性口炎相似，所以有人考虑前者可能是单纯疱疹病毒感染所致。但是大量病例研究证实，对复发性口腔溃疡病损用鸡胚接种未能培养出病毒。在患者血清中未查见特异性抗单纯疱疹病毒抗体。近年来，有研究发现，急性期 RAU 患者的外周血单核细胞中人类疱疹病毒 6（HHV-6）、人类疱疹病毒 7（HHV-7）或人类乳头状病毒（EBV）的 DNA 片段的阳性率显著高于正常人。但大部分研究均未从 RAU 病变组织中直接检测出病毒，而对疱疹性口炎患者作上述检查则能得出阳性结果。因此一些学者仍考虑不能排除病毒的致病作用，认为病毒寄生在细胞内，由细胞所产生的病毒抗原所致的免疫反应，可引起宿主组织的病理变化而形成溃疡。

2. 细菌感染

有人提出 L 型菌在复发性口腔溃疡中有致病作用。L 型菌是溶血性链球菌在抗生素的作用下转变为无细胞壁的滤过性原生质体。在复发性口腔溃疡患者体内，L 型菌可在细胞内寄生而呈潜伏带菌状态。从病损部位取标本可以培养分离出 L 型菌。将这种培养液注入实验动物的口腔黏膜亦能形成类似复发性口腔溃疡的病损。所以有人认为，L 型菌与口腔黏膜有共同的抗原成分。它们刺激机体产生的抗体可与 L 型菌和上皮自身的抗原都发生反应（交叉反应），形成的自身抗体可以使上皮损伤而形成溃疡。近年来，不断有学者用分子生物学技术从 RAU 病损区检测出幽门螺杆菌，且经抗菌治疗后临床症状好转。

3. 消化系统疾病及功能紊乱

流行病学调查及临床研究发现，复发性口腔溃疡与消化道疾病（如胃溃疡、十二指肠溃疡、溃疡性结肠炎、局限性肠炎等疾病）之间有密切关系，约有 10%ROU 患者有消化道疾病。消化道功能紊乱，如腹胀、腹泻或便秘，约占发病诱因的 30%。

4. 内分泌变化

有些女性患者发病与月经周期有关。有研究发现，口腔黏膜上皮存在性激素受体，因此，性激素紊乱可造成口腔黏膜上皮细胞的损伤。临床也发现 RAU 患者往往在月经期前发生口腔溃疡，而在妊娠期间及哺乳期病情好转。因为月经期前黄体酮含量增高而雌激素下降，而妊娠时雌激素增加。这说明 ROU 的发生可能和内分泌变化有关。此外，有人对月经前发生 ROU 的患者给予雌激素治疗收到一定效果。

5. 环境因素

包括心理环境、生活工作环境和社会环境等。目前对 RAU 的研究已逐步向社会心理-生物医学模式转化。RAU 患者往往在精神紧张、情绪波动、睡眠不佳等情况下发病。人格问卷结果表明，RAU 患者 A 型行为类型问卷得分高于正常人。临床上可见学生考试紧张或工作劳累复发率明显上升。

6. 遗传因素

对 RAU 的单基因遗传、多基因遗传、遗传标记物和遗传物质的研究表明，RAU 发病有遗传倾向。如父母均有 ROU 时，子女发病率为 80%～90%；双亲之一有 ROU 时，子女至少也有 50%～60%发病。人类白细胞抗原(HLA)是存在于人体白细胞及各种有核细胞膜表面的抗原，其个体差异最大，除非有血缘关系，否则是很难相同的。故 HLA 是重要的遗传标记物。

对 RAU 患者血液中 HLA 抗原的研究表明，患者 HLA-A2、AW29、DR4 抗原阳性率较对照组高。用单克隆抗体对 RAU 局部病损组织的上皮细胞中 HLA-Ⅰ、Ⅱ类抗原表达研究显示，溃疡前期 HLA-Ⅰ，Ⅱ类抗原仅存在于基底细胞层，溃疡期大量出现于整个上皮层，愈合后 HLA 在上皮层的表达大大减少，其规律与 T 淋巴细胞亚群 CD8 的变化完全吻合。这些结果都说明 RAU 在发病上可能有免疫遗传因素的作用。

7. 免疫因素

国内外研究发现，RAU 的发病与机体免疫反应有密切的关系。

(1)体液免疫和自身免疫现象

1)RAU 患者血清中的免疫球蛋白 IgG、IgA 及 IgM 升高。

2)27%～40%患者血循环中免疫复合物(IC)高于正常人。IC 一般可被吞噬细胞清除。但当清除不够时则可沉积于血循环中或血管壁的基底膜上，并可激活补体，吸引多形核白细胞集聚，释放溶酶体酶溶解组织，引起血管炎症及组织坏死而形成溃疡。

3)在 ROU 的活检标本中可见到血管周围有大量的淋巴细胞和单核细胞浸润。如用直接免疫荧光法检查，亦可见免疫球蛋白 IgG 和 IgM 抗体存在，说明其体液免疫功能的变化。以上研究结果提示，体液免疫和自身免疫反应是 RAU 发病的可能因素之一。

(2)细胞免疫：对 RAU 患者 T 淋巴细胞亚群分析及功能测定以及淋巴因子的研究显示；T 淋巴细胞在 RAU 的发病中起重要作用。

1)用胎儿口腔黏膜组织匀浆作为特异抗原，刺激 ROU 患者外周血淋巴细胞，然后做活性玫瑰花试验，发现多半患者呈明显的阳性反应。再进行淋巴细胞转化试验，半数以上亦为阳性结果。说明在特异性抗原的刺激下激活了致敏淋巴细胞释放淋巴因子，对口腔黏膜上皮产生细胞毒作用，由此引起病理变化使上皮发生损伤，形成溃疡。因而认为 ROU 的发生也可能是细胞介导的迟发型超敏反应，亦即第Ⅳ型变态反应。

2)溃疡前期以 $CD_4^+$ T 淋巴细胞占多数，溃疡期则为 $CD_8^+$ T 细胞为主，同时 $CD_4/CD_8$ 比例明显下降甚至倒置，愈合期又恢复到以 $CD_4^+$ T 淋巴细胞为主。

3)淋巴因子检测显示，在活动期 RAU 患者外周血肿瘤坏死因子 α(TNFα)增高，白细胞介素 2(IL-2)降低，推测这些细胞因子的异常可能参与 RAU 病损处白细胞的聚集和激活而造成黏膜的损害。

(3)ROU 的临床特点符合免疫功能异常的表现。

1)发病不需外界诱因多为自然发病。

2)病程迁延反复发作，又可自行缓解。

3)有遗传倾向，家族中常有多数人患病。

4)应用肾上腺皮质激素、左旋咪唑等调整免疫的药物进行治疗，可收到一定的效果。

上述资料提示了细胞免疫及体液免疫在 RAU 发病中所具有的重要意义。

8. 其他因素

如缺乏微量元素锌、铁、叶酸、维生素 $B_{12}$ 等可降低免疫功能，增加 ROU 发病的可能性。但临床患者补充上述药物，疗效报道不一。

此外，对RAU患者的甲皱、舌尖、唇黏膜的微循环观察发现，患者毛细血管静脉端曲张、丛数减少、管襻形态异常、部分毛细血管闭塞、血流速度减慢、血流量减少。血流动力学研究显示血黏度增高、血细胞比容百分比增高等变化。总之，ROU发病有多种因素和复杂的发病机制，目前尚不完全明确，故无特效治疗。因此，对于ROU的病因仍是一个需要继续探讨的问题。

## 二、临床表现

目前常采用lehner's分类，将RAU分为轻型、重型和疱疹样（口炎型）溃疡。

### （一）轻型阿弗他溃疡

轻型阿弗他溃疡（minor aphthae ulcer，MiAU）为复发性口腔溃疡中最轻的一型，又称为轻型复发性口腔溃疡或轻型复发性口疮。复发性口腔溃疡初发时一般均为轻型口腔溃疡。此型最常见，在复发性口腔溃疡患者中约占80%以上。溃疡可以出现在口腔黏膜的任何部位，但以无角化或角化较差的部位更好发，如唇黏膜、舌尖、舌缘、舌腹、颊、软腭等部位。而附着龈、硬腭等角化良好的咀嚼黏膜却很少发病。溃疡数目通常只有1个或数个，圆形或椭圆形，散在分布。按病变的发展过程，可将溃疡分为三个阶段，但此三阶段并不能截然分开。病变初起时黏膜充血发红、水肿，出现针头大小的红色小点，有些患者称有“小疱”，局部有灼热，不适感。接着病变很快发展成溃疡。溃疡表浅，直径2～3 mm。溃疡表面微凹，被覆一层淡黄色纤维素膜。溃疡周围有明显的红晕。溃疡基底柔软、无硬结，有比较剧烈的烧灼痛，冷、热、酸、甜等刺激都使疼痛加重。此种状况约维持4～5 d即开始转向愈合期。愈合期时溃疡底逐渐平坦，因有肉芽组织修复，溃疡面亦逐渐缩小。黏膜充血减轻、炎症消退、疼痛亦渐轻。再过2～3 d即可自行愈合，不留瘢痕。从发病最初到溃疡愈合，如果没有继发感染或局部创伤，共7～10 d。但溃疡愈合后往往在一定的间歇期后又复发。间歇期长短不定，可为数天至数月或更长的时间。但严重的病例，溃疡此起彼伏，接连不断，几乎没有间歇期。主要症状是口腔黏膜溃疡疼痛，一般并无明显的全身症状和身体其他部位的病征。

### （二）疱疹样阿弗他溃疡

疱疹样阿弗他溃疡（hepetiform ulcer，HU）或称复发性口炎型溃疡。病情较复发性轻型口腔溃疡重，但较复发性坏死性黏膜腺周围炎轻。

溃疡表现、好发部位和病程等基本上都与复发性轻型口疮相似，但溃疡面积稍小，1～2 mm，而溃疡数目明显增多，常可达十几个或几十个，散在分布而成口炎形式。口腔黏膜有较广泛的充血发红及炎症反应。疼痛较轻型口疮明显，唾液增加，可能会伴有头痛、低热、全身不适等症状。如有继发感染则局部淋巴结可肿大。病损愈合后又可复发。

### （三）重型阿弗他溃疡

重型阿弗他溃疡（Major aphthous ulcer，MjAU）也称复发性坏死性黏膜腺周围炎，简称腺周口疮，是复发性口腔溃疡中最严重的一型。因溃疡面积深大，故又称复发性巨型口疮。因溃疡愈合后可形成瘢痕，亦称复发性瘢痕性口疮。在复发性口疮中较少见，占复发性口腔溃疡患者的8%～10%。

溃疡开始时，其表现和轻型口疮相似。但很快，溃疡扩大，基底加深直达黏膜下层的腺体或黏膜腺周围组织，故溃疡基底微硬。溃疡边缘不齐、高低不平，四周有炎症反应，表面覆盖灰黄色纤维素性渗出物，有时表面有灰白色坏死组织。溃疡面积较大，一般直径大于5 mm，大的达 1～2 cm。病期较长，一般数周至 1～2 个月溃疡才能愈合。个别患者可达 4～5 个月，预后可遗留坚韧而高低不平的瘢痕组织。大溃疡的数目常是 1 个或 2 个，很少有更多的大溃疡同时出现。但在大溃疡未愈合以前往往又出现轻型口疮。所以患者口腔内可以同时伴有 1 或 2 个大溃疡及数个小溃疡。复发性坏死性黏膜腺周围炎的患者往往有较长的口腔溃疡复发史，一般至少在半年以上。

早期溃疡多位于口腔前部，但在屡次复发以后，病损有向口腔后部移行的趋势。较常见的部位是颊黏膜后部、软腭、舌腭弓、悬雍垂等，但下唇内侧接触上颌尖牙的部位亦常见大溃疡，可能与局部创伤有关。溃疡发生在悬雍垂上时，因组织破坏缺损而可变形，这在临床上并不罕见。自觉症状明显，有剧烈疼痛。因愈合的时间长，患者长期受病痛折磨，加上病损部位多在咽部，故可影响吞咽。常伴全身不适，有时血沉加快。溃疡愈合后经一段间歇期又可复发。临床可见各型溃疡在同一患者口腔中交替出现。

## 三、诊断

溃疡发作具有周期性复发史，且病程有自限性。表现为散在分布孤立的圆形或椭圆形小浅溃疡。轻型口疮溃疡数目不多，一般为 1 个或数个，灼痛明显。疱疹样口疮溃疡数目多，可达十几个至几十个，散在分布，不成簇，疼痛明显。腺周口疮表现为深而大的溃疡，愈合时间长，部分患者预后可有瘢痕形成。无身体其他部位的病损。

## 四、鉴别诊断

疱疹样口疮应与单纯性疱疹病毒感染的疱疹性口炎相鉴别。疱疹性口炎原发病损为明显的疱疹，疱破溃后形成溃疡。腺周口疮应与癌性溃疡、结核性溃疡、褥疮性溃疡等相鉴别。

## 五、治疗

治疗原则是消除致病诱因，增进机体健康，减轻局部症状，促进溃疡愈合。治疗方法及所用药物虽然较多，但还没有特效药物。所以治疗时应针对每个病例的致病诱因和对药物的反应有侧重地选用治疗方法和药物。包括局部治疗和全身治疗。局部治疗的目的是保持口腔卫生，防止继发感染，消炎、止痛及促进溃疡愈合。

### (一)局部治疗

常用药物如下。

1. 消炎类药物

(1)含漱剂：用 0.1%依沙吖啶、0.05%氯己定或 0.25%金霉素液等作为含漱剂可预防继发感染。

(2)药膜：可用抗生素、激素、止痛药、中药或其他有消炎、抗菌作用的药膜贴于溃疡面，除有药物作用外并能保护溃疡面。

(3)溃疡软膏：有较好的消炎、止痛作用。用于溃疡面可减轻疼痛，促进愈合。

(4)中药散剂：常用养阴生肌散、锡类散、冰硼散等。除药物本身的清热生肌作用外，这些不溶解的细微粉末用于溃疡面，还能吸附溃疡表面的渗出液，起到吸附剂的作用，可减少外界的刺激，减轻疼痛，促进愈合。

(5)含片：西地碘片或地喹氯铵含服，具有广谱杀菌收敛作用。

(6)碱性成纤维细胞生长因子局部喷雾剂：在缓解疼痛和促进愈合方面疗效确切。

(7)超声雾化治疗:将庆大霉素、地塞米松注射液加入生理盐水 500 mL 中制成雾化液,每次 15～20 min,可起到消炎、促愈合作用。

(8)色素剂:应用最多的是 1%～2%甲紫。它是一种碱性染料,对口腔常见的细菌及白色念珠菌等有较好的杀菌力,且对组织无刺激性,又能与溃疡表面的坏死组织结合形成保护膜起到收敛效果,可促进溃疡愈合。

2. 止痛类药物

在进食前或疼痛明显时,可选用 0.5%盐酸达克罗宁液、1%～2%利多卡因或普鲁卡因液,经稀释后漱口,有止痛作用。

3. 腐蚀性药物

如 10%硝酸银或 50%三氯醋酸酊。这些药用于溃疡表面能使蛋白沉淀而形成变性蛋白的薄膜,可以保护溃疡面,促进愈合。具体方法:取一小于溃疡面的小棉球蘸 10%硝酸银或 50%三氯醋酸酊溶液,再以干棉球将多余溶液吸除备用。为了减少药物烧灼时的疼痛,可先用 2%丁卡因表面麻醉,然后隔离唾液,将病变区及其邻近黏膜擦干,将已准备好蘸有药物的小棉球轻触溃疡面至颜色变白为度。切勿超过溃疡范围,以免损伤邻近的健康组织。但有人反对用腐蚀性药物,认为这些药物主要作用是烧灼神经末梢,使其获得暂时的疼痛缓解;且可影响血液循环,反而使溃疡愈合延缓。目前临床上已很少应用,仅适用于溃疡面积小、数目少的偶发病例。

4. 理疗

用激光、可见光或微波治疗仪照射溃疡,有减少渗出、促进愈合的作用。

5. 局部封闭

对长期不愈或疼痛明显的溃疡,如重型溃疡,可作黏膜下封闭注射。常用地塞米松 2 mg(1 mL)加等量 2%利多卡因或 2%普鲁卡因液,注射于溃疡基底下方的结缔组织内,有止痛促愈合作用。方法为每周可注射 1～2 次,一般注射数次即可,不宜长期使用。

### (二)全身治疗

1. 维生素类药物

维生素可以维持正常的代谢功能,促进病损愈合。水溶性维生素,如 B 族维生素(维生素 $B_1$、维生素 $B_2$ 等)及维生素 C 等多是辅酶的组成部分,在身体的代谢功能中发挥重要的作用。所以,给予适量的维生素可以提高机体的自愈能力。一般可给维生素 C,每次 0.1～0.2 g,每日 3 次。复合维生素 B,每次 1 片,每日 3 次,当溃疡发作时服用。

2. 抗生素类药

当 RAU 患者有继发感染时可全身使用抗生素,如青霉素类、头孢菌素类、大环内酯类、磺胺类药等广谱抗生素。但不同种类的抗生素具有不同程度的抗菌作用,其抗菌作用的强弱因微生物种属的不同而异,最好根据药敏试验结果选用。同时在应用上也存在毒性反应、过敏反应,双重感染、细菌耐药性等问题。如四环素对正在发育中的儿童不宜使用,以免形成四环素牙;磺胺类药抗原性高,过敏者较多,使用时要详细询问用药过敏史。应根据适应证严格选用药物,不要滥用。用药过程中,密切观察,避免种种不良后果。

3. 免疫制剂

(1)免疫抑制剂

1)肾上腺皮质激素:该药具有抗炎、抗过敏、免疫抑制等多种作用。长期应用有全身性的不良反应。同时应注意禁忌证，如有胃溃疡、糖尿病、活动期肺结核等的患者应禁用或局部慎用。肾上腺皮质激素在RAU患者中使用能降低或抑制黏膜的炎症反应，因而减轻了溃疡急性期的组织破坏，从而使愈合期缩短。因此，对于溃疡数目多、特别是又不断复发、几乎没有间歇期的患者可以考虑全身或局部使用激素。常用药物为泼尼松，有时用地塞米松。一般用中小剂量，短疗程。根据病情开始用药量，如泼尼松每日服15～30 mg，分3次服用。一般按此剂量用药后约5 d左右病情可得到控制，即旧病损渐愈合，无新溃疡发生。此时可开始减量，每天减5～10 mg。总疗程7～10 d即可完全停药。

2)沙利度胺(反应停)：反应停是一种谷氨酸类衍生物，原为一种镇静剂或抗麻风反应药，后因可致海豹肢畸形儿而退出市场，近年来，由于发现其在治疗结节性红斑有良好效果而被重新启用。沙利度胺具有免疫调节、抗增殖效应，因此用于镇静、抗炎、免疫抑制、抗血管生成等方面，实验证明，能抑制对植物血凝素培养的淋巴细胞向母细胞转化。用于组织移植时，可使区域性淋巴结内淋巴细胞数量减少，延长移植物存活时间。此外，还能减少中性多形核白细胞的趋化性，用于治疗口腔黏膜坏死性黏膜腺周围炎有较好效果。

用法及剂量：开始治疗时每日100 mg，一次口服。控制病情后，可减量至每日50 mg。可连续用药1～2个月。药物不良反应最严重的是可致畸胎，故对孕妇及年轻人禁用。其他，有口干、头昏、倦怠、恶心、腹痛、循环障碍及下肢浮肿等。但每日剂量100 mg时，患者一般无不良反应。

(2)免疫调节剂

1)左旋咪唑：原是一种驱虫药，现经研究证明，它对T淋巴细胞、吞噬细胞及抗体的形成均有调节作用。在治疗疾病时，主要是修复无反应性或低反应性患者的免疫功能，恢复外周血中低反应或无反应的T淋巴细胞和吞噬细胞的功能，并可启动淋巴母细胞成熟为功能性T细胞，所以能增强机体的抗感染能力和治疗反复发作性和炎症性疾病。据报道，左旋咪唑临床使用约半数以上患者有效，能延长复发间歇期。

剂量及用法：左旋咪唑每片剂量为25 mg，每次可服50 mg，每日3次，每周服药3 d。因左旋咪唑可使白细胞减少，故白细胞计数低者禁用。用药者每1～2周应复查血白细胞计数，如低于$4\times10^9$/L时应停药。一疗程为2～3个月。如用药已一个月效果仍不明显或无效时可停药。左旋咪唑的不良反应为在部分患者中有轻度肠胃道反应，或有头痛、头晕、鼻出血、皮疹、白细胞减少等，极个别人会引起心律不齐。

2)聚肌胞：为干扰素诱导剂，是一种糖蛋白，具有免疫佐剂作用，能刺激单核-吞噬细胞系统，增强巨噬细胞的吞噬功能，从而提高抵抗力。剂量为每次1～2 mg肌内注射，2～3 d一次。2～3个月为一疗程。

(3)免疫增强剂

1)胸腺肽：为一种免疫调节物质，含免疫活性多肽，能促进和调节淋巴细胞(主要是T淋巴细胞)的发育，使之分化为成熟的淋巴细胞，从而起到调节机体细胞免疫功能的作用。

剂量及用法：每次20～50 mg作肌肉注射。隔日一次，可连续用药1个月。

2)胎盘球蛋白或丙种球蛋白：此两种球蛋白含有多种抗体，可增加机体对多种细菌和病毒的抵抗力，预防继发感染及促进愈合。

剂量及用法：用量为3 mL作肌肉注射。当溃疡急性期时注射1次。必要时1周后可重复注射3 mL。不宜长期使用，因使用过多反可造成对人体免疫反应的抑制，称为反馈抑制。

同时还需注意此两种药物均为异体蛋白，故可能产生过敏反应。有些人注射后可能很快发生面部发红、意识障碍等过敏现象。故对胎盘球蛋白和丙种球蛋白不宜盲目滥用。

3)转移因子：转移因子是从人的白细胞、淋巴组织或脾脏中提出的因子。过去认为有种属特异性，人类只能用人的提取物。但现在普遍用动物(牛或猪)的脾脏提取转移因子应用于临床，亦收到提高免疫功能的效果。其作用是能转移细胞的免疫功能，使没有致敏的淋巴细胞致敏，增加巨噬细胞的吞噬功能，可以抗细胞内感染。剂量及用法：1 mL 中有 $5\times10^8$ 的细胞透析液称为转移因子 1 单位。每次注射 1 mL 于淋巴回流较丰富的腋下或腹股沟处，作皮下注射，每周 1～2 次。10 次为一疗程。一般用一疗程即可。

4)厌氧棒菌菌苗：厌氧棒菌是健康人及动物皮肤、阴道及口腔尤其在牙周袋内等处的常驻菌。因血清中常有自然抗体，一般不致病。可从拔牙后的血液标本中培养分离出此种菌属，再制备成灭活菌苗应用于临床。它对免疫系统有激活功能，作用于单核细胞、巨噬细胞，增加吞噬功能。对于严重的腺周炎型口疮效果较好。

剂量及用法：开始每次用 0.5～1 mg(0.5～1 mL)作皮下注射，每周 1 次。证明患者能耐受后用量可递增到每次 1 mg，最多不能超过 15 mg。如超过 1 mg 时，可多点注射以减轻对局部皮肤的刺激。用药时间可为 1～3 个月。

不良反应为少数人有低热，个别人有高热，持续 1～2 d，不需特殊处理可自行消退。局部注射处肿痛或形成硬结，一周左右可渐消退。

4. 女性激素

妇女发病与月经周期有关者可考虑试用雌激素。如用己烯雌酚 0.1 mg，每晚服 1 次，自月经后第 5 天起连服 20 d。其作用可促进肌层蛋白质及核酸的合成。其不良反应可使上皮增生、角化，血清甘油三酯及磷脂升高，引起水钠潴留及血栓形成等，故宜慎用。

5. 微量元素

有人发现有些患者血清锌含量降低，补锌后病情好转。用 1%硫酸锌糖浆，每次服10 mL，每日 3 次。硫酸锌片剂每片 0.1 g，每次服 1 片，每日服 3 次。也可应用葡萄糖酸锌、甘草锌等制剂以补充缺锌。维酶素为核黄素的衍生物，含有人体所必需的多种维生素、氨基酸、微量元素和一些辅酶，对复发性口疮患者有胃肠道症状者有一定效果，可促进溃疡愈合。用法为每次服 1 g，每日 3 次。本药无不良反应，可较长期服用。

(张　莹)

# 第二十六节　白塞病

白塞病(Behcet′s disease，BD)又称白塞综合征、贝赫切特综合征或眼-口-生殖器综合征。1937 年由土耳其皮科医生 Behcet 首先报告。该病是一种慢性、反复发作的炎症性疾病，主要症状有反复发作的口腔和生殖器阿弗他溃疡、虹膜睫状体炎及皮肤结节性红斑等并且可使全身多个器官受累。只不过各系统及器官病损发生的时间先后不同。有些患者先出现1～2 种器官的病损，以后才有其他器官的病损，由此给诊断带来一定困难。由于组织病理及实验室检查缺乏特异性，诊断主要依靠临床表现，治疗尚缺乏根治的方法。

## 一、病因

白塞病的病因和发病机制尚未完全阐明，最初认为与病毒感染有关，也有人认为与链球菌和其他细菌感染有关。但不论从患者临床症状体征还是实验室检查，至今未有说服力的证据。而从 BD 的发病过程及病理生理学改变分析，其与机体免疫有密切关系，最基本的病理表现为血管炎。有人推测可能的发病机制为一个或多个抗原(如细菌、病毒、热休克蛋白、S 抗原或其他自身抗原等)刺激巨噬细胞活化，活化的巨噬细胞激活 T 淋巴细胞和中性粒细胞，引起大量炎性细胞因子、黏附因子的产生和释放，或直接造成组织器官损伤，引发该病。但其反复发作且迁延不愈的原因，迄今不明，可能与免疫细胞凋亡，或 BD 患者本身具有遗传易感性有关。

### (一)免疫学异常

白塞病患者的细胞免疫和体液免疫均存有异常。有学说认为，白塞病的反复发作可能与激活的 T 淋巴细胞或其他免疫细胞不能发生凋亡有关，导致大量的炎性物质不断产生，使炎症反应持续存在。此外，在 BD 活动期，常有 Th1 型细胞因子 IFN-γ、TNF-α、白细胞介素水平增加。患者血清中免疫球蛋白、免疫复合物等亦均升高，并有多种抗体，如抗口腔黏膜抗体、抗动脉壁抗体等。所以有人认为，本病可能是某些因素，其中包括病毒所诱发的一种自身免疫病。

### (二)纤维蛋白溶解系统功能低下

有人认为本病发病可能与纤维蛋白溶解系统功能低下，使之发生微循环障碍而导致血流缓慢、红细胞聚集、血栓形成、组织缺血坏死而形成病损。国内曾有学者观察白塞病患者手指甲皱、舌菌状乳头及眼球结膜的微循环变化，发现 2/3 的患者均有微循环障碍的表现。

### (三)遗传因素

白塞病患者的发病具有明显的地区性分布，临床也发现家族发病的倾向。国内外一些研究发现白塞病患者 HLA-B5 及 HLA-B51 抗原阳性率增高。

## 二、流行病学

白塞病的发病主要集中于地中海、中东及东亚地区。患病率为(1～13.6)/10 万左右。发病的性别报道不一 致，国外报道男性多于女性，国内报道女性稍多于男性。发病年龄以 20～40 岁青壮年多见。

## 三、临床表现

本病的基本特征为非特异性血管炎性病变。病损反复发作，有自限性。可同时或先后侵犯多个器官。其临床表现复杂多样。

1. 基本症状

(1)口腔溃疡：90%～100%的患者在病程中均可发生复发性口疮，且常为疾病的初发症状。口腔的病损多数表现为反复发作的小溃疡，与复发性口疮基本相同，仅少数为深溃疡。溃疡可发生于唇、舌颊、腭及龈等部位，一般 10 d 左右可以愈合。

(2)眼部病损：发生率为 50%～85%。一般眼部损害发生较晚，大多发生于起病 1～5 年之内，男性受累较女性多见，且症状及预后也较重。损害可发生于眼球各部组织，眼球前段病损可表现为结膜炎、角膜炎、较严重的有虹膜睫状体炎和前房积脓，眼球后段病变包括脉络膜炎及视网膜炎，视神经炎和视神经萎缩等可导致视力减退，甚至失明。眼部损害为白塞病严重的并发症之一，因而对临床怀疑为本病的患者，应及早进行眼科检查，并定期随访。

(3)生殖器溃疡：发生率约为75%。男性多见于阴囊、阴茎和龟头，少数发生于尿道，亦可引起附睾炎。女性多在大小阴唇常见，阴道及宫颈亦可发生。此外，两性均可在肛门或直肠发生溃疡。与口腔溃疡相比，生殖器溃疡一般发生较晚，溃疡大小与口腔溃疡相似或较深，疼痛明显。复发率一般低于口腔溃疡，发作间隔期较长，为数月或1至数年。

(4)皮肤病损：为白塞病的常见症状之一。发生率仅次于口腔溃疡，为56%～97%。皮肤病损多种多样，以结节性红斑、毛囊炎、疖肿等较为常见。皮肤针刺反应阳性是临床诊断白塞病的指标之一，该反应是患者的皮肤对损伤的反应性增高，而在皮肤损伤部位出现丘疹、脓疱或毛囊炎样损害。针刺反应阳性率在不同国家患者中有所不同，可从10%～75%。除上述常见的皮肤病变外，临床还可见多形红斑样损害。

上述四种基本症状中，以口腔溃疡发作最多，且其中半数以上为初发症状。口腔溃疡可与其他症状同时出现或交替出现，亦有口腔溃疡反复发作数年或十余年后再出现其他症状者，亦有其他症状早于口腔溃疡出现者。如皮肤病损约有1/3为本病首发症状。

2.特殊症状

(1)关节：以非侵蚀性，不对称性关节受累为特征，以大关节病变为主，多侵犯膝、腕、肘、踝等大关节，膝关节发生率最高。主要表现为关节疼痛，少数有红肿，但不形成化脓性关节炎，易复发。为特殊症状中最常见的症状。

(2)心血管系统：白塞病的基本病变是动静脉血管炎，动、静脉血管均可发生病变，引起身体各部位如肺、肾等相应的症状，如咯血、肾性高血压等，导致血管梗死或动脉瘤等。心血管损害亦可发生于心脏，引起心脏扩大、心肌炎和心包炎等。

(3)消化系统：可发生非特异性消化道溃疡及消化道出血，有腹痛、腹泻、腹胀等症状。

(4)呼吸系统：由于血管的病变可引起咳嗽、胸痛、肺间质纤维化，严重者可出现大量咯血而危及生命。肺部X线检查出现阴影等为肺梗死的表现。

(5)神经系统：中枢神经系统症状较周围神经的损害多见，男性多于女性，预后较严重，临床应引起高度重视。中枢神经系统大脑、脑干、小脑、脑神经和脊髓均可受累。主要表现为脑膜脑炎综合征、脑干综合征或器质性精神错乱综合征。其症状早期有头痛、头晕、记忆力减退，以后有语言障碍、共济失调、颈强直、偏瘫等发生，严重时引起呼吸麻痹而死亡。周围神经系统病变较少且症状较轻，表现为局部麻木不适等。

(6)发热：部分患者有反复发热病史，呈高热或低热。此类患者当伴有结节性红斑或关节、肺部症状时，易被误诊为风湿病或结核等。

以上各种基本症状及特殊症状发生的时间先后及频率各不相同，根据其表现分为完全型和不完全型两类。

1)完全型：①出现4个基本症状；②出现2个基本症状和2个以上特殊症状。

2)不完全型：①出现3个基本症状；②出现眼的症状及另一个基本症状。

本病病程长，有的可达数十年，各种症状可能反复发作，又可自行缓解。口腔及皮肤病损预后无后遗症。眼部病损严重者有失明的危险。除少数因严重内脏或神经损害而死亡外，多数患者在屡次复发后可自然痊愈。

## 四、辅助检查

白塞病的实验室检查多为非特异性的。患者可出现血白细胞总数升高、红细胞沉降率加快，C反应蛋白阳性、球蛋白增高、细胞免疫功能低下等。少数患者血清中可查到抗口腔黏膜自身抗体。部分患者因血液呈高凝状态，血流动力学和甲皱、舌尖微循环测定显示血液黏滞性增加。

## 五、诊断

本病诊断主要依据临床表现进行综合分析。临床主要根据口、眼、生殖器及皮肤表现，如有2个以上的基本症状即可成立诊断。但如基本症状不全，特殊症状又先发时，则诊断比较困难。应仔细询问病史，是否曾经有各器官的患病史，并追踪随访。皮肤针刺反应阳性，白塞病患者可作为诊断的参考。此外，半数以上Behcet病患者微循环发生障碍，血清中HLA-B5(51)阳性。故检查患者微循环变化及血清中HLA可作为诊断的参考资料。目前临床以1987年日本Behcet病研究委员会修订分型标准和1990年国际白塞病研究组制定的诊断标准较为常用。诊断白塞病：必须具备复发性口腔溃疡，并且至少合并其余4项中的2项。根据上述指标诊断时需除外其他临床疾病。该诊断标准的敏感性是91%、特异性是96%。

## 六、治疗

本病是一涉及多个系统器官的自身免疫性疾病。确切病因尚不十分清楚。目前尚无有效的根治方法。药物虽然不能根治疾病，但是只要接受正规治疗，是能够缓解症状，控制病情发展的。本病除局部对症治疗外，全身系统治疗及调理是非常必要的，除对少数病情较重的患者应用类固醇激素外，采用中西医结合治疗仍是目前比较有效而不良反应较少的方法。局部治疗与复发性口疮基本相同。在病情缓解期，口腔内无病损时无须用药。溃疡发作时，局部用消炎、对症及促进溃疡愈合的药物。全身应予支持治疗及调整免疫治疗。又因本病具有血管炎及微循环障碍的特点，故采用活血化瘀的中成药，如复方丹参等，对改善病情是有利的。对有各系统症状的患者应与各有关科室配合治疗。本病的全身治疗药物主要包括以下几种。

1. 糖皮质激素

糖皮质激素是本病的主要治疗药物，可以减轻各种症状，尤其能够改善黏膜溃疡和关节疼痛，对有眼部受损和中枢神经受损者宜及时应用较大剂量。

2. 免疫抑制剂

免疫抑制剂是治疗本病的另一个重要药物，可以阻止疾病进展，与糖皮质激素有协同作用，并能减少糖皮质激素的用量。常用的有环磷酰胺、甲氨蝶呤、硫唑嘌呤等。此外还有环孢霉素A，对眼病有效，但停药后症状易复发。

3. 非甾体类抗炎药

如阿司匹林，有抗血小板聚集作用，可用于有血栓形成者；其他如布洛芬、吲哚美辛、萘普生、奇诺力、双氯芬酸亦可选用，它们对关节痛、关节炎有效。

4. 其他药物

如秋水仙碱，可抑制白细胞趋化，减少刺激与炎症反应。白塞病一般病情不重，多数情况下不会危及生命。少数患者可能发生严重的或致命的并发症，如脑膜脑炎等中枢神经系统病变，也可有胃肠道穿孔引起急性腹膜炎，大血管病变引起主动脉瘤，破裂后可立即致命等。患者在日常生活中应当注意：生活应有规律，劳逸适度，症状显著时宜适当休息。少吃辛辣食物，保护口腔黏膜。不要戴隐形眼镜，防止角膜溃疡。

（张　莹）

## 第二十七节　细菌感染性疾病

### 一、球菌性口炎

球菌性口炎是急性感染性口炎的一种，主要是以各种球菌感染为主。由于细菌种类不同，引起的病损特征也有差别。临床表现虽常以某种细菌感染为主，但常为混合性感染。本病损害以假膜为特征，所以又称为膜性口炎或假膜性口炎。多见于婴幼儿，偶见于成人。

#### （一）病因

在正常人口腔内存在一定数量的各种细菌，为人群共有常驻菌，一般情况下并不致病。但当内外环境改变，身体防御能力下降时，如感冒发热、传染病、急性创伤、感染，以及滥用激素、化疗和放疗后等，口内细菌增殖活跃、毒力增强、菌群失调，即可发病。以金黄色葡萄球菌、溶血性链球菌或肺炎链球菌致病为多。

#### （二）临床表现

发病急骤，多伴有头痛、发热、血白细胞增高、咽痛和全身不适等症状。口腔黏膜和牙龈充血、发红、水肿、糜烂，或表浅溃疡，散在或聚集融合成片。由于疼痛影响进食，唾液增多，有较厚纤维素性渗出物，形成灰白或黄色假膜。多伴有轻度口臭和尖锐疼痛。局部淋巴结肿大压痛。经过数日体温恢复正常，口腔病损需持续一周左右愈合。

1. 葡萄球菌性口炎

葡萄球菌性口炎为金黄色葡萄球菌引起的口炎，多见于儿童，以牙龈为主要发病区。牙龈充血肿胀，有暗灰白色薄的假膜，由纤维素性渗出物组成，易被拭去，牙龈乳头及龈缘无破溃糜烂，在舌缘、颊咬合线处可有充血水肿，多有尖锐灼痛。涂片可见大量葡萄球菌，进行细菌培养可明确诊断。

2. 链球菌性口炎

链球菌性口炎在儿童中发病率较高，常伴有上呼吸道感染、发热、咽痛、头痛、全身不适。呈弥散性急性龈口炎，受累组织呈鲜红色，唇、颊、软腭、口底、牙槽黏膜可见大小不等的表浅上皮剥脱和糜烂，有略微高起的假膜，剥去假膜则留有出血糜烂面，不久重新被假膜覆盖。有轻度口臭和疼痛。涂片可见大量革兰阳性链球菌，培养可见大量链球菌，即可明确诊断。

3. 肺炎球菌性口炎

肺炎球菌性口炎好发于硬腭、口底、舌下及颊黏膜。在充血水肿黏膜上出现银灰色假膜，呈散在斑块状。涂片可见大量肺炎链球菌，有时并发肺炎，但也可在口内单独发生。本病不常见，好发于冬末春初，老人及儿童易罹患，体弱成人也可发生。

#### （三）病理

口腔黏膜充血水肿，上皮坏死糜烂，上覆大量纤维素性渗出物和坏死组织，以及细菌、白细胞等组成的假膜，固有层有大量白细胞浸润。

#### （四）治疗

主要是消炎控制感染，可给予抗生素或磺胺类药，如青霉素、乙酰螺旋霉素、交沙霉素、头孢氨苄、增效联磺片等。也可根据细菌药物敏感试验选用抗生素，则效果更好。止痛也是对症处理的重要措施，局部用1%丁卡因外涂，或用1%～2%普鲁卡因（奴弗卡因）溶液饭前或痛时含漱。局部病损可外用抗生素软膏和药膜，亦可外用中药散剂以消肿止痛促进溃疡愈合。口腔局部含漱或病损局部湿敷也是不可缺少的，保持口腔卫生，消炎止痛。

## 二、口腔结核

结核病是常见的慢性传染病之一。在人体抵抗力降低时因感染结核菌而发病。结核病为全身性疾病，各个器官均可发病，而以肺结核最为多见。口腔结核虽有原发病例，但结核性初疮极少见，大多继发于肺结核或肠结核等。在口腔黏膜多表现为结核性溃疡、结核性肉芽肿。少数口周皮肤的结核性寻常狼疮可向口腔黏膜发展。

### （一）病因

病原菌为结核杆菌，是一种革兰阴性杆菌。往往在身体免疫功能低下、抵抗力降低时易被感染而发病。口腔病损多因痰中或消化道的结核菌而引起。

### （二）临床表现

1.结核初疮

临床上少见。可发于牙龈、拔牙窝、咽、舌、移行皱襞、颊、唇等处。多见于缺乏免疫及体质较差的儿童，口腔黏膜可能是结核杆菌首先侵入的部位。一般经2～3周的潜伏期后，在入侵处出现一小结节并可发生顽固性溃疡，周围有硬结。患者无明显疼痛感。

2.结核性溃疡

结核性溃疡多为继发性感染。溃疡可发生于口腔黏膜任何部位，为慢性持久性溃疡。病变逐渐发展由浅而深，成为口腔黏膜的深溃疡。一般面积均较大，直径可达1 cm以上。特征是溃疡底和壁有许多粟粒状小结节，溃疡边缘不齐并微隆起呈倒凹状，表面多有污秽的假膜覆盖。溃疡基底及四周无明显硬结。早期即可感到疼痛。溃疡外形不规则，有时成线状深溃疡，病程较长，常在数月以上。

3.结核性寻常狼疮

寻常狼疮是皮肤的原发性结核，由口周皮肤可向口腔黏膜发展，表现为黏膜上有发红的小结节，且结节不断扩大、融合，破溃后形成狼疮的原始溃疡。如感染未得到及时控制，则溃疡面逐渐扩大成为结核性溃疡。病程十分缓慢，一般疼痛不很明显。因口腔黏膜结核多为继发感染，所以患者常有口腔以外的结核病灶，主要是肺结核或肠结核等，或有结核接触史。

### （三）病理

病变组织中可见结核结节，为一种增殖性病变。结节的中心为干酪样坏死，其外环绕着多层上皮样细胞和朗汉斯巨细胞（多核巨细胞）。最外层有密集的淋巴细胞浸润，并伴有成纤维细胞增生。老化的结核结节中细胞成分减少而逐渐形成瘢痕。结节中心的干酪样物质不能被吸收而发生钙化。

### （四）诊断

（1）根据临床表现及全身的结核病灶。

（2）病变组织涂片用抗酸染色法能找到结核杆菌，但有时因取材关系未找到结核菌，亦不能轻易否认结核感染，可进一步作结核菌培养。

（3）最后可作活检，病理表现为结核的特殊病变，即形成结核结节。

### （五）治疗

（1）全身抗结核治疗，现多采用化疗方案，即几种抗结核药同时应用，可提高疗效，缩短疗程。如同时应用异烟肼和利福平，根据病情严重程度还可同时加用链霉素，或再加用吡嗪酰胺等四种药同时应用。亦可选用链霉素、异烟肼及对氨基水杨酸钠等同时应用。用药至少 6 个月以上。

(2)口腔局部除注意控制继发感染及对症治疗外，还可于病损处用抗结核药物。用链霉素 0.5 g，隔日 1 次，于病损处局部注射。

## 三、口腔梅毒

梅毒(syphilis)是由苍白螺旋体(又称梅毒螺旋体)感染引起的一种慢性传染病。初起时即是全身性感染，在疾病发展过程中可侵犯身体任何组织和器官，产生各种症状。在感染梅毒后的长期过程中，由于机体的抵抗力和反应性的改变，症状可时而出现时而消退。根据传染的经过、临床特点、传染性等各不相同，梅毒可分为先天梅毒和后天梅毒，后者又可分为一期梅毒、二期梅毒和三期梅毒。也有学者将初发感染两年以内者称为早期梅毒感染，包括一期、二期和早期潜伏梅毒；感染两年以上者称为晚期梅毒感染，主要为三期梅毒和晚期潜伏梅毒。晚期常有心脏、中枢神经系统、骨骼及眼部等处的病变。各期梅毒和先天梅毒都可出现口腔病损。20 世纪 90 年代后，梅毒在我国发病有大幅度上升，梅毒的口腔表现日益多见，极易被误诊。

### (一)病因

病原微生物是梅毒螺旋体，主要通过性接触或感染了梅毒的血液接种传染。16 周以后的胎儿可经胎盘传染，发生先天梅毒。

### (二)临床表现

先天梅毒在口腔中出现畸形牙。切牙呈半月形，切缘较牙冠中部窄；磨牙呈桑葚状或蕾状，牙尖向中央凑拢；釉质发育不全。先天梅毒还可有马鞍鼻等特殊面容。

一期梅毒：梅毒螺旋体进入人体后经历 3 周左右的潜伏期，此时患者无任何症状。随后可在螺旋体侵入部位发生梅毒初疮，又称硬下疳。外生殖器是硬下疳的好发部位，但由于口交等性交方式的存在，非生殖器部位也可发生。在口腔，舌、唇、软腭、扁桃体及牙龈等部位多见。初起为一高起的圆形结节状病损，直径可达 1 ～2 cm，中心有溃疡或形成痂皮，边缘整齐、略隆起、界限清楚，溃疡基底平坦，触诊有软骨样硬结，故称硬下疳。相应部位淋巴结肿大，但无疼痛。病损表面或渗出液中可分离出梅毒螺旋体，有高度传染性。硬下疳经 3～8 周后可以不治自愈。此后经过 4 ～6 周的休止期后，梅毒发展为二期。

二期梅毒：硬下疳发生后 6～8 周梅毒螺旋体由局部淋巴结进入血液，皮肤及黏膜可出现病损及全身症状，此为二期梅毒的早发病损。这些病损可自然消退或经不完善治疗消退后，在 1 ～2 年内又出现病变，称为二期复发梅毒。二期梅毒以皮肤、黏膜损害为主，可伴有不同程度的全身症状如头痛、咽痛、发热等。常见的皮肤损害有皮肤梅毒疹和口腔黏膜斑，有些患者可伴眼部虹膜炎和脉络膜炎等。皮肤梅毒疹表现为广泛的丘疹、斑疹。口腔黏膜斑是二期梅毒的主要口腔表现，临床上较一期硬下疳常见。黏膜斑好发于咽、软腭、扁桃体、舌尖舌缘、唇内侧黏膜，表现为浅在圆形、椭圆形或匐行形(蜗牛迹样)病损，表面有灰白色疏松渗出膜，高起于黏膜表面，周围有环形充血发红带。黏膜斑可在口腔多发，直径 0.5～1 cm，多无疼痛，发生在口角部位时由于张力的作用可发生裂隙。渗出物中有大量梅毒螺旋体，传染性很强。

三期梅毒：为晚期病变，一般接触传染性不强。在口腔表现为橡胶肿，很快可发生坏死。

橡胶肿常发生于上腭、舌背等处。上腭病变可使骨质破坏而引起腭穿孔。舌背病变可表现为舌乳头萎缩，伴过度角化而发生梅毒性白斑。

### （三）诊断

口腔梅毒的诊断主要根据病史、皮肤黏膜的临床表现以及血清学检查。

1.暗视野显微镜检查

该方法主要用于检查病损内是否存在梅毒螺旋体，适用于早期梅毒特别是血清尚未转阳时的疑似硬下疳患者。但该方法特异性差，仍需血清学试验证实。

2.血清学试验

当人体感染梅毒螺旋体4～10周后，血清中可产生抗类脂抗原的非特异性抗体和抗梅毒螺旋体抗原的特异性抗体，因此可通过检测机体是否存在这些抗体来诊断梅毒。血清试验对各期梅毒均具有重要的辅助诊断意义，但是血清学试验通常于硬下疳发生6～8周后才开始转阳。

早期梅毒进行血清学检查可能出现假阴性，此时需要再次复查。梅毒血清学实验主要分为如下两大类。

(1)非梅毒螺旋体抗原血清学实验：包括性病研究实验室实验、血浆反应素环状卡片实验。该类方法采用心磷脂作为检测抗原，操作简单、敏感性高但特异性低，可出现假阳性。可见于多种与梅毒无关的临床情况，如自身免疫性疾病状态、高龄以及注射毒品者，因此主要用于抗梅毒治疗的疗效评价。

(2)梅毒螺旋体抗原血清学实验：包括梅毒螺旋体血球凝集实验、梅毒螺旋体明胶颗粒凝集实验、荧光梅毒螺旋体抗体吸收实验。该类方法特异性强、敏感性高，主要应用于梅毒的确定诊断。

### （四）治疗

梅毒治疗应遵循如下原则：及早治疗、剂量充足、疗程规则、治疗后追踪随访时间足够、对所有传染源及配偶和性伴进行检查和治疗。

1.早期梅毒的治疗

早期梅毒的治疗包括一期、二期及早期潜伏梅毒。

(1)推荐方案：普鲁卡因青霉素G 80万U/天，肌内注射，每天1次，连续15 d；或苄星青霉素240万U肌内注射，每周1次，共2～3次。

(2)替代方案：头孢曲松1 g，每天1次，肌内注射，连续10 d。

(3)青霉素过敏者选用以下方案。

1)多西环素100 mg，每天2次，连服15 d。

2)盐酸四环素500 mg，每天4次，连服15 d(肝、肾功能不全者禁用)。

3)红霉素500 mg，每天4次，连服15 d。

2.晚期梅毒的治疗

晚期梅毒的治疗包括三期皮肤、黏膜、骨骼梅毒、晚期潜伏梅毒或不能确定病期的潜伏梅毒和二期复发梅毒。

(1)推荐方案：普鲁卡因青霉素G 80万U/天，肌内注射，每天1次，连续20 d为1个疗程，也可考虑给予第二疗程，疗程间停药2周；或苄星青霉素240万U，肌内注射，每周1次，共3次。

(2)青霉素过敏者选用以下方案：多西环素 100mg，每天 2 次，连服 30 d；或盐酸四环素 500 mg，每天 4 次，连服 30 d(肝、肾功能不全者禁用)；或红霉素 500 mg，每天 4 次，连服 30 d。

（张　莹）

# 第二十八节　口腔念珠菌病

口腔念珠菌病是真菌-念珠菌属感染所引起的急性、亚急性或慢性口腔黏膜疾病。近年来，由于抗生素和免疫抑制药在临床上的广泛应用，发生菌群失调或免疫力降低，而使内脏、皮肤、黏膜被真菌感染者日益增多，口腔黏膜念珠菌病的发生率也相应增高。长期慢性口腔念珠菌病还有恶变的可能，应引起重视。口腔念珠菌病中白念珠菌是最主要的病原菌。

## 一、发病机制和易感因素

虽然健康人可带有念珠菌，但并不发病，当宿主防御功能降低以后，这种非致病性念珠菌转化为致病性，故念珠菌为条件致病菌。念珠菌引起的感染又称为机会性感染或条件感染。病原体侵入机体后能否致病，取决于其毒力、数量、入侵途径与机体的适应性、机体的抵抗能力及其他相关因素。

### (一)念珠菌的毒力

主要集中在对白念珠菌的研究，如念珠菌对宿主黏膜及树脂塑料表面的黏附力、疏水性、芽管形成的能力、菌落的转化现象、产生蛋白酶和磷酸酶这两种水解酶的能力。普遍认为，白念珠菌的毒力主要在于侵袭力，其中黏附力和细胞外酶作用较肯定，而菌丝形成、抗吞噬作用等也可能增强其侵袭力。

### (二)宿主的防御能力和易感因素

目前认为，宿主因素在念珠菌病发病中起着重要作用，以往也曾称念珠菌病是“有病者病”。如艾滋病患者多伴有念珠菌感染。大手术后、放疗后、口干综合征患者更易患念珠菌病。

1. 口腔菌丛的明显变化和唾液质及量的变化

在人类口腔中存在细菌和真菌，并常保持共生状态。抗生素使用不当可引起菌群失调，促进念珠菌的繁殖，使念珠菌带菌率增加，内源性感染的机会也随之增加。长期大量应用广谱抗生素，一方面可以使一些产生抗念珠菌物质的革兰阴性菌被抑制，真菌得以加快繁殖；另一方面，抗生素可增加白念珠菌的毒性。另外，抗生素对机体有毒性作用，可造成器官组织的损害，如造血功能和肾功能下降等，使机体抵抗力减低，也有利于念珠菌的感染。多见于长期大剂量广谱抗生素的应用，特别是口腔局部抗生素含漱或雾化吸入治疗等。口干(放射治疗后或干燥综合征)患者也有口腔菌丛的变化及唾液量的改变。唾液减少，唾液的机械冲洗和唾液中的抗菌成分，如唾液特异免疫球蛋白、溶菌酶、乳铁蛋白、富组蛋白等难以发挥作用而易使念珠菌在口腔黏膜黏附而致病。口腔卫生不良者唾液黏稠度增高、菌群的变化也是易感因素之一。

2. 慢性局部刺激及机械屏障的破坏

如不合适的义齿或正畸矫正器的局部创伤造成机械屏障的破坏，念珠菌容易黏附其表面，且念珠菌对丙烯酸树脂基托有较强的亲和力。完整的正常皮肤对念珠菌的侵袭起着屏障作用，但当皮肤受潮或发生浸渍时则易引起感染。如全口无牙患者口角常形成黏膜皱褶，这些皱褶长期浸渍于唾液中，因而破坏了黏膜对念珠菌侵袭的屏障作用，从而导致念珠菌口角炎的发生。体外实验研究表明，唾液获得性膜具有影响白念珠菌对固体表面黏附的功能。糜烂型扁平苔藓等其他口腔黏膜病造成口腔黏膜完整性破坏，也容易继发念珠菌感染。

3.使用激素等免疫抑制治疗

应用激素、免疫抑制药、化学治疗和放射治疗可抑制炎症反应，降低吞噬功能。机体的细胞免疫及体液免疫功能下降，导致机体抗感染能力下降而引起感染。激素主要是增加对念珠菌的易感性，而不直接促使念珠菌生长。因此，长期口服或口腔局部应用（如雾化吸入）激素患者易感口腔念珠菌病。

4.免疫缺陷

吞噬细胞的吞噬、杀菌作用和多种体液因子的非特异性免疫，T、B淋巴细胞参与的特异性的体液和细胞免疫功能，特别是细胞免疫功能，在对抗念珠菌感染中起着主要作用。

5.吸收和营养代谢障碍

血清中铁代谢异常是念珠菌感染的重要因素。因为念珠菌在代谢过程中需要游离铁离子，低浓度不饱和的转铁蛋白或高浓度的血清铁均与念珠感染有关。而血清中锌离子缺乏可助长念珠菌菌丝形成。

6.其他

如血清抑制因子是存在于正常人血清中对抗念珠菌的一种非抗体调理素，能使念珠菌聚集，易被吞噬细胞杀灭。这种因子在新生儿体内就存在，但较母体为低，6～12个月可达成人水平，6个月龄前，特别是未满月的婴儿，最易罹患。而肝病、糖尿病、肿瘤及白血病患者中，抑制因子下降，从而促使念珠菌感染的发生。

### （三）念珠菌感染与口腔白斑病的关系

有关白念珠菌感染与口腔白斑病的因果关系目前尚存在争议，但多数学者认为，白念珠菌感染在形成口腔白斑病中起着原发性的作用。

## 二、临床表现

### （一）口腔念珠菌病分型

口腔念珠菌病分型尚不统一，可按病损特征及病变部位等分型，目前普遍采用Lehner（1966）提出的分型标准，即将口腔念珠菌病分为假膜型、萎缩型、增生型念珠菌病及念珠菌感染有关的疾病，如正中菱形舌炎、念珠菌唇炎等。

1.急性假膜型（鹅口疮）

急性假膜型念珠菌口炎，可发生于任何年龄的人，但以新生婴儿最多见，发生率为4%，又称新生儿鹅口疮或鹅口疮病。病程为急性或亚急性。病损可发生于口腔黏膜的任何部位。新生儿鹅口疮多在出生后2～8 d发生，好发部位为颊、舌、软腭及唇。损害区黏膜充血，有散在的色白如雪的柔软小斑点，如针尖大小，不久即相互融合为白色或蓝白色丝绒状斑片，并可继续扩大蔓延至扁桃体、咽部、牙龈。早期黏膜充血较明显，故呈鲜红色与雪白的对比。而陈旧的病损黏膜充血减退，白色斑片带淡黄色。斑片附着十分紧密，稍用力可擦掉，暴露红的黏膜糜烂面及轻度出血。患儿烦躁不安、啼哭、哺乳困难，有时有轻度发热，全身反应一般较轻；但少数病例，可能蔓延到食管和支气管，引起念珠菌性食管炎或肺念珠菌病。少数患者还可并发幼儿泛发性皮肤念珠菌病、慢性黏膜皮肤念珠菌病。

2. 急性萎缩型(红斑型)

急性萎缩型念珠菌性口炎多见于成人,常由于广谱抗生素长期应用而致,且大多数患者原患有消耗性疾病,如白血病、营养不良、内分泌紊乱、肿瘤化学治疗后等。某些皮肤病,如系统性红斑狼疮、银屑病、天疱疮等,在大量应用青霉素、链霉素的过程中,也可发生念珠菌性口炎,因此,本型又被称为抗生素口炎。应当注意的是,这种成人急性念珠菌性口炎以舌黏膜多见,两颊、上腭、口角、唇等部位亦可发生。可有假膜,并伴有口角炎,但主要表现为黏膜充血、糜烂及舌背乳头呈团块萎缩,周围舌苔增厚。患者常首先有味觉异常或味觉丧失,口腔干燥,黏膜灼痛。

3. 慢性肥厚型(增生型)

慢性肥厚型念珠菌口炎又称念珠菌白斑,可见于颊黏膜、舌背及腭部。由于菌丝深入到黏膜或皮肤的内部,引起角化不全、棘层肥厚、上皮增生、微脓肿形成以及固有层乳头的炎细胞浸润,而表层的假膜与上皮层附着紧密,不易剥脱。组织学检查,可见到轻度到中度的上皮不典型增生,有人认为,念珠菌白斑病有高于4%的恶变率,特别是高龄患者应提高警惕,争取早期活检,以明确诊断。

本型的颊黏膜病损,常对称地位于口角内侧三角区,呈结节状或颗粒状增生,或为固着紧密的白色角化斑块,类似一般黏膜白斑。腭部病损可由义齿性口炎发展而来,黏膜呈乳头状或结节状增生;舌背病损,可表现为丝状乳头增生。肥厚型念珠菌口炎,可作为慢性黏膜皮肤念珠菌疾病症状的一个组成部分,也可见于免疫不全综合征和内分泌功能低下的患者。

4. 慢性萎缩型(红斑型)

慢性萎缩型念珠菌口炎又称义齿性口炎,多发生于戴义齿的患者。损害部位常在上颌义齿腭侧面接触之腭、龈黏膜,多见于女性患者。临床表现为义齿承托区黏膜广泛发红,形成鲜红色弥散红斑。在红斑表面可有颗粒增生。舌背乳头可萎缩,舌质红。

### (二)与念珠菌感染有关的疾病

1. 念珠菌性唇炎

可伴有口角炎。患者自诉口干、灼痛及刺激痛。病程数月至数年。念珠菌感染引起的慢性唇炎,多发于高龄患者。一般发生于下唇,可同时有念珠菌口炎或口角炎。

2. 念珠菌口角炎

本病的特征是常为双侧罹患,口角区的皮肤与黏膜发生皲裂,邻近的皮肤与黏膜充血,皲裂处常有糜烂和渗出物,或结有薄痂,张口时疼痛或溢血。此种以湿白糜烂为特征的真菌性口角炎,应与维生素 $B_2$ 缺乏症或细菌性口角炎区别,前者同时并发舌炎、唇炎、阴囊炎或外阴炎,后者多单发于一侧口角,细菌培养阳性(以链球菌为主);而念珠菌口角炎多发生于儿童、身体衰弱患者和血液病患者。年长患者的口角炎多与咬合垂直距离缩短有关,口角区皮肤发生塌陷呈沟槽状,导致唾液由口角溢入沟内,故常呈潮湿状态,有利于真菌生长繁殖。儿童在寒冷干燥的冬季,因口唇干裂继发的念珠菌感染的口角炎也较常见。

## 三、诊断

明确诊断口腔念珠菌病,除依靠病史和临床表现外,还需要实验室检查证实损害组织中存在病原菌。念珠菌实验室检测方法包括涂片法、分离培养、组织病理学检查、免疫学和基因诊断等。一般来说，临床上常用的方法是前 3 种。

1. 涂片法

只能发现真菌而不能确定菌种，对于口腔黏膜干燥的患者阳性率也较低。

(1)直接涂片：取口腔黏膜区假膜、脱落上皮等标本，涂一薄层于载玻片上，滴入 10% KOH 溶液，微加热以溶解角质。光镜观察，可见折光性强的芽生孢子和假菌丝，从而在数分钟内提供念珠菌感染的证据。

(2)革兰染色：用棉签或竹片刮取损害组织后趁湿润时固定，常规革兰染色呈阳性。

(3)PAS 染色：标本干燥后用 PAS 染色，芽孢呈红色，假菌丝较蓝，较便于观察。

2. 培养法

将标本接种于沙氏培养基，经 3～4 d 后，形成乳白色圆形突起的菌落。若接种在玉米琼脂培养基上，则菌落发育更旺盛，中心隆起。镜检若查见厚壁孢子，可确诊为白念珠菌。

(1)棉拭子法：用棉拭子在病损区取材。

(2)唾液培养法：收集非刺激性唾液 1～2 mL 接种。

(3)含漱液浓缩法：取 10 mL 灭菌磷酸盐缓冲液充分含漱 1 min，离心后弃上清，取 1 mL 接种。

(4)纸片法：应用选择性培养基与化学指示剂吸附于混合纤维素酯微孔滤膜印制的圆片，取刮片标本接种其上，37 ℃培养 24 h，可出现棕黑色菌落。

3. 免疫法

用间接免疫荧光法测定血清和非刺激性混合唾液的抗念珠菌荧光抗体。因存在较强的免疫交叉反应性，故假阳性率(误检率)较高。

4. 活检法

对于慢性或肥厚性损害可进行活检，将组织切片用 PAS 染色，镜下可见增生的口腔黏膜上皮细胞间有芽生孢子和菌丝。

5. 基因诊断

近年来，分子水平的研究使得对念珠菌的认识突破了表型鉴定的局限，应用基因分型方法对念珠菌进行种间鉴别和种内分型，为临床诊断和流行病学研究提供了更能反映物种本质的工具。

## 四、治疗

口腔念珠菌病以局部治疗为主，但严重病例及慢性念珠菌感染常需辅以全身治疗才能奏效。

1. 局部药物治疗

(1)碳酸氢钠溶液：浓度为 2%～4%用于哺乳前后洗涤口腔，以消除能分解产酸的残留凝乳或糖类，使口腔成为碱性环境，可阻止白色念珠菌的生长和繁殖。轻症患儿不用其他药物，病变在 2～3 d 内即可消失，但仍需继续用药数日，以预防复发。也可用本药在哺乳前后洗净乳头，以免交叉感染或重复感染。

(2)甲紫水溶液：口腔黏膜以用 0.5%浓度为宜，每日涂搽 3 次，以治疗婴幼儿鹅口疮和口角炎。

(3)氯己定：0.12%溶液或 1%凝胶局部涂布，冲洗或含漱，也可与制霉菌素配伍成软膏或霜剂，其中亦可加入适量去炎舒松，以治疗口角炎、义齿性口炎等(可将霜剂涂于基托组织面戴入口中)。以氯己定液与碳酸氢钠液交替含漱，可消除白念珠菌的协同致病菌——某些革兰阴性菌。

2. 抗真菌药物治疗

(1)制霉菌素：局部可用 5 万～10 万 U/mL 的水混悬液涂布，每 2～3 h 1 次，涂布后可咽下。也可用含漱剂漱口，或制成含片、乳剂等。儿童(1～2 岁)口服 10 万 U/次，每日 3 次；成人口服每次 50 万～100 万 U，每日 3 次。

(2)咪康唑：散剂可用于口腔黏膜，霜剂适用于舌炎及口角炎，疗程一般为 10 d。

(3)氟康唑：为新型广谱高效抗真菌药。口服。成年人首剂 200 mg/d，以后每日 1 次，每次100 mg，疗程为 10～14 d。

(4)伊曲康唑：对氟康唑耐药的感染可以选用伊曲康唑治疗，口服，100 mg/d，疗程为 10～14 d。

3. 综合性治疗

除用抗真菌药物外，对身体衰弱、有免疫缺陷病或与之有关的全身疾病及慢性念珠菌感染的患者，常需辅以增强机体免疫力的综合治疗措施，如注射转移因子、胸腺素、脂多糖等，补充铁剂、维生素等。

4. 手术治疗

对于念珠菌白斑中的轻度、中度上皮异常增生，经以上药物治疗后(疗程可达 3～6 个月)，可能逆转或消失。

对于此种癌前损害，在治疗期间应严格观察白斑的变化，定期复查，若治疗效果不明显或患者不能耐受药物治疗，应考虑手术切除。

(张　莹)

## 第二十九节　口腔单纯疱疹

单纯疱疹是由单纯疱疹病毒所致的皮肤黏膜病。临床上以出现簇集性小水疱为特征，有自限性，易复发。

### 一、病因

单纯疱疹是由单纯疱疹病毒(herpes simplex virus，HSV)所致的皮肤黏膜病。HSV 是一种脱氧核糖核酸病毒。是发现最早的人疱疹病毒。

20 世纪初已明确认识到 HSV 及其引起的疾病；20 世纪 60 年代发现自口腔 HSV 感染处分离的 HSV 接种到鸡胚的绒毛尿囊膜上形成的疱较小，而自生殖器感染处分离的 HSV 同样接种形成的疱较大，因此，当时将形成小疱的病毒称为Ⅰ型单纯疱疹病毒(HSVⅠ)，将形成较大疱的病毒称为Ⅱ型单纯疱疹病毒(HSVⅡ)。这两种病毒在生物学、血清学和致病性等方面有所不同。Ⅰ型单纯疱疹病毒，主要引起皮肤黏膜感染。Ⅱ型单纯疱疹病毒感染者病损主要发生在生殖器和肛门。

## 二、临床表现

### (一)原发性疱疹性口炎

最常见的由Ⅰ型单纯疱疹病毒引起的口腔病损，可能表现为一种较严重的龈口炎-急性疱疹性龈口炎。多数原发感染的临床症状并不显著。本病以6岁以下儿童较多见，尤其是6个月至2岁更多，因为多数婴儿出生后，即有对抗单纯疱疹病毒的抗体，这是一种来自母体的被动免疫，4～6个月时即行消失，2岁前不会出现明显的抗体效价。本病在成年人也不少见。

1. 前驱期

原发性单纯疱疹感染，发病前常有接触疱疹病损患者的历史。潜伏期为4～7 d，以后出现发热、头痛、疲乏不适、全身肌肉疼痛，甚至咽喉肿痛等急性症状，颌下和颈上淋巴结大、触痛。患儿流涎、拒食、烦躁不安。经过1～2 d后，口腔黏膜广泛充血水肿，附着龈和龈缘也常出现急性炎症。

2. 水疱期

口腔黏膜任何部位皆可发生成簇小水疱，似针头大小，特别是邻近乳磨牙(成人是前磨牙)的上腭和龈缘处更明显。水疱疱壁薄、透明，不久溃破，形成浅表溃疡。

3. 糜烂期

尽管水疱较小，但汇集成簇，溃破后可引起大面积糜烂，并能造成继发感染，上覆黄色假膜。除口腔内的损害外，唇和口周皮肤也有类似病损，疱破溃后形成痂壳。

4. 愈合期

糜烂面逐渐缩小、愈合，整个病程需7～10 d。但未经适当治疗者，恢复较缓慢。患病期间，抗病毒抗体在血液中出现，发病的14～21 d最高，以后，抗体下降到较低的水平，虽可保持终生，但不能防止复发。

少数情况，原发感染可能在体内广泛播散，在极少数病例，HSV可进入中枢神经系统，引起脑炎、脑膜炎。

### (二)复发性疱疹性口炎

原发性疱疹感染愈合以后，不管其病损的程度如何，有30%～50%的病例可能发生复发性损害。一般复发感染的部位在口唇或接近口唇处，故又称复发性唇疱疹。复发的前驱阶段，患者可感到轻微的疲乏与不适，病损区有刺激、灼痛、痒、张力增加等症状。在十多小时内出现水疱，周围有轻度的红斑。一般情况下，疱可持续到24 h以内，随后破裂，接着是糜烂、结痂。从开始到愈合约10 d，但继发感染常延缓愈合的过程，并使病损处出现小脓疱，愈合后不留瘢痕，但可有色素沉着。

## 三、诊断及鉴别诊断

大多数病例，根据临床表现都可做出诊断。如原发性感染多见于婴幼儿，急性发作，全身反应重，口腔黏膜的任何部位和口唇周围可出现成簇的小水疱。继后，口腔黏膜形成浅溃疡，口周皮肤形成痂壳。复发性感染成人多见，全身反应轻。在口角、唇缘及皮肤出现典型的成簇小水疱。口腔单纯疱疹应与以下疾病鉴别。

1. 疱疹型复发性阿弗他溃疡

损害为散在分布的单个小溃疡，病程反复，不经过发疱期；溃疡数量较多，主要分布于口腔内角化程度较差的黏膜处，不造成龈炎，儿童少见，无皮肤损害。

2. 三叉神经带状疱疹

三叉神经带状疱疹是由水痘-带状疱疹病毒引起的颜面皮肤和口腔黏膜的病损。水疱较大，疱疹聚集成簇，沿三叉神经的分支排列成带状，但不超过中线。疼痛剧烈，甚至损害愈合后在一段时期内仍有疼痛。本病任何年龄都可发生，愈合后多不再复发。

3. 手足口病

手足口病是因感染柯萨奇病毒和肠道病毒 EV71 型所引起的皮肤黏膜病。前驱症状有发热、困倦与局部淋巴结大；然后在口腔黏膜、手掌、足底出现散在水疱、丘疹与斑疹，数量不等。斑疹周围有红晕，无明显压痛，其中央为小水疱，皮肤的水疱数日后干燥结痂；口腔损害广泛分布于唇、颊、舌、腭等处，初起时多小水疱，迅速成为溃疡，经 5～10 d 愈合。但根据国内外资料，与其他肠道病毒引起的手足口病相比，由 EV71 型感染引起的疾病发生重症感染的比例较大，病死率也较高，重症病例病死率可达 10%～25%，应该引起重视。

4. 疱疹性咽峡炎

由柯萨奇病毒 A4 所引起的口腔疱疹损害，临床表现似急性疱疹性龈口炎，但前驱期症状和全身反应都较轻，病损的分布只限于口腔后部，如软腭、悬雍垂、扁桃体处，为丛集成簇的小水疱，不久溃破成溃疡，损害很少发于口腔前部，牙龈不受损害，病程约 7 d。

5. 多形性红斑

多形渗出性红斑是一组累及皮肤和黏膜，以靶形或虹膜状红斑为典型皮损的急性炎症性皮肤黏膜病。诱发因素包括感染、药物，但也有些找不到明显诱因。黏膜充血水肿，有时可见红斑及水疱。但疱很快破溃，故最常见的病变为大面积糜烂。糜烂表面有大量渗出物形成厚的假膜。病损易出血，在唇部常形成较厚的黑紫色血痂。皮损常对称分布于手背、足背、前臂，损害为红斑、丘疹、水疱、大疱或血疱等。斑疹为水肿性红斑，呈圆形或卵圆形，可向周围扩展，中央变为暗紫红色，衬以鲜红色边缘，若中央水肿吸收凹陷成为盘状者，称为靶形红斑。

## 四、治疗

### （一）全身抗病毒治疗

1. 核苷类抗病毒药

目前认为核苷类药物对抗 HSV 是最有效的药物。主要有阿昔洛韦、伐昔洛韦、泛昔洛韦和更昔洛韦。原发性疱疹性口炎，阿昔洛韦 200 mg，每天 5 次，5 d 为 1 个疗程；或伐昔洛韦 1 000 mg，每天 2 次，10 d 为 1 个疗程；或泛昔洛韦 125 mg，每天 2 次，5 d 为 1 个疗程或原发感染症状严重者，阿昔洛韦 150 mg/(kg · d)分 3 次静脉滴注，5 次为 1 个疗程。阿昔洛韦对病毒 DNA 多聚酶具有强大的抑制作用。不良反应有注射处静脉炎，暂时性血清肌酐升高，肾功能不全患者慎用。

频繁复发(1 年复发 6 次以上)：为减少复发次数，可用病毒抑制疗法，阿昔洛韦 200 mg，每天 3 次口服；或伐昔洛韦 500 mg，每天 1 次口服，一般需要连续口服 6～12 个月。

2. 广谱抗病毒药物

如利巴韦林，主要通过干扰病毒核酸合成而阻止病毒复制，对多种 DNA 病毒或 RNA 病毒有效。可用于疱疹病毒的治疗。口服 200 mg，每天 3～4 次；肌内注射每千克体质量 5～10 mg，每天 2 次。不良反应为口渴、白细胞减少等，妊娠早期禁用。

### (二)局部治疗

口腔黏膜用药对原发性 HSV 感染引起疱疹性龈口炎是不可缺乏的,常使用的制剂有溶液、糊剂、散剂及含片。0.1%～0.2%葡萄糖酸氯己定溶液、复方硼酸溶液、0.1%依沙吖啶溶液漱口,皆有消毒杀菌作用。

体外研究认为,氯己定液对Ⅰ型单纯疱疹病毒的生长有抑制能力,浓度增高,抑制力越强,并对病毒的细胞溶解作用也有抑制作用;体内试验认为,0.2%的氯己定对Ⅰ型单纯疱疹病毒有抑制作用。

3%阿昔洛韦软膏或酞丁安软膏局部涂搽,可用治疗唇疱疹。唇疱疹继发感染时,可用温的生理盐水、0.1%～0.2%氯己定液或 0.01%硫酸锌液湿敷。

### (三)支持疗法

急性疱疹性龈口炎是一种全身性疾病,必要时可采取卧床休息,供给足够的营养。

消除继发感染和减轻局部症状:若有高热、严重的继发感染,应使用全身抗菌治疗,酌情予以对症处理。

### (四)中医药治疗

中医学认为,急性疱疹性龈口炎属于口糜的范畴,是由脾胃积热上攻口舌、心火上炎或再兼外感风热之邪而致病。针对疾病的不同阶段,相应的辨证施治。疱疹性口炎也可局部应用中成药,如锡类散、冰硼散、西瓜霜等。

HSV-Ⅰ引起的疱疹性龈口炎预后一般良好。但有极少数播散性感染的患者或幼儿可引起疱疹性脑膜炎。

（张　莹）

# 第三十节　口腔扁平苔藓

## 一、概述

扁平苔藓(lichen planus,LP)是一种伴有慢性浅表性炎症的皮肤-黏膜角化异常性疾病。皮肤及黏膜可单独或同时发病。口腔病损称口腔扁平苔藓(OLP),是口腔黏膜病的常见病之一,有统计显示是口腔黏膜病的第二大常见病,仅次于复发性阿弗他溃疡,好发于中年人,女性多于男性。本病好发于 40～50 岁的女性,患病率在 0.5%左右,发病部位多见于颊部、舌、唇及牙龈等黏膜,病变多呈对称性。

### (一)发病因素

1.精神因素

流行病学显示,近一半的患者有精神创伤史,例如亲属亡故、婚姻纠纷等。

2.内分泌因素

本病女性患者多见,而且似乎与妊娠、更年期有关。

3.免疫因素

现在认为扁平苔藓患者存在细胞免疫功能和体液免疫功能紊乱。

4.感染因素

病毒可能参与到该病的某些过程,但有待进一步证明。

5.代谢紊乱

有些患病者的一些代谢物质水平发生异常,如过氧化物歧化酶低于正常值,使得体内自由基过多堆积,造成疾病。

6.局部刺激因素

好多该病患者在病损处能找到局部刺激因素,如锐利的残冠、残根或不良修复体;而去除以后,病损会痊愈或好转。

### (二)组织病理

上皮不全角化,基底层液化变性以及固有层有密集的淋巴细胞带浸润为OLP的典型病理表现。上皮过度角化或不全角化,上皮角化层增厚或变薄,粒层明显,棘层肥厚或变薄,上皮钉突呈现锯齿样或变平、基底细胞液化变性,基底层下方可见大量的淋巴细胞。固有层可见均匀嗜酸性染色的胶样小体。

## 二、诊断

### (一)临床表现

1.口腔黏膜病损

口腔黏膜病损表现为由小丘斑连成的线状白色、灰白色的花纹。病损区黏膜可能正常或发生充血、糜烂、溃疡、萎缩和水疱等表现。口内黏膜可同时出现多样病损,并可相互重叠、转变。患者多无自觉症状,常偶然发现。有些患者遇辛辣、热刺激时,局部敏感灼痛,有些患者自感黏膜有粗糙、烧灼感。

根据病损形态可分为以下类型。

(1)网状型:灰白色花纹稍高起黏膜表面,交织成网状,多见于颊部、前庭沟。

(2)丘疹型:黏膜出现灰白色针头大小的丘疹,散在或密集分布。多见于颊黏膜、前庭沟、下唇黏膜。此型多与其他类型同时出现,特别是与网状型病损同时出现。

(3)斑块型:表现为白色角化丘疹融合在一起,形成斑块,常伴有网状白色角化条纹。多见于舌背黏膜两侧。

(4)糜烂型:常在充血基础上形成糜烂,糜烂周围有白色花纹或丘疹,疼痛明显。常见于颊、唇、前庭沟、磨牙后区、舌腹部。

(5)水疱型:黏膜上出现大小不一的水疱,一般在1~5 mm,破溃后形成糜烂面。多见于颊、唇、前庭沟。

(6)萎缩型:呈略显淡蓝色的白色斑块,微凹下,舌乳头萎缩致病损表面光滑。多见于牙龈、舌背。

2.皮肤病损

扁平苔藓皮肤病损多发生于四肢、颈部,亦可发生于腰、腹部和生殖器。呈现紫红色或暗红色的多角形扁平丘疹,表面具有蜡样光泽。四周可有色素沉着,小丘疹周围可见白色小斑点或白色条纹,即Wickham纹。

3.趾(指)甲病损

部分患者可出现甲床萎缩变薄或增厚,可出现纵裂,一般无自觉症状。

### (二)诊断

(1)典型的病损特征:口腔黏膜的白色条纹或丘疹样病损,多呈对称性发病。

(2)口腔黏膜病损若伴有皮肤病损可作为诊断依据之一。

(3)可靠的诊断要借助于病理学检查。

## 三、治疗

对于本病治疗,当前尚无特效疗法,应根据患者的局部与全身情况予以酌情处理。首先应询问病情,了解其精神、生理状况。

1. 全身治疗

(1)精神心理因素调治:有学者认为,患者的精神因素不消除,单纯通过药物治疗将无效,甚至将加重病情,所以,精神心理治疗是前提。

(2)口服肾上腺糖皮质激素治疗:常用泼尼松 15～30 mg/d,服用 1～3 周,该法对糜烂型效果佳。

(3)免疫调理治疗:常用药物是雷公藤和昆明山海棠。对于长期糜烂者,亦可给予氯化奎宁治疗。

(4)维生素和微量元素的补充:对于怀疑有维生素缺乏者,应给予补充。可给予维生素 A 2.5 单位,3 次/天。

2. 局部治疗

(1)去除各种局部刺激,如拆除不良修复体、行牙齿洁治术。

(2)保持口腔卫生清洁,如给予漱口水含漱。

(3)肾上腺糖皮质激素,如选用醋酸泼尼松龙、曲安奈德等加入 2%利多卡因做黏膜下注射,7～10 d 一疗程。

(4)维 A 酸糊剂,浓度 0.1%～0.3%予以局部涂擦,1 次/天。

## 四、预后

扁平苔藓预后一般良好,但部分患者病程漫长反复,且有癌变的潜在危险,所以对于长期不愈合者应定期追踪观察,必要时进行活检。

(王红霞)

# 第三十一节　药物过敏性口炎

药物过敏性口炎是指药物通过口服、注射、局部使用等不同途径进入人体后,使过敏体质者发生的一种超敏反应,可引起黏膜和(或)皮肤损害,常表现为单个或多个大小不等的水疱,水疱破溃后形成糜烂或溃疡,表面有黄白色渗出物,严重者可出现机体多系统损害,甚至危及生命。

## 一、发病因素

过敏体质者因使用药物引起超敏反应而发病。

(1)药物过敏性口炎多为Ⅰ型超敏反应。有些药物本身为完全抗原,如血清、狂犬疫苗等,但大多数药物为小分子化合物,属于半抗原,进入机体后需与体内的蛋白质载体结合形成全抗原,导致抗体产生,诱发超敏反应。但有时诱发超敏反应的并不是药物本身,而是药物的降解产物或代谢产物或药物中所含的杂质成分。

(2)易引起药物过敏性口炎的药物主要包括解热镇痛类药物,如阿司匹林、非那西丁等;磺胺类药物,特别是长效磺胺类药物;抗生素类药物,如青霉素等。此外,还有别嘌醇及卡马西平,前者为抗痛风药物,后者为治疗三叉神经痛及癫痫的药物,这两种药物所致的超敏反应近年来呈不断上升的趋势,因此,在临床应用中应给予重视。

(3)有些药物在光波作用下可以发生化学结构的改变,从而具有致敏性,称为光敏感性反应,如四环素类药物、磺胺类药物等。

(4)药物之间或药物与自然物质之间在结构上存在的相似之处,可能引发交叉超敏反应,如磺胺和普鲁卡因都含有相同结构"苯胺",因此,易发生交叉超敏反应。

(5)维生素类、中草药等所谓的"安全"药物,也有致敏的可能,如葛根、云南白药等均有致敏报道。

## 二、临床特征

1.超敏反应的发生时间

初次用药后要经过一定时间的潜伏期(4～20 d)才会发生超敏反应,但如果反复发作,潜伏期会逐渐缩短,甚至数小时、数分钟后即可发病。

2.口腔损害特点

口腔损害常先于皮肤损害发生,好发部位是口腔前份,如唇、颊、舌等,有时也可累及上腭。初期患者常自觉灼烧样疼痛不适,随即出现黏膜充血水肿,继之可出现大小不等的水疱并很快破溃,形成外形不规则的较大面积的糜烂或溃疡面,表面渗出物较多,常形成灰黄或灰白色假膜,口内往往不易看到完整的水疱。

发生于舌部的病损会使舌运动受限,进食困难;发生于软腭的病损常出现吞咽困难;发生于唇部的病损,因出血明显常形成较大的黑紫色血痂。患者自觉张口受限、疼痛,唾液增多,可有局部淋巴结的肿大及压痛。

3.皮肤损害特点

皮肤损害好发于口唇周围、颜面部、手足以及躯干等部位,患者初期自觉局部瘙痒不适,继而出现各种损害,如红斑、丘疹、水疱、紫癜等,病损出现瘙痒不适。

4.严重病例特点

有的较严重病例可出现眼部、外阴黏膜等其他体窍黏膜病损,如眼部出现结合膜炎、外阴出现红斑、糜烂损害等。重型药物过敏反应可发生广泛性的大疱,波及全身体窍黏膜及内脏,称为中毒性表皮坏死松解症。一般发病较急,有较重的全身症状,患者初期常自觉疲倦,可有咽痛、头痛、肌肉酸痛、恶心、呕吐、腹痛、腹泻及高热(39 ℃～40 ℃)等症状,严重者可出现休克昏迷。皮肤可出现广泛性的红斑、水疱,水疱相互融合可形成大面积病损,破溃后形成糜烂面;各体窍黏膜,包括口腔、眼部、外阴部、尿道、肛门等部位均可出现水疱、糜烂;内脏黏膜,如食管、气管等部位受累者常出现严重的继发感染、肝肾功能障碍、电解质紊乱或内脏出血等并发症而引起死亡。

5. 固定性药疹

当反复发生超敏反应时，如果皮肤损害总在同一部位、以同一形式发生，则称为固定性药疹。以唇部及口周皮肤多见，再次发作时，除原固定部位病损，也可同时在其他部位出现新病损。病损常于停用致敏药物1周左右消退，多遗留色素沉着。

6. 组织病理学特点

多为急性炎症反应，上皮细胞内及细胞间水肿或有水疱形成，结缔组织水肿，炎细胞浸润。早期嗜酸性粒细胞较多，后期中性粒细胞增多，血管扩张较明显。

## 三、诊断

(1)发病较急，发病前有较明确的用药史，且用药时间和发病时间的潜伏期吻合，用药和发病有因果关系。

(2)口腔黏膜出现水疱、糜烂，皮肤可出现红斑、丘疹、水疱等，眼部或外阴等体窍黏膜亦可同时出现损害。

(3)停用可疑致敏药物后，病损较快愈合。

(4)反复发作的病例有较为固定的皮损位置。

(5)斑贴试验有助于明确致敏药物，嗜碱性粒细胞脱颗粒试验、淋巴细胞转化试验等辅助检查有助于明确诊断。

## 四、鉴别诊断

1. 药物过敏性口炎与疱疹性龈口炎鉴别要点

(1)前者多有用药史，后者多有感冒、发热史。

(2)前者口内病损面积较大，形状不规则，但较少累及牙龈，后者病损为成簇的小水疱，破溃后融合形成大小不等的溃疡，多伴牙龈红肿。

(3)前者皮损多累及四肢、躯干等，后者仅累及口周皮肤。

(4)前者复发与再用药有关，后者复发多与机体抵抗力下降有关。

2. 药物过敏性口炎与寻常型天疱疮鉴别要点

(1)前者多可追溯到明确的用药史，后者是一种自身免疫性大疱性疾病，发病原因不明。

(2)前者为急性发病，后者为慢性病程。

(3)前者口腔损害炎症反应较重，渗出较多，后者一般炎症反应较轻微。

(4)前者皮肤损害多为红斑或在红斑基础上的水疱，后者是在外观正常的皮肤上出现薄壁大疱。

(5)前者无特异性的病理学改变，往往只表现为急性炎症反应，后者具有棘层松解或上皮内疱的特征性病理表现。

3. 药物过敏性口炎与黏膜创伤性血疱鉴别要点

①前者多有用药史，后者有口腔黏膜创伤史；②前者疱内容物为透明液体，后者为血液；③前者多伴皮损，后者无；④前者有的全身反应较重，后者多无全身反应。

## 五、治疗要点

### (一)致敏药物

首先应尽量帮助患者寻找出并立即停用可疑致敏药物，同时停用可能与该可疑致敏药物存在类似结构的药物，防止药物交叉过敏反应的发生。向患者交代今后禁用此类药物及慎用各种药物。

## (二)全身抗过敏治疗

1. 抗组胺药物

该类药物可抑制炎症活性介质的释放，降低机体对组胺的反应，减少各种超敏反应症状。常用的抗组胺药物包括氯雷他定，口服，成人，10 mg/d；氯苯那敏，口服，成人，12～24 mg/d，分 3 次服用；西替利嗪，口服，成人，10 mg/d；非索非那定，成人，120 mg/d。部分抗组胺药物应用时可能出现嗜睡、眩晕、头痛、口干等不良反应，可在停药后消失。

2. 糖皮质激素类药物

该类药物可减少免疫活性物质的形成及释放，从而减轻过敏反应的充血、水肿、渗出等症状，对各型超敏反应都有不同程度的疗效。该类药物的使用应视病情轻重而定，多短期使用。病情较重者，可给予氢化可的松 100～200 mg 加入 5%～10%的葡萄糖溶液 1 000～2 000 mL 中静脉滴注，每日 1 次，用药 3～5 d，待病情控制后可改口服泼尼松；病情较轻者，可给予泼尼松 15～30 mg/d，一般用药 1 周后病情可缓解。该类药物有较大的毒性不良反应，如诱发消化道溃疡、高血压、高血糖、骨质疏松等，长期用药应注意其不良反应。

3. 肾上腺素

该类药物可激活腺苷酸环化酶，促进环磷酸腺苷增加，并可抑制多种致敏活性物质的释放，从而减轻过敏反应引起的充血、水肿、渗出等反应，还可缓解平滑肌痉挛。若病情特别严重时，应立即给予 0.25～0.5 mg 肾上腺素皮下注射，或使用异丙肾上腺素 0.2～0.4 mg 加入 5%葡萄糖溶液 500 mL 中静脉滴注。但有心血管疾病、甲状腺功能亢进症及糖尿病患者禁用此类药物。

## (三)全身支持治疗

10%葡萄糖酸钙加维生素 C 静脉注射可增加血管致密性，减少渗出，减轻炎症反应。症状严重者，尤其是中毒性表皮坏死松解症患者，因体内蛋白质、水分及其他营养物质会大量丢失，故应注意补充蛋白质及维生素，保持水、电解质平衡。

## (四)局部对症治疗

局部对症治疗的目的是消炎、镇痛、促进愈合、防止继发感染。用 0.02%氯己定溶液含漱及唇部湿敷，局部涂抹金霉素倍他米松糊剂、地塞米松糊剂、曲安奈德口腔软膏等，或冰硼散等具有消炎、防腐、镇痛、促愈合作用的散剂；皮肤病损可局部涂抹炉甘石洗剂、氟氢可的松霜等。

## (五)应急情况的处理

出现呼吸困难时应立即皮下注射肾上腺素，必要时行气管切开。心跳呼吸骤停时，可予左心室内注射 0.1%肾上腺素 1 mL，并进行心肺复苏。

## (六)特异性脱敏治疗

用已确定的过敏药物的变应原的浸出液，经小剂量多次接触患者机体，逐渐增加机体的特异性免疫球蛋白封闭性抗体，主要是 IgG，封闭抗体与变应原结合使之被清除，从而提高机体对致敏原的耐受能力，防止再发病。

（王红霞）

# 第六章　儿童口腔医学

## 第一节　乳牙龋病

### 一、乳牙龋病的特点

(1)乳牙患龋的易感因素包括：乳牙较恒牙钙化程度低，儿童清洁口腔能力有限，口腔自洁作用差，进食间隔短，食物含糖量高，低龄儿童易发婴幼儿龋病。

(2)乳牙牙颈部缩窄明显，邻面为面接触，不易清洁，所以邻面龋较多。

(3)患龋率高，发病早。

(4)急性龋多见。表现为牙釉质表层脱钙，大片剥脱，常呈环形破坏。

(5)龋蚀多发，范围广，常见多个牙齿、多个牙面龋坏。以侵犯殆面和邻面最多见。

(6)自觉症状不明显，不易与慢性牙髓炎鉴别。

(7)修复性牙本质形成活跃。

(8)下切牙龋蚀多发生在对龋易感的儿童，或口腔清洁情况很差的儿童。

(9)乳牙浅、中龋时患者多没有不适感觉，深龋时可能出现一过性酸甜食物刺激痛、冷刺激痛、食物嵌塞痛等表现，此时要与牙髓炎和牙间龈乳头炎相鉴别。单纯龋齿应没有自发性疼痛或夜间痛等症状。

### 二、治疗

1.一般原则

乳牙龋病的治疗应该是充填与预防并重，在对龋洞进行充填的同时应该对家长和患儿进行有针对性的口腔卫生宣教，帮助他们树立良好的口腔卫生习惯。

为此应做到以下几项。

(1)龋齿治疗时应做到如下要点：终止病变发展，保护正常牙体组织和牙髓，有效修复龋损部分，恢复牙齿形态、外观和功能，维持乳牙列完整性，利于颌骨发育和牙齿替换。

(2)乳牙龋齿治疗不仅要充填或修复龋洞，在洞型设计时还要考虑到预防继发龋和再发龋。

(3)对多发性龋、急性龋、猖獗性龋患者，应通过详细的问诊明确患者易患龋的因素，进行有针对性的口腔卫生宣教，包括有效的牙齿保健方法、饮食管理等。在治疗患牙的同时，应给予适当预防措施，如局部用氟和窝沟封闭。

(4)对接近替换期没有症状的乳牙龋坏可观察。

(5)对已形成龋洞但难以获得良好固位的龋坏，如其已能形成良好的自洁且没有症状可观察。

(6)确定定期复查的频率：急性龋、猖獗龋患者应每3个月复查一次，其他儿童患者应每半年复查一次。

2. 药物治疗

(1)氟化物治疗:局部使用氟化物能起到抑制龋坏发展、促进釉质的再矿化、增强釉质抗脱矿的能力、降低菌斑中的酸性产物等作用。主要适用于白垩色改变浅龋或剥脱状的环状浅龋。

(2)常用药物:包括2%氟化钠溶液、8%氟化亚锡溶液、酸性氟磷酸盐溶液、10%氟化钼酸铵溶液。基本操作:修整外形、清洁牙面、干燥防湿、涂布药物。

(3)其他:含氟银制剂如硝酸银,氟化双氨银等也被用来治疗乳牙龋坏,但这些制剂的共通缺点是使用后会导致牙齿表面变色,有碍美观,因此目前在临床中已经很少使用。

3. 修复治疗

由于玻璃离子水门汀(GIC)具有稳定的释氟性和氟库作用;可有效预防继发龋和相邻牙面新龋,在乳牙固位良好的牙面(𬌗面、颊唇舌面等)是首选的充填材料。各类可释氟的光固化复合树脂(复合体)也是很好的选择。金属预成冠是乳磨牙多面和大面积缺损的最佳修复手段。

(1)玻璃离子水门汀充填术操作要点如下:①必要时局部麻醉,建议橡皮障隔湿操作;②去除腐质,制备必要的固位形和抗力形,清洁窝洞,隔湿;③洞深极近髓处应间接盖髓处理;④充填材料:按说明书要求完成GIC调拌,工作时间内完成充填操作和基本修型,涂布凡士林类隔离剂;⑤修型调合抛光:原则上充填体调合抛光应在24小时后进行,如果临床需要调合修型则可在干燥情况下进行,之后再涂布隔离剂。

(2)光固化复合树脂充填操作要点:①前步操作同GIC,隔湿。②对深层牙本质暴露处应行洞衬或垫底,对极近髓处需做间接盖髓处理。③牙面处理和黏接。a. 全酸蚀黏接系统:从釉质到牙本质涂布35%磷酸酸蚀15~20 s,若干燥隔湿欠佳时应适当延长酸蚀时间,用水彻底冲洗,棉球擦干牙面,轻吹使牙齿湿润而又无过多水分(湿黏接),用小毛刷均匀涂布黏接剂,吹薄后光照10~20 s;b. 自酸蚀黏接系统(双组份,Clearfil SE bond):清洁隔湿窝洞后,涂布1液20 s,中等气流彻底吹干,再涂布2液,中等气流吹匀,光固化10~20 s;c. 自酸蚀黏接系统(单组份,Clearfil S3 bond):清洁隔湿窝洞后,涂布20 s,用中强气流使黏结面彻底干燥5 s,光固化10~20 s。④充填树脂:将材料分次填入窝洞,分层固化;光照时间依据产品说明书。⑤修型,调合,抛光:用咬合纸检查咬合情况,调磨高点,依次由粗到细打磨。

(3)乳磨牙金属预成冠操作要点如下:①必要时局部麻醉,建议橡皮障隔湿操作;②咬合面预备,根据牙齿外形及咬合,𬌗面预备1~1.5 mm,近远中面预备0.5 mm形成刃状肩台,除非有明显的凸起可能干扰预成冠就位时颊舌侧不需预备;③根据近远中径选择合适的预成冠,修正冠的长度,使冠边缘在龈下0.5~1 mm;④检查咬合,修整边缘,收紧边缘以获得良好固位;⑤粘冠。

(王　璐)

# 第二节　年轻恒牙龋病

## 一、概述

年轻恒牙是指恒牙虽已萌出,但未达𬌗平面,在形态、结构上尚未完全形成和成熟的恒牙。年轻恒牙自萌出至牙根发育完成，前牙需要2～3年；后牙需要3～5年。在临床龋病治疗中不同于发育已完成的恒牙。

## 二、治疗

### （一）间接牙髓治疗（二次去腐）

1. 适应证

年轻恒牙深龋近髓但无牙髓炎、根尖周炎症状和体征，一次完全去尽腐质会导致露髓的年轻恒牙。

2. 禁忌证

不能排除牙髓或根尖周感染的患牙，无保留意义的患牙。

3. 操作方法

（1）局部麻醉，建议使用橡皮障隔湿。

（2）去腐：去净洞壁腐质，去除洞底湿软牙本质，注意保护髓角，对可能露髓处可保留少量软化牙本质，选用低速手机大号球钻去腐，如使用挖匙去腐时应避免大片去腐而造成露髓，操作中注意冷却，避免用高压气枪强力吹干窝洞。

（3）间接盖髓和垫底。将调匀的速硬氢氧化钙盖髓剂（如 Dycal）置于近髓处，玻璃离子水门汀垫底。

（4）光固化复合树脂或者耐磨性玻璃离子材料充填，修复牙体外形。

（5）调合抛光。

（6）术后3个月、6个月、12个月应拍摄根尖片，通过X线片观察修复性牙本质形成和牙根继续发育的情况。当根尖片上可观察到连续的有一定厚度的修复性牙本质形成时，可打开窝洞进行2次去腐，此常在前次治疗后6个月进行。

（7）2次去净腐后，再次进行间接盖髓和垫底，在上方选用适当的材料进行永久充填。

### （二）预防性树脂充填

1. 适应证

磨牙窝沟点隙的局限性龋坏，其余窝沟深，有患龋倾向者。

2. 禁忌证

对树脂、黏结剂等材料过敏者。

3. 操作方法

①建议在橡皮障隔湿下操作，清洁牙面，去除窝沟内的菌斑、软垢；②根据龋洞范围选择合适钻针，去尽腐质，但不做预防性扩展，必要时在局麻下进行；③酸蚀牙面15～20 s（不能用探针探酸蚀过的牙面），高压水冲洗牙面；④隔湿下擦干牙面，去除多余的水分，轻吹2～3 s，窝洞内涂布黏接剂，轻吹匀，光固化10 s；⑤窝洞宽度小于1.5 mm时（可用2号球钻，IOS＃010为参照），使用流动树脂充填（注意要用探针引导出流动树脂中的气泡），窝洞宽度大于1.5 mm时应使用光固化复合树脂充填窝洞，光固化20 s；⑥再次吹干窝沟至呈白垩色，未充填窝沟涂布封闭剂，光固化20 s；⑦调合，磨光。

（王　璐）

# 第三节　乳牙牙髓病

乳牙牙髓炎病理诊断可分为急性浆液性牙髓炎、急性化脓性牙髓炎、慢性弥漫性牙髓炎、牙髓坏死、牙髓变性等，但在临床工作中，乳牙慢性牙髓炎是最常见的疾病，急性牙髓炎症状的病例也多是由慢性炎症急性发作所致，故在此仅就慢性牙髓炎进行论述。

## 一、诊断标准

1.病史采集

乳牙慢性牙髓炎早期症状不明显，疼痛史的有无不能作为乳牙牙髓炎的绝对诊断标准。一旦出现自发痛，可说明牙髓有广泛的炎症，甚至牙髓坏死；无自发痛史不能说明牙髓无炎症存在。当没有明显龋坏时，应注意询问外伤史。

2.临床检查

(1)视诊：可见深大龋洞或牙体组织缺损，甚至有牙髓暴露或增生。对因咬合创伤或外伤所致牙髓炎的病例，牙体组织可无缺损，可能会有牙冠颜色改变。无牙龈充血肿胀和瘘管。

(2)探诊：洞深腐质多，且多湿软。可有探痛，此时应避免探查露髓点。

(3)叩诊：牙髓炎症时患牙可有叩诊不适。

(4)松动度：无明显松动。

3.辅助检查

(1)咬合检查：检查患牙与对颌牙的咬合情况，是否存在咬合不平衡或早接触。

(2)温度测试：可引发冷和(或)热刺激性疼痛，刺激去除后疼痛不能很快消失。在乳牙牙髓炎检查中，此项为非必须检查。

(3)X线检查：多可以看到深大龋洞与髓腔相通或接近髓腔，患牙牙周膜连续清晰，周围骨质没有破坏。

## 二、治疗原则

去除感染牙髓组织，严密封闭根管并充填恢复牙齿外形和咀嚼功能，使乳牙能正常替换。常用的治疗方法有冠髓切断术和牙髓摘除术；直接盖髓术仅用于无菌性穿髓，不能用于各种乳牙牙髓炎；由于使用醛类药物的疗效差，不建议使用干髓术治疗乳牙牙髓炎。

### (一)冠髓切断术

1.适应证

(1)龋齿治疗时意外露髓。

(2)早期牙髓炎(冠髓炎)判断指征为：无自发痛史；临床检查无松动、叩痛，牙龈无红肿和瘘管；深龋去净腐质露髓或去净腐质极近髓；X线片无异常。

2.禁忌证

牙髓感染不仅限于冠髓，已侵犯根髓，形成慢性弥漫性炎症，甚至侵犯牙根周围组织或牙根吸收超过1/2。

3.操作要点(以氢氧化钙冠髓切断术为例，除此之外还可以采用MTA，硫酸铁等)

(1)局部麻醉，后牙区应在橡皮障隔湿下操作，前牙区可在棉卷严密隔湿下进行。

（2）去净洞壁和大部分洞底腐质，准备进入髓腔前术者换手套，更换新的无菌机头，开启灭菌专用手术器械包。

（3）用“揭盖法”揭去髓顶，锐利挖匙挖去或球钻磨去冠髓，大量生理盐水充分冲洗髓室，去除牙本质碎屑和牙髓残片等碎屑，小棉球轻压充分止血。

（4）将氢氧化钙制剂覆盖于根管口牙髓断面，盖髓剂厚度约 1 mm，轻压使之与根髓贴合紧密，上方放置新制备的氧化锌丁香油（ZOE），玻璃离子水门汀垫底。

（5）玻璃离子水门汀、光固化复合树脂或金属预成冠修复。

4. 操作注意事项

（1）手术过程中注意无菌操作，要做到有效隔唾，保证试剂及器械均为无菌。

（2）打开髓室后直视观察冠髓状况，再次确认牙髓的炎症范围，以做出正确的诊断，如果去净冠髓后出血量大，且不易止血，说明根髓已受累，不再是牙髓切断术的适应证，应改为牙髓摘除术。

（3）去除冠髓时器械要锋利，动作要轻柔，避免损伤剩余牙髓及牵拉根髓。

（4）术中不能用高压气枪进行强力吹干，一方面减少对牙髓的刺激，一方面杜绝高压气枪管道来源的感染。

（5）止血后在牙髓断面未形成血凝块之前立即覆盖盖髓剂，轻压盖髓剂的动作要轻柔使之与根髓断面表面紧密贴合，而不要将盖髓剂加压渗入根髓内。

（6）良好的冠方封闭是冠髓切断术成功的重要保障，金属预成冠是乳磨牙最佳修复方法。

### （二）乳牙牙髓摘除术（根管治疗术）

乳牙牙髓摘除术是乳牙牙髓治疗的重要方法，也是保留牙齿的最后治疗手段。

1. 禁忌证

禁忌证如下：①剩余牙体组织过少无法修复；②髓室底穿孔；③乳牙牙根吸收大于 1/3，多根乳牙 1 个以上牙根吸收大于 1/3；④根尖病变累及恒牙胚（恒牙胚上方硬骨板破坏）；⑤根尖囊肿、根尖肉芽肿等。

2. 操作要点

（1）局部麻醉，建议在橡皮障隔湿下操作。

（2）去净腐质，揭净髓室顶，去除牙髓。

（3）根管预备和消毒：根据 X 线片（根尖上方 2 mm 为参考点）及手感确定工作长度，配合根管冲洗药物（2%氯胺 T，1%～2%NaClO 等），机械预备至 35＃～40＃，灭菌棉捻擦干根管，封入根管消毒药物（建议使用氢氧化钙制剂），棉球上放置 ZOE 暂封剂。

（4）根管充填：复诊对已消毒的根管再次药物冲洗，擦干根管，导入根管充填糊剂（ZOE 制剂或复合氢氧化钙制剂）。

（5）一般应拍摄 X 线片观察充填质量。

（6）严禁使用不可吸收的药物（如牙胶尖）、含有酚醛类药物进行乳牙根管充填。

（7）玻璃离子水门汀垫底，玻璃离子水门汀、光固化复合树脂或金属预成冠修复。

3. 操作注意事项

（1）由于现有牙髓失活剂含有醛类或金属砷，对儿童健康存在潜在危险，不建议用于乳牙髓失活。

（2）乳牙根管治疗的疗程可根据牙髓感染情况和患儿合作程度分 1～3 次完成。牙髓感染轻者(诊断为慢性牙髓炎且拔髓成形易止血)可1次完成;根管感染严重的慢性牙髓炎和根尖周炎应2次完成,即根管消毒7～14 d(由于樟脑酚(CP)药力弱,根管封药时间不宜长于7 d);对急性根尖周炎和急性牙槽脓肿者,应分3次完成,可在拔髓和根管初预备后开放3～5 d左右,根管消毒(氢氧化钙制剂等)7～14 d后,充填根管。

(3)乳牙根管系统复杂,下颌第一乳磨牙近中双根管,上颌乳磨牙MB2都是比较常见的。应给予注意,避免遗漏根管。

(4)根管冲洗过程中注意保护口腔黏膜。

(5)慎用机用旋转扩根器和扩孔钻。

(6)根管治疗的牙齿通常牙体组织破坏严重,建议使用金属预成冠修复(特别是第二乳磨牙)。

(王　璐)

# 第四节　乳牙根尖周病

## 一、诊断标准

1. 病史采集

乳牙根尖周炎与牙髓炎相似,患儿可能没有明显自觉症状,或仅以牙龈脓肿为主诉就诊。在炎症急性期患者会有明显的咬合痛,甚至出现软组织肿痛等。仔细追问病史该患牙可能曾经出现过自发痛等牙髓炎症状。

2. 临床检查

(1)视诊:可见深大龋洞或牙体组织缺损,甚至有牙髓暴露或增生。对因咬合创伤或外伤所致牙髓炎的病例,牙体组织可无缺损,可能会有牙冠颜色改变。可伴有牙龈充血、肿胀或瘘管。

(2)探诊:洞深腐质多,且多湿软,可以是活髓。

(3)叩诊:可有叩诊不适或不同程度的叩痛。

(4)松动度:可有不同程度的松动。

3. 辅助检查

(1)咬合检查:检查患牙与对颌牙的咬合情况,是否存在咬合不平衡或早接触。

(2)温度测试:乳牙不建议使用,低龄儿童和非合作儿童禁用热牙胶测。

(3)X线检查:多可见深大龋洞与髓腔相通或接近髓腔,牙周膜欠连续,可伴有不同程度的牙槽骨骨质破坏和牙根内外吸收,尤其应注意病变是否波及继承恒牙胚及恒牙发育情况。单根牙根尖病变一般出现在根尖区,乳磨牙的骨质破坏多出现在根分歧处。

## 二、治疗原则

(1)乳牙根尖周病的主要治疗方法是根管治疗术。

(2)对于乳牙根尖周病变大,或病变波及恒牙胚;髓底较大的穿孔;根吸收1/3以上或根管弯曲不通;牙源性囊肿和滤泡囊肿的存在者,应及时拔除,酌情使用行间隙保持器。①乳牙急性根尖周炎的应急处理。乳牙急性根尖周炎一般是由慢性根尖周炎急性发作所致，单纯的急性根尖周炎很少见。患者在急性根尖周炎时表现为牙齿松动、牙龈充血、肿胀，并有明显的咬合痛、叩痛，患者体质较差时还可表现出发热等全身症状，严重时甚至会导致间隙感染。在炎症急性期的治疗原则是：去除病源，通畅引流，全身支持。具体而言需要将感染的牙髓从根管内去除，通过髓腔、龈沟或切开粘骨膜使根尖炎症渗出能顺利引流，并服用抗生素全身抗炎，全身症状严重者应辅以全身支持治疗；②乳牙牙髓摘除术（根管治疗术）。

（王　璐）

# 第五节　年轻恒牙牙髓病和根尖周病

年轻恒牙牙髓病和根尖周病的临床特点：从病理生理学、病理生化学、细菌学、免疫生理学等角度来说年轻恒牙牙髓炎、根尖周炎与成熟恒牙牙髓炎之间并没有本质不同。但是因为年轻恒牙在结构以及理化性质方面有一些特点，所以在临床上表现出一些特殊性：①年轻恒牙根尖部的牙髓牙周组织血运丰富、牙髓活力强，有较强的修复能力；②根尖周组织疏松，炎症急性期肿痛等症状较成人轻，很多患者根尖周炎是在常规口腔检查时发现的；③年轻恒牙根管壁薄，牙根较短，一旦出现牙髓或根尖周病变时，如何促进牙根的继续发育就是治疗的中心所在。

## 一、年轻恒牙牙髓炎

1.病史采集

年轻恒牙牙髓炎症时患儿一般都有明显的自觉症状或曾经有过自觉症状，包括：明确的自发痛史，或冷热刺激性疼痛且刺激去除后疼痛不能很快缓解。对没有明显龋坏的儿童，应注意询问外伤史。

2.临床检查

(1)视诊：因龋所致牙髓炎时可见深大龋洞，甚至有牙髓暴露、牙髓增生。前磨牙区无龋但有牙髓炎症状时，应首先考虑畸形中央尖折断；前牙区还应检查有无牙釉质内陷、牙冠颜色改变和咬合创伤等。有无牙龈充血肿胀和瘘管。

(2)探诊：洞深腐质多，且多湿软。牙髓可有活力。

(3)叩诊：牙髓炎症时患牙可有叩诊不适。

(4)松动度：无明显松动。

3.辅助检查

(1)咬合检查：检查患牙与对颌牙的咬合情况，是否存在咬合不平衡或早接触的情况。

(2)温度检测：温度检测是判断年轻恒牙牙髓状态的有效手段，可引发冷和（或）热刺激性疼痛，刺激去除后疼痛不能很快消失。

## 二、年轻恒牙根尖周炎

1.病史采集

炎症初期多无明显症状，患儿多以急性肿痛或根尖区脓肿为主诉就诊。在炎症急性期患者会有明显的咬合痛，牙浮出感，甚至出现软组织肿痛等。仔细追问病史该患牙可能曾经出现过自发痛等牙髓炎症状。

2. 临床检查

(1)视诊:牙齿表现与年轻恒牙牙髓炎时相近,但牙龈常有充血、肿胀或瘘管。对于无龋患牙,应注意观察有否牙齿发育畸形。

(2)探诊:可有深大龋洞,可有或无露髓点,可以是活髓牙。

(3)叩诊:根据炎症进程和范围不同可能出现叩诊不适和不同程度的叩痛。

(4)松动度:患牙是否松动决定于根尖炎症破坏牙周组织的范围,因此对根尖周炎的患牙需要进行松动度的检查。

3. 辅助检查

(1)咬合检查:检查患牙与对颌牙的咬合情况,是否存在咬合不平衡或早接触。

(2)温度试测:温度测试有助于判断是否存在活髓。

(3)X线检查:建议使用平行投照X线片。多可见深大龋洞与髓腔相通或接近髓腔,根周膜欠连续,并可伴有不同程度的牙槽骨骨质破坏。对畸形中央尖折断所致的前磨牙根尖周炎病例有时可见髓角突入畸形中央尖。此外,还应观察牙根发育程度。在年轻恒牙,致密性骨炎较常见,表现为根尖周局部骨质增生,骨小梁的分布比周围的骨组织致密些,有时硬化骨与正常骨组织之间无明显分界。

## 三、年轻恒牙牙髓病和根尖周病的治疗

尽可能保存活髓,尤其是根尖部的活髓,对牙髓弥漫性感染者则通过治疗促进牙根继续发育。治疗方法有部分冠髓切断术、冠髓切断术,部分根髓切断术、根尖诱导成形术。年轻恒牙根尖周炎的主要治疗方法是根尖诱导成形术。

1. 冠髓切断术

临床常用盖髓剂为氢氧化钙制剂。

2. 根尖诱导成形术

(1)适应证:①牙髓感染波及根髓,不能保留牙髓的年轻恒牙;②出现牙髓坏死或者根尖周病变的年轻恒牙。

(2)操作要点:①对于冠髓已坏死且部分根髓也坏死的牙齿,可先行探查根管,确定残留活髓位置;必要时再注射局部麻醉剂;建议在橡皮障隔湿下操作。②去净腐质,揭净髓室顶,根据残留活髓位置和X线片(根尖上方2～3 mm为参考点),确定工作长度。③拔髓,配合根管冲洗药物(建议使用5.25% NaClO),预备根管。④灭菌棉捻擦干根管,封入根管消毒药物(建议使用三联抗生素糊剂或氢氧化钙制剂)、棉球上放置氧化锌暂封剂。⑤对已消毒的根管再次药物冲洗,擦干根管,导入根尖诱导成形药物(建议使用氢氧化钙制剂),拍摄X线片观察充填质量。⑥氧化锌暂封材封闭根管口,玻璃离子水门汀垫底,玻璃离子水门汀或光固化复合树脂修复。

(3)注意事项:①根尖诱导成形术的第一疗程根据牙髓感染情况分次完成。诊断为慢性牙髓炎和慢性根尖周炎的患牙分2次完成。对急性根尖周炎和急性牙槽脓肿者分3次完成。可在拔髓和根管初步预备后开放引流2～3 d左右,必要时全身使用抗生素。根管消毒7～14 d后,充填根管。对于严重感染者,推荐超声洗涤根管,可根据患者情况,增加1～2次根管消毒。②第一疗程后的根管换药。根管充入的药物与组织炎性渗出物和细菌产物接触,使接触面上

的药物变性，效价降低，X 线片上即使原有根充物没有明显吸收也要定期更换；更换时去除根管内原有充填物，推荐超声洗涤根管；探查根管是否有生活组织和新生硬组织屏障形成，根据X 线片上原有根尖病变是否愈合，决定是否保留新生硬组织屏障；根据根尖生活组织位置和新生硬组织屏障情况重新确定工作长度，再次充填根管。③如果 X 线片上原有根尖病变愈合，根管内可探到明确有新生硬组织屏障形成，可更换永久性根充材料，封闭牙根，完成根尖诱导成形术。

(4)术后医嘱。①当次术后医嘱：局部麻醉注射后的注意事项、可能出现的术后反应和咬合不适，嘱如果出现严重咬合痛和自发痛，应及时就诊。口腔卫生宣教和复查时间。②复查医嘱：完整根尖诱导成形术的疗程依据患牙的发育程度和残留根尖牙髓、牙乳头的健康程度不同复查时间不同。一般来说，术前牙髓感染越重，首次复查间隔的时间应越短，应每 3～6 个月进行复查。复查时除了常规临床检查外，应拍摄 X 线片，观察根尖病变，根管内充填药物是否被吸收，牙根是否继续发育，是否有牙本质桥形成。

(王　璐)

# 第六节　牙震荡

牙外伤主要影响牙周组织，牙体组织完整或仅表现牙釉质裂纹，没有硬组织缺损及牙齿脱位时，称为牙齿震荡。

## 一、诊断标准

1. 临床表现

(1)有外伤史。

(2)牙齿酸痛、咬合不适、触痛。

(3)临床检查牙龈沟可有渗血，叩诊不适或叩痛，外伤牙无明显松动。

(4)牙体硬组织可出现釉质裂纹。

(5)牙冠可出现轻重不等的粉红色病变。

(6)乳牙的牙震荡常因症状不明显而延迟就诊，继发牙髓牙周感染。

2. 辅助检查

(1)影像学检查：X 线片近期可显示根尖周无异常或牙周间隙稍增宽，远期可发现牙髓钙化和牙根吸收、创伤性囊肿、牙根发育异常。

(2)牙髓活力测试：外伤当时患牙可能对牙髓活力测试无反应，呈假阴性。经过一段时间，患者复诊时再进行测试，牙髓活力可恢复正常。年轻恒牙和乳牙推荐使用温度测试。

## 二、治疗原则

1. 消除咬合创伤

患牙有早接触时，应调𬌗，必要时调低对颌牙；如患牙松动较明显，或调𬌗不能解除咬合创伤，应戴全牙列𬌗垫。可通过调磨或制作全牙列𬌗垫，使患牙短期内脱离咬合接触，消除咬合创伤。

2.减少或避免对患牙的不良刺激

应避免进食太凉太热的食物;临床做冷热测试时间不应太长;2 周内不用患牙咬硬物。

3.预防伤口感染

保持口腔卫生。

4.保护釉质裂纹

牙面可涂布无刺激性的保护涂料或复合树脂黏接剂加以保护。

5.定期追踪复查

嘱咐患者应定期复查,如发现牙髓或根尖周感染,及时治疗。

(王 璐)

# 第七节 牙冠折断

## 一、诊断标准

1.临床表现

牙冠折断是牙齿折断最常见的类型,好发于上颌中切牙的切角或切缘,牙冠损伤程度分三类:釉质折断,釉质牙本质折断,釉质、牙本质折断牙髓暴露(复杂冠折)。

(1)釉质折断:①多由硬物直接打击牙冠造成切角或切缘处釉质折断,未暴露牙本质。可伴釉质裂纹;②一般无自觉症状,有时锐利断面会磨破唇舌黏膜。临床检查时应注意有无釉质裂纹,有时裂纹微细,可呈水平方向或垂直方向;也可是粉碎性裂纹,可借助光束垂直于釉质裂纹投照时,出现的光线强弱变化观察到釉质裂纹。

(2)釉质折断暴露牙本质:①牙体硬组织缺损,牙本质暴露;②常出现断面触疼或冷热刺激痛,其疼痛程度与牙本质暴露的面积、折断的深度和牙齿发育程度有关。牙本质缺损少的症状不明显,患儿可能延迟就医。

(3)牙冠折断露髓:①牙体硬组织缺损,牙髓暴露;②患牙有冷热刺激痛并触痛明显;③陈旧性外伤牙髓可感染、坏死。年轻恒牙也有出现牙髓组织增生的病例。

2.辅助检查

(1)影像学检查:X 线片主要了解冠折线距髓腔的距离以及牙根、牙周的情况。牙周间隙、牙根有无异常,是否伴有牙移位。

(2)牙髓活力测试:外伤当时患牙可能对活力测试无反应,呈假阴性。经过一段时间,患者复诊时再进行测试,牙髓活力可恢复正常。

## 二、治疗原则

### (一)年轻恒牙冠折

1.釉质折断

(1)小面积釉质折断一般可不做处理,或将锐利牙釉质边缘调磨,防止舌或口唇划伤,操作时应尽量减少震动患牙。但修复与否可根据家长的意愿而定。

(2)大面积釉质折断可随诊观察,待牙齿损伤急性期过后,修复缺损。也可外伤当时即刻进行修复。

2.釉质折断暴露牙本质

(1)对于外伤牙本质暴露后近期来就诊的患者,不论面积大小,应行间接盖髓术保护牙髓,可直接用复合树脂材料修复牙冠。

(2)如牙震荡症状明显或牙齿松动,应行间接盖髓术后,先用光固化玻璃离子黏固剂或复合体暂时覆盖断面,待松动恢复后,再去除暂时修复体,然后根据缺损大小和条件选择修复牙冠缺损方法,可用复合树脂修复牙冠。

(3)注意调整牙齿咬合创伤,如无法解除创伤或牙齿松动明显,应用松牙固定术固定牙齿,全牙列𬌗垫效果较好。

(4)治疗后2周、6周、12周定期复查,术后6～8周再次做X线影像检查。复查内容包括临床检查、X线检查、牙髓活力实验,观察年轻恒牙牙根发育情况。

3.牙冠折断露髓

(1)应尽可能保存生活牙髓,使牙根继续发育达到生理闭合。

(2)临床应依据:①牙髓活力;②露髓时间,露髓孔大小;③牙根发育程度;④可修复性等,来分别选择治疗方法:①直接盖髓;②活髓切断术;③根尖诱导成形术;④根管治疗。年轻恒牙若露髓孔不大,外伤时间短,原则上可行直接盖髓治疗。但临床证据表明,年轻恒牙直接盖髓不易成功,反可导致整个牙髓的感染,因此冠折露髓时应首选部分活髓切断术或活髓切断术。如外伤时间较长,有牙髓炎症甚至有牙髓坏死症状时,可选做根尖成形术或根尖诱导成形术。若根尖已经发育完成,可作根管治疗。

### (二)乳牙冠折

(1)乳牙冠折未露髓时,如小面积单纯釉质折断,可调磨锐利断缘。如冠折暴露牙本质,可行间接盖髓术,修复牙冠;不宜做盖髓术者,可考虑去髓术后树脂修复。

(2)乳牙冠折露髓,可行根管治疗术或拔除术。根管充填完成后,用树脂进行牙体外形恢复。如患儿年龄太小,依从性差,无法完成牙髓治疗时,可以考虑拔牙。

(王　璐)

# 第八节　牙根折断

## 一、诊断标准

1.临床表现

(1)年轻恒牙牙根折断的发生明显少于冠折,多见于牙根基本发育完成的牙齿。根折在乳牙列中也较少见。

(2)有牙外伤史。

(3)按根折部位临床上分为根尖1/3、根中1/3和近冠1/3。

(4)根折的主要症状可有牙齿松动、牙冠稍显伸长,咬合疼痛,叩诊疼痛,可伴有牙移位。

症状轻重与根折部位有关，越近冠方的根折，症状越明显；近根尖 1/3 部位的根折，症状较轻或不明显。

2. 辅助检查

影像学检查 X 线可见根折线，确定根折的损伤程度和类型。X 线片是诊断的主要依据，但有些病例初诊时拍片不易发现，在日后的复查中，可清楚显示根折线，因此，对于疑似根折的患牙，最好拍摄外伤区域的咬合片和 2～3 张分角度投射根尖片，以水平和垂直偏移的角度拍摄，以显示根折的部位和程度。必要时拍摄牙科 CT。

## 二、治疗原则

(1)断端复位：断面的严密复位，利于牙髓和硬组织的愈合。可在局麻下，采用手法复位使断端尽可能密合复位。

(2)固定患牙：可以根据外伤的具体情况和诊疗条件选择固定方法，原则上应采用弹性固定或半刚性固定技术，达到功能性固定。根折牙一般需固定 4 周，近冠部 1/3 根折，固定时间适当延长，可达 4 个月，以利于断根愈合。涉及多个邻牙固定时，固定时间应考虑维持邻牙的生理动度，酌情选择固定时间。

(3)消除咬合创伤：咬合创伤较轻时可适量调整对颌牙。建议戴用全牙列殆垫，消除创伤，固定患牙。

## 三、治疗方法

1. 年轻恒牙根折

(1)近冠 1/3 根折：参考外伤牙所留牙根的长度，考虑可否做桩冠修复。①局部麻醉下将冠部断端取下，探查断端的深度。②牙根发育未完成的牙齿，余留牙根的牙髓有活力，未被感染可行高位活髓切断术或牙根成形术，以使牙根继续发育完成；也可行根尖诱导成形术，术后做功能性保持器，保持间隙，防止邻牙移位，待牙根完全形成后，做根管治疗。③牙根已完全形成，可直接做根管治疗。④注意口腔卫生，伤后 2 周左右进软食。⑤之后视余留牙根的情况做“根管-正畸疗法”或冠延长术，修复牙冠。⑥近冠 1/3 根折感染机会较多，临床愈后较差。

(2)根中 1/3 根折：①局麻下手法复位。②采用固定术将患牙固定。③注意口腔卫生，伤后 2 周左右进软食。④定期复诊作 X 线片检查断端愈合情况，并检查牙髓活力恢复情况。当临床和影像学检查表明有牙髓坏死或牙根吸收时，可行牙髓治疗。

(3)根尖部 1/3 根折：①如患牙松动度小，又无明显咬合创伤时，嘱患儿 4 周内不要用患牙咀嚼，可以不用固定，进行定期追踪复查；②如有明显松动并伴有咬合创伤时，建议使用全牙列殆垫固定伤牙，解除咬合创伤；③定期复查，观察牙髓、牙周组织状态和断面愈合情况，当临床和影像学检查表明有牙髓坏死或牙根炎性吸收时，可做冠方断端根管治疗，必要时行根尖切除术和根尖倒充填术；④一般愈后较好。

2. 乳牙根折

(1)根折：常发生于根中 1/3 或根尖 1/3 处，牙可稍松动，叩痛明显，如冠方断片松动或移位，则拔除冠方断牙，观察断根情况，如无牙周感染，不必急于拔出断根，以免损伤恒牙胚。可待其自行吸收或排出。

(2)乳牙根折：一般不行松牙固定术，可定期观察，如出现牙周、牙髓感染，则拔除患牙。

（王　璐）

# 第九节　冠根折断

## 一、诊断标准

1. 临床表现

(1)牙冠、牙根部硬组织折断,未累及牙髓腔称简单冠根折,累及牙髓腔称复杂冠根折。

(2)折裂线由冠部达牙根,多可见牙冠唇面横折线,断面斜行向舌(腭)侧根方;也可见冠根纵折;或多条折裂线,呈粉碎性折裂;伤及或不伤及髓腔。

(3)牙冠部稍松动或已松动下垂,而舌侧仍与根面或牙龈相连,触痛明显。

(4)牙冠活动时,疼痛、牙龈出血,有时与对颌牙发生咬合干扰。

(5)牙冠刚萌出的牙齿,多表现为简单冠根折断,露髓情况较少见。完全萌出的牙齿多伴有露髓。

2. 辅助检查

影像学检查:X线片可确诊。由于冠根折断线多为斜线,特别是折断线在唇侧牙冠部为近远中向斜向舌侧牙根方向的冠根折断,X线牙片往往显示不清楚,常需改变角度投照,并结合临床症状进行诊断。

## 二、治疗原则

冠根折断由于其波及牙釉质、牙本质、牙骨质和牙周组织,甚至波及牙髓组织。损伤类型复杂,治疗和愈后有不确定性,治疗原则应考虑断裂的程度、类型、牙髓感染的程度、牙根发育情况及伤牙的修复问题,综合判断患牙的保留与否。

(1)去除牙冠断片后的修复。①未累及牙髓的患牙,先行护髓后充填材料暂时覆盖,急性期过后(2～3 周)可行复合树脂冠修复。②已累及牙髓,应先做牙髓治疗,后行复合树脂冠修复;如伴牙脱位性损伤时,固定患牙,再行冠修复。

(2)断冠树脂黏接术修复:牙冠对伤牙行急性期处理或根管治疗后,将断端粘回原处。

(3)在牙根发育完成和根尖闭合后,辅以龈切除术和牙冠延长术后修复牙冠。

(4)根管-正畸联合疗法:对根折断面深达龈下较深或龈上牙体组织很少的牙齿,牙根发育完成,牙根长度足够者,可采用根管治疗和正畸牵引的方法,将牙根拉出 2～3 mm,之后行牙体修复。

(5)纵向冠根折,以往列入拔牙适应证,近年来由于黏接技术的发展,可以进行黏接处理,保留患牙。

(6)多条折裂线深达牙槽窝、牙根未完全形成的患牙治疗和愈合不好或无法行牙体修复者,应考虑拔除。

(7)乳牙冠根折:去除断片近髓或露髓,可行活髓切断术或根管治疗术后牙体修复;如折断深达牙槽窝者应拔除。

(王　璐)

# 第十节 牙移位

牙齿遭受外力脱离其正常位置，称牙移位。可分为牙挫入、牙侧向移位、牙部分脱出和牙完全脱出。

## 一、牙挫入

牙沿长轴向根方牙槽骨中移动。

### (一)诊断标准

1.临床表现

(1)有牙外伤史。

(2)患牙比相邻牙短，不松动，龈沟渗血。在混合牙列，挫入的牙齿易被误认为是正在萌出的牙齿，应仔细检查。挫入严重的牙齿，临床完全见不到牙冠，需要与完全脱出的牙区别。可根据病史、临床症状、检查和X线牙片进行鉴别诊断。①挫入患牙叩诊呈高调金属音；正在萌出的牙齿叩诊呈低沉的音调；②影像学表现。

(3)乳牙挫入伤需判断对继承恒牙的影响。①患牙牙冠唇(颊)侧移位，则牙根偏向舌(腭)侧，X线影像显示患牙牙根较正常的对侧同名牙长，接近恒牙胚；②患牙牙冠偏向舌(腭)侧，则牙根偏向唇(颊)侧，X线影像显示患牙牙根较正常的对侧同名牙短，远离恒牙胚。

2.辅助检查

(1)X线牙片表现为牙根与牙槽骨之间的正常牙周间隙和硬骨板影像消失。

(2)乳牙挫入，应判断乳牙根挫入位置对恒牙胚的影响。

### (二)治疗原则

1.年轻恒牙挫入

治疗原则应根据牙根发育阶段来决定。

(1)牙根未发育完成的牙齿：观察数月时间待自发“再萌出”，不宜将牙拉出复位。“再萌出”过程中，应定期观察牙髓状况。发现有根尖透影或炎症性牙根吸收时，应立即拔除感染牙髓，并用氢氧化钙糊剂充填根管。

(2)牙根完全形成的患牙：无自发“再萌出”可能的牙，应进行正畸牵引，用轻力使其复位。牙根发育完成的牙齿挫入后牙髓坏死发生率几乎是100%，故应在外伤后2～3周内拔髓进行根管治疗，以预防炎症性牙根吸收。

(3)无论牙根发育处于何种阶段，牙髓坏死是挫入后较常见的结果。

2.乳牙挫入

(1)应首先判断对恒牙胚的影响，年龄小的患儿乳牙挫入对恒牙胚可能产生的影响大。

(2)如果牙冠偏向腭侧，牙根偏向唇侧，判断乳牙移位远离恒牙胚，应待其自行萌出。乳牙再萌出一般在伤后2～3周开始，也可迟至6个月后。如不能萌出，说明牙根可能与牙槽骨粘连，确诊后需拔除乳牙。

(3)如果牙冠偏向唇侧，牙根偏向腭侧，判断乳牙移位靠近恒牙胚，为保护恒牙胚应立即拔除。

(4)乳牙挫入伤较少发生牙髓坏死。

## 二、牙齿侧向移位和部分脱出

### (一)诊断标准

1. 临床表现

(1)侧方移位时牙齿发生唇舌向或近远中向错位，伴有牙槽骨的损伤。

(2)牙齿部分脱出表现为牙齿部分脱出牙槽窝，明显伸长，与对颌牙常有咬合创伤。

(3)牙齿移位方向和脱出程度不同，牙齿松动的程度不一。牙龈沟出血。

2. 辅助检查

(1)影像学检查：X线片可见牙根移位侧牙周间隙消失，而相对侧牙周间隙增宽，有时伴有牙槽骨壁折裂线。

(2)牙髓电活力检查：当时牙髓活力测验常无反应，需复查。一般观察半年甚至1年以上。根尖开放的年轻恒牙，数月后牙髓测验可出现阳性反应。

### (二)治疗原则

1. 恒牙侧向移位和部分脱出

(1)应在局部麻醉下将牙齿复位。先用手指触及到移位的根尖，以稳定的压力推移牙根，使其解脱与唇腭侧骨的锁结，复位至牙槽窝。

(2)牙齿复位后，可用全牙列殆垫、树脂夹板法或正畸托槽将牙齿固位2～3周，伴牙槽骨骨折时应固定3～8周。拆除固位装置前，应拍X线片确定骨和牙周的愈合情况。

(3)应嘱患者保持良好的口腔卫生，避免咬合创伤。

(4)根尖未闭合的牙齿，复诊时出现牙髓坏死指征时，方可行牙髓治疗。

(5)复查拍X线片如显示牙根炎症性外吸收，即刻行牙髓摘除术。牙根已发育完成的牙齿，用氢氧化钙制剂充填根管控制炎症，再行永久性根管充填治疗；牙根未完全形成的牙齿，一般用氢氧化钙制剂根充，诱导牙根继续发育，再行永久性根管充填治疗。

2. 乳牙侧向移位和部分脱出

(1)腭侧向轻度移位又不影响咬合时，常可不必进行复位固定。

(2)造成咬合紊乱的乳牙，可在局麻下行复位术、松牙固定术。

(3)严重移位伴唇侧骨板骨折，复位后牙极松动或自行下垂，应该拔除。

(4)可能累及恒牙胚的患牙应及时拔除。

## 三、牙齿完全脱位

### (一)诊断标准

1. 临床表现

①常见于单个年轻恒牙；②牙齿完全脱出牙槽窝；③可伴有牙槽窝骨壁骨折，软组织撕裂伤。

2. 辅助检查

影像学检查X线片显示牙槽窝空虚，读片时注意观察是否存在牙槽骨骨折线。

### (二)治疗原则

1. 牙齿完全脱出后应立刻做再植术、固定、定期复查

牙齿的离体时间直接影响再植的效果。牙齿脱出牙槽窝时间越短，成功率越高，一般认为

15～30 min之内再植成功率较高。

2.牙齿储存

牙齿完全脱出后储存条件和储存时间的长短对于成功的愈合是非常重要的。推荐储存液体包括生理盐水、血液、组织培养液、牛奶和唾液。

3.牙再植术操作要点

(1)清洁患牙:用流动生理盐水清洁脱出牙,污染较重时,用沾有生理盐水的纱布轻拭,切不可刮损根面的牙周组织。患牙不可干燥,拭净后置于生理盐水中备用。

(2)牙槽窝准备:检查牙槽窝有无骨折、异物及污物,可用插入平头器械(如直牙挺)复位并修整牙槽窝形态,去除骨碎片;用生理盐水冲洗牙槽窝,清除异物及污物。

(3)植入患牙:将伤牙轻轻植入牙槽窝,不要对牙槽骨壁造成压力。

(4)固定患牙:根据诊疗条件和患者口腔条件选择松牙固定术。在急诊条件下,可用牙线、钢丝或釉质黏结材料暂时固定。年轻恒牙建议使用弹性固定,如全牙列𬌗垫或弹性材料的牙弓夹板固定技术。固定时间为2～3周。

4.抗生素应用

给以抗生素治疗,至少1周。

5.接种疫苗

视伤口或患牙污染程度和患儿接受免疫的情况给予注射破伤风疫苗。

6.再植牙的牙髓处理

(1)牙根发育完成的牙齿,包括根尖孔直径小于1.0 mm,应在再植后7～10 d内行拔髓术,用氢氧化钙制剂根管充填,预防牙根吸收。

(2)牙根未发育完成,外伤后第1个月内每周复查有无牙髓感染和炎症吸收的早期症状,直至临床或影像学证据证实牙髓坏死,再行牙髓摘除术,充入氢氧化钙制剂,诱导根尖闭合。

7.定期复查

对再植牙应进行长期观察,一般第1个月内每周复查,半年内应每月复查,半年后应每3～6个月根据情况进行复查。复查内容包括拍X线牙片和临床检查,以及时诊断和治疗牙周牙髓并发症。

8.乳牙再植

乳牙全脱位一般不再植。应注意检查局部有无软组织损伤或骨折片等。医嘱注意口腔卫生,预防感染。乳前牙缺失一般对乳牙列的发育影响不大,如考虑美观和发音,可用间隙保持器维持间隙。

(王　璐)

## 第十一节　局部应用氟化物

局部用氟是将氟化物直接用于牙表面,通过局部作用预防龋病的技术。局部用氟根据操作方式,可以分为个人自我使用和口腔专业人员操作使用两种类型。口腔专业人员操作使用的氟化物浓度相对较高,需要严格按操作规范使用,常用的方法有氟化泡沫和氟涂料两种。氟化泡沫是含氟凝胶的替代产品，其中的氟浓度和 pH 值与含氟凝胶相同，但因其是泡沫制剂，每次用量较少，显著降低了口内氟化物的滞留量，增加了儿童使用的安全性。

## 一、氟化泡沫预防龋齿

### （一）适应证

适应证如下：①学龄前儿童、中小学生；②口腔内已经有多个龋齿者；③口腔内带有固定矫正器者；④牙列拥挤或牙排列不齐者；⑤釉质脱矿或釉质发育有缺陷者；⑥牙龈退缩、牙根面暴露的中老年人；⑦长期药物治疗导致的口干综合征者；⑧进食甜食频率高且口腔卫生较差者；⑨头颈部进行放射线治疗者；⑩不能进行口腔自我清洁的残障者。

### （二）非适应证

以下情况暂缓或不宜使用。①对感冒、胃病或胃肠不适的儿童发病期间暂缓使用；②对有口腔溃疡、疱疹性口炎等口腔黏膜破损的儿童暂缓使用；③对过敏体质和不易配合的儿童不宜使用。

### （三）操作方法

1.器械和材料

（1）器械：口镜、探针、镊子、口杯、纸巾（或棉卷）、托盘、一次性手套。

（2）材料：酸性磷酸氟（APF）浓度为 0.9%～1.23%的氟化泡沫（具有产品注册合格证书）。

2.临床操作

（1）清洁牙面：在使用氟化泡沫前先指导儿童用正确刷牙方法刷牙，清洁牙面，以增强氟化泡沫与牙面的接触，延长氟化泡沫在牙面上滞留的时间。

（2）口腔检查：认真检查儿童口腔健康情况，填写《儿童口腔健康检查登记表》。

（3）选择托盘：根据儿童口腔大小选择托盘。托盘要与牙列相合适，既能覆盖全部牙列，又有足够的深度覆盖到牙颈部，同时要避免托盘过大产生不良刺激。

（4）挤入氟化泡沫：摇动瓶子 3～4 s，将瓶口垂直朝下，放置于托盘内，缓缓压下瓶口处开关，随氟化泡沫的喷出，将瓶嘴从托盘一端移至另一端。

（5）氟化泡沫用量：氟化泡沫灌注托盘 1/2 高度即可。做到既能覆盖全部牙列又可避免氟化泡沫过多使儿童感到不适或被吞咽。

（6）托盘放置：左手持口镜牵拉一侧口角，右手将托盘轻轻旋转式放入儿童口内，压入上下牙列间，轻轻咬住，使氟化泡沫布满所有的牙面并挤入牙间隙。先放入下颌托盘，后放入上颌托盘。也可上下颌分开操作。

（7）儿童体位：操作过程中保持儿童的身体前倾，头稍低，用口杯接住流出的唾液，避免吞咽动作。

（8）托盘留置时间：留置 1～2 min，然后取出托盘，并用棉卷或纸巾拭去牙列上残余氟化泡沫，也可以让儿童自行吐净口中的氟化泡沫。

（9）医嘱：30 min 内不漱口、不进食、不喝水。

（10）使用频率：每半年 1 次。

### （四）注意事项

（1）应在家长签署知情同意书后方可进行氟化泡沫操作。

(2)在使用不同品牌的氟化泡沫之前，要仔细阅读产品说明，严格控制每次的用量。

(3)托盘不能过大，以免刺激咽后壁引起恶心。如发生恶心或呕吐，应立即将托盘取出，并终止操作。

(4)对于口唇干裂的儿童，应在操作前先用凡士林涂擦嘴唇。

(5)操作时间应避免与就餐时间过近，建议时间选在餐前或餐后 1 h 以上。

(6)在临床操作过程中应避免儿童发生误吞、误咽。若儿童因不慎误吞而发生恶心、呕吐或有胃部不适症状，应立即喂服牛奶。

(7)在应用过程中医务人员不得离开现场。

(8)可在操作过程中播放轻松欢快的音乐，让儿童放松心情。

## 二、含氟涂料

### (一)操作方法

1. 器械和材料

(1)器械口镜、探针、镊子、棉卷、棉签、小毛刷、吸唾装置。

(2)材料 2.26%的含氟涂料。

2. 临床操作

(1)清洁牙面：在使用前清洁牙面，以增强氟化物与牙面的接触，延长氟化物在牙面滞留的时间。

(2)隔湿和干燥：在操作过程中保持牙面干燥，可用吸唾装置，如果没有吸唾装置，也可以用棉卷隔湿代替。

(3)涂布：用小毛刷或海绵球棒将含氟涂料直接涂布在所有牙面上，特别是两颗牙之间的邻间隙。

(4)时间：自然干燥或者用压缩空气轻吹牙面，直至含氟涂料干燥，使含氟涂料在牙面上形成一层薄膜。

(5)医嘱：2～4 h 内不进食，当晚不刷牙。

### (二)注意事项

(1)适宜在医院口腔门诊完成，涂料本身的异味需事先告知家长和儿童。

(2)涂料不要触到牙龈，如不小心碰到牙龈后会短时间呈现白色，2～3 d 后自然消失。

### (三)非适应证

以下情况暂缓或不宜使用。

(1)对感冒、胃病或胃肠不适的儿童发病期间暂缓使用。

(2)对有口腔溃疡、疱疹性口炎等口腔黏膜破损的儿童暂缓使用。

(3)对过敏体质和不易配合的儿童不宜使用。

## 三、非创伤性充填

### (一)定义

非创伤性充填(ART)是使用手用器械清除龋坏的牙体组织，然后用黏结、耐压和耐磨性能较好的玻璃离子材料将龋洞充填的技术。

非创伤性充填具有以下特点。

(1)采用手用器械,不需要昂贵的电动牙科设备,可以不受医院条件限制,为居民提供简单龋齿充填治疗。

(2)符合现代预防的基本观点。采用有黏结性的玻璃离子材料,只需最少的洞型预备,得以保存较多的健康牙体组织,同时材料中氟离子的释放可使牙体组织再矿化,阻止龋病的发展,兼有治疗和预防效果。

(3)操作简单,特别适合在医疗条件相对滞后的地区开展。

### (二)适应证

(1)适用于医疗设备短缺、没有电动牙科设备的地区;也适用于因为精神或身体原因不能耐受常规牙科治疗的特殊人群,如儿童、老人、患有精神疾病的个体等。

(2)对牙的选择有严格适应证:适用于恒牙或乳牙的中小龋洞,能允许手用器械进入,能去净龋坏牙体组织,无牙髓暴露,无可疑牙髓炎的患者。

### (三)操作方法

1. 器械和材料

(1)器械:口镜、探针、镊子,ART 专用的大、中、小型挖匙,牙科用斧、雕刻刀、调拌刀、调和刀。

(2)材料:充填用的玻璃离子、棉卷、棉球、凡士林、成形片、楔子。

2. 临床操作方法

(1)检查、清洁:检查龋坏牙龋坏的部位、深度等,判断是否适合作非创伤性充填(ART)。

(2)洞型制备:隔湿患牙,使用手用器械去除龋坏牙体组织,略微修整洞型。

(3)清洁洞型:用牙本质处理剂清洁洞型,促进玻璃离子材料与牙齿结构间的化学结合。

(4)调和材料:按产品说明调和材料,准备充填。

(5)充填:用调和刀将材料充填到预备好的洞型中。可配合使用手指,在戴手套的示指上涂少许凡士林,用力按压窝洞和窝沟里的软修复材料(称为指压法),约 30 s 后移开手指,用器械去除多余材料。注意要充填密实,修整边缘与咬合,最后涂凡士林。充填过程中注意隔湿,保持干燥。

(6)医嘱:充填结束后 1 h 内不进食。

### (四)注意事项

非创伤性充填(ART)修复体可能发生问题的原因及处理如下。

1. 修复体完全脱落

常见原因包括在修复过程中唾液或血液污染;修复材料调和得过稀或过干;腐质和软化牙本质未去净;留有隐裂的釉质薄片断裂。可通过彻底清洁窝洞,用牙本质处理剂处理,按操作步骤重新修复窝洞等方法处理。

2. 修复体部分脱落

一般由于修复体过高或放置修复材料期间混有气泡所致,因此,在处理整个牙面和原材料前,先用探针或小号挖匙和湿棉球清洁牙面和(或)残留的修复材料。用新混合的玻璃离子材料修复缺损,确保修复体不过高。

3. 修复体断裂

最常发生于过高的复面洞修复体。修复的方法主要取决于断裂的位置和断端的动度。如果断端松动能去除,则按照部分脱落修复。如果断端松动不能去除,用非创伤性充填(ART)

无法直接修复，则需用电动牙钻做传统治疗。

4.修复体磨损严重

常见原因有患者常吃较硬食物，有磨牙咬牙习惯，修复材料混合得过干或过稀。重新修复要彻底清洁所有牙面和残留的修复体，去除软化牙本质。用牙本质处理剂处理旧玻璃离子和窝洞壁，在旧玻璃离子上重新覆盖一层新材料，按操作步骤完成修复。

5.修复体边缘继发龋

去除腐质和软化牙本质后，按照标准步骤清洁、修复邻近原修复体的新窝洞。

## 四、预防性树脂充填

### (一)定义

对于早期的窝沟龋，仅去除窝沟处的龋损牙釉质或牙本质，采用酸蚀方法和树脂等材料充填方法治疗，并在上面使用窝沟封闭剂来封闭窝沟的方法，称为预防性树脂充填。这是一种窝沟封闭与早期龋充填相结合的预防措施，该方法只去除少量龋坏组织，不做预防性扩展，保留了更多的健康牙体组织。

### (二)适应证

凡是有明确患龋迹象的早期窝沟龋，已不适宜窝沟封闭的牙均可做预防性树脂充填。①窝沟较深，有患龋倾向(窝沟壁呈不透明、白垩色外观)；②早期的小窝沟龋，深度浅，范围小。

### (三)禁忌证

预防性充填不适于范围大而深的窝沟龋和复面龋损。

### (四)操作方法

1.器械和材料

除需要完成窝沟封闭的相应器械和材料外，预防性树脂充填还需要以下器械和材料。

(1)器械：小号快速球钻、慢速球钻。

(2)材料：黏结剂、流动树脂。

2.临床操作方法

(1)清理窝沟：用小号球钻去除脱矿牙釉质，去除龋坏组织。洞型大小依龋坏范围而定，不做预防性扩展，不要求底平壁直。

(2)清洁牙面、冲洗、吹干、隔湿。

(3)酸蚀牙面、冲洗、吹干、隔湿。

(4)根据洞型的不同深度进行充填。①洞底位于釉质内或者在釉牙骨质界处：直接进行窝沟封闭；②洞底位于牙本质浅层：按照常规树脂充填的方法用流动树脂充填龋洞，其余窝沟点隙酸蚀，用封闭剂封闭；③洞底位于牙本质中层：通常情况下，如果龋坏达到牙本质中层，洞型一般较大，充填后承担的合力大，不是预防性树脂充填的适应证，应该做常规的充填术。但如果龋坏范围小，充填后不会承受较大的合力，可以先用玻璃离子水门汀垫底，之后按照②先用流动树脂充填，后进行窝沟封闭。

(5)检查咬合关系，必要时进行调殆。

### (五)注意事项

(1)严格选择适应证。如果龋坏范围较大，不能进行预防性树脂充填，需要做常规的龋齿充填术。

(2)预防性树脂充填是常规树脂充填和窝沟封闭的结合与发展,因此进行预防性树脂充填应该熟练掌握常规树脂充填和窝沟封闭技术。

(王　璐)

# 第十二节　窝沟封闭预防龋齿

窝沟封闭是指不损伤牙体组织,将封闭材料涂布于牙冠咬合面、颊舌面的窝沟点隙,阻止致龋菌及酸性代谢产物对牙体的侵蚀,以达到预防窝沟龋的一种方法。窝沟封闭使用的封闭材料称为窝沟封闭剂,有自凝固化和光固化两种,目前临床通常使用光固化树脂型窝沟封闭剂。

## 一、适应证

窝沟封闭主要应用于乳磨牙、恒磨牙及恒前磨牙。封闭的最佳时机是牙冠完全萌出,龋齿尚未发生的时候,且窝沟较深,一般乳磨牙在3～5岁,第一恒磨牙在6～9岁,第二恒磨牙在12～14岁时。

(1)咬合面、颊面及舌腭面的窝沟点隙深,特别是有可插入或卡住探针的窝沟(包括可疑龋)。

(2)其他牙齿,特别是对侧同名牙患龋或有患龋倾向。

(3)牙齿完全萌出达咬合平面。

## 二、非适应证

(1)牙齿钙化好,无深的窝沟点隙、自洁作用好。

(2)牙齿尚未完全萌出,部分咬合面被牙龈覆盖。

(3)儿童不合作,不能配合正常操作。

## 三、操作方法

1.器械与材料

(1)器械:口镜、探针、镊子、低速手机、清洁用小毛刷、三用枪、无油空气压缩机、吸唾装置、适量棉卷或棉球、涂布封闭剂的小毛刷,光固化机、咬合纸、高速手机和钻针。

(2)材料:酸蚀剂(常用的是37%的磷酸凝胶),光固化树脂型窝沟封闭剂。

2.操作方法

(1)清洁牙面:在低速手机上装上小毛刷,彻底清洁牙面窝沟部位,然后用水枪充分冲洗。注意:必须用机用小毛刷配合三用枪进行牙面窝沟的清洁,单独使用三用枪达不到清洁效果;其次,不能忽视上颌磨牙腭沟和下颌磨牙颊沟的清洁;如果有的窝沟在机用小毛刷清洁后仍有软垢存留,可用探针配合三用枪清洁。

(2)酸蚀:清洁牙面后即用棉卷隔湿,将牙面吹干并保持干燥。用小毛刷或小棉球蘸适量酸蚀剂涂在要封闭的牙面窝沟部位,不要反复涂擦,酸蚀面积一般为牙尖斜面的2/3。常规用37%的磷酸凝胶酸蚀,酸蚀时间为30 s,不同产品的酸蚀时间可能有差异,需仔细阅读产品使用说明。酸蚀后用水枪冲洗牙面 10～15 s，以确保将残余的酸蚀剂冲洗干净。边冲洗边用吸唾器吸干冲洗液，切忌让患者自行吐出冲洗液，以免酸蚀牙面被唾液污染。注意：酸蚀剂涂的面积过大可能腐蚀牙龈；另外，还应注意隔湿，防止舌体运动触及酸蚀剂导致腐蚀；下颌磨牙的颊沟、上颌磨牙的腭沟要酸蚀到，不要遗漏；无论上磨牙，还是下磨牙，视野不是十分清楚时应配合口镜的使用，避免遗漏牙面窝沟的酸蚀。

(3)干燥：冲洗后立即用棉卷隔湿并吹干牙面，吹干后的牙面应该呈白垩状外观，如果酸蚀后的牙面没有出现这种现象，说明酸蚀程度不够，应重新酸蚀。操作中要确保酸蚀牙面不被唾液污染，如果发生唾液污染，应再冲洗牙面，彻底干燥后重复酸蚀。注意：三用枪可能有油和水污染。吹牙面前先试一下三用枪，确保气枪仅有压缩空气时再进行吹干牙面，防止水油气混合影响干燥效果；当干燥上磨牙窝沟时，控制气枪，使气流不要太大，以免溅起唾液污染牙面；干燥过程中如果唾液分泌太多，可以同时配合吸唾器的使用。

(4)涂布封闭剂：用小毛刷蘸取适量封闭剂涂布在干燥的牙面上，用注射器式针头滴在牙面上。要使封闭剂充分渗入窝沟点隙中，可用小毛刷引导，注意封闭后的窝沟点隙中不能留有气泡。注意：涂布封闭剂前，应确认牙面处于干燥状态；封闭剂不要涂的太多，以免形成咬合高点，导致封闭剂折裂过早脱落；封闭剂应涂在窝沟处，尖嵴不要涂布，以免影响咬合；涂布过程中应避免气泡产生，可用小毛刷或探针排除气泡。

(5)固化：光固化封闭剂涂布后，立即用光固化灯照射。照射时尽量靠近，但不能接触牙面。照射时间要根据采用的产品类型与可见光源性能决定，一般为 20～40 s。

注意：为避免交叉感染，一般光固化灯头都套有灯套，在固化时应避免灯套接触封闭剂，导致封闭剂表面形态改变；另外，严格按照产品说明和光固化灯的强度，保证封闭剂完全固化。

(6)检查：封闭剂固化后，用探针进行全面检查。检查固化程度，有无气泡存在，寻找遗漏或未封闭的窝沟并重新封闭；观察有无过多封闭材料和是否需要去除，如发现问题应及时处理；检查咬合关系，如果封闭剂过厚应调磨。注意：不要遗漏下磨牙颊沟和上磨牙腭沟的检查；注意牙面远中窝沟、下磨牙颊沟和上磨牙腭沟的封闭剂过多波及龈缘，调磨时应避免对牙龈的损伤。

## 四、注意事项

循证医学研究表明，窝沟封闭是预防窝沟龋的有效方法，能够有效降低龋齿发病率。窝沟封闭的防龋效果与封闭剂的保留率直接相关，因此操作必须严格、规范。封闭失败(封闭剂脱落)的主要原因：①酸蚀不充分，牙面干燥后没有呈现白垩状外观；②唾液或者气枪压缩空气中混有水或油，污染了酸蚀后的牙面，致使封闭剂脱落。影响封闭质量的其他原因还有适应证的选择、临床操作技能等方面。封闭后还应定期(3 个月、半年或 1 年)复查，观察封闭剂保留情况，脱落时应重新封闭。

(卢　虹)

# 第七章　口腔修复

## 第一节　牙体缺损概述

牙体缺损是指牙体硬组织的生理解剖外形有不同程度的破损或结构发育异常而呈现牙体的不完整或畸形。临床上常表现为牙体形态、咬合和邻接关系的异常，影响牙髓、牙周组织和全身的健康，对咀嚼功能、发音和美观等也可产生不同程度的影响。

牙体缺损是口腔的常见病和多发病之一，一般情况下可以用充填术进行治疗。如果缺损程度严重，充填不易成功或美观修复要求高时，就要用修复的方法进行治疗。用来恢复缺损牙的形态、功能和美观的修复体主要借助粘固剂固定在患牙上，患者不能自行摘戴。常用的修复体种类有嵌体、部分冠、贴面、全冠和桩核冠等。

### 一、牙体缺损的病因

造成牙体缺损最常见的原因是龋病，其次是外伤、磨损、楔状缺损、酸蚀和发育畸形等。

1.龋病

龋病的病理表现是无机物脱矿和有机物分解，进而脱钙形成牙体硬组织的缺损。缺损的大小、深浅和形状均可不同，轻者可表现为脱钙、变色、龋洞形成；重者牙冠部分损坏形成残冠；严重缺损者牙冠全部缺损而仅存残根。

2.牙外伤

由于交通事故、意外碰击或咬硬食物等造成的牙体缺损称为牙折。外力的大小、部位都会影响到缺损的程度，轻者仅伤及切角或牙尖；重者可使整个牙纵折、斜折、冠折或根折。隐裂牙、死髓牙等因牙体的自身强度变差，在正常的𬌗力作用下也很容易引起牙折。

3.磨损牙

在行使咀嚼功能时会产生生理性磨耗，而不良习惯、夜磨牙等原因造成的则是病理性磨损。磨损严重者，可出现牙本质过敏、牙髓炎或根尖周感染等症状，甚至出现由垂直距离变短而引起的颞下颌关节功能紊乱综合征。

4.楔状缺损

楔状缺损是由酸蚀、磨损、应力等因素造成的牙颈部非龋性缺损，一般发生在牙齿唇面、颊面的牙颈部釉牙骨质界处，由两个斜面组成，常伴有牙龈退缩、牙本质过敏等症状，严重者可导致牙髓感染、牙髓暴露甚至牙横折。

5.酸蚀

经常与酸接触的工作人员的牙齿因受到酸雾和酸酐的作用而脱钙，牙体组织会逐渐丧失，造成牙体外形损害，常见于前牙区。对牙齿危害最大的酸类是盐酸和硝酸。盐酸作用于牙齿，早期引起牙齿过敏，严重者唇面切缘处形成刀削状的光滑斜面，切端变薄，容易折裂。而硝酸引起的损害则是牙面脱钙形成褐色斑，或者形成缺损。

6.发育畸形

常见的造成牙体缺损的发育畸形包括牙釉质发育不全、氟斑牙及四环素牙等。

牙釉质发育不全:轻者牙冠呈白垩色或褐色斑,严重者牙冠形态不完整或牙齿钙化不良,影响牙的硬度、形态与颜色。

氟斑牙:是在发育期因摄入氟元素过多而引起的特殊的牙釉质钙化不全,牙齿表面有呈白垩状或黄褐色的斑块,严重者可形成牙体缺损或畸形。

四环素牙:是牙齿在发育矿化时期,由于受到四环素族药物的影响而造成的牙体变色和釉质发育不全,主要表现为牙齿颜色、光泽及透明度的改变,重者可能发生凹坑状的缺损。

## 二、牙体缺损的影响

1.牙体和牙髓症状

牙体缺损初期,损伤表浅者无明显症状,容易被忽略;如果缺损发展到累及牙本质或牙髓,症状就较明显,甚至使牙髓组织发生充血、炎性病变甚至坏死,进而引起根尖周病变。

2.牙周组织症状

当缺损累及邻面时,就会影响到正常的邻接关系,引起食物嵌塞,进而发生牙周病变。邻接关系的破坏还可使患牙发生倾斜移位,咬合关系也因此受到影响,产生不同程度的咬合创伤,进一步造成牙周组织的损伤。

3.咬合症状

少量的牙体缺损对咀嚼功能的影响可能较小,但如果缺损较大,则会直接影响咀嚼功能,甚至产生偏侧咀嚼习惯,不仅使一侧咀嚼功能逐渐丧失,日久还可出现面部畸形,左右不对称,这在青少年患者则更明显。全牙列重度磨损会造成垂直距离降低,影响咀嚼功能,甚至造成口颌系统的功能紊乱。

4.对美观和发音的影响

前牙对美观与发音有明显的影响,即使一些轻微的变化,对某些患者也会产生较重的影响。后牙的严重磨损可使垂直距离变短而影响面形。

(张晓晓)

# 第二节　牙体缺损修复基本原则和原理

## 一、牙体缺损修复的基本原则

牙体缺损的修复,首要任务就是解除造成牙体缺损的病因,治疗病变,使缺损不再继续发展;必须正确恢复患牙的生理形态和功能以及合乎患者要求的美观和发音;还要有预防病变发生的作用。

修复体能否发挥良好功能的关键就在于修复体与患牙之间是否有足够的固位力,以及修复体本身和经预备后的患牙,有无足以抵抗咬合力而不致破碎的强度,因此修复体既要符合生物学原则,还要达到机械力学的要求。

## (一)正确地恢复形态与功能

人体复杂而和谐的口颌系统是由牙齿的正常解剖学外形、完整的牙列、准确的颌位关系、正常的颞下颌关节和神经肌肉系统共同形成的。其中在维持口颌系统的功能和保持牙周组织的健康方面有着重要作用的是牙冠的解剖生理形态。因此,修复时应根据患者的性别、年龄、职业、生活习惯、体质和性格特点等来决定修复体各个面的形态、大小、颜色、排列关系以及殆关系等,而且均要适应个体口颌系统的生理特点。

1.轴面形态

正常牙冠的轴面有一定突度,称为轴面形态,它具有重要的生理功能。

(1)保护牙龈:牙颈 1/3 的突度能起到扩展牙龈、维持牙颈部龈组织的张力和正常龈隙的作用。

(2)保证食物正常排溢和食物流对牙龈的生理按摩作用:突度过大时食物无法对牙龈起到按摩作用而造成牙龈萎缩,突度过小则食物直接冲压在龈沟内,引起牙龈附着的破坏。

(3)利于口腔清洁:若修复体轴壁上颊舌向、殆龈向、近远中向的突度适宜,肌肉在其流畅光滑的表面活动时易于保持清洁,也便于洗刷和控制菌斑。前牙和前磨牙唇(颊)面的形态还应兼顾美观。

2.外展隙和邻间隙

由牙冠轴面正常突度形成的环绕着邻接区向四周展开的空隙称为外展隙。在唇颊侧者,称为唇外展隙或颊外展隙;在舌侧者,称为舌外展隙;在切缘或殆面者,称为切外展隙或殆外展隙。在咀嚼时,外展隙有辅助食物溢出的作用。

邻间隙是位于邻接点龈方的龈外展隙,呈三角形,其底为牙槽骨,两边为邻牙的邻面,顶部则是邻接点。正常情况下,邻间隙会被龈乳头充满,对牙槽骨和邻牙有保护作用。但是随着邻面的磨耗,邻间隙逐渐变小,龈乳头也随年龄的增长逐渐退缩而出现临床症状。在进行修复时,应根据具体情况,尽可能恢复其原状。

3.邻接关系

每相邻两牙邻接之处,在早期,接触处为点状,故称为邻接点;随着咀嚼运动中牙的生理运动,邻接点会因为磨耗而由点扩大为面的接触,此时则称为邻接面。

正常的邻接面接触紧密,可防止食物嵌塞,使邻牙相互支持,维持牙位、牙弓形状的稳定和分散咀嚼压力。因此,在恢复邻接区时,要注意恢复其正常的位置和良好的邻接关系,接触过紧可导致牙周膜的损伤,过松则可致食物嵌塞。

在牙弓的不同位置,牙与牙之间的邻面接触区的位置是有所不同的。前牙的接触区靠近切缘部位,接触区的切龈径大于唇舌径。在颊舌方向上,前磨牙和第一磨牙近中接触区多在邻面的颊 1/3 与中 1/3 交界处,而第一磨牙远中与第二磨牙的近中接触区多在邻面的中 1/3 处。

在殆龈方向上后牙接触区靠近殆缘部位,近中靠近殆缘,远中则在殆缘稍下,往后则下降到冠的中 1/3 处。后牙接触区的颊舌径大于殆龈径。

4.咬合关系

在牙萌出的早期,其尖、窝、沟、嵴都是由一定的曲线或曲面所构成的,咬合时,上下牙都是凸面的接触,呈点或线的接触,而不是面与面的接触。但随着咀嚼运动的进行,殆面与切嵴的表面则出现功能性磨耗,使点和线的接触逐渐变为面的接触,导致食物在殆面滞留,增加了牙齿所受到的殆力和牙周的负担。另外,上颌牙的切嵴和斜嵴还有引导下颌运动的作用,直接影响咬合关系。

因此，要修复咬合关系，需有良好的咬合接触。如发现咬合关系不协调，在修复前应先做咬合调整。良好的咬合应达到以下标准。

(1)有稳定而协调的咬合关系。正中颌位时，上下颌尖窝相对，有广泛的接触而无早接触。上下颌牙列是正常的覆殆与覆盖关系。

(2)非正中关系协调。上下颌牙列在前伸或侧向咬合时，不能有创伤性的个别牙早接触。

(3)咬合力的方向应与牙周支持能力相协调，尽量接近牙体长轴方向。

(4)咬合力大小应与牙周条件相适应，必要时可适当改变殆面形态，尽量争取轴向殆力，减小侧向殆力，加深沟槽，提高咀嚼效能。

## (二)修复体应保证组织健康

1.牙体预备过程中尽量保存、保护牙体组织

牙体组织不具有再生能力，一旦因各种因素造成缺损，就必须借助修复体来恢复和重建其正常的形态和功能。牙体缺损修复的第一步就是牙体预备，它直接影响着修复体的后续制作。因此，牙体预备时要注意以下几个方面。

(1)去净病变组织：牙体缺损是由各种因素引起的。如龋病，需要去除腐质、软化牙本质，直到硬化牙本质层，以免患牙继发龋坏。外伤引起的牙折，也需要做一定的处理和预备。

(2)消除轴面倒凹：为了使修复体能顺利就位，需要磨除轴面部分健康牙体组织，将轴面的最大周径降到修复体所设计的边缘区。

(3)预备出必要的间隙：根据修复体所用的材料，需要磨除适量牙体组织，来保证修复体达到强度所需的厚度，特别是咬合面预备出足够的间隙。

(4)具有良好的抗力形与固位形：抗力形是指将牙体预备成一定的形状，使修复体和患牙均能承受咀嚼压力而不致被破坏。因此，必须去除无牙本质支持的悬空釉质即无基釉，使修复体落在健康的牙体组织上。固位形是指为了使修复体在行使功能时不致从患牙上脱落，需在患牙上磨除一定的牙体组织，形成箱状、钉洞、洞、沟等有利于固位的形状。

(5)防止继发龋：修复体应覆盖住牙体的点隙裂沟，修复体的边缘应扩展至自洁区，以达到防龋的目的。

(6)避免不必要的磨切：例如能使用部分冠修复时尽量不设计全冠修复，各轴面的聚合度不能过大，殆面牙体组织应按照其解剖外形均匀磨除，严重错位牙应先做正畸治疗，修复体边缘不可过度延伸，根据情况设计不同的修复体边缘形态等。

(7)尽量避免对牙髓产生不良影响：①牙体预备用的机器转速要快，磨切器械要坚硬锐利，使用的力量要轻，并间断性地磨切；同时用冷水降温，防止产热和振动，这样可以防止产生过高的温度对牙髓造成刺激。②牙体预备时，无论采用何种措施，牙髓组织或多或少会受到一些刺激而处于受激惹状态，如果一颗牙在短期内做第二次牙体预备，会增加患者的痛苦，损伤也更大，应尽量避免。③应尽量争取活髓，如果深龋接近牙髓，应先做间接盖髓处理，如无不良反应，可在此基础上预备牙体；如果健康牙髓意外穿髓，应在清创消毒后，或经安抚治疗后做盖髓术；在局部麻醉下进行牙体预备时，由于患者不能感觉牙髓受到刺激的情况，更应注意防止损伤牙髓。④一些修复材料(垫底材料、树脂、黏接剂等)对牙髓的刺激性较大，在使用时应采取护髓措施。⑤牙体预备过程中，亦应采取有效的措施，防止对口腔软组织及邻牙的损伤。⑥患牙预备完成到戴用正式修复体前，应戴用暂时冠，保护牙髓，维持间隙。

2.修复体设计应能保护牙周组织的健康

牙龈是覆盖在牙槽嵴和牙颈部的口腔黏膜,分为附着龈、游离龈和牙间乳头三部分,游离龈与牙之间的间隙称龈沟,正常龈沟的深度为 0.5～2.0 mm。

正常情况下龈沟底至根尖方向有约 2.0 mm 宽的结合上皮附着在釉牙骨质界处,这一特殊结构对于保护牙齿及其下面的牙周组织健康有着重要的作用。因此修复过程中,设计患牙的预备形态时,冠修复体边缘的处理应避免侵害或破坏这一特殊结构。

如预备牙牙周组织修整时必须去除牙槽骨的情况下应充分理解这一部分的构造特点,防止破坏生物学宽度。

(1)修复体龈边缘的位置与龈缘的关系

1)修复体龈边缘止于龈沟内:可以防龋,增进美观,加强固位。适合临床牙冠过短的冠修复。

2)修复体龈边缘止于龈上:可以既不损伤龈组织,又便于检查和修改修复体的边缘,使它们更密合,减少或消除对龈组织的刺激。

3)修复体龈边缘止于龈嵴顶:可以避免对龈组织的刺激,减少牙体磨切,且不影响美观。

修复体龈边缘的位置应根据患牙的形态、固位、美观要求及患者的年龄、牙位、牙周状况、龋坏易感性、口腔卫生状况等多种因素来决定,参照患者口腔条件合理设计修复体龈边缘的位置。

(2)修复体龈边缘的密合性:大量临床病例证明,修复体龈边缘的密合性比龈边缘的位置更重要。修复体的龈边缘与天然牙交接处,应形成连续一致的曲面,不应有任何微小的台阶,这样有利于牙表面的自洁并便于清洁。否则,在修复体龈边缘与天然牙的交接处易聚集菌斑,引起牙周炎和龋病。

(3)修复体龈边缘牙体预备的形式:修复体龈边缘牙体预备的形式对修复体龈边缘的密合性和外形一致有着重要的影响。常用的边缘形式有羽状或刃状、肩台、凹槽、深凹槽、带斜坡的肩台、斜面边缘等,它们各有优缺点。

根据临床观察,羽状或刃状边缘的效果不够理想。带斜面的边缘与修复体搭接的密合性优于平面对接,具有圆形内线角的肩台应力集中小于锐角肩台。因此,理想的修复体边缘应有一定的厚度,有圆形的内线角并带有斜面。但不一定都按此要求进行设计,还应根据修复体的类型、材料以及患牙部位、牙髓状况等选择。

### (三)修复体应满足抗力形与固位形的要求

1.抗力形

牙体缺损的患牙,在修复完成后,要求修复体和患牙都能抵抗𬌗力而不致被破坏或折裂。

(1)增加患牙抗力的措施包括:①牙体预备时彻底清除病变组织和使修复体有一定的固位形,注意保护脆弱的牙体组织;②去除无基釉柱和薄壁弱尖,避免形成锐角和薄边缘,特别是无髓牙,牙体组织较脆,易于折裂,例如鸠尾峡部不可太宽,一般约占颊舌尖间距的 1/3,不可超过两牙尖间距的 1/2;③缺损范围过大时,应采用辅助增强措施,如在牙本质内植入牙本质钉或在根管内植入金属支架以增强患牙的抗力。

(2)加强修复体抗力的措施包括:①保证修复体有一定的体积和厚度,来达到足够的机械强度;②根据患牙的条件和设计要求尽量选择合适的优质材料;③合理控制修复体外形,尽量避免尖、薄、锐的结构,防止应力集中;④保证修复体制作质量;⑤控制𬌗面形态和𬌗力方向,避免金瓷修复体和金塑修复体的衔接处直接承受𬌗力。

2. 固位形

修复体固定在患牙上，不会因为咀嚼外力而致移位、脱落，这种抵御脱落的力称为固位力。为了增强修复体的固位力，根据患牙余留牙体组织的具体情况，在患牙上合理设计并预备成箱状、洞、钉洞、沟等各种几何形状，这种具有增强固位力的几何形状，称为固位形。固位形是修复体赖以固位的重要因素。

## 二、牙体缺损修复体临床上常用的固位形

1. 环抱面固位形

环抱面固位形是冠修复最基本的固位形式，其特点是固位力强，牙体切磨较浅，对牙髓的影响较小，提供的黏接面积大。在环抱面固位形中，患牙的𬌗龈高度、轴壁的聚合度、修复体与牙面的密合度均可影响其固位力大小。

(1)𬌗龈高度：𬌗龈高度越大，固位力越强。若𬌗龈高度过低，当修复体特别是全冠的一侧受力时，将产生以一侧冠边缘为支点的旋转，而对侧则因无牙体组织的阻挡而易脱位。所以在牙体预备时，应尽量保留适当的牙尖高度和牙尖斜坡的形态，这样既保持了𬌗龈高度，增加了接触面积，又可用牙尖的三角嵴抗衡各种相对方向的咬合力。必要时通过增设洞、沟、钉洞等来辅助固位，以增强抗旋转能力。

(2)轴壁聚合度：轴壁相互平行可增加修复体对牙体的约束力和摩擦力，有利于增加固位力。但一般为了使修复体更容易就位，常常在轴壁上预备出2°～5°的𬌗向聚合角。

(3)修复体与牙面的密合度：修复体与牙体表面接触越紧密，说明产生静摩擦力的正压力越大，摩擦力也越大，固位越好。

2. 钉洞固位形

钉洞固位形是深入牙体内的一种较好固位形式。其特点是牙体磨除较少，固位力较强，应用灵活，常与其他固位形合用。固位钉的钉洞预备要求如下。

(1)深度：钉固位力量的大小，主要取决于钉的长度，而钉的长度又取决于钉洞的深度。钉洞一般深1.5 mm，根据需要，可增加到2.0 mm，但不能伤及牙髓。如果钉短于1.0 mm，就会缺乏最低限度的固位力；如果是无髓牙，则可根据需要采取较大的深度，也可利用髓室和根管。

(2)直径：约1.0 mm，钉太细容易折断，特别在与金属面的交界处。为了预备方便，可逐渐缩小呈锥形，但锥形则减小了钉的固位力。

(3)分布：2个以上的钉洞，其位置分布越分散，获得的固位力就越大。一般前牙可做1～3个钉洞，后牙可做2～4个钉洞。

(4)位置：钉洞一般预备在患牙𬌗面接近釉牙本质界的牙本质内。这样可以远离牙髓，也不易造成牙釉质折裂。前牙一般要置于舌面窝的深处和舌面切缘嵴与近远中边缘嵴交界处，后牙一般会置于牙尖之间的沟窝处。

(5)方向：所有钉洞的方向均应与修复体的就位道相平行。为了保证钉的彼此平行，除了用肉眼观察外最好采用器械控制。

(6)钉的表面形态：钉的表面形态有光滑状、锯齿状和螺纹状，其中螺纹状者固位力最强。

3. 沟固位形

沟固位形是嵌入牙体表面的半圆形固位形式，沟的一侧不被牙体组织包围，所以常用于患

牙轴面的表面上,以取得较长的长度。对沟固位形的要求如下。

(1)深度:沟固位力量的大小,首先取决于沟的深度,一般为 1.0 mm 左右,过深则易损伤牙髓。

(2)长度:沟越长,固位越好。虽受解剖条件的限制,不能任意延长,但加大长度是在牙体浅层切割,对牙髓的刺激也较小,应尽量争取,但止端必须在边缘内 0.5 mm。

(3)方向:如果在一个患牙上有 2 条以上的沟,那么它们必须彼此平行并与就位道平行,2 条沟之间的距离越大,则固位越好。

(4)外形:沟可做成锥形,从起点到止点,逐渐变浅、变细,这样制作时较为方便,其止端有三种形式。最常用的形式是逐渐变浅,但有一定的止端,这种固位较好,对患牙损伤较小,便于预备;另一种是基本等深,止端形成明确的肩台,这种形式固位力最强,但牙体切割量较多,适用于牙体较厚而牙冠较短的后牙;再一种形式是逐渐变浅而无明显的止端,它对牙体的损伤较小,适用于切龈高度高的前牙。

4. 洞固位形

洞固位形又称为箱状固位形,是嵌入牙体表面、外形规则的洞。常见于龋洞的修复,将龋坏的牙体组织清除后预备成一定形状的牙体缺损,可利用其作为固位之用,但必须满足下列要求。

(1)深度:洞深应该在 2.0 mm 以上,洞越深,固位越强,是影响洞固位形固位力的主要因素。但是,龋洞深者,一般缺损范围也较大,余留牙体组织的抗力形会较差,在遇到薄壁、弱尖,特别是死髓牙时,应该特别注意患牙的抗力形,必要时可采取措施加以保护。

(2)底平:平底可以抗衡来自垂直方向的咬合压力,洞越浅,洞底则需要越平,否则在受到不同方向的𬌗力作用时就会出现修复体的松脱。而洞深者,修复体在受到不同方向的𬌗力作用时,较高的轴壁有抗衡作用而不会松脱,所以对深洞就不一定强调底平,否则容易损伤牙髓。

(3)壁直:所有的轴壁都应与就位道方向一致,相互平行,不能有倒凹,甚至为了就位方便,还可微向洞口敞开,一般不超过 $2^{\circ}\sim5^{\circ}$,否则会影响其固位力。点角、线角明确,也可增加固位。

(4)鸠尾扣:邻𬌗洞应在𬌗面做成鸠尾扣,防止修复体在水平方向上的移位。鸠尾扣的形状、大小应根据𬌗面形态进行设计,这样不仅能起到扣锁的固位作用,也不会削弱余留牙体组织的抗力形;在𬌗面沟槽处可适当扩展,但尽量保留牙尖的三角嵴,自然形成鸠尾扣;在邻𬌗交界处的峡部,其宽度在磨牙上一般为颊舌尖宽度的 1/3 左右,在前磨牙上为 1/2,过窄修复体容易折断,过宽则牙尖容易折裂。如果是死髓牙或缺损较大者,应采用保护牙尖的铸造修复体。

(5)洞缘斜面:在箱状洞形的洞面角处要做成斜面,其作用是去净无基釉,以保护薄弱的洞壁和脆弱牙尖,并使修复体边缘与洞形边缘更加密合,使黏固剂不易被唾液所溶解。斜面的长短、斜度可根据釉柱方向与材料的强度和性能设计,一般𬌗面的洞缘斜面与轴壁约呈 $45^{\circ}$角,如果斜面过深、过大,会削弱固位。近年来的修复体更多地采用了延伸斜面,以覆盖脆弱的牙尖,凡是𬌗面有咬合的部分都包括在修复体之内,以此来确保修复体的抗力形与固位形。

(张晓晓)

# 第三节　嵌体与部分冠

## 一、嵌体

嵌体是一种嵌入牙体内部，用以恢复牙体缺损的形态和功能的冠内修复体。其中部分嵌入牙冠内、部分高于牙面的冠内修复体称为高嵌体。在牙体缺损的诸多修复方法中，在什么情况下要选择嵌体，在什么情况下要选择部分冠或全冠修复体，这与牙体缺损的大小、原因、位置等因素有关。

### （一）嵌体的种类

1.根据嵌体覆盖牙面的数目和位置分类

（1）单面嵌体：如殆面嵌体、颊面嵌体、邻面嵌体等。

（2）双面嵌体：如远中殆嵌体（OD 嵌体）、近中殆嵌体（MO 嵌体）、颊殆嵌体（BO 嵌体）、舌殆嵌体（LO 嵌体）等。

（3）多面嵌体：如近中殆远中嵌体（MOD 嵌体）、颊殆近中嵌体（ BOM 嵌体）等。

2.根据制作嵌体的材料不同分类

（1）金属嵌体：又可分为贵金属及非贵金属合金嵌体。金合金化学性能稳定，并有良好的延展性能和机械性能，是制作后牙嵌体理想的传统修复材料。

（2）树脂嵌体：由高强度复合树脂材料经过在模型上加工成形，抛光后再用树脂黏接材料黏接于牙体组织上。树脂嵌体制作简便，易修补，对颌牙的磨耗小，色泽美观，是一种较好的美学嵌体修复材料。

（3）瓷嵌体：根据制作方法不同又可分为直接在耐火材料代型上制作的烤瓷嵌体、CAD/CAM 磨削出的瓷嵌体、在模型上做熔模包埋后铸造出的铸瓷嵌体、用金沉积法制作组织面衬底后做出的烤瓷嵌体等。不管制作方法是哪一种，瓷嵌体的美观性能都很好。

### （二）嵌体的适应证与禁忌证

一般情况下能用充填法修复的牙体缺损都是嵌体的适应证，但嵌体只能修复缺损部位的牙体而不能保护剩余部分的牙体。剩余部分的牙体不仅要给嵌体提供足够的支持与固位，自身部分的抗力也只能由自身提供。因此，如果牙体预备后，剩余部分的牙体可以耐受功能状态下各个方向的殆力而不折裂，并能为嵌体提供足够的固位形，则为嵌体修复的适应证。除此之外，皆为禁忌证。所以，做嵌体的牙冠必须有足够的高度和余留牙壁的厚度以使其获得固位与抗力。同时嵌体也是外形线最长的修复体，只能在龋坏率低、口腔卫生好的情况下应用。当冠低、龋坏率高、缺损大、外形线长、牙体薄弱时都不适合做嵌体。而与冠类修复体相比，嵌体固位力差，当殆力大、磨耗重或有磨牙症时也不适合做嵌体。

### （三）嵌体的牙体预备

1.嵌体牙体预备的基本要求

（1）修复前的准备：牙体预备之前应先检查患牙的牙体缺损情况，了解缺损对邻牙以及对颌牙有无影响，必要时可摄 X 线片判断缺损部位的大小和位置、髓角位置以及牙髓情况，确定嵌体修复的设计，之后再进行牙体预备。

（2）去尽腐质：目的是为了消除细菌感染，终止龋病的进一步发展。感染坏死的牙齿组织要去除彻底，抗力不足的脱矿层也要尽量去除干净，但为避免露髓可适量保留。其他原因造成的牙体缺损，可直接制备固位形和抗力形。

(3)制备固位形和抗力形：根据缺损的深度与缺损边缘的位置形成𬌗面部分的洞形，同时去除无基釉，颊舌向扩展时要尽量保守，以保证颊舌壁的抗力形。当𬌗面洞形最深处近髓时，应该垫底形成平面。取印模前再对外形轮廓进行修整，使各线角圆钝。如缺损波及邻面，则需预备MO或OD洞形。在进行邻面预备时，要注意不能伤及邻牙，根据邻面缺损的宽度形成箱形，箱形洞缘的龈阶和颊舌壁要在邻面接触区外，龈阶的宽度为1.0 mm。邻面洞缘与邻牙间应有间隙以便取印模时印模材料进入。

金属嵌体洞形的设计要求如下。

1)洞形无倒凹：因嵌体是在口外制作好之后戴入患牙的，因此嵌体箱状洞形要求各轴壁之间彼此平行，任一壁上都不能有倒凹，否则嵌体将无法就位；外展度在6°以内时仍可保持较好的固位力。

2)洞缘有斜面：金属嵌体的洞形，要在洞缘处做宽度约1.5 mm的45°洞缘斜面。目的：①去除无支持的牙釉质边缘，防止折裂。②以嵌体合金形成相应的斜面边缘，覆盖预备出的洞缘斜面；合金的强度较高，边缘虽薄但不会折裂，可增加边缘密合性与封闭作用，也可使边缘位置选择性地避开𬌗接触点1.0 mm。③邻面的洞缘斜面在去除无基釉的同时还可酌情使边缘位于自洁区；龈阶处也要做出45°洞缘斜面，有时为避免预备时伤及邻牙，可与邻牙的突度平行。但邻面的洞缘斜面在邻面突度较小时，45°洞缘斜面无法使邻颊舌边缘位于自洁区；应在邻面预备出一个较大的片切面。

3)辅助固位形：按照以上预备要求的设计，洞形外展不超过6°，预备出的洞形深度如在2.0 mm以上，则嵌体的固位较好，但这是对𬌗面嵌体而言。而邻𬌗嵌体的邻面箱形增加了3～4个轴壁，对提高抵抗𬌗向脱位的固位力大有帮助，但𬌗龈向就位的嵌体，还需在功能状态下有抵抗邻向脱位的辅助固位形。为此，需要在预备𬌗面洞形时，制备鸠尾固位形。除此之外，还可采用针形、沟形等辅助固位形，来增加某一方向的固位力。

随着黏接技术的进步，近年来选择树脂和瓷类修复材料作嵌体的越来越多，此类修复体在牙体预备原则上与金属嵌体相同，但适应证有所扩大。𬌗面的磨除量应满足材料的强度所要求的厚度(2.0～2.5 mm)。在近髓时要用氢氧化钙垫底，为保存牙体组织、保护牙髓，轴壁局部的倒凹可用玻璃离子填平，线角应更圆钝以减小应力；因其固位主要靠黏接而不靠固位形，所以各轴壁可外展至15°～20°，以方便就位；修复体的边缘不做洞缘斜面。

2. 邻𬌗嵌体的牙体预备

(1)𬌗面洞形的预备

1)制作定位沟：为确定𬌗面的边缘设计位置能与正中接触点保持1.0 mm的距离，牙体预备前应先用咬合纸仔细检查咬合接触关系。选用钨钢裂钻或金刚砂平头锥台形车针从𬌗面缺损或龋坏的最宽处入手制备出2.0 mm深的定位沟。

2)扩大范围：根据缺损的深度，沿着缺损边缘扩大范围形成𬌗面部分的洞形。除应达到底平、壁直、点角和线角清楚的基本要求外，为防止嵌体的水平向移位，𬌗面应做鸠尾固位形，鸠尾峡部的宽度不超过𬌗面的1/2。

(2)邻面洞形的预备

1)箱(盒)状洞形：根据邻面缺损的宽度形成箱形，预备时注意不要伤及邻牙。箱形洞缘的龈壁和颊舌壁要扩展至自洁区，龈壁应底平，宽度为1.0 mm；髓壁与就位道一致；轴壁可外展2°～5°；各壁应相互垂直且无倒凹；洞缘预备短斜面。常用于邻面有较大缺损或邻面有较大突度的后牙。

2）片切洞形：一般用于邻面缺损范围大而浅，或邻面突度小、邻接不良的患牙。先用球钻或裂钻去除龋坏组织，再用细长的金刚砂车针贴紧患牙切割，防止伤及邻牙。颊舌侧要扩展至自洁区，颈部沿龈缘线预备，勿伤及牙龈。

牙体预备完成后，如龈阶位于龈沟内，取印模前要先排龈。然后根据需要做殆记录，进行暂封、灌模型和嵌体的制作。

### （四）嵌体的制作

1. 金属嵌体的制作

（1）直接法：是在患者口内预备的牙体窝洞中，直接制取熔模，然后经过包埋、烘烤焙烧、铸造以及打磨抛光，完成修复体的制作。直接法一般只适用于单面嵌体。

（2）间接法：模型进入技工室进行嵌体的制作，谓之间接法，即在口外利用模型与代型制作熔模的方法。间接法要求模型与代型必须十分准确。因其节省了医师的椅旁时间，减少了患者的就诊时间，易于建立正确的邻接与殆关系，修复体边缘准确等优点，所以应用越来越广。

2. 瓷嵌体的制作

常用热压铸瓷技术或计算机辅助设计/计算机辅助制造（CAD/CAM）切削技术完成。

### （五）嵌体的试戴与黏固

所有修复牙体缺损的修复体，在技工室完成后，都需要由医师在患者口内进行试戴，合适后才能黏固。相对于其他种类的修复体而言，嵌体体积最小，试戴时最不容易操作，尤其需要小心，以防患者误吞。步骤如下。

1. 洞形准备

去除洞形内的暂封物，清洗干净。

2. 修复体准备

检查嵌体的组织面有无金属瘤及附着物。

3. 嵌体就位

将试戴喷剂喷在组织面上，在预备体上轻轻试戴，用力要轻柔，否则会引起牙体折裂；用较细的车针逐步磨除标记出的阻碍就位之处，直至能完全就位。

4. 检查

观察嵌体就位后有无翘动、固位如何、边缘是否密合等，用牙线检查与邻牙的邻接关系，用咬合纸检查正中殆和非正中殆有无早接触，如有问题应做调整。

5. 调殆

检查如有咬合早接触，应用低速打磨机调磨，橡胶轮抛光，备用。

6. 嵌体的黏固或黏接

清洁消毒嵌体组织面与洞形，隔离唾液，根据牙髓情况选择合适的黏固剂，嵌体就位后待黏固剂凝固后用牙线、探针仔细去除多余的粘固剂。再检查咬合，确认无误后，嵌体修复过程完成。需注意，使用树脂类黏接剂时不能使用丁香油类暂封材料，以免影响黏接效果。

### （六）高嵌体

高嵌体是嵌体的变种。嵌体只能修复代替缺损部位的牙体组织，而不能保护剩余部分牙体组织。而所有的窝洞预备，又都会减弱剩余部分牙体组织的抗力。因此，当缺损范围大、洞壁有折裂的可能时，可设计高嵌体。高嵌体一般用合金制作，强度高的瓷和树脂材料也可用于制作高嵌体。

1. 高嵌体的适应证

(1)后牙的多面嵌体。

(2)洞形𬌗面部分宽度较大时。

(3)𬌗面有较大范围缺损，需恢复牙尖但可保留完整的颊舌壁时。

2. 高嵌体的优缺点

(1)优点：牙体硬组织是一种耐压不耐拉的材料，高嵌体可使牙壁的受力性质由嵌体时的拉应力改为压应力，从而大大降低牙折的风险。

(2)缺点：牙体预备较复杂，固位力较差，边缘线较长。

3. 高嵌体的牙体预备

(1)去除腐质、原有修复体和充填体。

(2)𬌗面预备：根据牙冠原𬌗面外形，以及正常情况下对颌的情况，预备出与对颌𬌗面间较均匀的间隙。功能尖处磨除量应有 1.5 mm，非功能尖处磨除量可少些，约 1.0 mm，同时预备出功能尖外斜面。预备时可先做指示沟，预备后要检查预备出的间隙。

(3)预备功能尖外斜面肩台，建立边缘终止线：为使功能尖内外斜面与对颌牙间有均匀间隙，预备体牙尖位置应在原牙尖处，不偏颊侧及舌侧。原则上同嵌体一样，也要求将高嵌体的边缘远离𬌗接触 1.0 mm，但在功能尖上无法做类似嵌体洞缘斜面的处理。为此，在外斜面下沿就位道做一轴壁，轴壁的高度根据𬌗关系情况而设计，覆𬌗深则轴壁高，反之则轴壁低，轴壁下形成 1.0 mm 宽的肩台。这样才能在高嵌体受力时形成良好的支持。

(4)形成𬌗面峡部轴壁与洞底：如果有旧充填体，去除后稍修整洞壁，去除倒凹即可。如果原为龋坏或缺损，则与嵌体相同，预备出颊舌侧相对平行的轴壁，外展不要超过 6°，对轴壁上不影响牙体组织固位与抗力的小龋洞，应用水门汀填平，并将洞底预备平整。

(5)预备邻面或颊舌面箱形：根据缺损范围，预备出轴面箱形，要求同嵌体，其颊舌壁线角不应超过轴线角，否则应做全冠修复。龈阶宽度不小于 1.0 mm。箱形是高嵌体预备的关键所在，预备时车针应顺就位方向准确预备，若箱形的轴壁预备角度过大，则很难再修改。

(6)修整边缘线：在所有边缘处做出连续光滑的斜面，斜面宽 0.5～0.7 mm 即可。

4. 取印模、制作、试戴、粘固

同嵌体。

## 二、部分冠

部分冠是指覆盖了部分牙冠表面的固定修复体。例如前牙的部分冠不覆盖唇面，上后牙的部分冠暴露颊面的全部或一部分，下后牙的部分冠根据不同的情况可暴露舌面或不覆盖远中面。在金瓷修复体产生以前，部分冠曾被广泛地应用于修复牙体缺损及作为固定桥的固位体。当不影响固位形与抗力形时，部分冠比全冠更符合保存牙体组织的修复原则，但部分冠的牙体预备要比全冠的牙体预备更复杂一些。

按牙面覆盖范围分类，部分冠可分为前牙的开面冠、3/4 冠，后牙的 3/4 冠、7/8 冠等。数值代表冠颈缘与基牙颈缘周径的长度比值。

按材料分类，部分冠可分为非金属部分冠和金属部分冠。

部分冠的分数叫法，分子代表被覆盖牙面的数目，分母代表牙体牙面的数目，故后牙宜叫4/5冠，而3/4冠、7/8冠便包括了前牙、后牙各种形式的部分冠。

## （一）部分冠的适应证

（1）有牙体缺损需修复但又非嵌体的适应证时。

（2）患牙某一牙面是完整的（多为唇面或颊面），且保留该面不会影响修复体的固位与抗力。

（3）牙各部位的各个径均较大（尤其唇舌径），龋坏率较低时。

（4）当部分冠作为固定桥的固位体时，只用于间隙较小的三单位桥。

## （二）部分冠的牙体预备

1. 前牙3/4冠的牙体预备

前牙3/4冠为了美观不能有金属边缘暴露，所以做前牙3/4冠的牙体预备时能否不暴露切缘与近远中的金属边缘是首先需要考虑的。牙体预备步骤如下。

（1）切缘预备：用轮状车针将切缘的舌侧部分均匀磨除0.7 mm，形成一小平面，尖牙做成近远中两个小平面。

（2）邻面预备：用针状细长车针从舌隆突下轴壁的邻舌线角处向唇面切割，去除倒凹，近远中两邻面要彼此平行或内聚6°，不能破坏与邻牙接触点的唇侧部分，在靠近切缘处与切缘的预备面相连。

（3）舌面预备：舌面均匀磨除0.7 mm的间隙，常用轮状车针，如为尖牙，则要预备出近远中两个面，根据对颌情况以及患牙在牙弓中的排列情况，可做适当调整。应注意检查前伸𬌗，牙尖交错位（ICP）与前伸颌位时的间隙保持均匀一致。

（4）舌隆突下轴壁预备：用圆头柱状车针从舌隆突至龈缘（根据设定的边缘位置，龈上或龈沟内）消除倒凹，做成与唇面切2/3平行的轴壁。

（5）邻面轴沟预备：预备两个邻面轴沟的目的是形成抵抗未来3/4冠舌向脱落的轴壁。用适当粗细的平头锥形车针，在预备好的邻面内尽可能靠近唇侧预备出两个互相平行的轴沟，深度约1.0 mm，沟可尽量长些，与唇面切2/3及舌隆突下轴壁平行，龈端要在边缘线0.5 mm以上。

（6）切端沟预备：用倒锥形车针或火焰形车针，在切缘预备好的平面上做出一平行于切嵴的深0.5 mm、宽1.0 mm的切嵴沟，沟的两端要与邻面轴沟的开口相连。

（7）精修：修整各轴壁使其光滑移行，使过锐的线角圆钝，预备面的边缘处在不会暴露金属的情况下可做出斜面以去除悬釉，轴沟的舌侧壁一定要完整清晰，颈部边缘的无角肩台要有一定宽度，可用圆头柱状车针修整使之连续等宽。

（8）前牙改良型3/4冠：当经典部分冠的牙体预备不能实现时，如某个邻面不能完全应用，某处不能设计轴沟时，可作相应的设计变动，只要可以抵抗舌侧脱位，并形成边缘增力环即可。如切端沟可以取消；一个长的邻面轴沟可由两个短的来代替；可以少预备一个邻面，将边缘移至邻舌处或舌侧；相应的轴沟可由两个针道代替，针道长2.0～3.0 mm，宽0.6 mm。小心不要波及牙髓，最好用高强度合金制作。

2. 后牙3/4冠的牙体预备

后牙尤其上后牙应用3/4冠修复效果最好，既能良好地修复缺损、恢复功能，固位形容易设计，又不影响美观。

(1)殆面预备：用圆头锥形车针按殆面原有外形磨出 1.0～1.5 mm 的间隙，正常殆关系时，颊面被涉及量不应超过 0.5 mm。检查侧方殆，注意工作尖斜面的磨除量，预备后支持尖的位置应在原尖顶位置。

(2)舌面预备：用圆头柱状车针预备舌面，去除倒凹，形成与牙长轴一致的轴壁，边缘终止在预定的位置(龈上或龈沟内某处)，形成宽 0.5 mm 的无角肩台，并向邻面延伸。

(3)邻面预备：用针状车针从舌邻预备面处开始向颊面切割，不碰伤邻牙，不伤及龈乳头，去除倒凹，在邻颊线角前停止，后用圆头柱状车针修整邻面轴壁，并将邻面与舌侧的无角肩台相连续，使 3 个轴壁形成共同就位道。

(4)邻面轴沟预备：用适当粗细的平头锥形车针，在预备好的 3 个邻面上尽量靠近颊侧的位置，与舌侧壁平行，在边缘肩台 0.5 mm 以上做出 2 个深度不小于 1.0 mm 互相平行的轴沟，前磨牙 3/4 冠要求抵抗舌侧脱位的力量比前牙大，所以其轴沟内舌侧壁必须十分明确，最好与邻面轴壁成直角或略小于 90°角，轴沟内颊侧壁可形成斜面直达边缘。

(5)殆面沟预备：用平头锥形短车针，在(非工作尖)颊尖舌斜面上连接两侧轴沟形成一均匀深度的“V”形殆面沟，主要目的是为了形成边缘的增力环，所以“V”形沟的舌侧壁可短于颊侧壁。

(6)修整：使各轴壁光滑移行，圆钝过锐的线角，预备面的边缘处只要不暴露金属，便可做出斜面以去除悬釉。

3.后牙 7/8 冠的牙体预备

后牙 7/8 冠是 3/4 冠的变异设计，当后牙(尤其上磨牙)的远中颊尖需要被覆盖时，可做 7/8 冠。其固位力优于 3/4 冠，远中轴沟移位于颊面，轴沟的预备较 3/4 冠容易。

(1)殆面、舌面预备：与 3/4 冠相同。

(2)邻面预备：沿远中面向颊面继续预备。

(3)颊面预备：注意与其余 3 个轴壁保持平行，覆盖住缺损后近中应有 1.5～2.0 mm 健康牙本质作为边缘。

(4)轴沟预备：近中轴沟同后牙 3/4 冠，颊侧轴沟在颊面的健康牙本质上靠近近中边缘处，宽度、深度与近中轴沟相同。

(5)殆面沟预备：后牙 7/8 冠殆面沟连接近中轴沟与颊面轴沟，因而相对较短，外形、深度、作用与后牙 3/4 冠殆面沟相同。

(6)修整：因远中轴沟移至颊侧，边缘修整更容易。

4.后牙近中半冠的牙体预备

近中半冠又称为邻面半冠，是后牙 3/4 冠的又一变异形式，等于将 3/4 冠旋转 90°放置，多用于近中倾斜的下磨牙，当远中无龋坏，正畸治疗无望，又需要修复近中缺失牙时可用此冠作固位体。

(1)殆面预备：根据殆接触情况，均匀预备出 1.5～2.0 mm 的间隙，远中止于殆面远中边缘嵴近中。

(2)轴面预备：预备近中、颊侧、舌侧三轴壁，注意要与近中基牙形成共同就位道。

(3)轴沟预备：在颊、舌侧预备面的远中，靠近边缘处，预备出 2 个与共同就位道一致的轴沟，形成明确的沟内近中壁，深度、长度、外形同后牙 3/4 冠。

(4)𬌗面沟预备:𬌗面沟与远中面平行连接于两侧轴沟开口处,在远中𬌗面上形成明确的胎面沟,以形成增力环,为增加向近中脱位的抵抗,𬌗面沟中央的远中窝处通常预备出一圆形的洞形。

如果原有MO充填体,则可去除旧充填体,略增大鸠尾,修整洞形,使鸠尾远中的扩大部分与两侧𬌗面沟相连。

### (三)试戴与粘固

部分冠的试戴过程与要求同嵌体。因黏接剂容易排溢,部分冠的粘固是所有修复体中最容易的,其就位良好。

(张晓晓)

## 第四节　暂时性修复体

暂时性修复体是在固定修复的牙体预备后至最终修复体完成前患者不能自由取戴的临时性修复体,主要包括暂时冠和暂时桥。

### 一、暂时性修复体的作用

1.保护作用

活髓牙在牙体预备后因牙本质暴露,容易出现过敏症状或牙髓炎症,而暂时性修复体可以覆盖牙体预备后的牙冠,防止牙髓受到机械、温度以及化学刺激,如食物、菌斑及气流的刺激。

2.自洁作用

牙体预备改变了牙冠的形态,使其清洁和自洁作用变差,使用暂时性修复体可保持牙冠的自洁作用。

暂时冠边缘要求密合无悬突,表面要高度抛光,以达到良好的自洁作用。粗糙的暂时冠边缘容易沉积菌斑,会对牙周支持组织造成更大的损伤。

3.维持与稳定作用

暂时性修复体能保持𬌗面稳定性,防止患牙和对颌牙伸长而减小或丧失𬌗面的修复间隙。暂时性修复体可正确恢复邻接关系和牙冠轴面,防止患牙或邻牙移位,维持轴面的修复间隙。多个暂时性修复体还可保持牙弓的外形,维持唇、颊组织正常的丰满度,限制牙龈组织的不利生长。

4.恢复功能作用

暂时性修复体具有一定的咀嚼功能,能暂时满足患者的咀嚼要求。同时还可为患者恢复完整的牙列,在形态与颜色等方面基本与整个口腔环境融为一体。

5.诊断信息作用

暂时性修复体能提供一系列的信息,有利于最终修复体达到最佳的牙冠形态和排列位置。如根据暂时性修复体的𬌗龈高度和位置,评估𬌗重建患者的新建正中关系和垂直距离是否合理,使患者提前认识和适应修复体,从而更好地配合医师治疗。

## 二、暂时性修复体的种类

1. 根据是否在口腔内直接制作分类

根据是否在口腔内直接制作可分为直接法制作和间接法制作。

2. 根据制作材料不同分类

根据制作材料可分为金属暂时性修复体和非金属暂时性修复体，其中非金属暂时性修复体又可分为自凝树脂或热凝树脂、成品树脂牙面与自凝或热凝树脂的混合、成品树脂预成冠与自凝树脂的混合等。

## 三、暂时性修复体的制作

### （一）直接法

直接法是指在患者口腔内直接制作暂时性修复体。优点是快速、简便，能即刻恢复预备体的形态，减少患者就诊的次数。此法适用于单颗牙或少数牙的暂时性修复体的制作。缺点是预备牙及邻牙有较大倒凹时，或多颗预备牙之间没有共同就位道时暂时性修复体无法取出；用自凝树脂塑形难度较大。具体方法有以下几种。

1. 成品塑料牙面成形法

选配颜色、大小合适的树脂牙面调磨合适后，组织面加少量单体湿润，使其溶解、发胀，单体不可过多，以免流至唇面影响美观。在小瓷杯中均匀调拌白色自凝树脂，然后加盖备用。清洁患牙的牙面及颈缘，待自凝树脂达到粘丝期或面团期时，将其置于预备牙唇（颊）面、舌面及邻面，将树脂牙面按正确位置压在预备牙唇（颊）侧，再让患者轻轻作正中咬合，调整树脂牙面位置，去除颈缘及邻间隙内多余的树脂。在自凝树脂达到橡胶期时，轻轻取下，放入温水中加速固化。待完全固化后，调磨修改边缘和形态，再戴入口内进行调𬌗，完全合适后抛光粘固。在不影响美观的情况下，也可不使用树脂牙面，只用自凝树脂制作。

2. 印模成形法

在牙体预备前先取印模，如果基牙有缺损，可先用蜡暂时将牙冠形态恢复后再取印模。之后修去印模内任何影响重新就位的悬突、倒凹后备用。牙体预备完成后，选择所需颜色的专用于暂时冠制作的自凝树脂，将催化剂和基质按比例调拌均匀，放入专用针筒内，注入印模中需制作暂时性修复体的牙位，自𬌗面向龈缘部分缓慢注入，逐渐注满，并保持注射头浸没于树脂材料中，避免出现气泡。冲洗预备牙面并吹干燥，然后将印模重新准确复位于口内，稍用压力。在口内保持 2.5～3 min，待树脂硬化后取下印模，并取下暂时性修复体，放入温水中。在其完全固化后对其进行修磨、试戴、调整抛光，最后粘固。

3. 真空薄膜印模成形法

牙体预备前先取模，灌注研究模型，要求模型边缘无缺损、倒凹及尖锐区域，如果有缺牙间隙，可用成品树脂牙或自凝树脂（不可用蜡）在模型的缺牙区恢复牙的形态。将一片厚度为 0.2 mm的复制树脂薄膜固定在真空压缩成形机的机架上，并逐渐加热烘软，然后将石膏模型放在成形机圆盘中，再将烘软的薄膜移至模型上，抽真空压缩成形，制成薄膜印模。牙体预备完成后，将此印模戴入口腔内，检查是否合适，由于此薄膜是透明的，还可检查牙体预备是否足够。将调制好的自凝树脂注入薄膜印模所需牙位中，注意避免气泡。

然后将印模置入口内就位，待树脂固化后取出。最后进行修整、调𬌗、抛光、粘固。

4.成品预成冠成形法

牙体预备完成后，选择大小、形态、颜色均合适的成品预成冠，进行修改调磨直至合适，然后用自凝树脂在口内进行重衬处理，以增加其密合性。最后进行调磨、调𬌗、抛光和粘固。

### （二）间接法

间接法是指在口外模型上制作暂时性修复体。该法操作方便，不受时间限制，制作质量较高，但较为费工、费料。

上述直接法制作均可在模型上进行间接法制作，需注意的是在模型上制作时，要在模型的预备牙、邻牙以及对颌牙上涂分离剂。而制作完成的暂时性修复体也要在口内进行试戴、调磨、调𬌗后抛光，最后进行粘固。

热凝树脂成形法适用于多个暂时性修复体的同时制作，尤其是咬合重建修复体的制作。

先在牙体预备后取印模灌制成模型，然后在模型上的预备牙上用蜡恢复其形态和咬合关系，经常规装盒、冲蜡、填胶（白色热凝树脂）、热处理、开盒和打磨抛光等工序后，再在口内试戴和调磨，抛光后进行粘固。

## 四、暂时性修复体的试戴和粘固

暂时性修复体在口内经过试戴、调磨、调𬌗和抛光后，需用暂时性黏接水门汀进行粘固。

常用的暂时性黏接水门汀为氧化锌丁香油水门汀，它可安抚牙髓，还有镇痛和封闭的作用。但因丁香油有阻碍树脂聚合的作用，因此当永久修复体黏接采用树脂黏接剂时，暂时性修复体黏接剂要选用不含丁香油的暂时性黏接水门汀。

（张晓晓）

# 第五节　固定修复印模技术

口腔印模是用托盘承载印模材料制取的口腔内有关组织的印模，反映了与修复有关的口腔软硬组织的情况。将模型材料灌注于口腔印模内，即得到与口腔内组织形态完全一致的模型。在临床上，各类口腔修复体的制作一般都要经过牙体预备，制取印模，灌注模型，最后在模型上完成制作。因此，精细准确的印模及模型是制作优良修复体的首要前提。

印模技术是在口腔临床修复操作中，制取口腔有关组织印模的操作技术，是口腔修复工作中重要的步骤，其质量直接关系到最终的修复效果。

## 一、固定修复印模技术的基本要求

固定修复印模技术的基本要求是清楚反映预备牙或基牙的牙体、龈沟以及与修复相关的口腔组织如龈缘、缺牙区牙槽嵴、邻牙、对颌牙等。

## 二、排龈

排龈技术又称为龈缘收缩技术，是在牙体预备前和取印模前，采用机械性和药物性的手段，使龈缘收缩，控制龈沟液，使龈沟出现间隙并清晰暴露预备体边缘的技术。目的是让牙颈部的预备和印模更准确、清晰。

在口腔内制取精确的固定修复印模必须做到以下两个方面：其一，保持预备体边缘的干燥、清洁；其二，使内陷的牙龈与预备体边缘分开并形成间隙，使印模材料进入龈沟内，这样才能精确地取出预备体边缘的形态，所以取印模之前必须排龈。

排龈的方法分为机械性排龈法、机械化学联合排龈法、排龈膏排龈法以及高频电刀排龈法等。

1. 机械性排龈法

机械性排龈法是单纯使用排龈线进行排龈。先清洗预备牙牙面，隔湿，吹干颈缘。根据龈沟的深度和牙龈松紧度选择直径适合的排龈线（长约 5.0 mm），将排龈线绕牙颈部 1 周，用排龈器将排龈线推压入龈沟内，通常将排龈线放置在游离龈与牙冠颈部之间的肩台下方约 0.5 mm处，不可放入得过浅或过深。放入的排龈线不高出于龈缘，重叠部分放置在牙冠邻面的龈沟内，线头的一端留在颊面或舌面，便于用牙科镊子取出。

2. 机械化学联合排龈法

机械化学联合排龈法即临床上常将排龈用药物和机械性排龈联合应用。排龈用药物是血管收缩剂或收敛剂，如硫酸亚铁、氧化铝溶液等。排龈溶液的配方中如果有微量的外消旋肾上腺素，则有心脏疾病、高血压的患者慎用。将与药物混合后的排龈线用排龈器推压入龈沟即为机械化学联合法排龈。临床专用排龈线是经血管收缩药物浸渍后干燥而成的，有多种直径供选择。排龈线进入龈沟后吸收龈沟液并析出药物，同时发挥药物和机械的联合排龈作用，排龈时间根据排龈线说明书进行，约 5 min，一般不超过 10 min。取出排龈线后，检查排龈效果，观察颈缘线是否清晰。排龈线取出后应立即制取印模。

排龈时注意事项：①有多种直径的排龈线用以适应不同的龈沟深度及牙龈松紧度；②尽量选用专用的圆钝形压线工具，轻柔地将排龈线压入龈沟，施力的方向不要直接指向龈沟底，防止结合上皮被撕伤；③排龈线需密封保存，防止肾上腺素氧化；④放入排龈线前，应用气水枪将龈沟内的唾液和血液冲洗干净；⑤排龈线不可放入得过浅或过深，过浅颈部边缘显示不清，过深会损伤牙龈；⑥作用约 5 min，轻轻缓慢地取出排龈线后，应立即制取印模；⑦对于龈沟较深的牙，排龈时可采用双线法，即先压入一根较细的排龈线，在其上再加入一根较粗的排龈线。取印模时较细的排龈线暂时保留在龈沟内，印模完成后再取出。

3. 排龈膏排龈法

排龈膏排龈法是利用含有高岭土和氯化铝的排龈膏，通过机械法将龈缘推开，并起到收敛止血的效果。其特点是打开龈沟迅速而且不损伤上皮，并使暴露的龈沟不出血、无渗出，去除排龈膏后龈沟内干净。临床操作常使用专用注射器，将排龈膏从预备体的牙颈部缓慢注射至龈沟内，停留 1～2 min。用气水枪完全冲净膏体后，制取印模。

4. 高频电刀排龈法

高频电刀排龈法是利用极微细的高频电刀头去除部分龈沟内上皮，使游离龈与预备体边缘之间出现微小间隙，有利于印模材料的进入。另外，当龈缘炎症伴有增生或外伤牙断面位于龈沟下较深时，可先采用高频电刀做牙龈成形术，切除部分牙龈袋或覆盖的牙龈，恢复正常龈沟深度，暴露预备体或牙根断面边缘，同时可结合高频电刀进行电凝止血，或使用牙周塞治剂止血。待局部牙龈恢复正常后，联合使用排龈膏和机械性排龈法制取印模。

## 三、固定修复印模材料的选择

固定修复常用的印模材料主要有弹性橡胶印模材料、藻酸盐印模材料和琼脂印模材料。

弹性橡胶印模材料根据流动性的不同，分为高流动性、中流动性、低流动性及油泥型橡胶印模材料。硅橡胶印模材料及聚醚橡胶印模材料的流动性好、弹性好、精度高、变形小，是临床理想的固定修复印模材料。

临床上选择不同类型的橡胶印模材料配合应用，可以获得精细的固定印模。琼脂印模材料与藻酸盐印模材料的联合使用，可获得较精确的固定印模。而使用单纯的藻酸盐印模材料制取的印模，因其表面清晰度和尺寸稳定性较差，只能用于研究模型的制取，不适合制取终印模。

## 四、固定修复的印模方法

### （一）托盘的选择

1.托盘的种类

根据制作方法的不同，托盘可分为普通托盘和个别托盘。根据制作材料的不同，托盘可分为钢托盘（有孔或无孔）、铝托盘、塑料托盘等。根据覆盖牙列情况，托盘可分为全牙列托盘、部分牙列托盘、无牙颌托盘。

2.选择托盘的要求

托盘略大于牙弓，形态必须与牙弓一致。托盘内面与组织间有 3～4 mm 间隙以容纳印模材料。固定修复印模范围应包括所有基牙、邻牙、对颌牙、缺牙区牙槽嵴及相关软组织，托盘边缘止于距黏膜皱襞 2 mm 处，且不妨碍口腔软组织（如唇系带、颊系带、舌系带）的正常功能活动。制作单个磨牙的全冠，咬合关系稳定时，可以使用部分牙列托盘制取预备牙的印模，取模区应包括患牙近远中向各至少两个邻牙，并记录咬合关系。多个磨牙全冠或者上下颌咬合关系不稳定时，必须使用全牙列托盘。当使用橡胶印模材料时，应当使用不易变形的钢托盘。

### （二）非橡胶印模材料的印模制取方法

琼脂与藻酸盐印模材料的联合印模：取小管包装的琼脂印模材料，按厂商说明的温度及加热时间，水浴加热琼脂材料形成溶胶，同时选择托盘，准备好藻酸盐印模材料。从水浴中取出加热好的琼脂小管装入注射器内。吹干预备体，直接将适宜温度的琼脂材料注入预备牙颈缘、龈沟、牙体上，并迅速将盛有藻酸盐印模材料的托盘置于患者口腔内就位，待印模材料凝固后取下联合印模，检查合格后灌注工作模型。

### （三）橡胶印模材料的印模制取方法

橡胶印模材料经聚合反应固化后，呈橡胶状，其尺寸稳定性好，具有疏水性，因此灌注模型时易产生气泡。橡胶印模材料包括聚硫橡胶印模材料、硅橡胶印模材料和聚醚橡胶印模材料。

目前常用的主要是硅橡胶和聚醚橡胶。其取模方法根据橡胶印模材料的流动性不同，分为一步法取印模和两步法取印模。

1.一步法取印模

（1）将混合好的油泥型硅橡胶或将低流动性硅橡胶注入托盘，同时将高流动性硅橡胶印模材料注射在预备体的龈沟、颈部及牙体周围，然后将托盘在患者口腔内就位，一次制取印模。

（2）将中流动性橡胶材料（如聚醚橡胶）注入托盘，同时在患牙及周围注射中流动性橡胶材料，然后将托盘就位一次制取印模。

第一种方法因含两种流动性的橡胶印模材料组分被称为双组分印模，第二种方法因含有一种流动性的橡胶印模材料组分被称为单一组分印模。一步法制取印模操作简便易行、节省时间，获得的印模精确，但对操作技术要求高。

2. 两步法

取印模先混合油泥型硅橡胶，放入托盘制取初印模。然后取出初印模，用修整刀修去印模中患牙周边 1～2 mm 范围的印模材料，以及阻碍印模在口腔二次复位的部分，并形成排溢沟。而后在修整过的印模区添加适量高流动性精细硅橡胶印模材料，同时在预备体的龈沟、颈部及牙体周围注射高流动性硅橡胶印模材料。最后将修整过的初印模托盘在牙列上重新就位，待印模材料结固后取出，即获得更精细的终印模。此方法取得的印模均为双组分印模。其优点是有利于多个牙位修复体印模的制取，便于获得龈缘印模。缺点是耗费时间，初印模二次在口腔就位时容易影响终印模的准确性。

取印模时应该注意：①活髓牙牙体预备结束后，涂布防过敏剂；②移除排龈线后，要干燥牙体预备区；③注射印模材料时，将注射头抵于预备牙的冠边缘，缓慢推注，注射头不能先于材料移动，而是材料先溢出后再移动注射头，防止形成气泡；④托盘在口腔中要保持正确和稳定的位置，避免移动或颤动，直至印模材料完全凝固；⑤取印模后尽早灌注模型材料，在灌注模型材料前、灌注时及模型材料固化过程中，不得对印模施加外力，以防变形。

## 五、印模检查

印模取出后，应对照患者口腔情况进行检查。若发现印模有严重的缺损，则应重新制取印模。合格的印模应符合以下标准。

(1)印模必须清晰、完整、平滑。

(2)基牙清楚，颈缘清晰。

(3)印模的任何部位都不能与托盘分离而出现脱模现象，尤其是托盘的中间部位。

(4)印模内若有需修改的义齿等，一定要完全复位。

(5)印模要用流水冲洗干净，以去除印模内的唾液、血液及食物残渣等污物。

## 六、印模的消毒

口腔中 50%的微生物有致病性，在唾液和血液中细菌及病原体都能存活。印模是在患者口腔制取的，其表面可被唾液、血液、软垢等污染。修复治疗过程中，为预防交叉感染，保护医护人员，必须对印模进行消毒。目前印模的清洁方法是用流水冲洗，但只能冲掉部分有机物和污物，不能去除印模表面的微生物，因此需适当采用消毒方法消除微生物。

1. 浸泡消毒

浸泡消毒是目前常用的消毒方法。常用的浸泡消毒液有 2%戊二醛、10%次氯酸钠、2%碘伏等。一般浸泡 10 min 左右，可完全达到灭菌效果。

2. 喷雾消毒

喷雾法是从患者口腔取出印模后立即流水冲洗 10 s 左右，然后在表面喷消毒剂，再以流水冲洗，再喷雾，之后用浸有消毒剂的湿巾包裹印模，再以流水冲洗，甩干或用脱脂棉吸干水分，灌注石膏模型。目前常用的喷雾消毒剂有 10%次氯酸钠、2%碘伏、戊二醛酚、复合酚类化合物等。

消毒是预防交叉感染和技工人员接触污染的重要步骤，如果执行合理，不会影响印模表面的精确性。

（张晓晓）

# 第六节　铸造金属全冠

铸造金属全冠是由铸造工艺完成的覆盖整个牙冠表面的金属修复体。它是由铸造合金材料精密铸造而成的修复体。其特点是全冠内壁与牙体组织密合，固位力强、自身强度高，对牙体的保护作用好。

## 一、适应证与禁忌证

### （一）适应证

（1）后牙牙体严重缺损，固位形、抗力形较差者；充填后的牙体或充填物的固位形、抗力形较差者。

（2）后牙低𬌗、邻接关系不良、牙冠短小、位置异常、牙冠折断或半切术后需要以修复体恢复正常解剖形态、咬合、邻接以及排列关系者。

（3）后牙隐裂，牙髓活力正常或经完善牙髓治疗者。

（4）龋患率高或牙本质过敏严重，或银汞合金充填后与对颌牙、邻牙存在异种金属微电流刺激作用引起症状者。

（5）后牙固定桥的固位体。

（6）牙周固定夹板的固位体。

### （二）禁忌证

（1）对金属材料过敏者。

（2）牙体无足够固位形、抗力形者。

（3）龋坏牙的致龋因素未得到有效控制者。

（4）患者要求不暴露金属者。

## 二、设计

在修复之前，需经过全面的口腔检查，掌握患者牙体缺损的情况和口腔颌面系统的情况。

并根据患牙的形态、𬌗龈高度、𬌗力、咬合关系及患者的要求等，合理设计修复体，并估计预后。

1.铸造金属

常用的铸造金属有金合金、银合金、金钯合金、银钯合金、铬基合金、钛及钛合金、铜基合金。其中以金合金的生物相容性最好，因此尽量选择金合金作为修复材料。另外，还应考虑患者口腔内是否有金属的修复体，防止修复后异种金属产生微电流，刺激牙髓和口腔软组织，以及腐蚀修复体等问题。

2.固位力

根据患牙具体情况增加固位力，当患牙𬌗龈距离短、牙体小，对颌牙为天然牙、𬌗力大时，应将全冠的边缘设计到龈下；若患牙牙冠一侧缺损，𬌗面高尖陡坡，应增加轴沟、钉洞、小箱形等辅助固位形，并降低牙尖斜度。

3.𬌗力

固位力、抗力不足的患牙，可适当减小金属全冠的𬌗面面积，适当加深食物排溢沟，加大𬌗外展隙，防止侧向𬌗力过大。

4. 老年患者

牙根暴露，临床冠根比过大者，应将冠边缘设计在龈缘以上，增加与邻牙的接触面积。

5. 就位道

根据患牙的位置方向、邻牙情况设计就位道。

6. 预防食物嵌塞

原来有水平性、垂直性食物嵌塞的患牙，设计全冠外形时应考虑食物流方向。

综合考虑以上因素，进行修复体方案设计。

## 三、牙体预备

后牙铸造金属全冠的牙体预备可按以下6个步骤进行。在牙体预备前，要征得患者同意，对余留牙，特别是对颌牙的不均匀磨损、伸长进行调改，对𬌗曲线异常进行调整。

### （一）𬌗面预备

𬌗面预备的目的是为金属全冠提供𬌗面空间，一般为0.8～1.5 mm的间隙，有利于修复体恢复正常的解剖外形和𬌗关系。

（1）𬌗面引导沟的制备：首先用球形或柱形的金刚砂车针在牙体𬌗面近中、远中、中央窝各磨出一个深1.0 mm的定深窝，然后将各个窝连成等深的沟；也可用引导沟钻、柱形金刚砂车针在牙体𬌗面的颊舌斜面上分别磨出引导沟。

（2）以引导沟为参照，按𬌗面解剖形态均匀磨切，并保持𬌗面正常解剖外形。为了防止牙体预备过多或不足，必要时可采用软蜡片或多层咬合纸检查磨除的空间。注意在正中𬌗、前伸𬌗及侧方𬌗时均应有足够间隙。

𬌗面形态与修复体应力有关，陡坡会增加牙冠的侧向力，影响金属全冠的固位与稳定，因此应使牙尖斜面斜度与咬合力尽量垂直。对残留的陡尖，应适当降低大斜面，以增加牙体的抗力形，增加铸造冠的稳定性。

如果因牙体缺损𬌗面已有间隙，应按照铸造金属全冠𬌗面厚度，对间隙不足部分做适当预备。牙体大面积缺损严重影响到固位和抗力者，宜先行充填或做桩固位形成树脂核或银汞合金核后再行牙体预备。如牙冠严重缺损，应先做金属桩核，提供较理想的固位和抗力，然后再行牙体预备。如临床牙冠过短而影响到固位者，可适当增加颊舌沟预备，或在𬌗面加钉洞、洞等辅助固位形等。

### （二）颊舌面预备

颊舌面预备的目的是消除倒凹，将颊舌面最大周径线降到全冠的边缘处，并预备出金属全冠需要的空间。

先用锥形或柱形金刚砂车针预备引导沟，消除全冠边缘处到颊舌面外形最高点之间的倒凹，使轴壁与就位道平行，并保证冠边缘处应有的修复间隙。

然后从外形高点处到𬌗缘，依照牙冠外形均匀预备出足够的修复体间隙，预备体外形尽量与牙冠的外形基本相似。并要预备出咬合运动时所需的间隙，如上颌后牙舌尖的舌斜面与下颌后牙颊尖的颊斜面预备后，在正中𬌗及侧方𬌗运动时均应保证修复体有足够空隙。如果预备不足，可出现𬌗干扰，尤其是颞下颌关节紊乱病的患者更应特别注意。

颊舌轴面的𬌗向聚合度一般为2°～5°。聚合度过小或平行有利于固位，但全冠就位困难，特别是临床牙冠较长的患者；若聚合度过大，可造成全冠固位不良。在下颌磨牙区，当颊面的倾斜度较大时，只需要使颊面龈1/3与舌面平行，如果使整个颊面与舌面平行，将会造成颊面龈缘处形成过大的台阶并且会磨除过多的牙体组织。临床上可根据牙冠的𬌗龈向高度来略调整𬌗向聚合度，即𬌗龈向较高者，在保证基本固位力的前提下可适当增加聚合度，从而降低全冠戴入难度；反之，𬌗龈向低者，为增加全冠的固位力，可适当减小聚合度。颊舌面的预备间隙要充足，给修复体开辟足够的空间，否则会使全冠外形比天然牙大；并且要预备出牙冠的颊沟、舌沟解剖外形。

### （三）邻面预备

邻面预备的目的是消除邻面的倒凹，并预备出全冠修复材料所需要的邻面间隙，形成预期的就位道。

先用柱形金刚砂车针在邻间隙的邻轴面角处预备出足够的间隙，然后用细长的金刚砂车针以此间隙为标志，沿邻面颊舌向磨切，预备出足够的修复体间隙，将最大周径线降至龈缘，消除龈缘以上的倒凹。

磨切时应注意邻面方向与就位道一致，𬌗向聚合度以2°～5°为宜。磨切采用间歇手法，选择好支点，要不断校正磨切方向，以防止损伤邻牙，防止造成𬌗向聚合度过大，或在邻面上形成过大台阶。

### （四）颈部预备

颈部牙体预备应严格而细致，这关系到全冠的固位、冠边缘的封闭作用、牙周和牙体组织的健康、美观及修复的远期效果。

在临床上，颈缘线的位置常有以下几种：①龈缘线以上1.0 mm；②平齐龈缘；③龈缘线以下0.5～1.0 mm。应根据患者口腔具体情况决定颈缘线的位置。

铸造金属全冠牙体预备边缘形式最常见的为带浅凹形肩台，根据设计要求，选择不同的形式，做相应的预备。颈部肩台的宽度因选用的合金材料的不同而不同，非贵金属铸造全冠颈部肩台宽度通常为0.5～0.8 mm；贵金属冠的颈部肩台宽度通常为0.35～0.5 mm。

颈部预备之前，为使视野更清楚，保证颈部预备的质量，避免损伤牙龈组织，可先以专用药物收缩性排龈牙线或无蜡牙线浸血管收缩剂压在龈沟内2～3 min，待游离龈缘退缩后，按照设计的颈缘位置，用火焰状或135°的金刚砂车针，沿牙颈部逐步按邻面、颊面、邻面、舌面的顺序进行均匀磨切。边缘应连续一致、平滑，无肩台粗糙面和锐边。

### （五）轴面角预备

在分别预备𬌗面、邻面、颊舌面后，会在各面相交处留下明显的线角，轴面角预备就是消除线角，将各个轴面连成一个连续的整体。轴面角的预备直接关系到全冠外展隙的形态、食物的排溢及全冠的自洁作用，还关系到全冠铸件收缩和应力。

具体操作方法是用金刚砂车针切割消除四个轴面角，使各个轴面连成一个连续的整体，并使轴面角处有足够的修复间隙；在颊舌面近根分叉处，也要磨切出足够的修复间隙，使预备体有解剖形态，该处的全冠边缘与根分叉解剖形态协调一致，修复体表面形态和谐、自然、逼真。

### （六）精修完成

（1）用细金刚砂车针精修𬌗面，保证𬌗面在三个不同颌位上的间隙及基本外形。

（2）精修颈缘，确保颈部预备的宽度、均匀性、平滑度，去除无基釉，形成清晰、连续、光滑的颈缘线。

(3)精修轴面角、边缘嵴处的线角，抛磨各面使其圆滑、圆钝，不得出现尖锐交界线和局部粗糙面，消除轴壁倒凹，检查邻面及颊舌面的𬌗向聚合度。

(4)用橡皮轮、橡皮尖在低速下将所有预备的牙面磨光滑，完成牙体预备。

活髓牙牙体预备后，为减少对牙髓的刺激，隔湿干燥预备体，可在牙体表面涂布一薄层牙本质脱敏剂。

### 四、印模制取

参见“固定修复印模技术”部分。

### 五、暂时冠制作

参见“暂时性修复体”部分。

（李佳佳）

## 第七节　贴　面

### 一、贴面的种类和适用范围

贴面修复是采用黏接技术，对牙体表面缺损、着色牙、变色牙和畸形牙等，在保存活髓、少磨牙或不磨牙的情况下，用修复材料直接或间接黏接覆盖，以恢复牙体的正常形态和改善其色泽的一种修复方法。贴面可用于修复牙釉质发育不良、变色牙、畸形牙、过小牙、牙间隙过大、邻面龋坏和切端缺损等。

#### (一)贴面的种类

1.按照修复方法分类

按照修复方法可分为直接贴面修复和间接贴面修复。

2.按照修复材料分类

按照修复材料分类可分为复合树脂贴面、丙烯酸树脂贴面、烤瓷贴面和铸造玻璃陶瓷贴面。

#### (二)贴面的适用范围

1.适应证

(1)变色牙，其他修复治疗效果不良者。

(2)过小牙、牙釉质或牙本质发育不良、畸形牙。

(3)牙间隙过大、牙体表面缺损者等。

2.禁忌证

(1)安氏Ⅱ类错𬌗和畸形者。

(2)上颌牙严重唇向错位者。

(3)严重深覆𬌗、下前牙唇面严重磨损无间隙者。

(4)不良咬合习惯，如夜磨牙症患者等。

3.理想贴面所应具备的条件

(1)以最小的厚度(一般小于0.8 mm)恢复牙体解剖形态。

(2)能仿制天然牙牙色,表面及边缘色泽好,且持续时间长。

(3)有良好生物相容性。

(4)抗磨损力、抗着色力强。

(5)便于制作,易于修理。

(6)价格合理。

## 二、修复前准备和牙体预备

### (一)检查、诊断

治疗开始前必须进行仔细的检查、诊断,并制订完整的治疗计划。

(1)询问病史,全面检查了解患者的主诉、病史、年龄,对龋齿状况、牙周情况、咬合状态等进行全面检查,并检查记录患者的肤色、牙冠色泽、唇线高度、微笑线等。另外,注意患者的心理因素及对修复体的期望值等,它将直接影响患者对最终修复效果的接受程度。

(2)拍摄口内术前照片,取研究模型照片可以帮助进行术前、术后的对比,有利于患者对修复体的接受和认可;在贴面制作过程中作形态修整时可以参考研究模型。

(3)治疗计划检查、诊断结束后制订治疗计划,告知患者治疗方法、治疗时间、修复范围、色调、形态、费用等相关问题,并征得患者同意。

(4)治疗前处理包括牙体牙髓治疗和牙周治疗等。

### (二)色调的选择

贴面的色调效果,原则上是由贴面材料自身决定的,黏接剂的颜色对最后效果也可起到一定的微调作用。颜色的选择,变色牙与非变色牙应有所不同。

1.非变色牙贴面

修复前的颜色选择可采用通常的比色方法,参照邻牙及对颌牙的颜色等选择色调。

2.变色牙贴面修复前的颜色选择

(1)仅个别变色牙需修复时,按常规方法根据邻牙及对颌牙的颜色来选择色调。

(2)对于多个变色牙,重度变色牙患者往往希望修复后的牙变得“又白又亮”,即使贴面颜色与邻牙逐渐过渡也很难满足患者的要求,用颜色过亮、过白的贴面修复不太明亮的牙列,会显得很不自然。因此,制订治疗计划时就必须先确定贴面的修复范围,再根据患者的要求、年龄、皮肤颜色、着色程度等做出综合的判断。

这类变色牙修复时,基牙的颜色必须进行遮色。应将变色牙着色的部位和程度等信息正确地传达给义齿制作人员,以便采用遮色材料进行修复。另外,这类基牙的色调大部分由牙本质引起,基牙形成后变色程度会增加,因此基牙形成后牙着色特点的表述、口内照片等最好能一并记录下来。

### (三)贴面修复的基牙预备

1.牙的磨切量

为了使贴面与牙形成牢固的黏接,最大限度地防止继发龋、牙本质过敏等症状,牙体预备时应尽可能止于牙釉质内,尽量少磨牙。但应同时考虑到贴面的适合性、美观性和色调等因素,基牙的磨切量要能保证贴面一定的厚度。

考虑到中国人牙釉质的实际厚度，中切牙的牙釉质厚度通常约为1.0 mm，向牙颈部移行渐渐变薄，到达颈部约为0.5 mm；侧切牙釉质整体厚度较中切牙薄0.1 mm。因此，基牙的磨切量在切端约0.7 mm、中部约0.5 mm、颈部约0.3 mm，可作为贴面修复时基牙预备的基准。

畸形牙牙体预备时，要根据畸形牙牙冠情况，在确保贴面的边缘厚度、防止外形过突、明确边缘线等前提下进行。

2.边缘的位置

颈部边缘的位置要注意防止暴露颈部牙本质，要考虑到贴面修复后边缘与牙周组织的关系等因素，一般放置在平齐龈缘或在龈缘以上较为理想，但在基牙严重变色的情况下，为了更好地恢复牙颈部的美观，可将边缘放在龈缘的稍下方。

邻接面的边缘通常放在邻接点的稍前方，保存牙齿原有的邻接关系，保证贴面与牙的交界线不易被察觉。但在严重变色牙、邻面龋坏、牙间隙过大、旋转牙及短小牙等情况下，要用贴面来恢复邻接关系，这时贴面应超过邻接点终止于舌侧，并注意防止形成倒凹。

3.边缘的形态

边缘应形成光滑的浅凹形。刃状边缘位置难以确定，美观性和适合性难以保证，因而在间接贴面时很少采用。另外，避免形成尖锐的线角，防止应力集中。

4.切缘的形态

根据咬合关系、美观要求、牙冠外形等决定切缘是否磨切。

由于切缘较薄，在残余切缘牙体组织非常薄的情况下，应磨切薄而锐利的切缘部分，用贴面材料加以恢复。从美观角度出发，磨除切缘用贴面恢复也可获得更好的切端透明度。从强度和审美的角度出发，通常切缘磨除1.0～1.5 mm较为合适。另外，贴面厚度应遵循由切缘部到颈部逐渐变薄的原则。

5.贴面修复的基牙形成过程

贴面修复时基牙预备原则上是在釉质范围内进行，所以没有必要进行麻醉。若磨切量较大，或患者恐惧心强，应给予麻醉，但应防止过度磨切牙体。另外，如需将颈缘放在龈缘下，基牙预备前应先用排龈线排龈。

(1)形成引导沟：用直径1.0 mm的球形金刚砂车针在牙釉质切端、中央、颈部分别磨出0.7 mm、0.5 mm和0.3 mm三条引导沟。如果纵向形成引导沟，则必须按从切端到颈部逐步降低深度的原则进行磨切。另外，引导沟形成时可少磨切一些牙体组织，这样在最终完成阶段就可以达到预期的基牙预备深度。一些套装的烤瓷贴面牙体预备专用车针，有助于准确进行牙体预备。

(2)形成肩台：用末端为圆形的车针，将邻面和颈部肩台预备成光滑的浅凹形外形。如果颈部肩台设计在龈下，应先排龈再完成颈部肩台的预备。

(3)唇面的磨切：以引导沟为基准，从颈部到切端分两段预备。要注意从颈部到切端贴面逐渐增厚的形态要求。

(4)精修完成：用颗粒度细的金刚砂车针修整磨切面，去除一些薄、锐的部分，修整凹凸不平的部分。

6.取模、记录咬合关系

取模之前，牙龈做排龈处理。最好能用单独托盘和硅橡胶印模材料取模。常规方法记录牙列咬合关系。

7. 暂时修复贴面

因为通常牙体预备仅限于牙釉质范围内，所以一般情况下也可不做暂时保护。但如果有部分牙本质暴露或有特别要求，可在预备前取印模，预备完成后，在印模内基牙相应位置放置临时牙速凝树脂材料，再复位到牙列上，凝固后取下修整，用暂时粘固剂粘固。

## 三、直接贴面修复

直接贴面修复技术是采用光固化复合树脂在口内直接塑形、固化、抛光，完成牙体修复的技术。其优点是简便、灵活，一次完成。缺点是由于口内操作受许多因素的影响，贴面的边缘外形和表面质地很难达到理想要求；口内直接固化树脂单体转化率一般较低而影响贴面质量；另外，椅旁操作时间过长也限制了其临床应用。因此，直接贴面现多用于小范围、个别牙的修复，有时也用于一些临时性贴面修复。在临床应用中必须把握好适应证。直接贴面修复操作步骤包括牙体处理、贴面成形和修形、抛光三个阶段。

1. 牙体处理

(1)牙体预备：清洁、磨改釉质表面。牙结构排列正常或轻度四环素着色牙原则上只做表面磨光或表浅磨切，一般厚度不超过 0.5 mm。附于牙体表面的软垢、色素等必须彻底清除。

釉质发育不全、继发龋及氟斑牙斑釉表层应磨除。对中度以上龋坏缺损的牙本质暴露敏感区应垫底，牙龈炎症者应抗炎后再修复。

(2)酸蚀处理：在隔湿条件下，用小毛刷或小棉球蘸酸蚀剂涂敷牙体黏接面 30 s 左右，氟斑牙可延长到 1 min，然后用蒸馏水或去离子水彻底冲洗约 20 s，再用不含油分的温热空气吹干。处理后的牙体黏接面呈无光泽的白垩色。

2. 贴面成形

(1)涂布黏接剂或遮色剂：涂层要薄而均匀(可用气枪吹匀吹薄)。涂布黏接剂后光固化时间可短于 20 s，表面的发黏层勿擦去。涂布遮色剂者光固化 40～60 s，若变色牙仍明显，可再涂一层遮色剂，重新光固化。为使邻面隔开，可先用聚酯薄膜分离。

(2)覆盖复合树脂：前牙复合树脂有多种颜色，可根据需要选用。

1)唇面应进行比色，覆盖时可用雕塑刀按需要取一小块较深色复合树脂，贴敷于牙颈部，用雕塑刀或清洁手指使复合树脂紧贴，再修整外形，使复合树脂在冠颈缘自然光滑而不进入龈沟、不覆盖牙龈，向切端渐薄，形成斜面。最后按要求进行光固化。

2)再取颜色较浅的复合树脂，从切缘向颈部渐薄覆盖，使色泽由浅至深自然过渡。表面可用细软小刷蘸牙科黏接剂轻轻刷匀、刷光，然后按要求进行光固化(也可在颈部至切缘覆盖复合树脂成斜面后光固化 20 s，然后在切缘至颈部覆盖复合树脂完成修复后再光固化 40 s)，最后去除聚酯薄膜。覆盖复合树脂也可采用聚酯成形薄壳，完成光照修复后去除。

3. 修形、抛光

用金刚砂车针修整修复体的形态，去除颈缘、邻间隙多余的复合树脂，并认真检查咬合情况，进行正中𬌗、侧向𬌗和前伸𬌗检查，消除早接触点。在完整的牙体上修复时应去除超出切缘的树脂，使𬌗力由天然牙承受。然后用磨光、抛光器材将修复体表面磨光、抛光，必要时表面还可涂一层上光剂。

## 四、间接贴面修复

间接贴面修复技术主要采用陶瓷或硬质复合树脂类材料在模型上制作完成。间接贴面的制作不受椅旁操作时间限制，故可在口外进行充分的修形、调改和磨光，其修复效果常常优于直接贴面。但缺点是制作较复杂、成本较昂贵等。间接贴面修复主要有瓷贴面和硬质树脂类贴面等。

### （一）瓷贴面的制作

瓷贴面可通过铸造、粉浆涂塑及 CAD/CAM 三种方式完成，前者如铸瓷贴面等，在制作时需要有特殊的铸瓷配套设备；粉浆涂塑法采用直接在耐火包埋材料模型上涂瓷烧结制作而成，只需常规烤瓷设备即可；椅旁 CAD/CAM 瓷贴面修复是在完成贴面的牙体预备后，采集牙体表面图像数据，用计算机设计修复体的外形，并进行精密机械加工，抛光表面，黏接，完成修复体。

瓷贴面制作步骤如下。

1. 模型的准备

(1)比色、牙体预备、颜色选择、硅橡胶取模和灌注硬质石膏模型。

(2)用硅橡胶印模材料翻制印模，灌注耐火模型。

(3)耐火模型的预烧结。耐火模型干燥后，要先置于烤瓷炉内预烧结，排除模型中的杂质和可燃物，防止在贴面烧结过程中污染贴面。一般预烧结温度要高于瓷烧结温度 50 ℃～100 ℃，并根据材料要求保持足够的时间，使模型充分膨胀。

2. 贴面的烧结

耐火模型预烧结完成后，可开始筑瓷成形。先将模型在蒸馏水中浸湿，然后用比色所选的瓷粉成形。

(1)遮色瓷的形成：根据变色牙的程度决定是否采用遮色层。瓷贴面的颜色处理一般有两种方法，一种是用遮色瓷。如果使用遮色瓷，一般其厚度≤0.1 mm，然后置烤瓷炉内烧结。另一种是用带遮色剂的黏接树脂黏接贴面。

(2)贴面的形成：按常规烤瓷制作方法分别成形颈瓷、体瓷和切瓷，并烧结成形。

3. 瓷贴面的处理

烤瓷贴面烧结完成后要进行修形、试合和磨光、上釉等操作。

(1)用笔式喷砂机去除贴面组织面上黏附的耐火模型材料。

(2)用碳化硅砂石轻轻打磨贴面外形，并在工作模型上进行比试，检查外形和适合性。

(3)外形修改完成后细磨、抛光贴面表面并上釉，上釉时要防止釉料流入贴面的组织面而影响贴面的适合性。

(4)酸蚀贴面备用。用 2.5%～10%的氢氟酸溶液酸蚀贴面组织面 2～3 min，彻底冲洗、吹干后置于有海绵垫的盒内，准备临床黏接使用。

4. 瓷贴面的黏接

患牙经酸蚀处理后，用树脂黏接剂完成黏接。铸造玻璃陶瓷贴面可用可见光固化复合树脂黏接，不透明烤瓷贴面可采用化学固化或化学-光双固化复合树脂进行黏接。粘贴前要在贴面的组织面上涂含有硅烷类化学耦联剂的结合剂，然后逐个黏接。先将一薄层树脂黏接剂置于贴面的组织面，放置在牙面上后轻轻加压紧贴牙体，用细软毛刷去除挤出的复合树脂。若用化学-光双固化复合树脂或光固化复合树脂，应光固化 40～60 s。然后，再度检查咬合关系，并进行必要的调𬌗。最后仔细检查抛光贴面的颈缘、邻接及切缘等部位，去除多余黏接剂，不能形成悬突或不光滑的边缘。

## (二)硬质树脂类贴面的制作与完成

硬质树脂类贴面的制作较瓷贴面简便，不需翻制耐火模型，只需在工作模型上进行成形、固化、修形、抛光即可完成。这类贴面的固化方式以光固化为主，如玻璃瓷、水晶瓷等。

1. 模型准备

比色、牙体预备与硅橡胶取模，灌注硬质石膏模型。模型石膏表面可分别涂石膏硬化剂和模型分离剂，干燥后即可进行贴面制作。

2. 热压水浴

固化硬质树脂类贴面的制作按比色选相适应的颈色树脂，用雕塑刀在模型上从牙颈部向切端方向压塑成斜面，再用体色树脂覆盖颈色树脂向切端形成斜面，然后用切色树脂由切端向颈部覆盖。各层之间互相交错，逐渐过渡，即颈部色深，向切端色渐变浅。贴面厚度0.5～0.8 mm。最后在表面涂一层硬化剂(抗氧化剂)。将雕塑完成的贴面连同模型置入聚合器中，加蒸馏水或煮沸过的软水淹没模型，加盖扣紧，打开电源，将温度调至120 ℃，调计时表至7～10 min，加压0.5～0.6 MPa。当水温上升至120 ℃时，计时表开始计时，至7～10 min后聚合器自动排水、排气和降温。降温至100 ℃以下时，打开聚合器，取出模型，用雕塑刀轻轻撬下硬质树脂贴面，修整、抛光后备用。

3. 光固化

硬质树脂贴面的制作与热压水浴固化同法选色、套色、雕塑贴面和涂硬化剂。

将雕塑完成的贴面与模型一起置入氙气频闪灯光固化箱中，树脂贴面面向光源，光固化3 min(也可分层固化，颈层、体层各固化90 s，最后覆盖切层和涂硬化剂后光固化3 min)，取出冷却后置于水中浸湿模型，与热压水浴固化同法取下贴面调改，磨光抛光后备用。

4. 硬质树脂贴面黏接

用笔式喷砂机喷砂或用磨光金刚石牙钻轻轻打磨硬质树脂贴面组织面，以去除黏接面上的杂质。然后在牙上试合，经清洗、干燥后，在组织面上覆盖一薄层黏接性复合树脂。酸蚀处理牙体黏接面并涂一薄层牙科黏接剂，对于着色较重的牙加涂一层遮色剂并光固化40～60 s。将硬质树脂贴面覆盖于牙上，轻轻加压至紧贴，用细小毛刷去除挤出的树脂，光固化40～60 s，然后进行边缘抛光并检查咬合关系，必要时调𬌗。

## 五、贴面修复的注意事项

(1)贴面修复前，凡有龈炎者应治愈后再修复，否则将影响贴面龈边缘密贴，修复后易出现边缘微漏，龈炎亦不易愈合。复查中发现边缘着色者多因边缘微漏所致，轻微者可局部磨改后用复合树脂修补，严重者应予重新制作。

(2)贴面修复牙间隙，应注意美观、协调，有的还可先行正畸，再进行修复。对牙间隙不等者，可采取适当加宽近远中的方法，例如对明显的太大牙冠可增加其唇面突度并雕塑发育沟，对太小者则减小其唇面突度。

(3)在完成黏接后，还要注意咬合关系。检查正中𬌗、侧方𬌗和前伸𬌗有无早接触或𬌗干扰，要尽量减轻𬌗力，消除早接触和𬌗干扰。

(4)个别修复体局部折裂者，在消除折裂原因的基础上，将局部及周围复合树脂磨除一薄层(釉质暴露者应进行酸蚀处理)，再涂牙科黏接剂，用复合树脂修复。

(张晓晓)

# 第八节　牙体缺损修复体的黏接、粘固与完成

牙体缺损修复体在技工室完成后，到在患者口内完成修复，由以下五大步骤组成。

## 一、戴前处理

在患者就诊之前对牙体缺损修复体进行初步处理，使医师椅旁无需太多的调磨，这不仅节省了椅旁操作的时间，而且还能更大程度地赢得患者的信任。

(1)仔细检查牙体缺损修复体是否完整，有无缺损、砂眼或缩孔。

(2)将牙体缺损修复体就位于代型上，用放大镜检查修复体内面有无金属瘤，如果有，应选择大小合适的车针磨除；检查牙体缺损修复体内面有无残存的包埋材料、石膏渣、抛光膏，如果有，应选用合适的器械去除。对于烤瓷冠，要仔细检查冠肩台的组织面是否有少量的瓷覆盖，如果有，则用细金刚石车针缓慢轻轻磨除，使金属重新暴露。然后轻压将修复体在代型上就位，并用放大镜检查修复体在代型上是否彻底就位，边缘伸展是否合适。理想的就位状态是修复体只在边缘部位与代型接触，其余内表面与代型表面留有一个大小为 30～40 $\mu$m 的粘固材料间隙，在粘固过程中此间隙可以允许多余的粘固材料顺利从冠边缘溢出，从而保证修复体彻底就位。

(3)牙体缺损修复体在代型上就位后，调整邻接关系。在近中(或远中)邻接关系调整时，应先将远中(或近中)相邻接的牙的代型从可卸工作模型上取下来以便修整。调整邻接关系时应使用较薄的咬合纸，反复少量、缓慢研磨，直到使修复体彻底在代型上就位，同时修复体近远中仍与邻牙接触。理想的邻接关系应当是当修复体复位在工作模型上时，不能使邻牙代型移位，在拉动插入到邻接区内的咬合纸时既能感到有阻力，又可以完整地抽取出来。

(4)调𬌗前应确认牙体缺损修复体已彻底就位，然后在𬌗架上用咬合纸检查咬合情况，用直径较小的柱状磨石先调正中𬌗早接触，再调非正中𬌗早接触，直到咬合点均匀。

(5)在邻接关系和咬合调磨完成后，用钨钢(或普通碳化硅)车针将金属修复体轴面磨平。

𬌗面抛光时先用花蕾状抛光钻研磨𬌗面沟窝，使沟窝清晰，再用金刚砂或碳化硅磨石依照𬌗面外形将粗糙表面磨平，然后用中等粒度的橡皮轮抛光，直到获得缎纹样表面。初步抛光时不宜高度抛光，因为在口内试合时，过度光滑的表面会使咬合高点和过紧的接触点不易用咬合纸检查出来。最后对冠的内表面进行喷砂处理，然后用高压热蒸汽清洗以备口内试合。

## 二、口内咬合调整与调磨

1. 问诊

询问患者治疗期间患牙有无异常感觉；戴临时冠者咀嚼时有无咬合高的感觉和咬合痛；若患牙为活髓牙，有无冷热刺激痛及自发性疼痛。

2. 检查

患牙去除临时冠，患牙为活髓者，检查牙髓状态，必要时使用电活力测定仪测试牙髓活力。经检查活髓牙髓反应正常者继续治疗，若存在牙髓激惹(充血)，则先对患牙进行安抚治疗，待牙髓状态恢复正常后再继续治疗。

若患牙已发展成牙髓炎，则应行牙髓治疗及根管治疗，然后再进行牙体缺损修复体的试戴与粘固。常规检查患牙有无叩痛、松动度和牙龈健康状况。

3.清洁

患牙表面先用探针等器械去除黏着在牙表面的粘固剂后，再用干棉球擦去残存的粘固剂细小颗粒，最后用气水枪冲洗患牙表面，活髓牙时应使用温水冲洗，以减轻对牙髓的激惹。

4.就位

将牙体缺损修复体戴入预备过的患牙上并达到预定的位置称为就位。制作精良、经过初步处理的牙体缺损修复体经小的调整即可沿就位道戴入。试戴时应用手指加力按压使之就位，不应采用敲击和患者咬合的方法使修复体就位，因为在敲击力和咬合力作用下就位的牙体缺损修复体很难脱位，而且容易造成基牙损伤。

(1)牙体缺损修复体就位的检查：可使用显示蜡或硅橡胶类检查材料检查牙体缺损修复体组织面与患牙之间的间隙。理想间隙≤50 μm。如果间隙过大，则说明冠没有就位。

在每个步骤标准化操作的条件下，临床上常以以下现象作为牙体缺损修复体就位的参考标志：①牙体缺损修复体的龈边缘到达设计位置；②咬合基本合适；③在基牙上就位后牙体缺损修复体稳定无翘动。

(2)阻碍牙体缺损修复体就位的因素

1)倒凹：牙体预备时存在一定程度的倒凹，熔模从代型上取下时所受外力使熔模变形，致使牙体缺损修复体试合时不能顺利就位。倒凹小者可适量调磨相应颈部牙体缺损修复体内缘，或在患牙上消除倒凹使牙体缺损修复体就位。倒凹大者应重新预备患牙，重新制作牙体缺损修复体。

2)过锐的点角和线角：基牙预备时形成过锐的点角和线角，包埋时包埋材料无法流入熔模相应的狭小间隙，造成牙体缺损修复体就位时在这些点角和线角处产生阻挡。

3)模型损伤：模型切缘或𬌗缘灌注不全，模型切缘或𬌗缘损伤未被发现。如技师在制作过程中不慎刮蹭模型，导致牙体缺损修复体完成后试合时在相应的区域形成阻挡。

4)铸造缺陷：铸造过程中，在牙体缺损修复体内面形成金属瘤、粗糙面。

5)邻接过紧：在试合时表现为人造冠被卡在两个邻牙之间，按压颊舌侧𬌗缘人造冠产生颊舌向转动。

6)牙龈阻挡：设计龈下冠边缘者，尤其是临时冠边缘不密合导致牙龈肿胀者，试合时游离龈缘易卷入肩台与冠边缘之间，影响人造冠就位。

7)其他因素：如印模、模型变形，熔模蠕变变形，铸造收缩，牙体缺损修复体边缘过长等。

(3)排除阻碍的方法

1)邻接阻碍的排除：用牙线检查邻接有无阻挡，如果牙线加力不能通过，说明邻接过紧；牙线不加力即可轻松通过，则说明邻接过松。还可以使用专用的邻面接触检查片检查邻面接触的松紧度。邻面接触检查片一般有3个厚度：50 μm、80 μm和110 μm。正常邻面接触的松紧度应在50 μm以上和110 μm以下，即50 μm的检查片可以顺利通过邻面接触区，但110 μm检查片不能通过。如50 μm的检查片不能通过邻面接触区，则表明邻接过紧；如110 μm检查片可以轻松通过邻面接触区，则表明邻接过松。邻接过紧可以通过调磨牙体缺损修复体的邻面高点来改正，邻接过松可以通过牙体缺损修复体邻面加焊或加瓷来修改，邻面接触区间隙太大则需返工重做。

2)冠内阻碍点的排除：使用指示剂检查阻碍部位。可作为指示剂的材料有氯仿与红色抛光膏(含氧化铁)的混溶物，可凝喷雾型指示剂和硅橡胶类适合度检查剂“Fit Checker”等材料。

操作时用小毛刷将氯仿与红色抛光膏的混溶物均匀涂布在牙体缺损修复体内面，或用喷雾型指示剂向牙体缺损修复体内面喷涂形成一层薄膜，随后将牙体缺损修复体戴入患牙并用手指按压，然后取下观察，指示材料被挤走，牙体缺损修复体内面暴露的区域为阻碍点。选用大小、形状合适的钻针调磨阻碍点，然后戴入观察。反复操作直到牙体缺损修复体彻底就位。

(4)试戴时应注意以下方面：①不可强行施压就位，遇到就位困难时，仔细判断妨碍就位的原因，准确发现阻力点并适当修改；②认真检查邻接的松紧、邻接区的位置和大小并适当调整；③认真检查并调整牙体缺损修复体边缘的长短及密合性；④牙体缺损修复体完全就位后，开始调改咬合。调改咬合的顺序为：先磨改正中𬌗的咬合接触点，然后再检查、磨改前伸𬌗、侧方𬌗的早接触点，使接触点的个数、分布达到要求。必要时，进一步修改牙体缺损修复体𬌗面、轴壁外形。

5. 就位后的检查和调改

牙体缺损修复体就位后应按照以下顺序对修复体进行检查评价并修改。

(1)邻接：牙体缺损修复体完全就位后，用牙线检查两侧的邻接。正确的邻面接触点是：牙线可以在一定阻力下通过修复体与邻牙之间，这一阻力与牙线在通过口内其他牙的邻接点时所遇到的相同。如果邻接过紧，用上文介绍的调磨方法进行调改；如果邻接过松或没有接触，则应在邻接点处加焊以恢复正确的邻接关系。

(2)固位：设计合理的牙体缺损修复体就位后，用拇指和示指脱位时手指应能感到明显的阻力。如果手指没有任何受阻的感觉，或者上颌牙体缺损修复体就位后在不受任何外力的情况下自行脱落，说明牙体缺损修复体几乎没有固位力，应考虑重新设计、重新制作，增加固位形，提高固位力。

(3)边缘适合度：邻接检查合适后，在牙体缺损修复体彻底就位的情况下仔细观察冠边缘的情况。合适的牙体缺损修复体边缘不应存在过长、过短、过厚、与颈缘之间有间隙的情况。牙体缺损修复体边缘与颈缘之间的间隙$>50\ \mu m$的状态通常被认为是间隙过大，龈下不适合的牙体缺损修复体边缘对牙龈的健康最为有害。

(4)咬合调改：只有当牙体缺损修复体完全就位后才能开始调改咬合。在调改咬合前，嘱患者自然咬至自己最习惯的牙尖交错位，观察牙齿的位置和上下牙面的接触情况，选择患牙同侧一对接近患牙的牙作为参照牙，这对牙可以咬紧$13\ \mu m$厚的薄塑胶条。这对牙的接触状态将作为牙体缺损修复体的调𬌗参考点。

1)正中𬌗早接触的调改：将牙体缺损修复体就位后，嘱患者自然咬合，观察参照牙是否仍然能咬紧薄塑胶条，如果不能咬紧，说明在牙尖交错位时牙体缺损修复体有早接触点。

嘱患者自然放松，做开闭口的铰链运动，引导下颌到最大的后退位，然后让患者开始咬合，到刚感到有牙接触时停止，询问患者是与哪个牙有接触。如果是与牙体缺损修复体有接触，则须进行调𬌗。

嘱患者同时咬紧双侧所有牙，这时如果下颌偏向戴修复体的一侧，修复体在上颌则应调改舌尖的颊斜面，修复体在下颌则应调改颊尖的舌斜面。如果下颌偏向戴修复体的对侧，修复体在上颌一般应调改颊尖的舌斜面，也可能需要调改舌尖的舌斜面；修复体在下颌则一般应调改颊尖的颊斜面，也可能需要调改舌尖的颊斜面。

嘱患者自然咬合，将咬合纸置于牙体缺损修复体与对颌牙之间，取出牙体缺损修复体，只调改导致下颌偏移的接触点，不磨别的接触点。反复调改直到下颌不再偏移，患牙同侧的一对参照牙能将薄塑胶条咬紧。

𬌗面调改过度，会造成牙体缺损修复体低𬌗。临床上通常将薄塑胶条置于牙体缺损修复体与对颌牙之间，嘱患者自然咬紧后如果可以比较容易地将薄塑胶条拉出，说明调𬌗过度，需要通过𬌗面加焊恢复咬合或重新制作修复体。

2)侧方𬌗早接触的调改：进行非工作侧早接触的检查时，将薄塑胶条置于牙体缺损修复体与对颌牙之间，嘱患者咬紧，让患者将下颌滑向牙体缺损修复体的对侧，并使对侧后牙成为工作侧的接触关系。在牙尖交错位时，薄塑胶条应该能被咬紧，而一旦下颌滑向对侧，牙体缺损修复体成为非工作侧，薄塑胶条则应很容易被拉出。如果这时薄塑胶条不易被拉出，则说明牙体缺损修复体处于非工作侧时有早接触。

用咬合纸检查早接触的位置。在调节非工作侧早接触时，出现在上颌舌尖的颊斜面的早接触点，或出现在下颌颊尖的舌斜面的早接触点应被消除。

工作侧早接触𬌗干扰的调改：嘱患者自然咬合，将咬合纸置于牙体缺损修复体与对颌牙之间，然后将下颌向牙体缺损修复体同侧滑动至该侧后牙同名颊尖相对的位置，即使牙体缺损修复体处于功能侧接触状态，功能侧早接触应调改上颌功能尖的舌斜面和下颌非功能尖的颊斜面。

上牙非功能尖的舌斜面和下牙功能尖的颊斜面是否调磨，应根据尖牙保护𬌗或组牙功能𬌗来决定。如果设计目的为尖牙保护𬌗，这些接触点应被磨除；如果设计目的为组牙功能𬌗，这些接触点则需保留，并调改至与尖牙之间的接触相一致的水平。

3)前伸𬌗早接触的调改：牙体缺损修复体在后牙时，如果在整个前伸至前牙切缘相对过程中薄塑胶条一直很难拉出，则说明牙体缺损修复体存在前伸𬌗早接触。同样用咬合纸检查出早接触点并调改。如果牙体缺损修复体在上颌，则调改其牙尖的远中斜面；如果牙体缺损修复体在下颌，则调改其牙尖的近中斜面。

牙体缺损修复体在前牙时，调𬌗的标准是在正中𬌗时上下牙之间应有 13 μm 的间隙，置于上下牙之间的薄塑胶条用力可以被拉出，下牙前伸时前牙应该有接触。前伸𬌗时应该由两组牙或两组以上的牙同时保持接触，防止对某一组牙造成𬌗创伤。

(5)外形：牙体缺损修复体应恢复正常的各外展隙和邻间隙，其形态、大小尽量与对侧同名牙一致，与邻牙协调。牙体缺损修复体龈 1/3 的外形应与天然牙一样，根分叉以上的轴面区域应保持与根分叉外形一致的凹面，以有利于牙刷的清洁，有利于食物的排溢和龈乳头的健康。

(6)美观：烤瓷冠贴面戴入后，站在距患者约 1 m 处观察烤瓷冠、贴面的位置、形态、排列、色彩是否与邻牙及整个牙列协调一致。在粘固前，征求患者意见，形态方面尽可能调改患者对外形不满意的地方；颜色方面可采用外染色的方法弥补瓷面色彩与邻牙的不协调，包括邻牙的特殊条纹和斑点，以达到自然逼真的美观效果。

## 三、黏接、粘固前修复体外表面的处理

口内试合前，牙体缺损修复体已完成初步磨光处理，在粘固前应先将试合时调磨过的邻接面、咬合面和边缘处等部位，依照初步抛光的顺序磨到与其余面一致后用湿砂布轮磨光，再用干抛光布轮加抛光剂高度抛光至镜面样。抛光剂方面，金合金用氧化铁抛光剂，其他金属用氧化铬抛光剂。注意抛光时牙体缺损修复体必须就位在代型之上并避免损伤边缘。以 75% 酒精棉球擦洗、消毒、干燥备用。

烤瓷冠、瓷贴面调磨过的部位应磨平后上釉，如果不磨平直接上釉，瓷面可能留有调磨时留下的划痕。

## 四、黏接与粘固

黏接与粘固是用黏接剂或粘固剂将固定修复体固定在患牙上的过程。正确地选用黏接剂或粘固剂，准确地操作，对增进牙体缺损修复体的固位有着十分重要的作用。

1.理想黏接剂、粘固剂的要求

①粘固力强，黏接剂、粘固剂自身强度高；②不溶于唾液，对牙髓无刺激；③黏接剂、粘固剂流动性强，易于在修复体与预备过的牙体表面之间形成薄膜；④修复体粘固后溢出的多余粘固剂容易去除；⑤操作简便，价格便宜。

2.黏接剂、粘固剂的选择与使用

黏接剂、粘固剂起填补并封闭修复体与牙体表面间隙和增加修复体对牙体表面粘固力的作用，因而可增加两者的结合强度。常用的黏接剂、粘固剂有磷酸锌水门汀粘固剂、聚羧酸锌水门汀粘固剂、玻璃离子水门汀粘固剂、树脂黏接剂。

3.黏接、粘固方法

(1)磷酸锌水门汀粘固剂：在修复体戴入和粘固剂结固过程中，一般用棉卷和吸唾器使患牙周围保持干燥。患牙位于下颌且唾液量大者建议使用橡皮障隔湿。活髓牙粘固前，可在牙表面涂布护髓剂。

涂布粘固剂的方法：为便于彻底就位，用小毛刷或调拌刀将粘固剂均匀涂布在牙体缺损修复体的内壁。必要时在基牙轴面预备溢出沟作为粘固剂溢出道。

后牙牙体缺损修复体戴入患牙后，让患者自然咬合，快速多次小幅度咬合后在患牙与对颌牙之间放置一块塑料垫或棉卷让患者用力咬紧。

前牙牙体缺损修复体就位后不能让患者自然咬紧，因为对颌牙的水平向分力容易使牙冠倾斜；而应用手指垫着棉卷用力沿牙长轴按压直到材料结固。

用探针检查牙体缺损修复体边缘，明确牙体缺损修复体是否已彻底就位，若没有完全就位，在粘固剂尚未结固前迅速取下。若粘固剂已结固，则应将牙体缺损修复体拆除重做。在粘固剂结固的过程中应始终保持牙体缺损修复体周围干燥，若过早地接触水分容易导致粘固层溶解性增加。必须在粘固剂彻底结固后才能去除牙体缺损修复体外多余的粘固剂，过早地去除尚未结固的粘固剂容易导致牙体缺损修复体边缘粘固不全。应全部彻底地清除牙体缺损修复体边缘的粘固剂，残留的粘固剂对牙龈健康非常不利。

(2)聚羧酸锌水门汀粘固剂：清洗牙体缺损修复体，用乙醇去除污染物，组织面喷砂，外面涂抹凡士林防止粘固剂粘在牙体缺损修复体外不易去除。常规干燥、隔湿。按产品要求调拌粘固材料，调拌好的材料呈蜂蜜状，显得比较黏稠，这是其正常状态。完成调拌后的可操作时间为 3 min。在粘固剂结固的过程中应始终保持牙体缺损修复体周围干燥。粘固剂变成橡胶状或结固后，去除牙体缺损修复体外多余的粘固剂。若在材料有弹性或半结固状态时去除多余的粘固剂，则容易在其边缘的粘固层中形成空腔。

(3)玻璃离子水门汀粘固剂：用橡皮杯、浮石粉清洁患牙表面。这在一定程度上可以增加固位力，然后仔细冲洗、干燥牙面。严格遵照产品使用说明建议的粉液比。尽可能地快速调拌，60 s 内完成调拌，完成调拌的材料呈奶油状。刚开始调拌时粘固剂比较黏稠，这时候不能添加液体，因为随着调拌时间延长，黏稠度会适当减小。过于稀薄的玻璃离子粘固层容易产生微渗漏和水解。

为更有利于牙体缺损修复体彻底就位，需用小毛刷或调拌刀将粘固剂均匀涂布在牙体缺损修复体的内壁，消除将粘固剂大量放入所造成的较高的静压力。从开始调拌只有 3 min 的可操作时间。当溢出修复体外的粘固剂变成面团状时，在其表面涂抹凡士林防止失水和开裂。在粘固剂彻底结固之前，开始变得易碎的时候去除修复体外多余的粘固剂。

(4)树脂黏接剂：不同类型的树脂黏接剂有不同的调拌要求，使用前要认真阅读说明书。

如果牙体缺损修复体没有就位而黏接剂已结固，应拆除重新制作。重新制作时，黏接过的牙齿表面必须做适量的磨除，以消除伸入牙本质小管的树脂突起。所以，医师必须彻底了解该材料的特点，熟悉操作流程，动作准确而迅速，才能高效准确地完成操作。用橡皮杯、浮石粉清洁患牙表面，这在一定程度上可以增加固位力。冲洗、干燥牙面，然后酸蚀 30 s，再冲洗、干燥。涂布牙本质黏接剂并轻轻吹干，不要过度干燥牙本质表面。

用小毛刷将黏接剂、粘固剂涂布在牙体缺损修复体组织面和牙表面。当牙体缺损修复体就位后立即用浸有基底液的小棉球将溢出牙体缺损修复体边缘的黏接剂、粘固剂擦干净。如果这时没有将牙体缺损修复体外的黏接剂、粘固剂擦干净，则应等到材料结固后用洁治器再加以去除。当材料变成橡皮状时，不能去除牙体缺损修复体外的黏接剂、粘固剂，以免将黏接剂、粘固剂从牙体缺损修复体边缘之下拽出而产生空腔。

### 五、黏接、粘固后处理

粘固前调殆时由于牙体缺损修复体有一定的活动度，可能造成一定的误差，所以在粘固后应再次检查患者的咬合接触情况。询问患者戴入后的主观感受，如果在正中殆时患者有异样的感觉，前伸殆时在某个点有受阻挡的感觉，说明在正中殆、前伸殆修复体有早接触，用咬合纸检查早接触点并进行调磨。

如果粘固后发现牙体缺损修复体没有完全就位，咬合过高，这可能是粘固剂过稠、冠就位太晚及患者未用力咬合造成的，应拆除重做。

边缘抛光：用橡皮杯和浮石粉对冠边缘做最后的抛光处理。

牙体缺损修复体粘固完成后应指导患者正确使用牙线的方法，并嘱患者定期接受口腔卫生检查和清洁治疗。

（张晓晓）

## 第九节　修复后可能出现的问题及其处理

牙体缺损的修复是在单个牙上进行的，如果修复治疗严格遵循牙体缺损修复的各项原则，制作精细，完成调殆，粘固准确，加上患者的配合，修复体质量一般较高，能满意地恢复患牙的形态与功能。但是因为要把制作好的修复体永久粘固在被修复的牙体组织上，所以一旦出现问题较难处理，轻者可能需要对症适当处理，重者则需拆除修复体重新制作。

## 一、疼痛

### (一)过敏性疼痛

1.修复体粘固后出现过敏性疼痛

患牙若为活髓牙,牙体预备时损伤大,术后未采取保护措施,在经过牙体磨切后,暴露的牙本质遇冷、热刺激会出现牙本质过敏现象。粘固时,消毒药物刺激、戴冠时的机械刺激、冷刺激加上粘固剂选择不当致使其中的游离酸刺激等,会引起患牙短时疼痛。待粘固剂充分结固后,疼痛一般可自行消失。由于粘固剂为热、电的不良导体,在口内可对患牙起到保护作用,遇冷热不再出现疼痛。修复过程中应选择刺激小的粘固剂,细心操作,减小对牙髓的损害。

以上刺激若在牙髓耐受范围内,疼痛可在短时间内消失。若牙在粘固后长时间持续疼痛,说明牙髓受激惹严重,可能发展为牙髓炎,应随时观察,必要时应取下修复体进行保护牙髓处理,若出现牙髓症状时则需要做牙髓治疗或根管治疗,往往要破坏修复体。

2.修复体使用一段时间之后出现过敏性疼痛

这类疼痛出现的主要原因有:①继发龋;②牙龈退缩;③粘固剂脱落或溶解。多由于牙体预备时未去净龋坏组织,或未做预防性扩展;修复体与基牙不密合、松动;粘固操作不当,粘固剂溶解、脱落,失去封闭作用;修复时牙龈有炎症、水肿或粘固后牙龈萎缩等,造成牙本质暴露,引起激发性疼痛。处理时,除边缘粘固剂溶解,添加粘固材料重新封闭修复体边缘外,一般要将修复体破坏或拆除重做。

### (二)自发性疼痛

修复体粘固后出现自发性疼痛的常见原因有牙髓炎、根尖周炎或牙周炎。当牙体切割过多,未戴暂时冠,未做牙髓安抚治疗,牙髓受刺激由牙髓充血发展为牙髓炎。由于继发龋引起的牙髓炎;或由于修复前根管治疗不彻底,根尖周炎未完全控制;或根管侧穿未完全消除炎症;或咬合创伤引起的牙周炎等常表现为修复体戴用一段时间后出现自发性疼痛。

因有修复体覆盖,牙髓炎引起的自发性疼痛常不易定位,应仔细检查修复体有无松动、破损、缝隙及咬合障碍等,再做牙髓温度测试和活力试验,必要时可辅助 X 线检查。明确诊断后,再决定是拆除修复体还是局部打孔,做牙髓治疗。

如有咬合创伤,应仔细调𬌗观察。对于牙周炎或根尖周炎,应做 X 线牙片检查,确诊后,根据病因做相应治疗。

桩核冠修复后出现的牙周或根尖周感染,要鉴别是由于牙体预备时根管侧穿引起的牙周炎还是根管治疗不彻底引起的根尖周炎。要判断是否有牙根的折裂。在做出明确诊断后,依具体情况处理,对可保留患牙做牙周治疗,或根据病情做根尖周刮治或根尖切除等手术治疗。

### (三)咬合痛

修复体粘固后短期内出现咬合痛,多是由咬合创伤引起。患者有咀嚼痛并伴有叩痛,病程不长,创伤性牙周炎不严重,通过调𬌗,症状会很快消失。调𬌗时根据正中𬌗及非正中𬌗的早接触仔细调整,磨改不合理的陡坡和过锐尖嵴。如调𬌗在修复体上进行,应注意磨光。如咬合过高而调𬌗有困难,或是因粘固时修复体未就位者,应拆除修复体重做。

在修复体戴用一段时间之后出现咬合痛,应结合触诊、叩诊和 X 线牙片检查,确定是否有创伤性牙周炎、根尖周炎、根管侧穿、外伤性或病理性根折等。然后再针对病因做相应的治疗,如调𬌗、牙周治疗或拆除重做和拔牙等。

## 二、食物嵌塞

食物嵌塞是食物嵌入或滞留于两牙的邻间隙内或修复体邻接面内的现象。引起食物嵌塞的原因有：①邻面接触不良或无接触；②修复体轴面形态恢复不良，如𬌗外展隙过大，龈外展隙过于敞开；③𬌗面形态不良，𬌗边缘嵴过锐，颊舌沟不明显，食物排溢不畅；④𬌗平面与邻牙高度不一致，形成斜向邻面的倾斜面；⑤邻面接触虽然良好，但修复体有悬突或龈边缘不密合；⑥对颌牙有充填式牙尖（杵臼式牙尖）等。食物嵌塞是修复体常见的问题之一，患者一般感到胀痛不适，嵌入或滞留的食物可以直接压迫牙龈引起牙龈炎、龋病和牙周炎。

食物嵌塞的治疗应针对其原因进行。属邻接不良、外展隙过大者，一般需拆除修复体重做。𬌗面形态不良者，在不影响修复体质量的前提下，可适当少许磨改，如修去过锐边缘嵴，加深颊舌沟，磨出食物排溢沟，调磨对颌充填式牙尖，修改修复体的悬突，用树脂材料充填不密合缝隙等。所有上述措施均属不得已而为之，修改过的修复体应仔细磨光，最好的办法是试戴时仔细消除上述引起食物嵌塞的因素后再粘固。

## 三、龈缘炎

修复体粘固后出现龈缘炎，表现为修复体龈边缘处的龈组织充血、水肿、易出血、疼痛等。

其原因可能是：①修复体轴面突度不良；②修复体龈下边缘过长、抛光不良或有悬突、台阶等；③试冠、戴冠时损伤牙龈；④食物嵌塞时压迫牙龈；⑤倾斜牙、异位牙修复体未能恢复正常排列和外形。

治疗时，可先采用保守的治疗方法，如局部用抗炎镇痛药消除炎症，调𬌗等，尽可能消除或减少致病因素，若保守治疗后症状仍不缓解，应拆除修复体重做。

## 四、修复体松动、脱落

修复体松动、脱落是牙体缺损修复失败的主要表现之一，具体表现为修复体永久粘固后，在不同的时间出现修复体对牙体的相对运动，对修复体𬌗面加压时边缘有液体溢出，或患者可自行取下等。其主要原因可总结如下：①修复体固位力不足，如轴壁聚合角过大，𬌗龈距太短等；②𬌗创伤，𬌗力过大，侧向力过大；③粘固失败，如粘固时材料选用不当，粘固剂失效，粘固剂尚未完全结固时患者咀嚼破坏了结固等。

修复体一旦松动，应尽早取下，仔细分析松动、脱落的原因，并做相应的处理。

## 五、修复体破裂、折断、穿孔

修复体戴用过程中若出现破裂、折断、磨损、穿孔等现象，其原因一般可能是：①外伤，如受外力或咬硬物，以瓷修复体和前牙多见；②材料因素，如树脂强度较低，瓷的脆性较大，特别是在薄弱处；③制作因素，如局部棱角锐边，应力集中处易折断以及铸造修复体表面砂眼等；④𬌗力过大，如深覆𬌗、咬合紧，存在𬌗创伤时，容易出现折断；⑤调𬌗磨改过多，如牙体预备不足，或患牙预备后伸长，戴牙时已经将𬌗面磨得过薄；⑥磨耗过多，如咀嚼硬物、磨牙症等。

前牙陶瓷全冠或金瓷冠局部破裂、折断，可用氢氟酸溶液酸蚀断面 1～2 min，冲洗、吹干后，在口内用光固化复合树脂恢复外形，也可在瓷层做小的固位洞形，以增加树脂材料的固位。

大范围破损，应将修复体拆下重做。对于穿孔的金属修复体，原则上应重做。对于牙冠部分折断的桩冠，如桩固位良好不易拆除，可将残留树脂牙冠预备成核，然后做冠修复。

## 六、烤塑冠变色、磨损、脱落

近年来随着材料学的发展，塑料全冠作为永久修复体越来越少见了，但烤塑冠还是常见的修复方式之一。塑料随使用时间的延长，因材料本身老化变色会发生颜色改变而呈灰黄色或灰褐色，还可因修复体边缘不密合使色素渗入加重变色。另外，因塑料不耐磨，冠表面可出现凹陷性横纹，也可表现为低平、切端磨损等。烤塑冠如出现金-塑界面分离或脱落的问题或变色，若冠的金属部分完好，可以清除残留塑料，处理金属表面，清洗干燥后用光固化树脂修复完成。但需注意金属与树脂结合部边缘密合性，仔细抛光完成，如果烤塑冠金属部分边缘不密贴或出现其他问题，必须拆除重新制作。

## 七、修复体的拆除

修复体一旦出现松动或不可补救的破损，应拆除重做。拆除修复体的方法如下。

1. 用去冠器卸下

适合于松动修复体的拆除。使用时应注意用力的大小及方向，观察患者的反应，切忌用力过猛，防止牙尖折裂或损伤牙周膜。修复体快脱位时，以左手手指夹持修复体，防止冠飞落或患者误吞。

2. 修复体的破除

适合于固位较牢的修复体的去除。可用裂钻沿修复体近中轴面角处切割，全冠可在颊舌侧，前牙在舌侧处切穿修复体，然后用小凿撬松冠边缘，用去冠器轻轻振松取下。

嵌体的拆除较困难，通常用磨切和撬松相结合的方法进行。先用刃状砂石或车针在𬌗缘处或嵌体峡部切断，以小凿分段取出。或用车针沿嵌体边缘磨去一周，再以小凿撬松取下。注意不要切割过多造成牙折。

3. 机械去冠器和超声振荡取桩

其构造与手动去冠器类似，只是不用手来辅助振动，而是把去冠器与牙科治疗台上低速手机接口相连，通过机械振动来达到振松粘固剂的目的。机械式去冠器的优点在于振荡力量均匀，持续性好，对基牙刺激小。还可通过超声波振荡作用来帮助拆除全冠、桩核冠等修复体，其操作方法是将超声工作尖放在修复体的不同部位振荡，待修复体松动后，再用去冠器拆除修复体。

（张晓晓）

# 第八章 口腔正畸

## 第一节 乳牙期、替牙期的早期矫治

### 一、不良习惯的破除

口腔不良习惯是发生于口腔的，不正常的，对患者殆、颌、面生长发育有害的行为习惯。因为不良口腔习惯破坏了口腔环境的平衡状态，会引起牙、颌、面的畸形。并不是所有的口腔不良习惯均会造成牙殆畸形，这取决于不良口腔行为的特点、持续的时间、发生的频率等。长期的不良口腔习惯不仅能引起错殆，而且会影响口颌系统的正常功能。

由于口腔不良习惯的行为形式与作用部位不同，造成的错殆表现也有所不同。如吮指习惯可造成局部开殆，舌习惯可造成较大范围的开殆与面高增大，口呼吸患者会造成上颌前突、上牙弓狭窄。

口腔不良习惯多数发生在儿童幼年期，也有少数患者在年龄较大时产生。大多数不良习惯属于无意识的行为，仅有少数是有意识行为。在治疗上有意识的习惯比较容易纠正，无意识的习惯较难治疗。值得注意的是凡由疾病或解剖等因素引起的口腔不良习惯，需要专科医生治愈有关的疾病或解剖障碍后，才能使不良习惯得到纠正。

#### (一)舌习惯

舌在维持口腔环境肌肉的功能平衡中起着重要的作用。在儿童生长发育期内由于各种原因引起的舌运动与姿势的异常，均会对牙齿和颌骨的形态造成影响。引起舌姿势与活动异常的病因较多，如舌体过大、舌系带过短、腭扁桃体肥大或先天愚型患者；还有一些局部因素，如替牙或龋齿等。另外，舌习惯还可继发于其他口腔不良习惯，如吮指、口呼吸等。异常的舌活动有伸舌、吐舌、舔舌等。

1. 临床检查

对于存在开殆或者上下切牙夹角显著减少的患者，都应检查舌的功能及姿势。检查中应首先排除其他相关疾病，如腭扁桃体增生、舌体肥大或舌系带过短，应先进行专科治疗。检查时，让患者自然闭唇，轻轻拉起口角，可发现舌体位于开殆区域的上、下牙殆面之上。存在伸舌的患者在检查中可发现下前牙散开，前牙反殆。吐舌吞咽的检查可以通过触摸双侧颞肌部位来判断颞肌在吞咽时是否存在收缩，吐舌吞咽的患者在吞咽时无颞肌收缩。

2. 矫治方法

与吐舌相关的患者临床检查后，针对患者的病因选择治疗方法。对于存在腭扁桃体增生、舌体肥大及舌系带过短者，应先行手术治疗，再配合矫治器治疗，常用的矫治器有如下几种。

(1)固定舌刺：可以用 0.7 mm 的不锈钢丝弯成倒“U”形，磨尖钢丝末端。每个“U”形粘于两个切牙上。或焊于前牙带环的舌面上或用复合树脂粘于上、下切牙的舌面。舌刺的长度 6～7 mm。为了防止舌从舌刺的上方或下方伸出，舌刺需指向不同的高度。在临床上为了黏接方便，常把两个"U"形重叠一半焊于一起，并在未重叠的部分焊网。为预防舌刺在睡眠时脱落而被吞咽，常把舌刺结扎于牙齿或唇弓上。舌刺戴用的最佳时间为 7～12 岁，戴用时间一般在 4～6 个月以上。患者戴用舌刺后，应向患者讲明，戴舌刺并不是惩罚性的，而是帮助患者纠正不良的舌习惯，保持舌在姿势或功能运动中的正确位置。

(2)腭珠：腭珠矫治器通过磨牙带环固定于口腔中，以 1.2 mm 的不锈钢丝弯成腭杆后，中部穿过塑料制成的可转动的小轮，两端焊于带环的舌刺上。腭珠的戴入可诱导舌去转动，而达到舌功能的训练目的。腭珠比舌刺更容易被患者接受。

(3)戴舌刺的活动矫治器：舌刺也可附于活动矫治器上。埋于上颌活动矫治器腭侧基托的前缘。矫治器固位一般用磨牙上的箭头卡。活动舌刺矫治器需要患者很好的配合，只能在进食及刷牙时取下，否则效果不好。患者适应该矫治器需要较长时间。

(4)戴舌栅的活动矫治器：这种矫治器并不像前几种对舌肌有训练作用，主要是限制舌对牙齿施加的过大压力。舌栅埋于上颌活动矫治器前端，用 0.9～1.0 mm 钢丝制作。由于舌体位于舌栅上，对矫治器产生向前的力量容易引起上颌支抗磨牙的前移。因此，戴用舌栅的患者在晚间应加戴口外弓头帽，增加支抗。圆管焊在箭头卡的水平臂上。

### (二)吮指习惯

几乎所有的儿童在婴儿期均有吮吸手指的习惯(吮拇指较多见)，但一般持续的时间不长。随着年龄的增长，儿童逐渐被外界其他事情所吸引而放弃了吮指的习惯，不会引起错𬌗畸形的发生。如果吮指习惯一直延续至 3 岁以后、并对牙颌的发育产生不良影响，导致错𬌗畸形的发生，则被认为是口腔不良习惯，需进行治疗。

1. 临床特点及预防

吮指习惯是一些复杂的心理因素所引起的无意识行为。在治疗中应注意患儿心理健康的维护，切勿吓唬患儿。不是所有有吮指习惯的患儿均会对牙颌的发育产生不良影响，会因不良习惯持续的时间、发生的频率和强度而异。同时，吮指习惯对牙颌的生长发育的影响随着吮指的手指、部位、姿势的不同而异。手指的压迫可引起开𬌗；吮吸时颊肌的收缩压力会造成牙弓的狭窄；因手指位置较高较深会引起硬腭的高拱上颌的前突、上切牙唇倾等。研究表明，较长期的吸吮橡胶奶头对儿童颌面生长发育潜在的影响较小，为防止吮指习惯的产生，专家建议从婴儿出生的第一日开始即使用橡胶奶头，并大力提倡母乳喂养，满足孩子对安全感的需求。

2. 矫治方法

有吮指习惯的婴儿不一定会引起明显的牙颌畸形，尤其是对几种类型的错𬌗患者。如Ⅱ类及Ⅲ类的前牙反𬌗患者，吮指可能还会带来益处。即使因吮指引起了明显的牙颌畸形，也不必害怕，因为畸形往往只是牙列的畸形，对颌骨影响不大，长大后易于矫治。只有当吮指造成上前牙的过度唇倾或因受压而产生牙周组织损伤时，才需要即刻纠正。传统的矫正吮指习惯的方法有幼儿睡觉时戴厚手套或把睡衣袖子别在裤子上，还有给幼儿手指上抹些带苦味的东西，但效果很小或基本无效。当幼儿因吮指习惯造成对牙颌不良影响较重时，需要用矫治器进行治疗，一般在 4～6 岁时进行矫治，矫治器至少戴用 4～6 个月才有效。一般在不良习惯破除后仍需戴 3～4 个月矫治器，常用的不良吮指习惯的矫治器有以下几种。

(1)带舌刺的矫治器：在上颌活动矫治器的前部埋 4～6 根舌刺。上颌第一恒磨牙卡环焊上圆管让患儿在晚上佩戴头帽口外弓，既可后推上磨牙，又可以避免患儿睡觉时摘下矫治器。

(2)前庭盾：矫治吮指习惯使用的前庭盾有两种，一种前庭盾是在前部加上平面导板，适合于深覆𬌗或Ⅲ类错𬌗趋势的吮指习惯者;另一种在前部带舌栅,适用于有开𬌗或Ⅱ类趋势的患者。前庭盾除晚上戴用外,最好白天也能戴一段时间。

## (三)唇习惯

1.唇习惯的特点

不良唇习惯包括咬下唇、吮吸下唇和吮吸上唇等,较常见的是吮吸下唇习惯。不良唇习惯破坏了牙弓内外肌肉的平衡。咬下唇与吮吸下唇习惯增加了下颌牙弓外部的力量,抑制下颌的向前生长,增加了上颌牙弓向外的力量,长期作用可以使上颌前突,造成上、下颌间关系的异常。同时,由于错𬌗的发生会破坏正常的唇齿关系,引起上唇过短、开唇露齿、上切牙覆盖下唇等。由唇习惯造成的错𬌗畸形常表现为不同程度的深覆盖,上下中切牙夹角变小。临床检查时,长期有吮唇或咬唇习惯的患者可在唇部皮肤上看到明显的印记。在不良唇功能造成的错𬌗畸形的矫治中,唇功能的训练与调整是十分重要的。

2.矫治方法

不良唇习惯的矫治可进行诱导心理治疗,对于效果不好且造成错𬌗的患者需要矫治器矫治,以下介绍几种常用的破除唇习惯的矫治器。

(1)焊唇挡丝的活动矫治器:可在上颌活动矫治器的唇弓上焊两根唇挡丝支开下唇。制作时应避免唇挡丝压迫下切牙或牙龈。这种矫治器只有纠正不良唇习惯,如咬下唇或吸吮下唇的作用,而没有唇肌功能训练的作用。

(2)唇挡:是一种矫治不良唇习惯常用的矫治器,可做在活动矫治器上,也可与固定矫治器联合使用。与固定矫治器联合使用时连接唇挡的钢丝末端插入带环圆管中。唇挡大致分为两类,一类为自凝树脂制作的唇挡内埋直径 1.0 mm 的钢丝;另一类直接用直径 1.0~1.2 mm 钢丝在口内制作前部套以胶管,末端在带环圆管前弯制“U”形曲。这种唇弓便于调整。依唇挡的位置不同,又分为高位唇挡、中位唇挡及低位唇挡三种。

高位唇挡:唇挡与下切牙切缘平齐,由于下唇把唇挡向上推,会对下颌磨牙产生直立的作用。

中位唇挡:唇挡位于下切牙的唇面与下唇之间,由于支开了下唇,可使下切牙向唇向移动,也可使磨牙向远中移动。这种唇挡最适合纠正咬下唇不良习惯。

低位唇挡:唇挡位于下切牙牙根唇面,由于不能支开下唇,所以只有后推磨牙的作用。

在使用唇挡时,应注意使唇挡离开下切牙唇面 2~3 mm,不要压迫切牙或牙龈组织。同时,对于Ⅱ类的患者不能使用下唇挡,否则会由于牙弓内外肌肉力量平衡的改变而使Ⅲ类错𬌗加重。

(3)开窗前庭盾:对于有不良唇习惯者,还可使用开窗前庭盾。这种矫治器比前庭盾更易于让患者接受,适合全天戴用。不仅可纠正不良唇习惯和吮指习惯,而且可对唇肌功能进行训练。

如果前庭盾在下颌前移位置上制作,还可矫正由不良唇习惯造成的颌间关系不调。该矫治器用树脂做成,为增加其强度,可在基托内埋以钢丝,戴用初始应注意进行基托的缓冲,调磨压痛点。

## (四)口呼吸习惯

口呼吸由于引起头、颌骨、舌位置及姿势的改变,破坏了口腔环境原有的平衡状态,最终会影响颌骨与牙齿的位置,导致错𬌗畸形的发生。人在正常情况下是以鼻呼吸的,只是在某些状态下，口腔才辅助呼吸，在运动中如通气量在 35～49 L/min 时，部分辅以口呼吸，当通气量在 60～80 L/min 时，口腔参与一半的呼吸。当安静状态下，由于鼻炎、鼻窦炎、鼻甲肥大、鼻中隔偏曲、腺样体增生、腭扁桃体肥大等各种因素造成气道不畅时，使患者口腔呼吸部分或全部取代了鼻呼吸时就会产生呼吸功能紊乱。

1. 临床特点

口呼吸能造成多个器官功能的失调，所以由它引起的错𬌗机制也较复杂。

(1)由于气道阻塞、鼻呼吸不畅，影响了鼻的正常发育，从外观可见鼻根内陷，鼻翼萎缩，鼻底向下发育不足，硬腭不能下降，使患者形成腭盖高拱。

(2)由于张口呼吸，失去了唇的封闭作用，造成上颌前突、上切牙唇倾、上唇缩短、外翻。同时，上颌牙弓失去舌的支持而出现上牙弓狭窄，降颌肌群的功能增强，使下颌向后下旋转。口呼吸患者常表现出长面形、颏后缩。临床检查时应注意鼻部和气道，可用棉花纤维或双面镜来观察是否存在口呼吸。

2. 矫治方法

对于存在口呼吸的患者，首先应该消除诱发口呼吸的病因，与耳鼻喉科合作，消除引起气道障碍的慢性炎症与增生。只有彻底消除病因，才能纠正口呼吸习惯、从而彻底矫正不良习惯所造成的错𬌗畸形。

(1)快速扩弓：该矫治方法对口呼吸患者的治疗见效较快，采用快速扩弓矫治器，一般需要 3 个月时间，口呼吸习惯也能得到矫正。即使是后牙横向关系正常的患者，经过快速扩弓矫治，后牙将出现不利改变，但去除扩弓矫治器后，𬌗关系可随着复发而恢复正常，而口呼吸的矫治效果却不变。

(2)前庭盾：在口呼吸不良习惯的纠正中，前庭盾较为常用。此处使用的前庭盾，类似于功能矫治器，矫治器不施力，前部不与牙齿接触，边缘延展至前庭沟底，制作时应在前牙对刃的基础上咬合蜡并制作，前庭盾具一定厚度，一般为 2～2.5 mm。初戴时，盾前部可磨出几个小孔，随着治疗的进展，逐渐以自凝塑胶封闭这些小孔。戴此矫治器时，还可进行唇肌功能的训练，同时，还有引导下颌向前的作用。总之，前庭盾使口周正常的肌肉力量平衡，而达到矫治口呼吸不良习惯的目的。

## 二、牙弓关系不调的矫治

在乳牙𬌗与替牙𬌗时期，一些影响患者功能和颅面正常生长发育的错𬌗，需要进行治疗。

### (一)前牙反𬌗

在乳牙与替牙期常可见前牙反𬌗的存在，牙源性者较多见，也有由于前牙错𬌗阶段所致的𬌗干扰而造成下颌功能性前伸，如不及时矫治，以引导下颌的正常生长发育，则易形成骨性Ⅲ类错𬌗。

1. 调𬌗法

一些患者由于正中𬌗位时的早接触和干扰(最常见是乳尖牙的干扰)，导致下颌前伸。这类患者在正中关系位时，前牙呈对刃或浅覆盖关系(下颌可以后退)。正中𬌗位时反覆盖、反覆𬌗较小，可以采用调𬌗法进行矫治。用咬合纸检查患者从正中关系至习惯𬌗位运动时的干扰点，分次调磨早接触的点，直至正中关系位时前牙建立正常的覆𬌗、覆盖关系；闭口时闭口道正常，后牙建立正常咬合关系。

2.下颌联冠斜面导板

该矫治器适用于功能性乳前牙反𬌗,反覆𬌗深、反覆盖小的患者。联冠斜导包括下颌6个乳前牙,斜面导板的角度约45°,用氧化锌糊剂粘于患儿下前牙上。斜面导板的斜面与上切牙舌面接触,引导患儿放弃原来的习惯性𬌗位而至正中关系位。一般戴用2周左右,上前牙即可发生唇向移动,下颌可以回到正中关系位,恢复正常的闭合道。若超过1个月后,患者仍未发生相应的改变,则应考虑改换矫治器。因戴此矫治器时,患儿只能进食软质食物。

3.上颌𬌗垫矫治器

对于由于上前牙舌向错位造成的前牙反𬌗,可使用上颌𬌗垫矫治器。后牙需要有足够的固位牙,矫治器前部每个舌向错位的牙上做一个双曲舌簧,通过调整舌簧加力,而矫治前牙反𬌗。

4.下颌后退位𬌗垫

由于干扰等原因造成的下颌功能性前伸与下颌前部间隙的患者,可用此矫治器。𬌗垫在患者下颌后退至正中关系的位置上制作,前部加唇弓,通过双曲唇弓加力内收下前牙而达到矫治反𬌗的目的。

### (二)后牙反𬌗与下颌偏斜

由于上颌牙弓的狭窄或不良口腔习惯(如吐舌、吮指等)均可能造成单侧或双侧后牙反𬌗。同时由于早接触的存在常会使患者闭口时产生偏斜,而造成单侧后牙的反𬌗,下牙弓中线偏向反𬌗侧。少数乳牙或混合牙列期患儿的单侧后牙反𬌗是由乳尖牙的𬌗干扰造成的,仅可通过调𬌗消除干扰,即可使下颌恢复正常的闭口道而矫治单侧后牙的反𬌗。在早期后牙反𬌗的矫治中,常用以下两种矫治器。

(1)有扩弓簧和分裂基托的上颌扩弓矫治器。这种矫治器应设计足够的固位装置,否则加力后易脱离牙弓。同时,该矫治器的矫治效果依赖于患儿的合作。

(2)可调式舌弓矫治器中有“W”形弓与四角腭弓矫治器,通过磨牙带环与牙弓相连(可焊接或穿过带环腭侧圆管)。加力后可进行扩弓治疗。四角腭弓比“W”形弓更富有弹性。在矫治器调整使用时,应注意不要压迫腭黏膜和牙龈组织。

### (三)上前牙前突

在乳牙或替牙早期的上前牙前突问题,多数是牙性的,且多因吮指与咬下唇等不良习惯造成。当上前牙前突严重影响美观或易使前牙受伤时,即需矫正。当上颌牙弓中存在间隙且覆盖较大时即可使用活动或固定矫治器进行治疗,但应注意,要用口外弓加强支抗。

1.活动矫治器

用哈莱矫治器的双曲唇弓,每月调整1.5～2.0 mm,可使牙齿移动1 mm。应注意,加力同时需缓冲腭侧基托1～1.5 mm。每次复诊时均需对唇弓和基托进行调整。对于覆𬌗较深的患者,应首先戴用平面导板矫治器,待覆𬌗问题解决之后,再内收上前牙。

2.固定矫治器

一般在磨牙上粘带环,前牙粘着托槽。利用弓丝的关闭曲或弹力链内收前牙。关闭曲每月每侧打开1 mm。注意增强支抗。如果不是每个牙齿均粘着托槽,在矫治过程中应注意调整力的大小,不要将未粘托槽的牙齿挤出牙列。

### (四)前牙开𬌗

乳牙与磨牙早期的前牙开𬌗,多数是不良口腔习惯(如吮指、咬唇等)造成的。早期时,如颌骨关系正常，随着口腔不良习惯的纠正，恒牙前牙的开𬌗情况也会得到改善。治疗一般也是针对牙弓狭窄的扩弓治疗与上前牙唇倾的内收。前牙的开𬌗一般不做特殊的治疗，但如果口腔不良习惯得不到控制，会造成骨性的开𬌗。

### （五）前牙深覆𬌗

乳牙与替牙早期的深覆𬌗应分析原因，是由于后牙萌出不足还是前牙萌出过度造成的。除较深的覆𬌗给龈组织造成创伤外，一般情况下前牙的深覆𬌗均推迟到恒牙期矫治。

1. 后牙萌出不足

后牙萌出不足可用带平面导板的上颌活动矫治器。前部平面导板使磨牙脱离咬合接触从而促进磨牙的萌出。但是磨牙的萌出是难以控制的因素。矫治器需全天戴用几个月，建立了正常的垂直向关系之后，矫治器仍需戴用几个月，以防复发。

2. 前牙萌出过度

前牙萌出过度治疗有一定的难度，需要控制上、下前牙的萌出或压低这些牙齿。这种牙齿运动需要温和而持续的力量。力的大小应精确控制且需增加支抗。治疗可用多用途唇弓，通过相对压低前牙而达到矫治的目的。治疗中应注意磨牙的旋转和唇弓对龈组织的损伤。一般情况下，这种治疗要推迟至恒牙初期。

## 三、替牙障碍

### （一）乳牙早失

乳牙早失时常因领牙的倾斜或对颌牙齿的过长而形成牙列不齐。研究表明乳牙缺失后，缺隙在最初 6 个月内减少的量最多。对于以下情况者应进行缺隙的保持：领牙明显向缺隙移动、后牙没有良好尖窝关系、缺牙引起继发性不良口腔习惯、缺牙加重现有的错𬌗（如牙列拥挤、Ⅰ类错𬌗下颌牙早失、Ⅱ类错𬌗者上颌乳牙没有早失），所有继替恒牙胚存在。

1. 丝圈式保持器

此型保持器在邻近缺隙的一侧牙上放置带环，并焊上较硬的钢丝，抵在缺隐另一端的领牙上。丝圈要足够宽，不妨碍恒牙的萌出；同时钢丝不能压迫牙龈组织。由于放置带环的牙易脱钙，一般带环放于乳磨牙上。但丝圈式保持器不能预防缺隙对颌牙齿的过长。

2. 局部义齿缺隙保持器

当一个牙段早失牙超过一个或两侧均有乳牙的早失时，常用局部义齿缺隙保持器。在保持缺隙的过程中，还能发挥一定的功能作用。保持器上需设计卡环。乳尖牙处的卡环应不妨碍恒切牙萌出过程中乳尖牙的向远中移动。要定期复诊，必要时去除或调整此牙上的卡环。

3. 远中靴形缺隙保持器

此型缺隙保持器用于第一恒磨牙未萌出之前第二乳磨牙早失时。在第一乳磨牙上放置带环，远中焊 0.9 mm 不锈钢丝，在拔除第二乳磨牙后，即黏接该保持器。此保持器远中有一引导面伸入牙槽中与第一恒磨牙近中边缘嵴下方 1 mm 处接触，以引导第一恒磨牙正常萌出。大部分患者能很好适应该保持器，但应注意，亚急性心内膜炎者慎用，因为安装使用此保护器可增加感染机会。

4. 舌弓保持器

对于多数乳磨牙早失，恒切牙已萌出的患者可以使用。一般在乳磨牙或两侧第一恒磨牙上置带环，内焊不锈钢丝与恒切牙舌隆突接触，保持牙弓长度，防止后牙的前移。当前移覆𬌗较深时，有时上颌舌弓会妨碍前牙的咬颌。此时，可改成 Nance 弓或腭杆进行保持。

### （二）恒牙早失

因乳牙根尖或牙周病变破坏了恒牙胚的牙囊，致恒牙牙根形成不足 1/3 时恒牙即开始萌出。此时易导致恒牙的感染或脱落，临床上常制作阻萌器，延迟此类恒牙的萌出。常用的阻萌器有丝圈式缺隙保持器上加焊一通过早萌牙𬌗面的横杆或做义齿缺隙保持器加𬌗支托。

### （三）恒牙迟萌或阻生

乳牙脱落后，继替恒牙牙根已基本形成但仍未萌出者为迟萌或阻生。对于迟萌或阻生的牙齿可通过手术暴露部分牙冠，并施以矫治力导萌的方法使其萌出。但在牙齿导萌之前应确保牙弓中存在足够的间隙。综合考虑是否需要拔牙正畸治疗。

### （四）恒牙异位萌出

恒牙萌出过程中，由于牙量、骨量不调或恒牙牙胚过大，不是先导牙牙根吸收，而是颌牙的牙根吸收，为恒牙的异位萌出。当异位牙萌出时，可先不做处理，定期观察颌牙牙根吸收的情况。有一半患者可以自行调整。不能自行调整者，适当做处理。最常见的恒牙异位萌出致颌牙牙根吸收是第一恒磨牙对第二乳磨牙牙根与侧切牙对乳尖牙牙根的影响。

1.第一恒磨牙的异位萌出

可在局部麻醉下应用 0.4 mm 的铜丝通过龈下接触点，并在𬌗方面结扎，通过复诊逐渐加力使第一恒磨牙向远中方向萌出。对于铜丝难以通过者，可通过弯制各种竖直弹簧直立第一恒磨牙。对于第二乳磨牙根吸收严重导致早失者，应用缺隙保持器及时保持间隙。

2.恒侧切牙异位萌出

侧切牙的异位萌出常导致乳尖牙的早失。若双侧乳尖牙早失或乳尖牙的早失未引起牙弓中线的偏斜者，可用固定舌弓保持间隙。若已经引起牙弓中线偏斜，则应及时拔除对侧乳尖牙后用舌弓保持。

## 四、骨性错𬌗的生长改良

如果患者存在颌骨间关系的不调，最理想的办法是通过生长改良来矫治，使患儿的骨性问题在生长发育中得到解决。生长改良目的在于改变患者颅面生长发育的表达，改变生长方向和生长量。无论使用功能性矫治器还是口外力，都是通过力直接作用于牙齿上再传至颌骨而影响下颌髁突或上颌骨缝的生长的。

颌骨的生长改良即是通过刺激颌骨的生长，为上、下颌骨生长创造不同的速度来达到矫治颌骨间关系不调的目的。生长改良这一治疗方式，期望在治疗中骨的变化是主要的，应尽量减小牙的变化。牙的变化占主要成分时，生长改良是失败的。

### （一）生长改良时间

若应用矫治器进行生长改良，患者必须处于生长发育之中。乳牙期患儿处于生长发育较迅速的时间，在这个时期进行生长改良的矫治时间较短。但是矫治后容易复发，因为颌骨仍按原来的方向生长。如果患儿开始治疗的时间过早，在替牙期仍需继续治疗，人为地延长了治疗时间。所以，对于一般颌骨畸形的患者，生长改良开始的时间应在替牙期青春期前1～3 年，此时生长改良的结果能够较稳定地维持。一般情况下，对于骨骼畸形严重者应较早治疗。存在骨骼畸形的患者 50%需要二期治疗，第一期是生长改良消除或减轻颌骨间关系的不调，第二期是矫正余留下来的牙齿问题。

## (二)下颌发育不足的矫治

许多Ⅱ类骨性错𬌗下颌发育不足的患者多是由于下颌较小或由于下颌位置偏后。对于这类患者,治疗主要是戴用可以刺激下颌生长的矫治器。功能性矫治器通过前移后缩的下颌改变髁状突周围组织的张力刺激下颌的生长,一般来讲,功能性矫治器可加速下颌的生长,但对增加下颌大小的远期效果较难肯定。

1.矫治前准备工作

当决定使用功能性矫治器进行治疗、确定了矫治目标之后,必须仔细检查上前牙位置。因为用功能性矫治器治疗下颌发育不足的患者,需要将下颌骨向前引导 4～6 mm。一般情况下,患者具有较大的覆盖,但也有患者由于安氏$Ⅱ_2$类错𬌗或安氏$Ⅱ_1$类错𬌗的拥挤造成的切牙的错位会产生干扰,影响下颌前移。这类患者治疗的第一步是使上切牙直立或唇向倾斜和排齐前移,创造覆盖,以利于下颌前移建立工作咬合,根据患者需要改变的牙齿数量等情况可选择活动矫治器或固定矫治器。为避免上切牙排齐后的舌向复发,在戴用功能性矫治器前应保持几个月。

2.功能矫治器的作用

对于下颌发育不足所致的骨性安氏Ⅱ类错𬌗,功能矫治器的工作咬合是使下颌前移、髁突移开关节窝而刺激髁突的生长,一般功能矫治器下颌前移量一次不超过 4～6 mm,切牙不超过对刃关系。否则患者会感到不适。下颌前移时保持两侧对称,除非需要纠正下颌偏斜的患者。后牙区域一般分开 4～5 mm。若以限制矫治中牙齿萌出的变化为主要的目的,应减小后牙区打开间隙至 3～4 mm,后牙𬌗面加给支托。

对于面下部高度较大的患者,可通过加大后牙区域咬合打开的距离至 5～6 mm,以刺激肌肉等软组织的收缩,而限制磨牙的萌出。Ⅱ类错𬌗患者常用的功能矫治器为活动的(如 Activator或 Bionator 矫治器)或固定型(如 Herberst 矫治器)。

## (三)上颌发育过度的矫治

安氏Ⅱ类错𬌗患者的上颌发育过度常有垂直向及前后向的成分。这两点均会造成Ⅱ类错𬌗,因为在上颌向前、向下运动时,下颌向后、向下旋转,表现出对下颌向前生长型限制。治疗的目的是限制上颌的生长以使下颌向前生长与上颌相适应,常用的矫治器是口外力矫治器。

1.口外力的作用

口外力作用于骨缝上而减小,上颌骨向前、向下的生长。对于生长发育期的儿童口外力基本上是通过头帽或颈带做为支抗的口外弓作用于上颌第一磨牙。戴用时间为每日 12～14 h,力量每侧为 350～450 g,过大的力量(超过 1 000 g)会对牙齿及支抗结构造成伤害但并不会增加对颌骨生长改良的效果。牵引力的方向应根据患者的垂直向关系而定。牵引力向远中向下,将会加速上颌的垂直向生长,并使下颌向下向远中移动;牵引力向上后将会限制上颌骨的垂直向生长,对于短面型的Ⅱ类错𬌗患者应慎用。在使用口外力时,力量直接作用于上磨牙上,不可避免地引起上磨牙的远中移动,但应注意尽量使磨牙整体移动,避免远中倾斜移动。磨牙的伸长和压入要视所期望的上、下颌垂直向变化而定。大部分Ⅱ类患者在使用口外力时不希望磨牙的伸长,因为此会限制下颌向前生长。

2.头帽的选择

头帽选择有以下几点。

(1)支抗的部位:高位牵引、颈牵引与联合牵引。高位牵引施于牙齿与上颌以向后上的力量，颈牵引为向前下方的力，联合牵引根据两部分的分力大小而定。支抗部分的选择根据患者最初的垂直面形而定。

(2)头帽与牙齿的连接方式：常规的方式是面弓与磨牙颊管连接，也可以将面弓与上颌活动矫治器相连(常为上𬌗板或功能矫治器)，在上颌垂直向发育过度的患者中较常见。

(3)上颌与牙齿是整体移动还是倾斜移动：除非作用力线经过牙齿与上颌的抗力中心时，才不发生旋转。磨牙的抗力中心在根中根颈 1/3 交界处，上颌骨抗力中心位于前磨牙区牙根之上。

3. 口外弓应用注意事项

在Ⅱ类错𬌗引导下颌向前的患者，使用口外弓时，应将口内弓对称性调宽约 2 mm，对上颌产生一些扩弓作用，戴入时应稍压紧内弓，否则前导下颌易产生后牙段的反𬌗。内弓部分仅在磨牙颊面管处与牙齿接触，其他部位内弓均离开牙面为 3～4 mm。口外弓调整后要以产生理想的力且与颊部离开几个毫米。应用时还应注意不断调整口外弓的位置，因为牵引有时会改变位置。

### (四)上颌骨发育不足的矫治

由于上颌发育不足而造成的安氏Ⅲ类错𬌗较容易发现，也是替牙期中最难矫治的一类错𬌗。对于这类上颌发育不足的患者，早期治疗是必要的。

1. 前方牵引面具矫治器

这种矫治器的应用，使由于上颌发育不足而造成的Ⅲ类错𬌗能很快地得以矫正，矫治效果一般在 6 个月即可表现出来，通过上颌骨的前移(2 mm 左右)、上颌牙列前移及抑制下颌骨的向前生长、改变其生长方向来完成。

对于治疗前即有前下面高过大的患者应慎用。前方牵引矫治器最适合在上颌恒中切牙萌出所处的发育期时使用。在利用牵引面具矫正使牵引建立 4～5 mm 覆盖关系时才能停止，因为有一定的复发。矫治结束之后，一般距固定矫治器的戴用还有较长一段时间，此阶段可戴用活动保持器或 FR-Ⅰ型矫治器进行保持。

2. 功能性矫治器

FR-Ⅲ功能矫治器是治疗由于上颌发育不足所致的安氏Ⅲ类错𬌗很有效的口内装置，且较前方牵引装置隐蔽，患者除用餐及刷牙外全天均可戴用。FR-Ⅲ矫治器所产生的矫治效果与前方牵引面具相同，只是矫治效果比牵引面具要慢，一般治疗需 1～2 年。但是，由于 FR-Ⅲ型矫治器带有唇挡和颊屏，对软组织作用的调节比面具矫治器强，尤其对于那些存在上颌肌肉兴奋亢进的患者。

### (五)垂直发育过度的矫治

骨性开𬌗或长面综合征的患儿一般具有正常的面上部和上颌高度。这些患者上颌后部向下倾斜、前牙开𬌗且几乎均有后牙的过度萌出。许多人下颌升支较短、下颌平面较陡，前后面高比例失调，理想的治疗是控制垂直向生长，使下颌向前、向上旋转。但是，垂直向的生长发育持续的时间较长，能持续到青春期后期。所以，即使替牙期的生长改良是成功的，积极的保持仍需持续若干年。

1. 上颌磨牙的高位牵引

垂直向过度发育的处理方法是保持上颌的垂直位置，而用高位牵引头帽限制上磨牙的萌出。牵引的方式同Ⅱ类错𬌗的矫治。

2.上颌平面导板加高位牵引头帽

在口外弓的舌侧加平面导板或另外戴用塑料𬌗垫与整个牙列牙齿接触。这种矫治器对于垂直向发育过度，上牙龈过多露出的患者是较有效的。但是，需要患者在较长的治疗时间内很好的合作。

3.有𬌗垫的功能矫治器

戴用有后牙𬌗垫的功能矫治器，利用功能矫治器对上颌的生长的限制作用及𬌗垫限制后牙萌出的作用达到矫治目的。在戴用功能矫治器后进行固定矫治器排齐时，也要戴用一个𬌗垫矫治器，因为固定矫治器排齐牙列时，不能抑制后牙的继续萌出。

4.高位牵引加有𬌗垫的功能矫治器

在有𬌗垫的功能矫治器前磨牙区的𬌗垫内埋入颊面管，在调整下颌向前移动的同时，控制磨牙的萌出、抑制上颌骨的向前生长。两个矫治器的联合使用，使得口外力作用点更接近于上颌骨的抗力中心，而不仅是作用于上颌第一磨牙上。同时，口外力的使用，对功能矫治器效果的维持是有效的。

（郝俊玲）

# 第二节　阻生牙与埋伏牙的矫治

牙齿因为骨、牙或纤维组织阻挡而不能萌出到正常位置称为阻生。轻微阻生时牙齿可能萌出延迟或错位萌出；严重时牙齿可能埋伏于骨内成为埋伏牙。阻生埋伏牙在正畸临床较为常见，在安氏Ⅰ、Ⅱ、Ⅲ错𬌗中都有发生。阻生、埋伏牙常发生在上颌中切牙、上颌尖牙、下颌第二恒磨牙、下颌第三磨牙。阻生牙的存在，给正畸治疗增加了难度，有时甚至给治疗结果带来缺陷。

## 一、上颌中切牙

### (一)上颌中切牙的发育与萌出

上中切牙牙胚位于乳切牙的腭侧上方。出生前即开始增殖、分化，生后3～4个月牙冠开始矿化，4～5岁时矿化完成，7～8岁时开始萌出，但变异较大。大约在10岁时牙根发育完成。中国儿童上颌中切牙萌出的时间，男性平均8.1岁，女性平均7.8岁。

### (二)上颌中切牙阻生的患病情况

据资料显示，在门诊错𬌗病例中，上颌中切牙阻生者约占2.3%，男性略多于女性。上颌中切牙阻生多发生于单侧，发生双侧者也可见到，还可见到合并侧切牙、尖牙同时阻生者。

### (三)病因

1.乳切牙外伤

乳切牙易于受外伤，并因此影响到恒中切牙的正常发育，使中切牙牙根弯曲，发育延迟，而引起埋伏。应当注意的是乳切牙的外伤不易确定，一些原因不明的中切牙阻生很可能属于此。

2.乳牙因龋坏滞留或早失

乳牙因龋坏滞留或早失使恒牙间隙不足而阻生。

3.多生牙

切牙区是多生牙的好发部位。多生牙位于中切牙萌出路径时中切牙萌出将受阻。

### (四)上颌中切牙埋伏阻生的处理

(1)X线检查:可确定阻生中切牙牙齿的发育,包括牙冠牙根的形态,有否弯根、短根,发育是否较正常侧中切牙延迟,是否有多生牙存在。阻生中切牙多位于唇侧,但应在X片上确定牙齿的位置、方向、与邻牙关系。

(2)多生牙引起的中切牙阻生,8~9岁时拔除多生牙后,中切牙能自行萌出,但萌出后多有位置不正,需进一步正畸治疗。

(3)10岁以上的患者,若中切牙埋伏阻生,应当先以正畸方法为阻生的中切牙开拓出足够的间隙,并且在弓丝更换至较粗方丝时,再进行开窗术。

(4)开窗多从唇侧进行,若中切牙表浅则可直接粘托槽,若中切牙位置较深,则宜做转移龈瓣开窗。即刻粘托槽之后在托槽上置一结扎丝做成的牵引钩,或置一链状弹力圈,缝合龈组织,使牵引钩(弹力圈)末端露在创口之外以便牵引,这样处理有利于中切牙龈缘形态。注意手术不要暴露过多的牙冠。

(5)弱而持久的矫治力牵引中切牙入牙列。

(6)对于冠根倾斜,唇舌向旋转,严重异常的埋伏阻生中切牙,可以手术暴露阻生牙牙冠的任何一部位,粘托槽并牵引出骨后再重新黏着托槽定位牙冠。

(7)牵引入列的中切牙宜过矫正使其与对颌牙覆𬌗偏深。有时中切牙唇向,牙冠较长,需要加转矩力使牙根舌向移入骨内。

(8)必要时行牙龈修整术。

(9)形态发育严重异常、严重异位或有可能伤及邻牙的埋伏阻生中切牙,确实无法保留时,可以拔除,并根据正畸的设计,近中移动侧切牙并修复成为中切牙外形;或者保留间隙,以义齿修复。

## 二、上颌尖牙

### (一)尖牙的发育与萌出

上颌恒尖牙牙胚位于乳尖牙腭侧的上方、下颌恒尖牙牙胚位于乳尖牙的舌侧下方。出生后尖牙牙胚即开始增殖、分化,4~5个月时牙冠开始矿化,6~7岁时矿化完成。上颌尖牙11~13岁时开始萌出,13~15岁时牙根完成;下颌尖牙在10~12岁时开始萌出,12~14岁时牙根完成。

我国儿童上颌尖牙萌出的时间,男性平均11.3岁,女性平均10.8岁;下颌尖牙男性平均10.6岁,女性平均10.3岁。

### (二)上颌尖牙的萌出异常

1.原因

(1)上颌尖牙萌出路径较长,易于受阻而发生唇向或腭向错位。

(2)上颌尖牙是上前牙中最后萌出的牙齿,由于前拥挤的存在,上尖牙萌出受阻。唇向异位的尖牙中83%的患者有间隙不足。

(3)腭向异位的上颌尖牙遗传因素起主导作用,而与局部因素无关,如乳牙滞留、拥挤等。安氏Ⅱ类患者尖牙阻生较多且有家族倾向。

2.患病率

根据瑞典的一项研究资料，上尖牙阻生错位萌出在自然人群中的患病率为1.5%～2.2%，其中腭向错位占85%，唇向错位占15%；女孩比男孩上尖牙阻生的情况多见。中国儿童上尖牙唇侧阻生错位的情况较多见，这是否与中国儿童牙列拥挤较为常见，或者为人种族差异所致，尚待进一步研究。下颌尖牙阻生错位的情况比上颌少见，Dachi等报道为0.35%。

3.错位尖牙造成的问题

(1)相邻侧切牙发育异常：研究表明腭向错位的上颌尖牙患者中，约有50%伴有相邻侧切牙小或呈钉状、甚至先天缺失。

小或钉状侧切牙牙根不易被腭向异位的尖牙牙冠压迫吸收，而正常大小的侧切牙牙根常位于异位尖牙的萌出道上，因而牙根容易受压吸收。

(2)邻牙的根吸收：上尖牙阻生伤及相邻切牙牙根的发生率为12.5%～40%，女性比男性常见。牙根的受损是无痛性且呈进行性发展，可以造成邻牙的松动甚至丢失。

(3)阻生尖牙囊性变，进而引起局部骨组织损失，且可能伤及相邻切牙牙根。

(4)尖牙阻生增加了正畸治疗的难度和疗程，严重阻生的尖牙可能需要拔除。

### (三)上颌尖牙阻生的早期诊断

萌出过程正常的上颌尖牙，在萌出前1～1.5年，可在唇侧前庭沟处摸到硬性隆起。有资料表明男孩13.1岁，女孩12.3岁时，80%的尖牙已萌出。因此在8岁或9岁时应开始注意尖牙的情况以便及早发现错位的尖牙，特别是对有家庭史、上侧切牙过小或先天缺失的患者。临床上如有以下情况应进行X线检查。

(1)10～11岁时在尖牙的正常位置上摸不到尖牙隆起。

(2)左右侧尖牙隆起有明显差异。

(3)上侧切牙迟萌，明显倾斜或形态异常。X线片包括口内根尖片、全口曲面断层片、前部𬌗片，有条件者可拍摄前部齿槽断层片，以精确确定埋伏阻生牙的位置是唇向或者腭向、侧切牙牙根是否受累。侧切牙牙根受损在根尖片上常不能确诊。

### (四)上颌尖牙阻生的早期处理

(1)如果早期诊断确定上颌恒尖牙阻生而牙弓不存在拥挤时，拔除乳尖牙后绝大多数阻生的恒尖牙可以正常萌出。

有研究报道一组10～13岁上尖牙严重错位、牙弓不存在拥挤的病例，在拔除乳尖牙后，78%的腭侧阻生的恒尖牙能自行萌出到正常位置，但12个月后X线片无明显改善者，恒尖牙将不能自行萌出。拔除上颌乳尖牙使恒尖牙自行萌出的适应证如下：①牙弓无拥挤；②尖牙腭向异位；③10～13岁。

(2)对伴有牙列拥挤的病例，单纯拔除乳尖牙对恒尖牙的萌出并无帮助，必须同时扩展牙弓、解除拥挤，才能使恒尖牙正常萌出。

### (五)上颌尖牙埋伏阻生的处理

患者年龄超过14岁而上颌尖牙仍未萌出者，应考虑到上颌尖牙埋伏阻生的可能性，并以X线检查确定尖牙的位置、发育和形态。

1.治疗方法

(1)外科开窗暴露尖牙冠，再用正畸方法使尖牙入牙列。

(2)拔除埋伏尖牙，然后再行下列处置：①正畸方法，用第一前磨牙代替尖牙；②修复尖牙或种植；③自体移植。其中以外科开窗后正畸牵引的使用最为广泛。

2.唇侧埋伏阻生上颌尖牙的处理

(1)如果间隙足够或经正畸开展后足够，唇侧埋伏阻生的尖牙有可能自行萌出。因此正畸治疗开始6～9个月内不考虑外科开窗，而只进行排齐、整平、更换弓丝至0.45 mm×0.625 mm(0.018英寸×0.025英寸)方丝。

(2)若在方丝阶段尖牙仍未萌出则应外科暴露阻生尖牙冠。根据尖牙的位置有以下术式。①根尖部复位瓣；②侧方复位瓣；③游离龈移植；④闭合式助萌技术。其中闭合式助萌术是最好的方法，即剥离升高龈瓣，暴露尖牙冠，粘合附件后缝合瓣，使之覆盖牙冠。

此法能获得较好的龈缘形态，但若托槽脱落，则需再次手术和粘托槽。应当注意的是当埋伏的尖牙冠与侧切牙根相邻时，会造成侧切牙牙冠倾斜。此种情况下，只有在外科术后将尖牙从侧切牙根区移开后才能排齐整平侧切牙，否则可能伤及侧切牙牙根。

3.腭侧埋伏阻生上颌尖牙的处理

(1)由于腭侧的骨板和黏膜较厚，腭侧阻生的尖牙很少能自行萌出而必需外科开窗助萌。

(2)腭侧阻生的上颌尖牙有粘连牙的可能。这在年龄较小的患者中少见，但在成人中却可见到。因此，对拥挤伴尖牙埋伏的患者特别是成年患者应当小心。若治疗需要拔除前磨牙，应当在先处理埋伏尖牙，待埋伏尖牙在正畸力作用下开始正常移动之后再拔除前磨牙。那种认为由外科医师"松解"粘连牙，然后再行正畸移动的观点并不可靠，因为外科医师很难做到"适当"的"松解"，且牙齿"松解"之后可再度粘连。

(3)外科开窗后，腭侧阻生牙很少能自动萌出。开窗之后必需开始牵引，因为萌出过程太慢，组织可能愈合而需要第二次开窗。

(4)腭侧埋伏尖牙的开窗术，应检查尖牙的动度，特别是对成年患者，若尖牙为粘连牙，应更改矫治设计，拔除尖牙。

(5)以方形弓丝稳定牙弓，使用弱而持久的力牵引尖牙入牙列，防止牵引过程中邻牙的压低和唇舌向移位。为使尖牙顺利入列，为尖牙准备的间隙应比尖牙稍大。

(6)有研究表明，在成年患者腭侧阻生尖牙的治疗过程中，有20%出现死髓，75%发生颜色的改变。因此，要告知患者这种风险，并要避免过分地移动牙齿。

(7)腭侧埋伏阻生的尖牙矫正后复发倾向明显，因此宜早期矫正旋转，进行足够的转矩控制使牙根充分向唇侧移动，必要时行嵴上牙周环形纤维切除术，并使用固定保持。

(8)上颌尖牙腭侧阻生是正畸临床中的疑难病例，疗程将延长6个月，并存在若干风险，对此应有估计并向患者说明。

### (六)下颌尖牙埋伏阻生

下颌尖牙埋伏阻生很少见。若出现埋伏阻生，多在侧切牙的舌侧。治疗程序为开拓间隙，方形弓丝稳定牙弓，外科开窗暴露埋伏尖牙冠、粘托槽、牵引。埋伏阻生的下颌尖牙偶有粘连而不能萌出。

### (七)尖牙异位萌出

1.尖牙-前磨牙异位

尖牙前磨牙异位是最常见的牙齿异位。

2.尖牙-侧切牙异位

见于下颌。已完全萌出的异位尖牙很难用正畸的方法将其矫正到正常位置。

### (八)尖牙拔除

正畸治疗很少拔除尖牙,唇向异位的上颌尖牙更禁忌拔除。尖牙拔除的适应证如下。

(1)尖牙位置极度异常,如高位且横置的埋伏上尖牙。

(2)尖牙位置造成移动的危险,如尖牙埋伏于中、侧切牙之间。

(3)尖牙粘连。

(4)尖牙牙根存在内吸性或外吸性,尖牙囊肿形成。

(5)患者不愿花更多的时间治疗。

## 三、下颌第二恒磨牙

### (一)下颌第二恒磨牙的发育与萌出

下颌第二恒磨牙牙胚位于第一恒磨牙远中牙槽突内,出生前即开始增殖,2.5～3 岁时牙冠开始矿化,7～8 岁时矿化完成,11～13 岁萌出,所以又称“12 岁磨牙”,根形成在 14～16 岁。

中国儿童下颌第二恒磨牙的萌出时间男性平均年龄为 12.5 岁,女性为 12.0 岁。

### (二)下颌第二恒磨牙阻生的处理

下颌第二恒磨牙阻生在临床上随时可见,并有可能伴有囊性变。根据阻生的严重程度,处理方式不同。

1.下颌第二恒磨牙轻度阻生

(1)第二恒磨牙前倾,远中可能已露出牙龈,近中与第一恒磨牙牙冠相抵,第二恒磨牙的近中边缘嵴位于第一恒磨牙远中外形高点的下方。此时可以采用弹力分牙圈松解两牙的接触点,使第二恒磨牙自行萌出。

有时第一恒磨牙带环对第二恒磨牙的萌出起阻挡作用,应暂时去除带环,改为黏着式颊面管。

(2)因阻生造成下颌第二恒磨牙舌倾的情况较为常见,若同时存在上颌第二恒磨牙颊向或颊倾,两牙将形成正锁𬌗关系。

第二恒磨牙的锁𬌗在其萌出过程中,矫正比较容易。简单地黏着托槽或颊面管,以细丝纳入即可使其进入正常萌出位置。第二磨牙建𬌗后,锁𬌗的矫正相对困难,患者年龄越大,矫治难度越大。矫治的方法有两种:锁𬌗牙齿颌间交互牵引,或方形弓丝对第二恒磨牙加转矩(上颌冠舌向,下颌冠颊向)。交互牵引作用较强,但却有升高后牙的不利效果。应当注意的是锁𬌗牙的矫正需要间隙,当后段牙弓存在拥挤时,可能需要减数,如拔除第三磨牙。

2.下颌第二恒磨牙严重阻生

(1)当第三磨牙缺失或过小时,可行外科开窗暴露第二恒磨牙牙冠,然后用正畸方法使之直立。

(2)当第三磨牙发育正常时,可以拔除阻生的第二恒磨牙。若患者年龄较小(12～14 岁),第三磨牙可自行萌出到第二恒磨牙的位置,若患者年龄较大,则往往需要正畸辅助治疗。

有关研究表明,下颌第三磨牙牙胚的近远中倾斜度对其最终位置并无影响,第二磨牙拔除之后,第三磨牙牙胚的倾斜度有减小的趋势;同样,舌倾的第三磨牙也不是拔除第二磨牙的禁忌证,在拔除第二磨牙后,许多舌倾的第三磨牙变得直立。在第三磨牙发育早期,牙胚与第二恒磨牙之间常存在间隙,此间隙将在发育中消失,因而此种情况也不是拔除第二恒磨牙的禁忌证。

在第三磨牙发育的哪一个阶段拔除下第二恒磨牙对第三磨牙萌出位置影响并不大。一般来说，第二磨牙越早拔除，等待第三磨牙萌出的时间越长，疗程也越长。但临床上为治疗牙列拥挤，常需要较早拔除。拔除下颌第二恒磨牙后，许多患者需要正畸辅助治疗，使第三恒磨牙达到正常位置，因此治疗要延至第三磨牙萌出后，对此医患双方应达成共识。

### (三)直立下颌第三磨牙的方法

下颌第二磨牙阻生而在正畸治疗中被拔除的病例，或者拔除前磨牙后，下颌第三磨牙已萌出、但位置不正的病例，需要用正畸方法直立。

1.一步法

适用于轻中度近中倾斜阻生的病例。在部分萌出的下颌第三磨牙颊侧粘颊面管，其余牙齿全部粘托槽，或者仅第一磨牙粘托槽，两侧第一磨牙之间的舌弓相连加强支抗。以螺旋弹簧远中移动并直立第三磨牙。

2.二步法

适用于近中倾斜较明显，不可能在颊侧粘颊面管的病例。治疗可延至18～19岁，下颌第三磨牙无法自行调整位置时进行。先在𬌗面黏着颊面管使以片断弓和螺旋弹簧对第三磨牙冠施加远中直立力，当第三磨牙位置改善之后，再在颊侧粘颊面管继续治疗。

（郝俊玲）

# 第三节　骨性垂直不调的矫治与垂直控制

## 一、骨性垂直向错𬌗

最常见的垂直向错𬌗为前牙深覆𬌗和前牙开𬌗，由替牙障碍、不良习惯等局部因素引起的垂直向错𬌗已在前面有关章节叙述，这里仅介绍恒牙期骨性垂直向不协调的有关问题。

### (一)下颌前旋转与骨性深覆𬌗

面部的垂直向生长取决于髁状突的生长发育、上颌骨缝的生长和方向及牙齿的萌出量。髁状突的生长型表现为向前向上，且生长量大于上颌骨缝生长及牙齿垂直向萌出量的个体，常表现为下颌升支长度较大、下颌角小、下颌平面平坦等下颌前旋转的迹象，对于下颌前旋转的生长型，如果上下前牙存在稳定的咬合关系，则前牙可以维持正常覆盖覆𬌗关系，否则会形成骨性深覆𬌗。下颌前旋转型骨性深覆𬌗常表现为方下颌、面下1/3短，被称为低角病例。

### (二)下颌后旋转与骨性开𬌗

与下颌前旋转相反，后旋转型下颌的髁状突生长方向为向后向上，使下颌平面角增大，而表现为高角病例。高角病例的患者，如果前牙的萌出量能赶上下颌平面角张开量，则可能维持前牙浅覆𬌗或对刃关系，表现出牙齿对颌骨发育异常的代偿。此类患者头影侧位片检查，显示下切牙垂直向过分萌长；另一类患者牙齿没有明显的代偿或代偿不足，则表现为明显的前牙开𬌗畸形。高角型开𬌗病例的面部表现为下颌升支短、下颌角大、下颌平面陡、面下1/3高度增大。

## 二、低角深覆𬌗的矫治

### (一)正畸治疗

正畸改善低角深覆𬌗的唯一方法是升高后牙，虽然这一方法本身不足以矫治低角病例，但对轻度低角病例似有改善作用，值得一提的是，如果以矫治低角为主要目标，在条件允许的情况下，应尽量采用非拔牙矫治。

### (二)矫形治疗

生长期患者常可以通过改变上下颌骨的矢状关系来促进垂直向错𬌗的矫治，如低位口外弓、功能性矫治器常用于促进面下高度的发育。对于Ⅲ类低角病例，采用上颌扩弓和前方牵引可使上颌骨下移。现在的研究表明，此时上颌后部后鼻棘点(PNS)的下移量 2 倍于上颌前部前鼻棘点(ANS)的下移量，使下颌骨向后旋转而减小深覆𬌗，增加下面高度。

### (三)正颌外科治疗

近 20 年来，颌面外科医师发展了很多手术方法治疗低角病例，下面仅作简单的介绍。

1. Ⅱ类低角病例

一般采用下颌骨矢状劈开术，前移并后旋转下颌体，手术造成的后牙开𬌗问题留待术后正畸解决。对此类患者不宜采用术前正畸方法压低下前牙，否则会限制下𬌗面高的增加量。对于严重Ⅱ类低角病例，可能需增加上颌 LeFort Ⅱ型手术，下移上颌骨，以最大限度地增加下𬌗面高。

2. Ⅲ类低角病例

此类病例通常可采用 LeFort 型手术，向下向前移动上颌骨，上颌骨下移可导致下颌骨向下向后旋转，使颏点接近正常位置，常可避免下颌骨手术。上颌骨移动量取决于面型分析、上切牙暴露量等。

3. Ⅰ类低角病例

此类病例宜可采用 LeFort Ⅰ型手术，鉴于上颌骨下移后，下颌骨可发生后旋转，因此上颌骨可能需要少许远中移动。

## 三、高角病例的临床控制

### (一)正畸治疗

正畸对高角病例的治疗作用有限，虽然正畸医师希望压低后牙来减轻高角畸形，但大多数临床手段仅限于控制后牙的萌长。临床上对于高角病例一般倾向于拔牙矫治，尤其是拔除后牙；选择弓丝时，宜选用轻力细丝，并尽量避免Ⅱ类牵引；上颌建议采用横腭杆，使横腭杆远离腭黏膜 5～10 mm，这类横腭杆可将舌上抬的力量传至上磨牙，以控制其伸长。如果需要口外弓，宜采用高位牵引。

目前较常用的以压低后牙为矫治目标的固定矫治器设计为 MEAW 技术。多曲方丝弓(MEAW)对骨性开𬌗的治疗作用有较好的疗效。

### (二)矫形治疗

1. 拔除四个前磨牙配合垂直颏兜

垂直牵引力 0.726 kg，每日戴 12 h。其作用机制有以下 4 种可能性：①后牙近中移动；②上颌骨缝的生长易受压力而被抑制；③髁状突颈的形态可能会有轻度的改变；④后牙的萌出受阻。

2.下后牙𬌗垫结合垂直颏兜

在下后牙做 1～2 mm 厚的𬌗垫，配合垂直颏兜。Woodside 的研究表明，下后牙𬌗垫加垂直颏兜，可以压低后牙减小下颌平面角，并关闭前牙开𬌗。

### （三）正颌外科治疗

正畸与整形方法矫正高角病例的能力有限，有报道认为采用非手术疗法，下面高最多可减少 5 mm，超出这个限度则需做外科手术。治疗高角病例的常见手术方法有以下几种。

1.上颌骨上移术

高角型开𬌗的病例，通常下颌升支较短。如果单纯采用下颌矢状劈开，前旋转下颌骨的办法，会加长下颌升支高度，但在下颌角区的肌肉作用下，极易产生复发。因此，对高角病例通常不使用下颌骨矢状劈开术，而采用上颌骨整体上移术，随着上颌骨的上移，下颌骨会发生前旋转而减小下面高，矫治前牙开𬌗。

2.垂直向颏成形术

使颏部向前、向上移动来减小下面部高度。由于该手术不涉及颞下颌关节，所以安全性和稳定性均较好，但矫正量有限。

（郝俊玲）

# 第四节　安氏Ⅰ类错𬌗

安氏Ⅰ类错𬌗从广义上讲是磨牙为中性关系的所有错𬌗畸形。一般是指牙列拥挤，牙间隙和双牙弓前突。

## 一、牙列拥挤

牙列拥挤最为常见，60%～70%的错𬌗畸形患者中可见到牙列拥挤的存在。牙列拥挤分为单纯拥挤和复杂拥挤。

单纯拥挤表现为牙齿因间隙不足而排列错乱，并因此影响到牙弓形态与咬合关系。单纯拥挤可视为牙性错𬌗，一般不伴颌骨与牙弓间关系不调，也少有口颌系统功能异常，磨牙关系中性，面形基本正常。复杂拥挤时，除牙量不调造成的拥挤之外，还存在颌骨、牙弓间关系不调，并影响到患者的面形，有时还伴有口颌系统功能异常。复杂拥挤时拥挤本身只是一个症状，并不是错𬌗的主要方面。本节仅介绍单纯拥挤。

### （一）病因

造成牙列拥挤的原因为牙量、骨量不调，牙量（牙齿总宽度）相对大，骨量（齿槽弓总长度）相对小，牙弓长度不足以容纳牙弓上的全数牙齿。牙量、骨量不调，受遗传与环境两方面的影响。

（1）人类演化过程中咀嚼器官表现出退化减弱的趋势。咀嚼器官的减弱以肌肉最快、骨骼次之、牙齿最慢，这种不平衡的退化构成了人类牙齿拥挤的种族演化背景。

（2）牙齿的数目、大小形态受遗传的控制较强，颌骨的大小、位置、形态在一定程度上也受遗传的影响。过大牙齿、多生牙及一些因颌骨发育不足造成的牙列拥挤与遗传因素有明显的关系。

(3)环境因素中乳恒牙的替换障碍对牙列拥挤的发生起重要的作用。乳牙早失，特别是第二乳磨牙早失，会造成牙弓长度的减小，恒牙萌出时因间隙不足而发生拥挤。乳牙滞留占据牙弓位置，后继恒牙不得不错位萌出而呈现拥挤。一些口腔不良习惯也能造成牙列拥挤，例如长期咬下唇可造成下前牙舌倾、合并拥挤。

### (二)临床特点

牙列拥挤多发生在前牙部位，但也见于后牙部位。牙列拥挤表现为唇舌向、近远中向、高低位等各个方向的错位，后牙部位拥挤可造成后牙反𬌗、锁𬌗。牙列拥挤破坏了牙弓的正常形态，导致上下牙列咬合紊乱而影响正常口腔功能；妨碍局部牙齿的清洁，好发龋齿、牙周病；影响正常发育，严重者由于不良的𬌗关系的长期存在，引起颞下颌关节紊乱综合征。

### (三)诊断

1. 牙列拥挤的分度

牙列拥挤根据其严重程度分为三度。

(1)轻度拥挤(Ⅰ度拥挤)：牙弓中存在 2～4 mm 的拥挤。

(2)中度拥挤(Ⅱ度拥挤)：牙弓拥挤在 4～8 mm。

(3)重度拥挤(Ⅲ度拥挤)：牙弓拥挤超过 8 mm。

2. 牙列拥挤度的确定

牙列拥挤程度的确定依赖模型测量，替牙列使用 Moyers 预测法，恒牙列直接由牙冠宽度与牙弓弧长之差得出。

### (四)矫治方法

矫治原则为增大骨量或减小牙量。增大骨量采用扩弓、推磨牙向后、促进颌骨生长发育的方法；减小牙量采用减数或邻面去釉的方法。

1. 轻度拥挤

矫治原则为扩大牙弓，增加骨量。若伴有骨或牙弓前突，要考虑减数。

(1)扩弓法：扩弓是增加骨量的方法。Nance 指出扩弓最多可得到 2.6 mm 间隙。视患者所处的生长发育阶段和拥挤类型，有的患者上颌最多可获得 7～8 mm 间隙。①唇向扩弓：适于牙齿轻度拥挤，前方牙轴唇倾度不大，覆𬌗偏深者。方法：固定矫治器，以垂直曲加力单位唇向开展前牙；或加“Ω”曲使弓丝前部与前牙唇面离开 1 mm 左右间隙，将弓丝结扎入托槽内；每次加力逐渐打开“Ω”曲，对于上前牙闭锁𬌗，可采用摇椅形弓丝，上颌加大 Spee 曲线，使内倾的上切牙牙轴直立，同时增加上牙弓长度，解除拥挤。用活动矫治器时在前牙放置双曲舌簧，向唇向扩弓排齐前牙。对单纯的下前牙拥挤者，要考虑上下前牙的覆盖关系，以免扩弓后与上前牙出现干扰，使矫治结果不能保持。②颊向扩弓：前牙轻度拥挤、每侧间隙不足 2 mm 左右，牙弓突度正常，后牙覆盖异常者，可适度颊向扩弓，排齐拥挤前牙。方法：用固定矫治器，配合使用四角圈簧。也可增加弓丝宽度或以“一”字型镍钛丝做颊向扩弓，扩弓同时排齐前牙，也可在主弓丝以外，加一个 1.0 mm 钢丝弯制的扩弓铺弓。使用活动矫治器时，上颌采用分裂簧或螺旋扩大器颊向扩弓，同时配合前牙舌簧、双曲唇弓加焊接簧排齐前牙。下颌可用 Crozat 矫治器。③全牙弓扩弓：适用于轻度拥挤，拥挤存在于前后牙，且牙弓长度不足者。用固定矫治器治疗：可在磨牙颊面管前放置“Ω”曲，钢丝前部离开前牙唇面约 1 mm，必要时前牙放置多个垂直曲加力单位。以“一”字形镍钛丝结扎全牙弓也可起到扩弓作用。用活动矫治器进行全牙弓扩弓可采用全牙弓舌簧矫治器，或分裂簧配合前牙弓舌簧的矫治器；还可用口外弓前方牵引四个上切牙，同时利用反作用力以螺簧推上磨牙远中移动，以加大上牙弓长度。

(2)局部开展法：适用于个别牙间隙不足，单侧磨牙关系异常或中线偏移者。用固定矫治器，在拥挤牙的邻牙之间放置螺旋开大簧，临床常见的单侧侧切牙舌向错位，中线向患侧偏斜，多采用此方法矫治。如右上侧切牙舌向错位，间隙不足，上中线右侧偏移，设计两侧第一磨牙𬌗环，第二前磨牙黏接托槽，于右上侧切牙处放置螺旋开大簧，随着中切牙与尖牙间隙加大，唇向结扎舌向错位的侧切牙，在排齐侧切牙的同时，使右偏的上中线得到矫正。局部开展所使用的唇弓应相对比较粗，以免局部开展过程中由于钢丝强度不足，导致牙弓变形，必要时，可在牙弓另一侧附加一段舌弓，保持该段牙弓的长度。局部开展可能增加后牙覆𬌗，减小前牙覆𬌗，对于覆𬌗浅的病例要慎重，以免造成前牙开𬌗。

(3)推磨牙向远中：当上颌两侧牙弓间隙各差 2～3 mm，磨牙为远中尖对尖关系时，可考虑用推磨牙向远中的方法开拓间隙，矫正后牙关系，同时排齐拥挤的前牙。推磨牙向远中一般选择在上第二恒磨牙未萌且牙根发育在 1/2 左右时。①推磨牙向远中多采用口外弓附以螺旋弹簧。使用此法需配头帽，以颈枕部为支抗，口外弓通过弹力皮圈固定于头帽，以螺旋弹簧产生对磨牙向远中的推动力。口外弓戴用时间每日必须在 12 h 以上才能取得满意疗效。②推磨牙向远中的矫治方法会对上颌骨向前方的发育产生一定的限制作用，因此对上颌发育不足，有反𬌗倾向的患者不宜采用。③推上磨牙向远中的口内矫治器中，有代表性者为“摆”式矫治器，其后移磨牙的弹簧曲由 β 钛丝制成，并用改良的 Nance 弓或腭托增加支抗，不需要使用口外唇弓。④远中直立下磨牙有多种方法，例如固定矫治器的磨牙后倾曲、螺旋弹簧、下颌唇挡等。这些方法常需配合使用Ⅲ类颌间牵引，用以防止可能出现的下切牙唇倾。

2. 中度拥挤

根据所需间隙量、患者年龄、生长发育潜能、颌骨发育情况，有无遗传因素等情况做出具体设计。若患者年龄小、颌骨发育正常、无遗传因素、所需间隙大于Ⅰ度时，可考虑作扩弓处理。若所需间隙已达Ⅱ～Ⅲ度，则应考虑减数治疗；在严格掌握适应证和遵循正确规范的操作程序的前提下，也可以采取邻面去釉的方法。

邻面去釉不同于传统的片切或减径方法。邻面去釉一般是针对第一恒磨牙之前的所有牙齿；邻面去除釉质的厚度仅仅为 0.25 mm；此外，邻面去釉与减径使用的器械和治疗程序也有区别。牙齿邻面釉质的厚度为 0.75～2.5 mm，同时邻面釉质存在正常的生理磨耗，为邻面去釉方法的解剖生理基础。在两个第一恒磨牙之间邻面去釉共可得到 5～6 mm 的牙弓间隙。

(1)适应证：邻面去釉需严格掌握适应证。①4～8 mm 的牙弓间隙不足，特别是低角病例；②牙齿较大，或上下牙弓牙齿大小比例失调；③口腔健康好，少有龋坏；④成年患者。

(2)治疗程序：邻面去釉须遵循正确的程序并规范临床操作。①固定矫治器排齐牙齿，使牙齿之间接触点关系正确。②根据拥挤(或前突)的程度确定去釉的牙数，去釉的顺序从后向前。③使用粗分牙铜丝或开大型螺旋弹簧，使牙齿的接触点分开，便于去釉操作。最先分开的牙齿多为第一恒磨牙和第二前磨牙。④使用涡轮弯机头，用细钻去除邻面 0.2～0.3 mm 釉质，再做外形修整。同时对两颗牙齿的相邻面去釉。操作时在龈乳头上方颊舌向置直径 0.20 mm的钢丝，保护牙龈和颊、舌组织，去釉面涂氟。⑤在弓丝上移动螺旋弹簧，将近中牙齿向去釉获得的间隙移动。复诊时近中牙齿的近中接触点被分开，重复去釉操作。⑥随着去釉的进行，牙齿逐渐后移，并与支抗牙结扎为一体。整个过程中不用拆除弓丝，当获得足够的间隙后前牙能够排齐。⑦整个治疗时间为6～12个月。

3.重度拥挤

矫治原则主要以减数治疗为主。

(1)减数牙量：减数牙量以所差间隙的多少来决定，减数不仅要考虑解决拥挤问题，还应注意中线对称性，后牙咬合关系，Spee曲线纠正，以及面部侧貌。

(2)减数的牙位。临床上常以第一前磨牙作为减数的主要对象。①第一前磨牙位于前后牙段的交界，可以就近为拥挤错位牙齿的矫正提供间隙；②就拔牙后的咬合功能而言，由于咀嚼中心位于第一恒磨牙附近，拔除第一前磨牙对咬合功能影响较小；③拔除第一前磨牙对美观无明显影响。

减数设计时，一般不拔上前牙，尤其是上尖牙。①上尖牙位于口角部位：根长而粗壮，上尖牙根与口唇部的丰满度关系密切；②尖牙龋患和牙周病的发病率均较低，在口腔内存留时间长；③尖牙是修复义齿的重要基牙。所以通常不考虑减数尖牙，尖牙埋伏阻生临床上较为常见，可以开窗暴露埋伏牙后牵引入牙列排齐。但是埋伏牙的牙冠位置和方向有时很难从X线片上确定，如需开拓间隙，才可将埋伏牙排入牙列时，应谨慎。若减数时牙弓内存在坏牙，保留时间估计不会很长，则尽可能拔坏牙不拔好牙。

(3)减数后的矫治：减数应在全盘设计完成后进行，减数后不一定立即上矫治器，对某些严重拥挤的病例，拔牙后由于肌肉的作用，拥挤可以自行有所缓解，但应在医生的严格监视之下，以免由于不利的牙齿移动，使拔牙间隙损失。①拔牙病例中，关闭拔牙间隙由间隙两侧的牙齿相向移动完成。弱支抗是指允许后牙段前移达2/3关闭间隙；中度支抗是指后牙前移达到拔牙间隙的一半；强支抗是指不超过1/3或更小的拔牙间隙由后牙前移来关闭。拔牙间隙主要以前牙的后移占据。一个患者所需支抗的种类取决于其骨骼的生长发育潜能，牙量骨量不调的程度和可望前牙内收的程度。②轻度支抗可不采取任何控制磨牙前移的措施，使用颌内牵引，甚至以对颌为支抗，通过Ⅱ类或Ⅲ类牵引，使后牙前移。中度和重度支抗则应采取必要措施防止后移前移，包括使用轻力颌内牵引，Ⅱ类或Ⅲ类牵引内收前牙，钢丝上弯制末端后倾曲，磨牙颊面管前放置“Ω”曲、Nance及口外支抗。

## 二、牙间隙

### (一)病因

牙间隙产生的机制是牙量相对大于骨量所致。病因有不良习惯、牙周病、先天缺失牙、过小牙，以及遗传因素。

### (二)临床特点

由于病因不同，临床表现也有所不同。

(1)因舔牙、咬唇不良习惯所致的牙间隙多表现前牙唇倾，前牙间有散在间隙，前牙深覆𬌗、深覆盖，磨牙关系异常。咬下唇不良习惯可导致后牙远中关系，下切牙舌倾甚至拥挤；咬上唇不良习惯可导致磨牙近中关系。

(2)因牙周病所致者表现为前牙唇倾，前牙有散在牙间隙，有的患者可见到下前牙咬伤上龈。病因为先天缺失牙者，因缺牙部位不同，临床表现也不同。先天缺失牙部位以上侧切牙、下切牙前磨牙多见。切牙先天缺失导致邻牙移位，可见中线偏移，若上切牙先天缺失，前牙可以出现浅覆盖或对刃𬌗关系。下切牙先天缺失时，常可见局部较大的牙间隙，邻牙移位，𬌗关系紊乱。

(3)遗传因素所致的牙间隙，常见牙体较小或颌骨发育过大。此外，由于肢端肥大症等全身疾病所致的颌骨发育过度，也可出现较多散在的牙间隙。

### (三)矫治方法

矫治原则为增加牙量或减小骨量。增加牙量是指集中间隙后配合义齿修复。减小骨量是指缩小牙弓，关闭间隙。临床设计取决于间隙所在部位、大小与𬌗关系。

1.散在的小牙间隙

设计多以缩小牙弓关闭间隙为主。上前牙散在的小牙间隙，伴有前牙深覆盖，无深覆𬌗，则可内收上前牙、关闭间隙。若同时存在深覆𬌗，应在内收上前牙间隙时注意打开咬合。若前牙轻度深覆盖、后牙偏近中关系，则可使上牙弓前后均作移动，既关闭前牙间隙，减少覆盖，又可通过后移调至中性关系。下前牙的小牙间隙，前牙覆盖浅则内收下前牙，前牙覆盖深、后牙为远中关系，则应做Ⅱ类颌间牵引，使下后牙前移，既调整了后牙关系，也关闭了前牙间隙。

内收上前牙，可用活动矫治器的双曲唇弓加力，如存在深覆𬌗，可在活动矫治器舌侧加平面导板压低下前牙。如果需同时矫治不良习惯，可在活动矫治器上附舌刺或唇挡丝。若关闭间隙时需调整后牙关系，可用固定矫治器配合颌间牵引；使上前牙内收，下后牙前调时，可采用Ⅱ类颌间牵引；使下前牙内收，上后牙前调时，可采用Ⅲ类颌间牵引。

2.较大牙间隙

多由先天缺失牙或龋坏所致。矫治原则以集中间隙，配合义齿修复为主。

(1)个别较大牙间隙：视缺失部位，邻牙移位情况而定。在上侧切牙先天缺失时如可使尖牙近中移位，尽可能完全关闭此间隙，然后修整尖牙外形，如不能完全关闭此间隙，则考虑修复。后牙个别牙缺失后，要注意防止对颌牙过长，造成不利的𬌗关系，引起颞颌关节损伤，应及早关闭此间隙或采用修复治疗。修复治疗前可与修复科医生协商，通过正畸方法直立倾斜的牙齿，以避免修复时牙体磨除过多。

(2)多数较大牙间隙：矫治原则以增加牙量为主，即配合义齿修复，增加牙量，多数较大牙间隙临床上常见邻牙的倾斜移位，对颌牙过长，前牙深覆𬌗等情况。正畸治疗中由于牙齿缺失较多，很难获得支抗。可采用固定矫治器与活动矫治器相结合的办法。活动矫治器上安放后牙义齿，使前牙深覆𬌗打开，以利于在下前牙上粘着托槽。同时戴有义齿的活动矫治器可加强后牙支抗，防止关闭前牙散在间隙时后牙近中倾斜。待矫治完成以后，尽快安装义齿，既恢复美观和功能，又可保持矫治效果。

## 三、双牙弓前突

(1)对于双牙弓前突、磨牙为中性关系、覆𬌗覆盖正常的患者，根据切牙牙轴的倾斜度、牙弓前突程度，以及患者的年龄、生长发育情况及其对美观的要求，决定矫治设计。

(2)对于上下颌骨发育基本正常，由于上下切牙牙轴过度唇倾所致的双牙弓前突，可通过减数的方式进行矫正。

(3)对于颌骨发育过度所致的双牙弓前突患者，只有通过正颌外科手术改善其过突的面部侧貌。

(郝俊玲)

# 第五节　安氏Ⅱ类错殆

安氏Ⅱ类错殆是一种常见的错殆畸形，在我国青少年恒牙期中约占23%。

## 一、病因

造成安氏Ⅱ类错殆的原因是上下颌（牙弓）矢状关系不调，上颌（牙弓）过大或位置靠前、下颌（牙弓）过小或位置靠后。上下颌骨（牙弓）关系不调受遗传与环境两方面的影响。

### （一）遗传因素

研究表明，安氏Ⅱ类错殆上下颌前牙比、后牙比、全牙比均小于安氏Ⅰ类和Ⅲ类，反映Ⅱ类错殆上颌牙齿相对于下颌牙齿不呈比例的偏大。另外，上前牙区多生牙、下切牙先天缺失也可致前牙深覆盖。这些因牙齿大小、数目异常所造成的错殆受遗传控制。严重的骨骼畸形，如下颌发育过小、上颌发育过大也受遗传因素的影响。

### （二）环境因素

1. 局部因素

局部因素包括口腔不良习惯和替牙障碍。

(1)一些口腔不良习惯如长期吮拇、咬下唇等可造成上前牙舌倾、拥挤，前牙深覆盖；继发的覆盖下唇习惯可加重畸形的发展。

(2)下乳磨牙早失可导致下牙弓前段变小，前牙覆盖增大；萌牙顺序异常，如上第一恒磨牙早于下第一恒磨牙萌出，或者上第二恒磨牙早于下第二恒磨牙或上尖牙萌出，均有可能造成远中殆，而使前牙呈深覆盖。

2. 全身因素

鼻咽部疾患例如慢性鼻炎、腺样体肥大等造成上气道狭窄而以口呼吸代之，逐渐形成口呼吸习惯。口呼吸时，头部前伸，下颌连同舌下垂、后退，久之形成的下颌后缩畸形；由于上前牙唇侧和上后牙腭侧失去正常压力，而两侧颊肌被拉长压迫上牙弓，可形成上牙弓狭窄、前突、腭盖高拱。最终表现出前牙深覆盖、磨牙关系远中。

全身疾病，如钙磷代谢障碍、佝偻病等，肌肉及错殆张力弱，引起上牙弓狭窄、上前牙前突和远中殆关系。

## 二、形态特征

安氏Ⅱ类错殆常被误认为是一个单纯的错殆类型，但事实上它包含了矢状方向、垂直方向、水平方向、三维骨骼和牙弓关系的不协调，使Ⅱ类错殆表现出许多分型和形态学差异。

### （一）矢状关系异常

矢状关系异常分为上颌骨位置异常、上牙弓位置异常、下颌骨位置异常及下牙弓位置异常。

1. 上颌骨位置异常

通常用SNA角和鼻唇角的大小来反映上颌骨的位置。McNamara的研究表明，Ⅱ类错殆中大多数上颌骨位置正常，而在上颌骨位置异常者中，上颌后缩者明显多于上颌前突者，即在Ⅱ类错殆中，上颌前突所占的比例最小，约为13.5%，与国内最近的报道10%接近。

2.上牙弓位置异常

以上切牙唇面为A点所作的FH平面垂线的距离测量，Ⅱ类错𬌗中上牙弓位置正常者占48.6%，30%表现为上牙弓后缩，只有20%表现为上牙弓前突。

3.下颌骨位置异常

下颌骨位置异常最常用的测量为SNB，国外的调查显示Ⅲ类错𬌗中约60%的患者下颌后缩，国内的报道为50%左右。

4.下牙弓位置异常

Ⅱ类错𬌗中约2/3患者下牙弓位置正常，20%的患者表现为下牙弓后缩，仅15%表现为下牙弓前突。

### (二)垂直向关系异常

1.垂直高度不足

垂直高度不足常见于下颌向上向前旋转的病例，可掩饰Ⅱ类错𬌗的严重程度，国内近期的报道Ⅱ类错𬌗中垂直高度不足的占27%。

2.垂直高度过大

垂直高度过大常见于下颌向下向后旋转的病例，可加重Ⅱ类面型，国内报道此型Ⅱ类错𬌗占23%。

### (三)宽度方向关系异常

大多数Ⅱ类错𬌗在正中𬌗位时，后牙宽度方向关系正常。但Tollaro等认为Ⅱ类错𬌗在达到Ⅰ类关系时，上下牙弓宽度存在3～5 mm的不协调关系，因此McNamara主张对Ⅱ类错𬌗早期采用扩弓治疗。

## 三、安氏Ⅱ$_1$类错𬌗的矫治

### (一)安氏Ⅱ$_1$类错𬌗的治疗目标

(1)解除牙拥挤和排列不齐。

(2)减少切牙覆𬌗。

(3)减少切牙覆盖。

(4)矫正后牙Ⅱ类关系。

由于解除牙拥挤和排列不齐在Ⅰ类错𬌗的矫治中已有论述，故下面仅介绍与Ⅱ$_1$类错𬌗有关的治疗原则。

### (二)治疗考虑

虽然Ⅱ类错𬌗矫治的最显著改变是上切牙位置，但是真正治疗成功的关键却是下切牙的矫正位置和尖牙的𬌗关系，因为下唇、舌、下颌功能等与治疗稳定性密切相关的因素都直接与下牙弓的位置相关。

1.下牙弓

必须了解下切牙的位置是否正确，并考虑牙轴倾斜度及其与唇舌的位置关系。许多Ⅱ类错𬌗的患者下切牙前后位置并不需要改变，仅仅需要解除拥挤或减小深覆𬌗，而对于由吮拇或唇因素造成的下切牙舌向倾斜则需使其唇向倾斜，因此Ⅱ类错𬌗的矫治设计应全面了解下牙弓的情况，综合考虑以下因素：①下牙弓的位置和形态；②下牙弓拥挤程度；③是否存在牙间隙及其关闭方向；④下切牙倾斜度，需要舌倾还是唇倾；⑤牙弓垂直向的发育情况。

2. 上牙弓

安氏Ⅱ$_1$类的上切牙通常表现为唇向倾斜，上牙弓可表现拥挤或有牙间隙，Ⅱ类关系的磨牙可能仅仅是由其近中舌向扭转造成，即非骨性Ⅱ类关系，检查时应仔细鉴别。

3. 上下颌骨关系

面型、软组织形态检查和头颅侧位片测量，为上下颌关系的检查提供了重要的依据。

4. 生长发育状况

除了牙弓检查、头影测量检查和面部软组织检查外，Ⅱ类错𬌗检查设计中最重要的考虑便是患者的生长型和生长潜力。

### (三)治疗方法

1. 解除牙拥挤和排列不齐

根据拥挤程度可选择扩弓、唇向开展、推磨牙向后、邻面去釉和拔牙。具体的适应证和治疗方法见安氏Ⅰ类错𬌗的矫治。

2. 减小切牙覆𬌗

对于前牙深覆𬌗的病例，若不先减小覆𬌗则不可能充分减小深覆盖，因此减小深覆𬌗是治疗早期的任务之一。具体方法有以下 3 种。

(1)上前牙平面导板：适用于低角和平均生长型的Ⅱ类深覆𬌗。作用机制为抑制下前牙的伸长、促进下后牙的萌长，从而减小深覆𬌗、增加下面高。此法对于非生长期患者的疗效可疑。

(2)固定矫治器压低下切牙，升高上下后牙：方丝弓矫治器、Begg 矫治器、直丝弓矫治器均使用第二序列弯曲、反 Spee 曲来矫正深覆𬌗。临床研究表明，一般固定矫治器矫正深覆𬌗的机制为升长后牙、特别是下后牙，和压低前牙、主要是下前牙，但有学者报道上下前牙均没有明显压低，上前牙甚至伸长。

(3)片段弓技术压低上下前牙：片段弓技术的原理是将后牙(包括第二前磨牙、第一磨牙、第二磨牙)用粗方丝连成后牙片段，左右两侧用舌、腭杆连成一整体，形成后牙强支抗单位，压低辅弓采用 0.4572 mm×0.635 mm 不锈钢丝，压低辅弓不必入槽沟。为防止切牙在压低时唇倾，可采取后抽辅弓使之产生舌向力或调节压低辅弓的着力点，使压入力接近前牙段的抗力中心。

即使采用这样的强支抗，后牙也有可能有轻度的伸长，但切牙的压入量可以为磨牙伸长量的 4 倍。

3. 减小前牙覆盖

减小前牙覆盖关系可通过上下颌矢状关系的改善和上下前牙位置及角度的变化来实现。

(1)改变上下颌骨矢状关系：上下颌骨矢状关系能否改善取决于患者下颌骨的生长型和生长潜力。

对明显水平生长型患者，简单的平面导板即可在减小深覆𬌗的同时矫正深覆盖；对平均生长型者，功能性矫治器和口外弓矫治器有助于抑制上颌骨向前的发育并刺激下颌骨的正常生长潜力，从而矫正Ⅱ类骨性关系，减小深覆盖。

(2)改变上下前牙的位置和角度：对于明显的垂直生长型或非生长期的患者，不能期望通过颌骨关系的改变来减少深覆盖，而只能通过内收上前牙、前倾下前牙的方法来改善前牙覆盖关系，即通过牙齿的移动来掩饰骨性畸形。如果必须内收上前牙，常需拔除上颌第一前磨牙，并使用固定矫治器。

4.矫正后牙Ⅱ类关系

矫正后牙Ⅱ类关系最常用方法是口外弓矫治器Ⅱ类牵引和功能性矫治器。

(1)口外弓矫治器:临床常用的口外牵引装置有颈牵引、枕牵引、联合牵引、J钩等,这里仅从临床角度介绍其作用效果。

1)矢状方向的作用:①上颌骨位置,口外牵引矫正Ⅱ类错𬌗的主要作用是限制上颌骨的生长,改变其生长方向,使上牙槽座A点向前向下的正常生长方向改变为向下的生长,从而减小上颌的突度。②上牙弓位置,推磨牙向后是口外弓矫治器的另一个重要功能。研究表明,低位牵引比高位颈牵引更能有效地移动牙齿,但这种牙齿的移动主要表现为上磨牙的远中倾斜,对上颌骨的影响不大。③下颌骨位置,颏部的前后向位置与下颌骨垂直向张开或闭合的程度有关。如果在治疗过程中发生了下颌骨的向下、向后旋转,则颏点的位置会更加靠后,加重Ⅱ类面型。

2)垂直方向的作用:①下颌平面角和下前面高,大部分学者认为下颌平面角没有变化,而Baumrind等却发现下颌平面角甚至会发生减小;②𬌗平面角,解剖𬌗平面通常随年龄增大而减小,而口外弓治疗可能使它增大或保持不变;③腭平面角,多数学者认为口外弓会加大腭平面角,也有学者认为此角相对稳定。

3)水平方向的作用:Chafari发现口外弓治疗会增加左右磨牙间和尖牙间的宽度。对于不受口外弓直接作用的尖牙间宽度增加的原因,学者们认为可能是由于口外弓矫治器的内弓部分对唇颊肌的屏挡作用所致。

(2)Ⅱ类牵引:可以推上磨牙向后并牵引下磨牙向前而矫正Ⅱ类关系。一般来说,在Ⅱ类牵引力的作用下,下牙弓的前移量要大于上牙弓的后移量,因此,如果希望远移上磨牙,应在上唇弓上增加滑动杆,使Ⅱ类牵引的力首先作用在上第一磨牙上,而下牙弓以粗方丝弓连成一整体支抗,牵引力约100 g即可。

在上磨牙远移后,将滑动杆调节至推第二前磨牙,直至关闭上牙弓间隙。磨牙Ⅱ类关系也可借助于拔除四个前磨牙后,前移下后牙,内收上前牙的方式来矫正。此时Ⅱ类牵引在矫正磨牙关系的同时,也减小了前牙覆盖,这一方式在Begg技术中得到了最好的体现。必须注意的是,Ⅱ类牵引的垂直分力会伸长下磨牙和上前牙,导致𬌗平面角加大。如果磨牙的伸长超过了下颌升支的垂直向生长,则下颌会产生向下、向后的旋转,从而加重Ⅱ类骨面型。因此,长期使用大的Ⅰ类牵引力不利于Ⅱ类骨面型的改善。

(3)功能性矫治器:用于Ⅱ类错𬌗矫治的功能性矫治器有Activator、FR2、Bionator、双𬌗垫矫治器(Twin-block)、Herbst矫治器等。这里重点强调它们对Ⅱ类错𬌗矫治的共性特点。①加速下颌骨的生长,这种加速可能仅仅表现在功能性矫治器的治疗期间,一旦治疗停止,这种加速作用可能会随之消失;②限制上颌的生长(类似头帽作用);③后倾上前牙、前倾下前牙及下牙弓(类似Ⅱ类牵引的作用);④控制前后牙的萌出量,如限制下前牙萌出,引导下后牙向上向前萌长。

功能性矫治器的生长改建作用仅仅适用于生长期的青少年患者,且其治疗作用只是改变了颌骨生长的表达,而不是改变颌骨的生长型。因此,功能性矫治器的治疗应开始于生长高峰之前,并在整个生长期加以维护。

## 四、安氏Ⅱ$_2$类错𬌗的矫治

### （一）安氏Ⅱ$_2$类的面𬌗特征

磨牙Ⅱ$_2$类关系，上切牙舌倾并常伴前牙深覆𬌗；颌骨矢状关系与安氏Ⅱ$_1$类似，垂直向关系一般表现为低角。安氏Ⅱ$_2$类的切牙位置具有明显的形态学特征。严重Ⅱ$_2$类骨骼不调时，上下前牙牙槽垂直向过度发育，上下切牙可能咬伤上颌腭侧与下颌唇侧牙龈。

### （二）安氏Ⅱ类错𬌗的矫治目标

(1)解除拥挤和排列不齐。

(2)解除前牙牙龈创伤和矫正切牙倾斜度。

(3)矫正后牙远中关系。

其中解除拥挤和排列不齐的方法见安氏Ⅰ类错𬌗的矫治。切牙由舌倾矫正至唇倾时，会给牙弓提供一部分间隙。

后牙远中关系的矫正，参见安氏Ⅱ$_1$类错𬌗的矫治。值得注意的是，部分安氏Ⅱ$_2$类患者的下颌在解除前牙锁结关系后，会发生前移位。

### （三）切牙关系的矫治

1.减小切牙覆𬌗

减小切牙覆𬌗的方法参见安氏Ⅱ$_1$类错𬌗中的深覆𬌗矫治。不同的是唇倾、上下切牙通常有助于覆𬌗的减小。

2.改变切牙轴倾度

通过前牙唇向开展或通过方丝产生根舌向转矩来实现。后者较难实现，但稳定性大于前者。

以上所述为正畸方法能够治疗的Ⅱ类错𬌗，对于成人严重的Ⅱ类骨性错𬌗，只能借助正颌外科的方法才能获得满意的疗效。

（郝俊玲）

# 第六节　安氏Ⅲ类错𬌗

安氏Ⅲ类错𬌗指磨牙关系近中、前牙反𬌗(或对刃)的Ⅰ类错𬌗。前牙反𬌗、磨牙关系中性者，按 Angle 分类为Ⅰ类错𬌗，但 Salzman 等根据其尖牙为近中关系仍将其归入安氏Ⅲ类错𬌗。磨牙关系不同，前牙反𬌗的严重程度有差别，但治疗原则却相同。

安氏Ⅲ类错𬌗是我国儿童常见的一种错𬌗畸形。安氏Ⅲ类错𬌗对口腔功能、颜面美观和心理健康有较严重的影响，并随患者的增龄而逐渐加重，因此受到口腔科医师的重视。

## 一、病因

### （一）遗传因素

安氏Ⅲ类错𬌗有明显的家族倾向，据有关资料，将近一半的患者一至三代的血缘亲属中有类似错𬌗存在。错𬌗畸形是一种多基因遗传病，受到遗传因素和环境因素两方面的影响。

最近的研究证明，安氏Ⅲ类错㕮，不论是“骨骼性”，还是“功能性”都受到遗传和环境的双重影响；患者中家族史阳性者骨骼畸形并不比家族史阴性者更为严重，也没有更多的几率发展成为严重骨性Ⅲ类错㕮。因此，临床上不能通过简单地询问家族史来区别患者错㕮的类型，并估计预后，只有仔细地分析亲属、特别是父母的㕮型、骨型，家族资料才能提供有价值的参考。

一些单基因的遗传综合征，影响到颌骨和牙齿的发育，安氏Ⅲ类错㕮可以是该综合征的表现之一。这样的遗传综合征主要有唐氏综合征（Down 综合征）、颅骨锁骨发育不全综合征（Scheuthauer Marie-Saintion 综合征）、Crouzon 综合征、虹膜-牙齿发育不全综合征（Rieger 综合征）等。

### （二）先天性疾病

先天性唇腭裂是安氏Ⅲ类错㕮的重要病因之一。由于唇腭裂影响骨缝和骨表面的增生，同时手术瘢痕组织对颌骨发育有一定限制，唇腭裂伴有的错㕮畸形中，最多见的是因上颌骨发育不足造成的前牙反㕮或全牙弓反㕮。反㕮的发生率、出现部位及严重程度与唇腭裂的类型有关，一般来说，骨缺损越多，反㕮的发生率越高，反㕮涉及双侧牙的可能性越大。畸形也越严重。某些先天性疾病也可能是Ⅲ类错㕮的病因，如先天性梅毒可引起上颌骨发育不足，先天性巨舌症可造成下颌发育过大，上颌恒牙先天缺失也常伴有前牙反㕮。

### （三）后天原因

1. 全身性疾病

垂体功能亢进产生过量的生长激素，如持续到骨骺融合之后，或者在骨骺融合之后发病，可表现为肢端肥大、下颌前突、前牙或全牙弓反㕮。佝偻病由于维生素 D 缺乏，影响钙磷代谢而使骨代谢紊乱，可因下颌骨发育畸形表现出前牙反㕮、开㕮。

2. 呼吸道疾病

慢性腭扁桃体炎、腺样体增生、肿大，为保持呼吸道通畅和减小压迫刺激，舌体常向前伸并推动下颌向前，形成前牙反㕮、下颌前突。

3. 乳牙与替牙期局部障碍

乳牙龋病及其引起的乳牙与替牙期的局部障碍，是安氏Ⅲ类错㕮形成的一个重要后天原因。

（1）乳磨牙邻面龋：邻面龋使牙冠近远中径减小，牙齿的位置发生改变，形成早接触和㕮干扰。乳牙期㕮关系不稳定，颞下颌关节形态未发育完成、可动范围大，神经肌肉反射也易于改变，任何原因造成的早接触和㕮干扰都易诱发下颌关闭路径向前、向前侧方改变，形成Ⅲ类错㕮，或者前牙与一侧后牙反㕮。

（2）上颌乳切牙早失：因缺少功能刺激，该部位牙槽骨的发育将受影响，恒侧切牙萌出时位置常偏向舌而与对颌牙产生早接触，诱发下颌关闭时向前移位，形成Ⅲ类错㕮。

（3）多数乳磨牙早失：因被迫用前牙进行咀嚼，下颌逐渐向前移位，日久形成下颌前突、前牙反㕮。

（4）上颌乳切牙滞留：恒切牙常被迫腭侧萌出，与对颌牙形成反㕮关系。

（5）乳尖牙磨耗不足：因早接触可形成前牙反㕮或前牙与一侧后牙反㕮。

4. 口腔不良习惯

伸舌、吮指、咬上唇、下颌前伸等习惯和不正确人工喂养，都可造成前牙反㕮、下颌前突。

## 二、分类

### (一)按牙型分类

Angle根据磨牙关系将磨牙关系近中的前牙反𬌗列为Ⅲ类错𬌗,将磨牙关系中性的前牙反𬌗列为Ⅰ类错𬌗。Lischer将后者称为Ⅰ类3型错𬌗,而Salzman却将两者统称为Ⅲ类错𬌗。

### (二)按骨骼型分类

根据骨骼型,安氏Ⅲ类错𬌗分为两种类型。

(1)骨骼Ⅰ型:ANB角≥0°。

(2)骨骼Ⅲ型:ANB角<0°。

一般情况下牙型和骨型是一致的,但骨型与牙型不一致的病例并不少见。

### (三)按致病机制分类

1.牙源性(牙性)

由于牙齿萌出、替换过程中的障碍,上下切牙的位置异常,造成单纯前牙反𬌗。这种前牙反𬌗,磨牙关系多为中性,实为安氏Ⅰ类错𬌗,其颌骨颜面基本正常,矫治容易,预后良好。

2.功能性(肌能性)

根据Moyers,凡后天获得、神经-肌肉参与、下颌向前移位所形成的安氏Ⅲ类错𬌗称为功能性Ⅲ类错𬌗或假性Ⅲ类错𬌗,其所伴有的下颌前突症状称为功能性或假性下颌前突。咬合干扰和早接触是诱发功能性Ⅲ类错𬌗的主要原因。此外,由口腔不良习惯、不正确哺乳、腭扁桃体肥大等引起的下颌位置前伸形成的Ⅲ类错𬌗和下颌前突也属于这种功能性错𬌗。功能性Ⅲ类错𬌗,磨牙关系多为轻度近中,一般反覆盖较小,反覆𬌗较深,下颌骨大小、形态基本正常,但位置前移,显示出轻度的下颌前突和四类骨面型。下颌可后退至上下前牙对刃关系,下颌后退或处于姿势位时,侧面形较正中时改善。功能性Ⅲ类错𬌗的治疗反应较好,预后较佳。

3.骨骼性(骨性)

由于上、下颌骨生长不均衡造成的颌间关系异常,表现为下颌发育过度、上颌发育不足,近中磨牙关系、前牙反𬌗Ⅲ类骨面型显著、下颌前突且不能后退。骨性Ⅲ类错𬌗又称为真性Ⅲ类错𬌗或真性下颌前突,矫治难度较大,有的需要配合外科手术。功能性Ⅲ类错𬌗患者常常伴有不同程度的骨骼异常,骨骼性Ⅲ类错𬌗病例也可表现出一些功能因素。由于这两种因素常常同时存在,临床严格地区别诊断功能性和骨性Ⅲ类错𬌗并不容易(特别是在替牙期),所谓“功能性”或“骨骼性”Ⅲ类的病例是指患者以某种因素为主要特征。

## 三、临床特点

### (一)𬌗关系异常

磨牙关系近中,多数情况下反𬌗涉及6个上前牙或4个切牙。反𬌗涉及一侧后牙时,表现下颌偏斜。根据资料显示,安氏Ⅲ类错𬌗病例中(除外唇腭裂),合并双侧后牙反𬌗者约占7%。上前牙常有不同程度的拥挤,下前牙较少拥挤、程度也较轻。下牙弓较上牙弓发育得大,特别是在矢状方向上。

### (二)骨发育与颅面关系异常

根据研究资料显示,恒牙早期安氏Ⅲ类错𬌗的颌骨颅面异常可归纳如下。

(1)下颌生长过度,不仅下颌综合长度增加,而且下颌体长度也比正常者大。下颌形态发育异常,表现为下颌角开大,颏角减锐。下颌整体位置前移,颌关节、升支、下颌角、颏部都靠前。

(2)上颌向前发育不足,造成上颌长度减小,位置后缩。由于上颌向前发育不足,上颌与颞颌关节的位置相对聚拢,中面部紧缩。

(3)上、下颌间关系异常,Ⅲ类骨面型。

(4)后颅底相对于前颅底向前向下倾斜。颅底位置异常促进了下颌前突。

(5)上中切牙唇向倾斜,下中切牙舌向倾斜,以代偿前牙反殆关系。

### (三)面部软组织

安氏Ⅲ类错殆面部软组织厚度发育基本正常,并可见到唇部、颏部软组织厚度改变以代偿相应部位的骨骼畸形。然而,由于参与代偿的部位和代偿量有限,不可能掩盖其颌骨关系的异常,软组织侧貌仍呈明显的Ⅲ类错殆。

### (四)口颌系统功能异常

1.咀嚼肌活动不协调

有关研究表现,与正常殆相比,Ⅲ类错殆患者正中位时颞肌后束低电压,正中殆最大咬合时颞肌后束以及咀嚼肌活动均减小;Ⅲ类错殆患者咀嚼活动的不协调还表现在咀嚼期中静止期和放电期的节律变动较大,从而造成了咀嚼节律的紊乱。

2.咀嚼效能减低

根据有关研究结果,安氏Ⅲ类错殆患者的咀嚼效率约为正常殆者的1/2。此外,食物咽下之前的咀嚼次数和咀嚼时间也比正常殆者多。

3.颞下颌关节功能紊乱

安氏Ⅲ类错殆者中伴有颞下颌关节功能紊乱综合征者并不多见,一些患者关节X线片上虽表现出髁状突前移,但临床症状却不明显。值得注意的是,下颌前突但前牙不反殆而呈浅覆盖的患者,由于浅覆盖关系限制了下颌向前发育的强烈趋势,髁状突位置被迫后移,容易造成颞下颌关节紊乱综合征。

## 四、鉴别诊断

### (一)骨性Ⅲ类错殆的诊断

骨性前牙反殆的临床诊断标准如下。

(1)近中磨牙关系,下颌不能后退至前牙对刃。

(2)ANB角小于0°,Ⅲ类骨面形(恒牙期);或ANB角小于2°(替牙期)。

(3)伴有不同程度的颌骨大小、形态和位置异常。

### (二)功能性Ⅲ类错殆的诊断

(1)检查下颌关闭道,确定牙位与肌位的不协调,发现可能存在的殆干扰或早接触。

(2)嘱患者尽可能后退下颌,看是否可达到或接近上下前牙对刃关系。若能达到切对切咬合,则表示ICP-RCP增大,Ⅲ类错殆有明显的功能因素。

(3)年龄较小的患者,因殆、关节及神经肌肉发育不成熟,同时理解力较差,常常需用殆蜡记录肌位。

(4)X线头影测量,分别拍摄牙尖交错位和姿势位两张X线片,将两张X线片重叠,再测量两张 X 线片下中切牙切点连线与前颅底平面的交角。根据日本学者研究，当牙位与肌位一致时，此角平均 76.6°；若下颌关闭过程中有向前的移位，此角将明显减小，这就是功能性Ⅲ类错骀。下颌是否可后退到上下前牙对刃关系对功能性Ⅲ类错骀的诊断和预后判断有重要意义。据研究，功能性Ⅲ类错骀对刃骀时 SNB 角比正中时减小平均 3.0°，ANB 增大平均 3.0°，这种变化无疑对治疗十分有利。

### （三）骨性Ⅲ类错骀的颅面类型

1. 矢状类型

根据医院正畸科对 300 例（不包括唇腭裂）上、下颌矢状关系的研究结果，恒牙期前牙反骀有 6 种类型，其中最常见者为上颌正常下颌前突型（46%）、下颌后缩上颌正常型（21%）、上下颌均正常型（15%）和上颌后缩下颌前突性（13%），其他两种类型所占比例甚少。这些数字可以反映骨性Ⅲ类错骀的矢状基本类型和比例。

2. 垂直类型

Ⅲ类错骀根据面部垂直关系分为三型。

高角型：下颌平面陡、下颌角大、前牙反覆盖较小、开骀或开骀倾向。

低角型：下颌平面平、下颌角正常或较小、前牙反覆盖较大、反覆骀较深。

适中型：下颌平面角适中，前牙反覆骀反覆盖适中。

### （四）骨性Ⅲ类错骀正畸与外科正畸病例的鉴别

影响鉴别诊断的因素很多。患者方面因素包括：骨骼不调的严重程度、软组织外貌、骀与咬合功能、本人的意愿等；医师方面因素包括能力、医疗技术水平、经验及观念喜好等。这些因素中患者的客观症状和主观意愿应是首先考虑的。

在恒牙早期Ⅲ类错骀病例中，需要外科正畸的病例至少占 14%。这些病例与可用正畸手段单纯完成的病例相比，近中磨牙关系、下颌过大、颏部前突、中面部矢状发育不足、Ⅲ类骨面型、下切牙代偿性舌倾等特征更为显著，同时伴有面高失调、前牙开骀或开骀倾向。在决定治疗手段时，ANB 角小于－4°、L1-MP 小于 82°、SNP 角大于 83°、颏角 IDP-MP 小于 69°、联合变量 CV 小于 201°是外科治疗的指征。Kerr 的研究提出的界限值为 ANB 角小于－4°、L1-MP 角小于 83°。日本学者的研究表明，大约有 12%的Ⅲ类错骀患者需要外科正畸治疗，非手术治疗适用于下颌没有严重的矢状或垂直异常的病例。对于轻、中度的骨性Ⅲ类病例可采用多曲方丝弓技术，或以种植体作为支抗后移并压低下磨牙；对上颌轻度后缩、下颌位置正常的患者通过牙齿槽代偿可获得明显的改善。对严重的骨性Ⅲ类错骀，即使早期使用头帽、颏兜，也只能取得暂时性改善而无法维持到成年，采用外科正畸则可得到良好稳定的结果。

## 五、颅面生长和预后估计

### （一）颅面生长

前牙反骀作为一个群体，有些颅面结构的异常在早年就已出现，并在以后的自然生长过程中与正常骀保持相似的生长行为。这部分颅面结构异常主要包括后颅底前倾、上颌位置靠后、下颌体长度增大、面部生长靠前，它们对错骀的形成起重要作用，但并不随生长发育而加重。另外一些颅面结构异常，有的在生长发育过程中出现稍迟（如下颌角开大），有的出现较早、且随生长发育加重（如上颌长度不足、下颌位置前突、Ⅲ类骨面形），对错骀的形成和症状的进行性发展都起到重要作用。

根据日本学者的研究，安氏Ⅲ类错殆下颌前突在青春期前已经确定并且基本不会再改变；患者下颌和上颌的生长量在青春期前、青春期中、青春期后均与正常殆者相似。同时，由于安氏Ⅱ类错殆患者的殆平面并不像正常殆者那样随生长发生向上、向前的逆时针旋转，因而以殆平面为参照的上下颌间关系（Wits 值）明显恶化。

安氏Ⅲ类错殆颅面生长发育仍是一个研究中的问题。对于一个年龄较小的患者，如何预测其牙殆面畸形的发展，最终的严重程度以及可能采取的对策，仍然常靠经验推定。

## 六、矫治方法

### （一）矫治特点

与其他类型的错殆畸形相比，安氏Ⅲ类错殆的矫治有三个特点。

1. 迫切性

由于安氏Ⅲ类错殆如不矫治有随生长逐渐加重的趋势，早期矫治尤为重要。早期矫治方法相对简单，且有利于颌面部向正常方向发育。

2. 复杂性

有的Ⅲ类错殆病例矫治简单，而为数不少的伴有牙列拥挤、牙弓宽度和高度不调以及颜面不对称的病例，矫治难度较大。

3. 反复性

安氏Ⅲ类错殆特别是骨性Ⅲ类错殆病例，矫治后随生长发育有复发的可能，因此不少病例要分阶段治疗，矫治时间比较长。

### （二）矫治计划

在制定矫治计划时要根据各方面收集到的资料分析患者的现状，估计治疗的难易程度，预测将来的发展。不同发育时期的患者治疗目的和处置方法各不相同。

1. 乳牙期

乳牙Ⅲ类错殆病例中，牙性和功能性的病例比较常见，颌骨畸形一般不明显。此期的治疗目的在于：①恢复下颌正常咬合位置，改善骨面型；②解除前牙反殆，促进上颌发育、抑制下颌过度发育。

乳牙期改变牙位和移动下颌的可能性都很大，许多简单的活动矫治器都可达到上述两个目的，功能性矫治器也能收到很好的效果。最佳矫治时间为 3～5 岁，疗程一般为 3～5 个月。少数骨骼畸形比较明显的病例治疗比较复杂，需要配合使用口外力，疗程也长一些。

一般认为乳牙Ⅲ类错殆如不经矫治半数以上将发展为恒牙Ⅲ类错殆，且症状会有所加重；乳牙反殆矫正后，恒牙反殆的可能性减小，即使发生，症状大多较轻。

2. 替牙期

此期Ⅲ类错殆从整体上看是功能性与骨骼性的混合，因此要区别患者现有错殆类型并预估错殆的发展趋势。替牙期Ⅲ类错殆的治疗复杂而多变，是Ⅲ类错殆矫治的关键期。

（1）无论是哪种类型的Ⅲ类错殆，首先要通过上、下前牙的移动解除前牙反殆关系以利于上、下颌骨的生长趋向正常，防止骨性Ⅲ类错殆的发生、发展。前牙反殆矫治后要观察替牙过程，防止反殆的复发和拥挤的发生。由于Ⅲ类错殆的类型不同，矫治过程有所差别，观察期的处理也不尽相同。

对于功能性Ⅲ类错殆患者，治疗目的与乳牙期相同。通过调整上、下切牙牙轴使前牙得到正常覆盖，原则上不拔牙。但有时为了舌向移动下前牙以解除反殆，需要对下颌乳尖牙减径甚至拔除，应当注意的是过度舌向倾斜的下切牙可能造成下牙弓拥挤。对于骨性Ⅲ类趋势、下颌生长超过上颌者，可在观察期中使用颌兜抑制下颌过度向前生长。上颌生长明显不足者可采用前方牵引。

(2)拥挤和拥挤趋势的存在与否也是替牙期Ⅲ类错殆制定矫治计划时应当考虑的另一个重要因素。替牙期Ⅲ类错殆伴有拥挤病例的矫治一般遵从以下原则：①只要拥挤不影响反殆的矫正，不要急于减数，特别是上颌减数。临床经验证明，替牙期及某些恒牙早期伴有Ⅰ～Ⅱ度上牙列拥挤的Ⅲ类病例，在反殆矫治的同时或稍后，拥挤可能得以解决；②与其他类型的错殆相反，Ⅲ类错殆病例的拔牙与否不决定于下颌而决定于上颌。如果上颌牙弓明显拥挤，不拔牙不能排齐，尽管下牙弓并不拥挤，最终也必须拔除四个前磨牙。替牙期反殆的矫正可能涉及到各种矫治器包括可摘矫治器、功能矫治器、固定矫治器和口外矫治器。

3.恒牙早期

即使起初是功能性Ⅲ类错殆，此期或多或少伴有骨畸形。由于恒牙早期颌骨和牙的发育大部分已完成，很难通过改变生长来调整颌骨关系，移动颌骨的可能性也不大，口外力已不常使用，只能采用掩饰性治疗方法，通过牙齿位置的改变建立适当的覆殆覆盖关系，为此常常需要减数拔牙，并且采用固定矫治器。拔牙的选择取决于如下两个因素。

(1)拥挤：如果上牙弓明显拥挤，生长潜力又不大，可以减数四个前磨牙，在矫治反殆的同时调整磨牙关系。如果上牙弓不存在拥挤，可以减数下颌两个前磨牙，或者一个下切牙，矫治前牙反殆而不考虑磨牙关系调整。在治疗中要防止下前牙的过度舌倾和上前牙的过度唇倾，过度倾斜的切牙对功能、美观和稳定都不利。

(2)牙弓突度：在我国儿童中，“双牙弓前突型”的Ⅲ类错殆并不罕见。对这一类患者，即使牙弓中不存在拥挤，也可减数四个前磨牙，在矫治前牙反殆的同时，减少牙弓突度、调整磨牙关系，得到较满意的功能和面形。恒牙早期Ⅲ类错殆中有少数患者因骨骼畸形比较严重需要在成年之后手术，若患者年龄较大，可开始术前正畸。

## (三)矫治器的选择

安氏Ⅲ类错殆的矫治涉及各种类型的矫治器，并包括外科矫正手段。不同类型的Ⅲ类病例适用不同的矫治器。

1.殆垫矫治器

(1)上颌殆垫矫治器：主要用于乳牙期、替牙期以牙齿因素为主的Ⅲ类错殆。患者反覆殆较浅、反覆盖较大，上前牙牙轴较直并可有轻度拥挤不齐。伴有双侧后牙反殆时可在矫治器上设计分裂簧开展上牙弓。恒牙早期需要减数矫治的Ⅲ类病例也可配合使用上颌殆垫矫治器。

(2)下颌殆垫矫治器：适用于替牙期和恒牙早期因下前牙唇向错位并有散在间隙，而上前牙轴基本正常的Ⅲ类病例。

2.下前牙塑料联冠式斜面导板矫治器

下前牙塑料联冠式斜面导板矫治器适用于乳牙期以功能因素为主的Ⅲ类病例，患者反覆殆较深、反覆盖不大、牙列较整齐、不伴有拥挤。

3.肌激动器

肌激动器又称 FKO，主要适用于替牙期以功能因素为主的Ⅲ类病例，也可用于恒牙早期上切牙舌倾、下切牙唇倾的病例，但不适用于骨骼畸形明显或者牙齿拥挤错位者。

4. 功能调节器Ⅲ型(FR-3)

功能调节器Ⅲ型用于替牙期和乳牙期，对功能性Ⅲ类错𬌗和伴有轻度上颌发育不足、下颌发育过度的病例有较好的效果。由于该矫治器不直接作用于牙齿，对切牙即将替换或正在替换的患者，其他矫治器很难发挥功能时，FR-3 有独特的作用。

5. 头帽颏兜

在乳牙期或者替牙期Ⅲ类错𬌗矫治中，头帽颏兜常作为一种矫正手段与其他口内矫治器合并使用，有时也作为治疗间歇中的保持装置单独使用。由于目的不同，头帽颏兜有两种不同类型的设计。

(1) Ⅰ型：用于下颌发育过度倾向的Ⅲ类错𬌗病例，起抑制下颌生长的作用。此型头帽颏兜所使用的牵引力较大(500～1 000 g)，牵引方向通过髁状突，使用时间较长，多在半年以上。

(2) Ⅱ型：用于功能性Ⅱ类错𬌗病例向下向后旋转下颌，使下颌的生长方向变得较为有利。此型头帽颏兜所使用的牵引力较小(300～500 g)，牵引力方向通过髁状突下方，使用时间3～6 个月。关于颏兜的作用：大部分的动物实验结果都支持颏兜能抑制下颌骨的生长。然而根据日本学者对颏兜治疗长期稳定性的临床研究结果，颏兜在短期内可抑制下颌的生长，改变下颌的生长方向，并改善患者的骨面型，但在停止使用后，下颌会恢复到从前的生长形态；无论开始使用颏兜的年龄是 7 岁、9 岁或者 11 岁，生长结束时，治疗组与对照组的骨面型均相似；若要维持已改善的骨面型，必须持续使用颏兜直至生长结束，这在临床上是无法做到的，因为很难得到患者的理解与合作，同时也由于较长时间使用较大牵引力的颏兜易引起颞下颌关节症状。

6. 口外上颌前方牵引器

口外上颌前方牵引器用于替牙期或乳牙期上颌发育不足为主的骨性Ⅲ类错𬌗，恒牙早期病例也可试用。有报道与快速腭中缝开展合并使用疗效更好。治疗的长期稳定性不肯定。

7. 固定矫治器

对恒牙早期需要拔除四个前磨牙矫治的Ⅲ类病例，固定矫治器如方丝弓矫治器、直丝弓矫治器可以在建立适当的前牙覆𬌗、覆盖关系的同时，排齐牙列、矫治前牙反𬌗并调整磨牙关系，是一种较好的选择。治疗期中要使用Ⅲ类颌间牵引。由于Ⅲ类牵引有使上磨牙伸长的作用，易使咬合打开，因此对高角病例的使用应慎重。

### (四)保持

牙源性前牙反𬌗矫治后不需要保持。骨性Ⅲ类病例虽经矫治，在生长发育完成之前仍有复发的可能。有医院正畸科对替牙期Ⅲ类错𬌗矫治后 5～10 年的追踪研究发现 10.7%的患者有明显的复发，表现为多数前牙反𬌗重新出现，下颌前突加重。看来Ⅲ类病例矫治后是否复发主要与患者下颌的生长有关，而与保持与否的关系不大。尽管如此，一般主张对乳牙期和替牙期有骨性Ⅲ类倾向的患者，矫治后要定期复查，观察颌骨生长与𬌗的发育，处理出现的牙弓拥挤，并在进入生长快速期前使用一段时间的头帽颏兜抑制下颌生长，防止反𬌗复发。对于恒牙期病例，口外力对颌骨的作用有限已不再使用，口内常规保持器用于稳定牙弓中已关闭的拔牙间隙。

(郝俊玲)

# 第九章　儿童头颈部疾病

## 第一节　儿童甲状腺癌

儿童甲状腺癌占儿童肿瘤的 1.5%～4%，在儿童甲状腺结节中，甲状腺癌的比例为 22%～26%。儿童甲状腺癌可发生于儿童的任何年龄段，包括新生儿，在青春期发病率增加。从性别来说，青春期前男、女患病比例相似，青春期后男、女患病比例为 1∶4。儿童期甲状腺癌预后良好，20 年以上的生存率可达 90%以上，有转移者稍差。儿童甲状腺癌的病理特征多为乳头状癌，恶性程度高，容易发生颈部淋巴结转移及肺转移，经过规范化治疗后，预后仍较好。

### 一、分型

(1)乳头状癌：最常见，约占 90%以上，通常为多灶性。肿瘤生长缓慢，恶性程度低。儿童多见。容易发生颈淋巴结转移和肺转移。

(2)滤泡状癌：较少见，通常为单灶性，<10%。儿童也可见到。侵袭性低，疾病进展较慢，容易发生血源性转移，远处转移及淋巴结转移少，复发率较低。

(3)未分化癌：罕见。恶性程度高，病情发展快，常侵犯周围组织，并发生淋巴结或血行转移。

(4)髓样癌：罕见，常表现为孤立性结节，是由甲状腺"C"细胞发生，也称滤泡旁细胞癌。恶性程度中等。10%～15%为家族性，为常染色体显性遗传病。

### 二、病理

乳头状癌起源于甲状腺滤泡细胞，分化较好，其独特的形态学特征是存在砂粒体(钙化结构被认为起源于肿瘤细胞坏死)、肿瘤上皮细胞核内呈磨玻璃状、核内有凹槽和假包涵体的核增大和重叠。滤泡状癌病理改变在不同部位也不尽相同。有的部位组织几乎正常，有的部位则仅见有核分裂，也可见有 Hürthle 细胞，常可见到血管和附近组织的侵蚀。未分化癌的主要病理改变为许多核分裂的不典型细胞和多核巨细胞；有时以小细胞为主，常有坏死区伴多核细胞浸润。髓样癌一般结节边界清晰，可见成片的肿瘤细胞，纤维血管密集；肿瘤细胞含圆形细胞核，丰富的嗜酸性细胞质，无包膜，病理所见细胞形态和排列不一，细胞可为未分化，有核分裂，但无坏死或多核细胞浸润，腺体的其他部位也可见到癌性病灶。

### 三、临床表现

甲状腺癌临床表现主要为甲状腺结节和无痛性的颈部肿块。早期无明显自觉症状，可伴颈淋巴结肿大；晚期可向邻近组织侵蚀，并压迫喉返神经、气管、食管、颈交感神经和颈丛浅神经而产生声音嘶哑，呼吸或吞咽困难，霍纳综合征和肩部疼痛等相应症状。髓样癌伴有多发内分泌腺瘤病 2 型(MEA2)，由于癌肿产生 5-羟色胺和降钙素，临床可有腹泻、心悸和颜面潮红及血钙降低的症状。

## 四、辅助检查

(1)实验室检查:检查甲状腺激素水平,包括甲状腺激素 $T_3$、$T_4$、TSH,其水平可反映甲状腺功能,但不能用于鉴别甲状腺结节的良恶性,在甲状腺癌患者中可能正常。如果患者存在可疑髓样癌家族史,则应测量血清降钙素水平。

(2)X 线检查:对甲状腺局部病变诊断价值有限,但对无症状的肺转移和骨转移方面有重要作用。

(3)放射性核素检查:甲状腺扫描有助于发现甲状腺癌的转移灶,但不常规用于甲状腺结节良恶性的评估。

(4)超声检查:超声检查是诊断儿童甲状腺癌的重要辅助检查手段。超声表现为边界不清,结节内部回声不均匀、血流增加,并且存在微钙化。乳头状癌可表现为弥漫性浸润导致弥漫性甲状腺肿大,病变中伴有散在钙化。

(5)细针穿刺细胞学检查:是术前诊断儿童甲状腺癌的金标准,需在超声引导下完成。对直径 1～4 cm 的肿瘤诊断正确率达 90%以上,而滤泡状癌仅 40%左右。

(6)颈部增强 CT、MRI:对了解颈深部组织,如上纵隔(Ⅶ区)、咽后、咽旁和锁骨下区域的转移情况,超声检查不太敏感,需行增强 CT 或 MRI 评估,了解肿瘤局部侵犯的情况,如是否有气管食管侵犯。

## 五、诊断与鉴别诊断

如发现甲状腺有结节肿大,触之坚硬如石,随吞咽上、下移动差,结节渐长大,局部淋巴结肿大,超声检查见肿物内有细砂样钙化,穿刺细胞学检查即可提示诊断。术中病理检查可进一步确诊。临床应与慢性淋巴细胞性甲状腺炎、结节性甲状腺肿等鉴别。

## 六、治疗

### (一)手术治疗

1.原发灶处理

手术是治疗的首选方案。由于儿童甲状腺癌的双侧病变及多中心病变的发生率高,对大多数患者推荐甲状腺全切除术。长期研究表明,甲状腺全切除较单侧腺叶切除可显著降低疾病持续/复发风险。儿童的手术并发症发生率高于成人,因而手术必须是由经验丰富的甲状腺外科医师进行。

2.颈部淋巴结的处理

儿童甲状腺癌淋巴结转移率远远高于成人,因此大多数患者需要进行颈淋巴结清扫术。需要强调的是,清扫并非摘除,目前的一致观点是明确反对“摘草莓”式的淋巴结切除术,而应进行基于解剖区域、包含淋巴结和周围软组织的彻底清扫。甲状腺癌的颈淋巴结清扫包括中央区淋巴结清扫和颈侧区淋巴结清扫。无论中央区还是颈侧区淋巴结,只要经术前超声、细针穿刺细胞学或术中冰冻病理证实有肿瘤转移证据,则需进行相应区域的清扫。颈侧区清扫一般至少包括Ⅱ、Ⅲ、Ⅳ和Ⅴb 区淋巴结。预防性中央区淋巴结清扫目前仍存在争议。多数学者建议行患侧Ⅵ区颈淋巴结预防性清扫,对侧Ⅵ区是否行预防性清扫需根据癌变大小、患侧Ⅵ区转移情况以及术者经验等因素综合判断。需要指出的是,双侧Ⅵ区淋巴结清扫术后,出现甲状旁腺功能减退并发症的风险显著提高。

#### (二)内分泌治疗

甲状腺全切除术后需长期口服甲状腺激素治疗。甲状腺激素能抑制 TSH 分泌,从而对甲状腺组织的增生和分化型甲状腺癌有抑制作用。因此在乳头状癌和滤泡状癌术后常规给予抑制 TSH 量的甲状腺激素,对预防癌的复发和转移有一定疗效,但对未分化癌无效。美国甲状腺学会儿童甲状腺癌指南推荐,儿童 TSH 抑制的目标应基于儿童乳头状癌的风险等级,低、中和高风险患者 TSH 目标分别为 0.5～1.0 mIU/L、0.1～0.5 mIU/L 和<0.1 mIU/L。

#### (三)放射性碘治疗

放射性$^{131}$I 治疗对分化好的甲状腺癌有效,未分化癌、髓样癌等均因不摄碘而无效。对于局部残余甲状腺组织和分化型甲状腺癌的转移病灶可采用放射性$^{131}$I 治疗。对于儿童甲状腺癌,$^{131}$I 治疗主要包含两个层次:一是采用$^{131}$I 清除甲状腺术后残留的甲状腺组织,二是采用$^{131}$I 清除手术不能切除的转移灶。甲状腺癌肺转移是放射性$^{131}$I 治疗的适应证,在甲状腺全切除后,$^{131}$I 治疗对肺部转移灶一般效果良好。应用$^{131}$I 治疗前,应先作甲状腺全切除术,因为正常的甲状腺组织比分化好的肿瘤组织更易吸取碘。

#### (四)分子靶向治疗

随着分子生物学研究的进展,甲状腺癌靶向治疗成为目前晚期甲状腺癌研究的重要方向。分子靶向治疗与传统化疗比较,具有特异性强、疗效明确、损伤小等优点。应用于儿童甲状腺癌的临床研究比较少见。对于多次复发或不断进展的儿童甲状腺癌,已无法从手术、放射性$^{131}$I等传统治疗手段中获益者,可尝试应用该类药物治疗。

(耿江桥)

## 第二节　甲状旁腺肿瘤

### 一、甲状旁腺概述

#### (一)解剖

甲状旁腺通常有 4 个,分上、下 2 对,少数有 2 个或 6 个。胚胎发育为从第 3、第 4 咽囊发育而来。位于甲状腺左右两叶背面内侧的甲状腺固有膜和外膜之间,但每 10 个腺体中约有 1 个腺体是异位的(位于胸骨上窝脂肪组织内、纵隔上部或食管后)。出生时每个甲状旁腺直径 1～2 mm,成人时每个直径 2～5 mm、长 3～8 mm。出生 3 个月时,4 个腺体重 5～9 mg,成人时 4 个腺体共重约 120 mg。甲状旁腺的上皮细胞有两种:主细胞和嗜酸性细胞。主细胞能合成甲状旁腺激素(PTH),它在光镜下可区分为透明细胞和暗细胞;嗜酸性细胞多在青春期出现。

#### (二)生理

甲状旁腺的主要生理功能是调节体内钙的代谢,并维持钙、磷平衡。PTH 主要对骨骼、肾小管和肠黏膜细胞中钙的浓度起作用:①抑制破骨细胞转变为成骨细胞,并导致骨的溶解,使骨质中的钙入血,引起血清钙和尿钙增高;②PTH 可作用于肾远端小管,加强钙的再吸收,抑制肾近端小管对磷的再吸收,并促进尿磷排泄;③PTH 能促进小肠中钙的吸收。由此可见,PTH 无论对骨、肾或肠道的作用均是促使血钙浓度增加。正常时 PTH 和降钙素及血清中钙浓度之间存在着反馈关系,血钙过低可刺激 PTH 和抑制降钙素的释放,使血钙升高,血钙过高则可抑制 PTH 和刺激降钙素的释放,使血中钙离子向骨转移而使血钙降低,从而调节钙、磷代谢的动态平衡。

## 二、甲状旁腺腺瘤

儿童期原发性甲状旁腺肿瘤十分罕见,最常见的类型为甲状旁腺腺瘤,约占 80%。甲状旁腺腺瘤可分泌甲状旁腺激素,是产生原发性甲状旁腺功能亢进症的主要原因。

### (一)症状和体征

患者甲状腺区有时可触到甲状旁腺腺瘤。表现为甲状旁腺功能亢进的症状,可出现高血钙综合征,出现神经肌肉的应激性降低、嗜睡、头痛、肌张力减退等症状;泌尿系统可出现高血钙性肾病,表现为多尿、口渴、多饮、脱水等症状;消化系统出现厌食、恶心、呕吐、腹胀、便秘及反复发作胰腺炎,常合并消化性溃疡;钙盐沉着引起带状角膜炎和肾钙盐沉着症,重者可影响肾功能;骨骼系统出现骨质疏松,持续性骨痛,骨囊肿样变化,骨折或畸形等改变。血钙过高可出现高血钙危象,如呕吐、脱水、酸中毒、高氯血症、神志不清,导致死亡。心电图 QT 间期缩短,少数有心律失常。

### (二)实验室检查

(1)血钙增高,可>2.7 mmol/L(11 mg/dL)。

(2)血磷降低,可<1.0 mmol/L(3 mg/dL)。

(3)有骨病变者,血清碱性磷酸酶常增高。

(4)24 h 尿钙排出量>125 mmol/L(500 mg/dL)。

(5)尿中环磷酸腺苷(cAMP)排出量升高。

(6)血浆氯化物常超过 102 mmol/L。

(7)血清甲状旁腺激素(PTH)>100pg/mL。

### (三)辅助检查

1. 超声检查

超声能发现增大的甲状旁腺肿块,低回声实性肿块,边缘光整,腺瘤与甲状腺叶之间有高回声界面将两者分隔。然而,超声检查对异位的甲状旁腺腺瘤诊断困难。

2. MRI 检查

MRI 显示腺瘤边界清楚,周围常有薄层脂肪组织包绕,增强 MRI 可见肿瘤明显强化。可清楚显示肿瘤与周围血管的关系。

3. CT 检查

可见边界清楚的均匀软组织密度肿块,较大的腺瘤可出现囊变坏死;增强 CT 早期明显强化,增强程度低于颈部血管而明显高于颈部软组织,易于辨别。

### (四)治疗

1. 手术治疗

手术治疗为甲状旁腺腺瘤的主要治疗方式,但手术范围仍存在争议。应注意以下问题:①单个甲状旁腺腺瘤者,可采取小范围手术探查切除;多发性甲状旁腺腺瘤的发生率约 20%,

仅仅依赖术前影像学检查定位即小范围探查手术，有可能遗漏其他病变的甲状旁腺，术中可进行核素检查和术中 PTH 即时测定，切除明显病变的旁腺后，如 PTH 值仍高，应继续扩大探查范围。②约 3/4 的甲状旁腺腺瘤发生于右下甲状旁腺。③应尽量完全切除病变的甲状旁腺。有学者主张应将其余正常甲状旁腺一并切除，取 1/2 枚正常旁腺组织切碎后移植到胸锁乳突肌或前臂肌肉组织中。④如找不到病变的甲状旁腺，应探查前上纵隔、气管和食管间隙等处。

2. 术后处理

①术后 3 d 之内可能出现颜面麻木、手足搐搦等低血钙症状，可静脉注射 10%氯化钙或葡萄糖酸钙溶液，口服维生素 $D_3$；如症状严重，且经上述治疗无效时，可选用双氢速甾醇。②如发生少尿或无尿，可适当多输液体。

## 三、甲状旁腺癌

甲状旁腺癌(parathyroid carcinoma)是一种非常少见的内分泌恶性肿瘤，其发生率仅占所有癌症发生率的 0.005%，甲状旁腺癌通常发病年龄在 45～59 岁，男女发病率无明显差异。儿童甲状旁腺癌发病十分罕见，其主要的临床表现为甲状旁腺激素水平升高而导致的高血钙症状。甲状旁腺激素水平增高多继发于原发性甲状旁腺功能亢进(primary hyperparathyroidism，PHPT)，而甲状旁腺癌在 PHPT 患者中所占的比例不足 0.5%，为 PHPT 患者发病的罕见病因。

### (一)病因

甲状旁腺癌的病因尚未明确，但有证据显示某些因素与甲状旁腺癌的发生有较大的关系。部分患者既往有头颈部射线暴露史，甲状旁腺癌亦可由甲状旁腺腺瘤发展而来或继发于甲状旁腺功能亢进。除此之外，甲状旁腺癌还可发生于家族遗传性甲状旁腺功能亢进者，如甲状旁腺功能亢进-颌骨肿瘤综合征的患者中甲状旁腺癌的发生率可达 15%，这也成为儿童甲状旁腺癌的主要发病因素。

### (二)症状和体征

甲状旁腺癌的临床表现主要为甲状旁腺功能亢进所导致的严重高钙血症。平均血钙浓度可达 3.6～4.0 mmol/L(14.6～15.9 mg/dL)。患者可有口渴、多饮、多尿、肌痛或关节痛、肾结石、虚弱、疲劳、紧张、肾功能不全、胰腺炎或消化性溃疡等症状。骨骼系统疾病也常发生，表现为骨痛、骨质疏松、骨纤维化等症状，严重者可发生病理性骨折。泌尿系统异常表现为高钙血症减低了肾小管的浓缩功能，导致患者烦渴、多饮、多尿、泌尿系结石、肾绞痛或输尿管痉挛的症状。

患者早期无特异性临床表现，此病进展缓慢，多在体检时偶然发现血清钙离子浓度增高，后逐渐出现临床症状，往往不能准确提供发病时间。少数情况下，表现为脱水和昏迷为特征的急性发病，此病多由严重的高钙血症所致的甲状旁腺危象所致。除此之外，部分患者无任何临床表现，多是在颈部查体或体检时发现肿块。然而，约 90%的患者有临床表现，仅有2%～7%的患者为无症状型甲状旁腺癌。

### (三)辅助检查

1. 颈部超声

超声检查是临床评估甲状旁腺癌最基本的方法，具有准确率高、无创性及检查费用低等特点。虽然超声检查无法准确辨别腺瘤或是甲状旁腺癌，但若超声显示肿物成分叶状的，低回声的或甲状旁腺边界不清者常提示可能有恶性肿瘤的发生。

2.颈部和纵隔CT检查

此检查对于上纵隔肿瘤的诊断符合率为67%，可检出直径>1 cm的病变。颈部CT扫描有时有助于发现是否有肿瘤的局部浸润。

3.放射性核素显像

锝($^{99m}Tc$)放射性示踪剂从甲状腺中的清除速度快于甲状旁腺，故一段时间后甲状旁腺与甲状腺摄取比值增加，甲状旁腺病灶可显示。其准确性及敏感度较超声检查高，但观察病灶与周围组织器官的确切关系不如CT明显。

4.其他

胸腹部CT或MRI检查对于明确是否发生远处转移和术后复发有重要价值。

### (四)诊断与鉴别诊断

术前甲状旁腺癌的诊断较困难，因其主要临床症状、实验室检查及影像学表现与良性肿瘤相似。故诊断主要是结合术中、术后冷冻和病理结果确定。当患者出现反复高钙血症，肿物周围组织浸润或远处转移时要高度怀疑甲状旁腺癌的可能。甲状旁腺癌的鉴别诊断主要是与甲状旁腺腺瘤的鉴别。腺瘤病程较长，肿瘤多为单发，有些为两个，其余的甲状旁腺则是萎缩的。但早期症状与甲状旁腺癌相似，鉴别较困难，主要是结合术中、术后冷冻和病理结果确定诊断。其余的鉴别诊断主要是与引起高钙血症的疾病相鉴别，如恶性肿瘤骨转移，肾癌、肺癌、胃癌等均有报道，但原发灶不是甲状旁腺，易于鉴别。

### (五)治疗

手术切除是甲状旁腺癌最主要的治疗手段，放疗与化疗对此病无效。肿瘤应完整切除，包括完整的包膜和周围累及的组织，并尽量保证足够的安全界。相邻的甲状腺叶也可同时切除，但尚无报道显示此法可提高生存率。甲状旁腺癌首次切除术后有很高的复发率，49%～60%。对于肿瘤复发者，手术仍然是首选的治疗方法，其可有效改善高PTH所导致的代谢紊乱。对于已经发生远处转移不能手术的甲状旁腺癌患者，治疗的主要目的是控制高PTH所导致的高钙血症。

（耿江桥）

# 第三节　头颈部良性肿瘤

## 一、头颈部血管瘤

血管瘤(infantile hemangioma，IH)是儿童头颈部常见的良性肿瘤。根据部位不同，可将血管瘤分为浅表型、深在型和混合型。临床表现为生后即出现的头颈部包块，质软，与皮肤较近者呈现红色。发生于婴幼儿期的血管瘤大部分可以不经过治疗而自行消退，故又被称为快速消退型先天性血管瘤(rapidly involuting congenital hemangioma，RICH)。但对于血管瘤累及气道、食管、喉部等重要结构者，需要进行干预。例如婴幼儿声门下血管瘤，该病可引起婴幼儿呼吸困难，需要治疗方可缓解患者症状。

### (一)诊断与鉴别诊断

(1)鉴别交通性与非交通性:判断血管瘤的血窦与循环系统的连通情况。简单方法:用一块玻璃片,压迫血管瘤。如能使血管瘤完全褪色,并且放松后立即充盈,即可诊断为交通性血管瘤;如不能压白,基本上保持原状,则为非交通性血管瘤,只有经过毛细血管与循环系统连通。

(2)鉴别解剖层次:肿瘤表面皮肤能捏起,并且皮肤颜色、纹理均正常,同时肌肉运动对肿瘤毫无影响,则为皮下血管瘤。皮肤不能捏起则为皮肤血管瘤,受运动影响则为肌膜下血管瘤。

(3)与五官连续关系:可行器官内外双合诊,但应注意患者的配合度。除口腔外其他均需专科器械特殊检查。一般多靠影像学检查,包括CT、MRI、彩超等。并且增强MRI检查有助于鉴别血管瘤和静脉畸形。

(4)排除危重情况:包括恶性血管性肿瘤、卡梅现象、动静脉瘘等。一般以临床特异性表现为线索,影像检查与局部活检作为确诊手段。

(5)活检的指征:无症状、无原因且明显增大,影像检查不能排除恶性肿瘤者均应活检明确诊断。可行细针穿刺活检;如无压力性出血可换粗针抽吸活检;若穿刺活检不畅,可做瘤体部分切除缝合。

### (二)治疗

一般不影响生命与功能,治疗目标是美容。所以不能草率急于手术,方案必须慎重研究、讨论,最好与家长共同决策。婴儿血管瘤是一种自限性疾病,大多数可在2~6岁自行消退,对于无法自行消退并伴有严重并发症的患者,应予以积极治疗。目前的治疗方法包括观察、药物治疗、激光治疗、硬化剂注射及手术治疗;根据患者的临床表现,综合考虑对功能和美观的影响程度制定个体化的治疗方案。

(1)出生后面部发现豆状小红点,有增大趋势。可以及时瘤内注射乙醇0.1 mL,一般可使肿瘤消失。但是肿瘤较大,超过5 mm最好等待发展稳定后再行处理。

(2)婴儿血管瘤(深在型):以前称为草莓状及海绵状(常为混合型)血管瘤,临床上此型常见,多在面颊。5 cm以内大小,五官以外,最好耐心等待自然发展。血管瘤一般有两个快速增长过程,分别是出生后1~2个月和4~5个月,期间病变增大明显,6个月后停止增大,出现中心白斑(纤维化)。以后逐渐缩小,约一两年内全部消失。不留任何痕迹。海绵状血管瘤可能消退不全,残余皮下部分可做皮下切除。

(3)皮内血管瘤(鲜红斑痣):皮肤鲜红但不高起。一般不能自行消退。可等待患者年龄稍大后手术切除。根据瘤灶大小,可采取一期或分期手术。瘤体太大或牵扯面部外形者,可切除后植皮修复。

(4)特殊部位血管瘤:如眼皮、耳、鼻、唇、舌,最好由各科成形专家处理。一般原则是看增长速度与毁容趋势而决定治疗方案。眼部等重要部位的血管瘤应尽早积极治疗,以防发生弱视等并发症;累及咽喉和气管的血管瘤引起呼吸困难者,应积极采取气管切开等治疗,避免因气道堵塞导致呼吸困难甚至死亡。应急治疗以手术为主。任何破坏性治疗,如不能准确控制范围,均属禁忌。

(5)手术切除的指征:手术的最终目的是美容。中间过渡应急手术必须为美容留有余地或创造条件。手术适应证包括恶性瘤、搏动性的交通性血管瘤、难以控制的出血与感染、增生期血管瘤严重影响呼吸及视觉功能、颅面变形毁容、治疗无效的溃疡以及肿瘤消退期和消退完成期用于切除影响面容的残留病变。一般交通性血管瘤很难自愈，可以先作有关静脉的碘剂造影。如果瘤内显影，并且瘤内碘剂持续保留十几分钟，则可经过原穿刺针注入硬化剂。两周内无效仍需手术切除。颈部表浅血管瘤一般一两岁后不消可随时手术切除。

近年来，手术及激素治疗婴幼儿血管瘤的比例下降，普萘洛尔已成为婴幼儿血管瘤的一线疗法，初始用量为 0.5 mg/(kg · d)分 2 次(至少间隔 9 h)口服，后逐渐加至推荐用量 1.5～2 mg/(kg · d)，分 2 次(至少间隔 9 h)口服，口服普萘洛尔治疗无确切停药的年龄限制，目前主张如果瘤体基本消退(根据临床表现及 B 超结果综合判断)，可考虑 1 个月内逐渐减量至停药。但在使用该药前，临床医师要严格评估其适应证及禁忌证。目前激光治疗一般用于较局限快速增长的浅表部血管瘤的早期治疗。而近年来，介入放射科的发展也为头颈部血管瘤的治疗提供了新的选择。

## 二、腮腺肿瘤

婴幼儿涎腺肿瘤临床上较少见，且主要集中在腮腺区，良性肿瘤常见，恶性罕见。原则上，发生于大涎腺的肿瘤，例如腮腺及颌下腺，以良性常见；而小涎腺肿瘤以恶性常见。本节讨论腮腺区的良性肿瘤。

### (一)诊断与鉴别诊断

1. 腮腺血管瘤

为婴幼儿最常见的涎腺良性肿瘤，多在婴儿期已出现，随年龄增大而增大，质软如海绵，形状不规则，表面略高低不平。表面皮肤可正常，也可呈蓝紫色或合并毛细血管瘤。肿物增大发展可产生疼痛、面瘫等症状，少数可伴有继发出血、感染等并发症。B 超、CT、局部穿刺可做辅助诊断。

2. 腮腺混合瘤

小儿较少见，起病缓慢，初期肿物较小，逐渐增大；肿物较硬，边界清楚，可稍移动，无压痛，表面光滑，有时呈分叶状，与周围组织无粘连，一般无疼痛、瘙痒等临床症状。腮腺混合瘤虽属良性肿瘤，但有恶变可能，故近来将其纳入交界性肿瘤。其病程越长，恶变概率越大；特别是肿瘤生长迅速、出现进行性面神经瘫痪及疼痛时，应怀疑有恶变可能。B 超及增强 CT 或 MRI 可辅助诊断，穿刺活检可以确诊。

### (二)治疗

腮腺血管瘤治疗以局部硬化剂治疗为主，多次治疗多可治愈。肿物较大或有并发症者可考虑手术切除，但分离技术要求很高，术中应防止面神经损伤和大量失血。手术切除是腮腺混合瘤主要的治疗方法，且应尽早进行。小切口区域性切除术可达到与全腮腺切除相同的疗效。

## 三、颈动脉体瘤

颈动脉体瘤(carotid-body tumor，CBT)是一种起源于颈动脉体化学感受器的少见肿瘤，称化学感受器瘤或副神经节瘤，儿童罕见。慢性组织缺氧和线粒体氧敏感基因的突变与其发生有关。同时发现其有遗传性。

颈动脉体副神经节瘤发病率低、病变部位特殊，局部解剖复杂，血管丰富，治疗有一定的复杂性。

### (一)诊断与鉴别诊断

颈动脉体瘤缺乏典型的临床症状。通常表现为缓慢生长的上颈部或下颌角下方或咽旁肿块。左右可推动,而上下不能推动。有时具有压缩感及搏动感。部分患者有时可以听到血管杂音。可因压迫迷走神经、颈交感神经及臂丛神经,出现声音嘶哑、Horner 综合征、上肢感觉异常等症状。瘤腔内血栓脱落可导致持久的或一时性缺血性脑卒中。颈动脉体瘤可有左右双侧性,尤其是在有家族史的病例。

根据颈部搏动性肿块不难发现。表现为与血管走行一致的无痛性肿物。B 超、增强 CT、磁共振血管成像(MRA)、数字减影血管造影术(DSA),以及 DSA 过程中颈内动脉暂时性球囊阻断试验等可以协助诊断。

### (二)治疗

一经确诊,应及早治疗。

1. 手术治疗

手术切除被认为是治疗 CBT 的主要方式。手术主要包括单纯瘤体剥离、瘤体切除＋血管重建。重建动脉包括动脉补片移植和动脉端-端吻合术等。手术难度较大,风险高,有一定的手术相关卒中发生率及死亡率。

2. 放射治疗

对不能耐受手术的颈动脉体瘤患者,可以采用放射治疗。局部控制率达 96%。然而,放射治疗只能控制肿瘤的进展,并不能治愈肿瘤。

3. 血管内介入栓塞治疗

仍存在争议,主要用于术前的辅助治疗,但有学者认为介入栓塞术会引起瘤体周围炎,栓塞物进入血管后可引起严重并发症。故对于较复杂的 CBT 患者,介入栓塞术前应进行严格评估。

## 四、颈淋巴结肿瘤

头颈部淋巴结引流来自头颈部组织器官以及部分上纵隔、胸腔及胸壁的淋巴回流,其引流区域广泛,且引流区域为儿童常见的感染区域(例如咽部、气管及肺),故淋巴结肿瘤较其他部位更为常见。对于儿童期的淋巴结肿大,良性比例占到 90%以上。

### (一)诊断与鉴别诊断

颈部淋巴结肿大的原因多样,大致分为恶性和良性淋巴结肿大,前者主要包括转移癌和淋巴瘤,后者分为炎症性肿大和增生性肿大。确定淋巴结肿大的性质,与疾病的治疗和预后密切相关,因此鉴别诊断尤其重要。

炎症性颈部淋巴结肿大比较常见,常发生于上呼吸道感染或其他感染后,表现为颈部局部淋巴结红肿压痛,抗感染治疗即可痊愈;颈淋巴结结核性肿大常表现为颈侧淋巴结肿大,结节状,无痛,多见于儿童和青年,可有肺结核病史,抗感染治疗无效而抗结核治疗有效,需行结核菌素试验和肿大淋巴结切取活检以明确诊断。亚急性坏死性淋巴结炎是一类病因不明的淋巴结肿大伴发热的疾病,此类疾病对抗生素抗炎治疗效果欠佳,明确诊断需行淋巴结病理检查。淋巴瘤可发生于任何年龄,淋巴结常表现为无痛性、进行性肿大;颈淋巴结转移癌多见于中老年患者,生长速度较快,质硬,儿童患者偶有发生,多见于甲状腺癌及鼻咽癌;对于颈部淋巴结肿大患者,应详细询问病史,进行体格检查,同时行颈 B 超、CT、MRI 等影像学检查,必要时行细针穿刺活检明确诊断。

### (二)治疗

对于良性淋巴结增生一般采用对症治疗,以急性炎症为主的根据血常规结果及病原微生物检测结果进行对应治疗;而亚急性坏死性淋巴结炎患者需要进行激素冲击治疗;对于反应性增生病变,以随访观察治疗为主。对于恶性肿瘤,则根据其原发灶位置及肿瘤性质进行化疗、手术或放疗的综合治疗。

(耿江桥)

## 第四节　气管异物

气管异物是较常见的儿童意外急症,也是引起 5 岁以下幼儿死亡的常见原因之一。据统计,气管异物 7 岁以内儿童多见,尤其以刚学会走路到 2 岁的小儿发病多,病死率高。这是由于小儿的生理特点决定的,小儿的气管与食管交叉处的会厌软骨发育不成熟,功能不健全,容易将口含物吸入气管内引起气管阻塞,导致窒息。婴幼儿由于牙齿未萌出或萌出不全,咀嚼功能未发育成熟,吞咽功能不完善,气管保护性反射不健全。当异物落入气管后,最突出的症状是剧烈的刺激性呛咳,由于气管或支气管被异物部分阻塞或全部阻塞,出现气急、憋气,也可因一侧的支气管阻塞,而另一侧吸入空气较多,形成肺气肿,较大的或棱角小的异物(如大枣)可把大气管阻塞,短时间内即可发生憋喘死亡。还有一种软条状异物吸入后刚好跨置于气管分支的嵴上,像跨在马鞍上,虽只引起部分梗阻,却成为长期的气管内刺激物,患儿将长期咳嗽、发热,甚至导致肺炎、肺脓肿形成,也可危及生命。

### 一、临床表现

突发刺激性咳嗽、反射性呕吐、声音嘶哑、呼吸困难,患儿张口可听到异物冲击声。如异物堵住了喉部、气管处,患儿面色发绀、气喘、窒息,很快呼吸停止;如异物堵住左右主支气管分叉处,可导致一侧肺不张,呼吸困难逐渐加重,抢救不及时也很快呼吸停止。

### 二、诊断及救护措施

及时的诊断和处理是抢救成功的关键,医师也应该向家长普及相关的救护知识。

1.拍背法

让小儿趴在救护者膝盖上,头朝下,托其胸,拍其背部,使小儿咯出异物。

2.催吐法

用手指伸进口腔,刺激舌根催吐,适用于较靠近喉部的气管异物。

3.迫挤胃部法

救护者抱住患儿腰部,用双手食指、中指、环指顶压其上腹部,用力向后上方挤压,压后放松,重复而有节奏地进行,以形成冲击气流,把异物冲出。此法为美国海默来克医师所发明,故称“海默来克手法”。

上述方法未奏效,应分秒必争尽快送医院耳鼻喉科,在喉镜或气管镜下取出异物,切不可拖延。呼吸停止给予口对口人工呼吸。

## 三、预防

教育儿童养成良好卫生习惯，不要随意把异物放到嘴里，以免误吸入气管。进食时避免孩子打闹、说话，以防食物呛入气管。家长不应将硬币、瓜子、花生等放在小儿能够着的地方。

（耿江桥）

# 第五节　食管异物

食管异物是耳鼻喉科急症、重症病种之一，是小儿耳鼻喉科的常见病、多发症，可发生于任何年龄，尤其是以幼儿多见。由于小儿心智未成熟，不会诉说或者害怕家长责骂不敢诉说，容易导致误诊、漏诊，从而发生严重后果。

## 一、病因

1. 生理性因素

小儿咽喉部保护性反射不完善，不易感到食物中的异物而囫囵下咽，儿童磨牙发育不全，食物未经充分咀嚼下咽。小儿食管相对较窄，受刺激时易发痉挛而导致异物嵌顿。

2. 病理性因素

各种原因导致的先天性或后天性食管狭窄。

3. 不良行为、习惯

小儿常将喜爱之玩物，如硬币、玩具零件、纽扣等，含在口中，当受到惊吓、哭闹、摔倒等影响，导致异物不慎下咽嵌顿于食管。

4. 误吞

心智不成熟年龄稍长的儿童误将异物喂给年龄稍小的幼儿。模仿他人动作，误将异物吞入。精神运动发育异常者误吞异物。

5. 异物因素

较大的食物或物品难以通过食管狭窄部位，锐利的物件容易刺入食管管壁中。

以上因素可单一或多种因素联合致病。

## 二、临床表现

症状和体征与异物的性质、停留位置、停留时间等密切相关。

1. 明确的异物误吞史

多数婴幼儿是在家长的监护下进食或玩耍的，故一般可追问出有无异物误吞史。

2. 患儿自诉及表现

年长儿会自诉或被家长观察到有吞咽困难或吞咽疼痛，婴幼儿则表现为拒食，不管是年长儿还是年幼儿多伴有流涎或进食后即呕吐等不适。时间长者，患儿会出现食欲缺乏、体重下降、水电解质混乱，甚至休克等异常。对于突然出现拒食、进食后呕吐伴有流涎的婴幼儿，如无咽部感染性疾病，需注意食管异物的可能。

3.呼吸道症状

部分患者由于较大的异物阻塞或者锐利异物损伤食管壁，引起炎症、出血肿胀等，压迫喉及气管从而致呼吸困难。当形成食管气管瘘时，患儿进食或喝水时容易出现呛咳，以及咳嗽、痰多等呼吸道症状。

4.不常见但较严重的症状和体征

(1)异物锐利或停留时间较长、腐蚀性的异物，可导致食管穿孔，形成气管食管瘘，食管纵隔瘘等，从而出现颈部皮下气肿、纵隔气肿、喝水呛咳等症状和体征。

(2)异物停留时间长或者损伤食管壁，可并发食管周炎、咽后脓肿、纵隔炎及脓肿、心包积液及脓气胸，从而出现颈及胸部剧烈疼痛、发热及全身中毒症状。

(3)异物刺破食管黏膜可有少量出血，继发感染或者异物直接刺破颈胸的大血管，如主动脉弓，可发生致命性大出血，从而出现休克甚至死亡。

## 三、诊断

结合病史、临床表现和影像学检查，一般诊断不难。重点是并发症的诊断以及影像学检查为阴性的患儿的诊断，这与疾病的治疗和预后密切相关。

## 四、鉴别诊断

1.咽部感染性疾病

如急性咽炎、急性扁桃体炎等，支持点：咽痛、进食不适；不支持点：无明确异物误吞史，咽部检查见咽部黏膜充血或扁桃体肿大、充血，滤泡增生，表面可见米黄色点状渗出物。鉴别要点：看是否有异物误吞史及咽部有否炎症表现，必要时可作食管造影透视或食管吞钡挂棉排除。

2.口咽部异物

支持点：有异物误吞史，也可有进食困难、吞咽不适、流涎等表现；不支持点：口咽部检查可见异物停留。鉴别要点：可通过 X 线食管造影、电子喉镜等检查明确诊断。

3.感染导致的咽后壁脓肿

支持点：进食困难，发热；不支持点：单纯咽后壁脓肿，多有上呼吸道感染症状前兆，如发热、咳嗽等，体查可见咽后壁隆起。鉴别要点：可通过 X 线或 CT 等影像学检查排除。

## 五、治疗

### (一)一般治疗

禁食，完善有关术前检查，血常规＋血型，凝血四项，胸片等，根据患儿的进食、进水及皮肤弹性，毛细血管充盈时间(CRT)等情况，如进食、进水差，皮肤弹性差，CRT＞2 s，需查水电解质分析。根据情况，必要时还需进行其他检查：血气分析，胸部 CT 等。

### (二)对症治疗

(1)对伴有发热的患儿，予布洛芬混悬液[0.5 mL/(kg·次)]退热。

(2)补液治疗：视潜在休克或休克程度(可根据水电解质分析结果)，予林格液及 5%葡萄糖注射液等治疗。

(3)根据患儿的情况，术前使用(疑有穿孔、血常规或 C 反应蛋白(CRP)异常、有脱水表现及全身状况不佳等)或不使用抗生素及补液治疗(体温正常、血常规及 CRP 正常、全身一般情况好等）。

### （三）对因治疗

尽早在食管镜下取出异物，防止并发症的发生是治疗食管异物的最主要原则。

1. 注意事项

（1）麻醉方式：全麻目前较为常用，可减轻术中患者的痛苦。

（2）进食后 4～6 h 之内不宜进行食管镜手术，需待胃排空后进行检查。

（3）对于术前吞咽疼痛、吞咽困难已消失者，应再次行食管 X 线检查，看异物有无自行落入胃内，以免施行不必要的手术。

（4）对于光滑类异物可采取 Foley 管取出。

（5）对于异物停留于食管第 2～3 狭窄的治疗、高度怀疑刺伤食管壁且随主动脉弓搏动者；已经确诊为食管穿孔、纵隔脓肿或疑有大血管破溃者应请胸外科一起处理。

（6）伴有较严重的全身反应如发热、失水等情况者，可应用大量抗生素控制炎症，补液改善失水及全身情况后，然后取异物。

（7）随着内镜技术的发展，在纤维胃镜下夹取异物者逐渐增多，因纤维胃镜不能保护食管壁免受损伤，宜取较小的、边缘圆钝的异物。对大块较尖锐的异物及嵌顿于食管壁的异物应在硬管食管镜下夹取。

2. 术前准备

（1）术前常规准备：常规询问病史及查体，阅读 X 线片、CT 等影像学资料。

（2）食管异物影响进食或合并感染者，术前应补液，并给抗生素抗感染治疗。

（3）术前禁食 4 h 以上，以免术中发生呕吐。

（4）术前准备合适的食管镜及食管镜钳。

（5）有并发症时应请相关的科室会诊，并进行相应的处理。

3. 术式

食管镜探查＋异物取出术；经颈部或开胸手术取异物。

4. 适应证及禁忌证

（1）食管镜探查适应证：确诊或高度怀疑食管异物。

（2）食管镜探查禁忌证：①绝对禁忌证，异物与大血管密切相关，形成了假性动脉瘤或高度怀疑异物已刺破食管壁并刺入附近的大血管；合并有明显的颈椎疾病；②相对禁忌证，一般情况差，合并有严重炎症、休克等并发症，可在积极治疗的同时做好食管镜探查的准备。

（3）经颈部或开胸手术适应证：异物嵌顿经食管镜无法取出异物；异物已刺入食管壁或停留于食管外者。

（4）经颈部或开胸手术禁忌证：一般情况差，休克、水电解质严重紊乱者。

5. 手术标准操作流程

推荐插管全麻下手术，这可使食管肌肉全面松弛，并可让手术医生有充足的时间进行操作。

体位：多取仰卧头后仰位，头部置于手术台外，肩与台缘平齐，无需垫肩，由护士或助手托头，并根据手术操作需要调整受检者头位。

选取合适的食管镜，并在镜子前端涂抹少许石蜡油。主刀医生右手持食管镜，左手中指置于上牙槽，起定位和支撑作用，左手食指和拇指托着食管镜的前端，起固定和进镜依托作用，左手无名指和拇指适时拨开受压的上下唇，进镜时左手打开口腔，沿着口腔中线进镜，通过右手持的食管镜管腔依次看到悬雍垂、咽后壁、食管入口。右手持镜控制镜子的前进或后退及其方向，左手拇指此时重要的作用就是可协助镜子进退。

当看到异物时，选取合适的异物钳取出异物，对于较大的异物，可连同镜子一起退出。

取出异物后，观察异物停留的部位是否有损伤、渗血等异常情况，再根据情况采取适当的措施，如止血、留置胃管等。

6.手术注意事项

(1)根据患儿的年龄及食管有无病理性异常等情况选取合适的食管镜。

(2)进镜时注意避免损伤上下唇等组织器官。

(3)缓慢进镜，以免镜子越过异物，从而漏诊或延误治疗。

(4)保持视野清晰，术前使用长托宁减少分泌物，术中及时吸除食管腔内分泌物、血液等。

(5)对于不规则或边缘锐利的异物，要做好保护措施。

(6)对于高度怀疑与颈胸部大血管相关的异物，不宜在食管镜下钳取。

(7)在钳取的过程中，可尝试不同角度或调整钳取部位等试取，如阻力较大，忌强行拉扯，必要时可暂停食管镜手术并转胸外科手术。

7.术后处理

根据患儿情况，给予补液治疗，并同时予以或不予以抗生素治疗。异物停留时间较长，或异物导致食管壁损伤时，或血常规提示(白细胞数)WBC增高、中性粒比例增高或CRP增高时，应常规给予抗生素预防或治疗感染。对于异物停留时间不长，异物规则、边缘光滑者，血象不高者，可不予抗生素治疗。根据食管是否受损及损伤程度，可予停留胃管、鼻饲饮食治疗数日至1个月不等。根据下述转ICU的标准，应转ICU治疗，待病情稳定后再转回普通病房。术后出现并发症的表现时，及时请相关专科会诊并处理。如肺部炎症需要呼吸科会诊，气胸、皮下气肿、纵隔气肿、气管食管瘘等请胸外科会诊。

## 六、并发症及处理

(1)咽后壁脓肿在取出异物的同时，行脓肿切开排脓术，并充分扩大切口，充分引流，停留胃管并予鼻饲饮食1周。

(2)食管周围炎、食管损伤或穿孔取出异物后，加强抗炎、支持治疗，同时停留胃管并予鼻饲饮食1周或以上。

(3)皮下气肿、气胸等轻者可待其自行吸收，严重者可行切开或胸腔闭式引流。

(4)气管食管瘘予停留胃管，并转胸外科进一步治疗。

(5)对于炎症或者压迫等引起的喉水肿可给予静脉滴注地塞米松和(或)普米克令舒雾化吸入治疗。

(耿江桥)

# 第十章　五官科常见疾病护理

## 第一节　眼科手术患者的常规护理

### 一、眼部手术前常规护理

(1)根据病情及拟行的手术向患者或家属讲明手术前后应注意的问题,积极做好患者的心理护理,使患者消除恐惧、密切合作。

(2)了解患者的全身情况,高血压、糖尿病患者应采取必要的治疗及护理措施;如有发热、咳嗽、月经来潮、颜面部疖肿及全身感染等情况要及时通知医生,以便进行必要的治疗和考虑延期手术。

(3)术前 3 d 开始滴抗生素眼药水,以清洁结膜囊。角膜、巩膜、虹膜、晶状体、玻璃体和视网膜等内眼手术需在术前日(急症手术例外)剪去术眼睫毛,并用生理盐水冲洗结膜囊。

(4)训练患者能按要求向各方向转动眼球,以利于术中或术后观察和治疗。指导患者如何抑制咳嗽和打喷嚏,即用舌尖顶压上腭或用手指压人中穴,以免术中及术后因突然震动,引起前房出血或切口裂开。

(5)给予易消化的饮食,保持大便通畅,防止术后并发症。术前一餐,不要过饱,以免术中呕吐。全麻患者术前 6 h 禁食禁水。

(6)协助患者做好个人清洁卫生,如洗头、洗澡、换好干净内衣、内裤,长发要梳成辫子。取下角膜接触镜和所有首饰。

(7)术晨测量生命体征,按医嘱用术前药。

(8)去手术室前嘱患者排空大、小便。

(9)患者去手术室后,护士整理床铺,准备好术后护理用品,等待患者回病房。

### 二、眼部手术后常规护理

①嘱患者安静卧床休息,头部放松,全麻患者未醒期间去枕平卧,头偏向一侧,防止呕吐物误吸入气管引起窒息。②术眼加盖保护眼罩,防止碰撞;注意观察局部伤口的渗血情况,眼垫、绷带有无松脱。嘱患者在术后 2 周内不要做摇头、挤眼等动作。③遵医嘱局部或全身用药;术后数小时内患者如有疼痛、呕吐等,可按医嘱给予镇痛、止吐药。④为避免感染,术后换药时所用的抗生素眼药水、散瞳剂等应为新开封的;敷料每日更换,注意观察敷料有无松脱、移位及渗血,绷带的松紧情况;眼部包扎期间,嘱患者勿随意解开眼带,以免感染。⑤继续给予易消化饮食,多进食蔬菜和水果,保持大便通畅,有便秘者常规给缓泻剂。⑥门诊手术患者和住院患者出院前嘱其按医嘱用药、换药和复查。

(张丽红)

# 第二节 眼科常用护理技术操作

## 一、滴眼药法

1. 目的

用于预防、治疗眼部疾病、散瞳、缩瞳及表面麻醉等。

2. 用物准备

治疗盘内放置滴眼液、消毒棉签。

3. 操作步骤

操作前洗手，并核对患者的姓名、眼别、药物的名称、浓度，水制剂应观察有无变色和沉淀。患者取坐位或仰卧位，头稍向后仰并向患侧倾斜，用棉签擦去患眼分泌物，用左手示指或棉签拉开患者下睑，右手持滴管或眼药水瓶将药液滴入下穹隆的结膜囊内。用手指将上睑轻轻提起，使药液在结膜囊内弥散。用棉签擦去流出的药液，嘱患者闭眼 1～2 min。

4. 注意事项

滴药时，滴管口或瓶口距离眼部 2～3 cm，勿触及睑缘、睫毛和手指，以免污染；滴药时勿压迫眼球，尤其是有角膜溃疡和角膜有伤口的患者；滴入阿托品类药品时，应压迫泪囊部 2～3 min，以免鼻腔黏膜吸收引起中毒。

特别注意散瞳剂与缩瞳剂、腐蚀性药物，切忌滴错，以免造成严重后果。同时滴数种药液时，先滴刺激性弱的药物，再滴刺激性强的药物。眼药水与眼药膏同时用时先滴眼药水后涂眼膏。重复滴药的最短间隔时间应为 5 min。

## 二、涂眼药膏法

1. 目的

用于治疗眼睑闭合不全、绷带加压包扎前需保护角膜者以及需做睑球分离的患者。

2. 用物准备

眼药膏、消毒圆头玻璃棒、消毒棉签。

3. 操作步骤

涂眼药膏前洗手，并核对患者的姓名、眼别、药物的名称和浓度。患者取仰卧位或坐位，头稍向后仰，用左手示指或棉签拉开患者下睑，嘱患者向上方注视，右手将眼药膏先挤去一小段，将眼膏挤入下穹隆；或用玻璃棒蘸眼膏少许，将玻璃棒连同眼膏平放于穹隆部，嘱患者闭眼，同时转动玻璃棒，依水平方向抽出，按摩眼睑使眼膏均匀分布于结膜囊内，不要将睫毛连同玻璃棒一同卷入结膜囊内。必要时给患者加戴眼带。

4. 注意事项

涂眼膏前检查玻璃棒有无破损，如有破损应弃去；玻璃棒用后及时消毒以备用。

## 三、剪眼睫毛法

1. 目的

内眼手术前一天剪去术眼睫毛，使术野清洁，便于手术操作，并可防止手术中睫毛落入眼内。

2. 用物准备

剪刀、眼药膏或凡士林、无菌棉签、消毒棉球和眼垫。

3. 操作步骤

操作前洗手，并核对患者的姓名和眼别。患者取仰卧位，先在剪刀的两叶涂上眼药膏或凡士林，以便粘住剪下的睫毛。嘱患者向下看，用手指压住上睑皮肤，使睑缘稍外翻，剪去上睑睫毛；嘱患者向上看，手指压下睑皮肤，使下睑轻度外翻，剪去下睑睫毛，将剪下的睫毛不断用眼垫擦拭干净，以防落入结膜囊内。剪刀用后消毒备用。

4. 注意事项

剪睫毛时，嘱患者安静，头部固定不动；动作要轻柔，防止伤及角膜和睑缘皮肤；如有睫毛落入结膜囊内，应立即用湿棉签拭出或用生理盐水冲洗干净。

## 四、结膜囊冲洗法

1. 目的

清除结膜囊内的异物、酸碱化学物质和脓性分泌物以及手术前清洁结膜囊。

2. 用物准备

玻璃洗眼壶或冲洗用吊瓶、受水器、消毒棉球、洗眼液。

3. 操作步骤

患者取坐位或仰卧位，头偏向一侧。受水器紧贴患眼侧颊部或颞侧。擦净眼分泌物及眼膏。分开上下睑，冲洗液先冲洗眼睑皮肤，然后再冲洗结膜囊。冲洗上穹隆部时翻转眼睑，嘱患者向下看，冲洗下穹隆部时嘱患者向上看，同时眼球向各个方向转动，轻轻推动眼睑，充分冲洗结膜各部，用棉球拭净眼睑及颊部水滴。将受水器内的污水倒出，消毒后备用。

4. 注意事项

冲洗时，洗眼壶距眼 3～5 cm，不可接触眼睑及眼球；冲洗液不可直接冲在角膜上，也不可进入健眼；冬天冲洗液适当加温，冷热适中。化学伤冲洗应充分暴露上下穹隆部，反复多次冲洗，防化学物质残留。如有大块异物不易冲去，可用消毒棉签擦去，冲洗液要足够，冲洗时间不少于 15 min。有眼球穿通伤及较深的角膜溃疡者禁忌冲洗。

## 五、泪道冲洗法

1. 目的

用于泪道疾病的诊断、治疗及内眼手术前清洁泪道。

2. 用物准备

注射器、泪道冲洗针头、泪点扩张器、地卡因、消毒棉签和冲洗用液体，必要时准备泪道探针。

3. 操作步骤

操作前洗手，并核对患者的姓名和眼别。患者取坐位或仰卧位。压迫泪囊将其中的分泌物挤出，然后将地卡因棉签置于上下泪点之间，闭眼 3 min。用泪点扩张器扩张泪小点，左手轻轻牵拉下睑，嘱患者向上方注视，右手持注射器将针头垂直插入泪小点 1～1.5 mm，再水平方向向鼻侧插入泪囊至骨壁。坐位，嘱患者低头；仰卧位，嘱患者头偏向患侧，将针稍向后退，注入药液。通畅者，注入液体自鼻孔流出或患者自诉有水流入口中。如注入液体通而不畅，有液体从鼻腔滴出，提示有鼻泪管狭窄。如进针时阻力大，冲洗液体由原泪点或上泪点溢出，说明泪总管阻塞；如针头可触及骨壁，但冲洗液体逆流，鼻腔内无水，提示鼻泪管阻塞；冲洗后，泪小点有脓性分泌物溢出，为慢性泪囊炎；冲洗时如发现下睑肿胀，说明发生假道，必须停止注水。滴抗生素眼药水并记录冲洗情况，包括从何处进针，有无阻力，冲洗液的流通情况及是否有分泌物等。

4.注意事项

如进针遇有阻力，不可强行推进；若下泪点闭锁，可由上泪点冲洗；勿反复冲洗，避免黏膜损伤或粘连引起泪小管阻塞；急性炎症和泪囊有大量分泌物时不宜进行泪道冲洗。

## 六、球旁注射法

1.目的

提高局部组织内的药物浓度，起到消炎、抗感染的作用。

2.用物准备

注射器、5号半针头、注射药物、消毒液、消毒棉签。

3.操作步骤

操作前洗手，并核对患者的姓名、眼别、药物的名称及剂量。患者取坐位或仰卧位，坐位头略后仰。常规消毒眼睑周围皮肤。嘱患者向内上方注视，左手持棉签在眶下缘中、外1/3交界处定位进针点，右手持注射器经皮肤刺入眶内，紧靠眶下壁垂直刺入1 cm左右，固定好针头，轻轻抽吸见无回血后，将药液缓慢推入。左手固定好针旁皮肤，缓慢拔针，用消毒棉签压住针眼至无出血为止。也可在颞上方或颞下方经球结膜进针。

4.注意事项

如遇到阻力，不可强行进针，可稍稍拔出针头，略改变方向再进针；不宜用一次性注射针头。针头的斜面应向上，防止损伤眼球，切忌针头在眶内上下左右捣动，以免损伤血管和神经；注射过程中要观察眼部情况，如有眼睑肿胀、眼球突出，提示有出血症状，应立即拔针，给予加压包扎或用数块大纱布或眼垫用手按压至止血为止，必要时全身应用止血药。

## 七、球后注射法

1.目的

通过眼睑皮肤或下穹隆，经眼球下方进入眼眶的给药方式，用于眼底部给药及内眼手术前麻醉。

2.用物准备

注射器、球后针头、注射药物、2%碘酊、75%酒精、消毒棉签、纱布眼垫、胶布和绷带。

3.操作步骤

注射前洗手，并核对患者的姓名、眼别、药物的名称及剂量。患者取坐位或仰卧位，常规消毒眼睑周围皮肤。嘱患者向鼻上方注视，在眶下缘中、外1/3交界处将注射器针头垂直刺入皮肤1～2 cm，沿眶壁走行、向内上方倾斜30°、针头在外直肌与视神经之间向眶尖方向推进，进针3～3.5 cm，抽吸无回血，缓慢注入药液。拔针后，嘱患者闭眼并压迫针眼1 min。轻轻按摩眼球，涂抗生素眼膏，包扎。如出现暂时的复视现象，是药物麻痹眼外肌或运动神经所致，一般2 h后症状即可缓解。

4.注意事项

进针时如有阻力或碰及骨壁不可强行进针；注射后如出现眼球突出、运动受限为球后出血，应加压包扎；眼前部有化脓性感染的患者禁忌球后注射。

## 八、球结膜下注射法

1. 目的

将抗生素、皮质类固醇、散瞳剂等药物注射到结膜下，提高药物在眼局部的浓度，延长药物的作用时间，同时刺激局部血管扩张，渗透性增加，有利于新陈代谢和炎症吸收。常用于治疗眼前部疾病。

2. 用物准备

注射器、针头、注射的药物、0.5%～1%地卡因溶液、消毒棉签、纱布眼垫、胶布、抗生素眼膏。

3. 操作步骤

注射前洗手，并核对患者的姓名、眼别、药物的名称及剂量。患者取坐位或仰卧位。用0.5%～1%地卡因表面麻醉2次，间隔3～5 min。左手分开眼睑，不合作者可用开睑器开睑，右手持注射器，颞下方注射时嘱患者向上方注视，颞上方注射嘱患者向下方注视，针头与角膜切线方向平行避开血管刺入结膜下，缓慢注入药液，注射后涂抗生素眼膏，戴眼带。

4. 注意事项

注射时针头勿指向角膜；多次注射应更换注射部位；为角膜溃疡患者注射时勿加压于眼球；如注射散瞳类药物应注意观察患者的全身状况，并在注射后20 min观察瞳孔是否散大。

## 九、眼部加压包扎法

1. 目的

①使包扎敷料固定牢固；②局部加压，起到止血作用；③对于术后浅前房者，局部加压包扎，促进前房形成；④预防角膜溃疡穿孔；⑤部分眼部手术以后，减少术眼活动，减轻局部反应。

2. 用物准备

20 cm纱条1根(双眼加压包扎不必)、眼垫、眼膏、胶布、绷带。

3. 操作步骤

操作前洗手，并核对患者的姓名和眼别。患者取坐位，患眼涂眼膏，盖眼垫。单眼包扎者，在健眼眉中心部置一条长约20 cm绷带纱条。

绷带头端向健眼，经耳上方由枕骨粗隆下方绕向前额，绕头2周后再经患眼由上而下斜向患侧耳下，绕过枕骨至额部。再如上述绕眼数圈，最后将绷带绕头1～2周后用胶布固定，结扎眉中心部的绷带纱条。

如为双眼包扎，则绷带按“8”字形包扎双眼。起端如以右侧为起点(左侧也可)，耳上部绕1～2周后，经前额向下包左眼，由左耳下方向后经枕骨粗隆绕至右耳上方，经前额至左耳上方，向后经枕骨粗隆下方至右耳下方，向上包右眼，成“8”字形状。如此连续缠绕数周后再绕头2圈，用两根胶布上下平行固定。

4. 注意事项

包扎时不可过紧或过松，切勿压迫耳郭及鼻孔；固定点必须在前额部，避免患者仰卧或侧卧时引起头部不适或摩擦造成绷带松脱。

## 十、结膜囊细菌培养法

1. 目的

查出结膜囊内的细菌，便于诊断和治疗。

2. 用物准备

无菌棉签的培养管、酒精灯、无菌棉签。

3. 操作步骤

操作前洗手，并核对患者的姓名和眼别。患者取仰卧位或坐位。左手持棉签牵拉患者下睑皮肤，右手用无菌试管内的无菌棉签在患者的下穹隆部擦拭，然后将试管口在酒精灯火焰上消毒，将棉签放回试管内，送检。

4. 注意事项

严格执行无菌操作技术；采集的标本及时送检。

（张丽红）

# 第三节　急性闭角型青光眼

急性闭角型青光眼是一种以眼压急剧升高并伴有相应症状和眼前段组织改变为特征的闭角型青光眼，因发作时常伴有眼部充血，故又称急性充血性青光眼。多发于 50 岁以上人群，女性更常见，男女之比为 1∶2，常双眼先后或同时发病，与遗传因素有关。情绪激动、用眼过度或使用抗胆碱药物可诱发本病。

## 一、病因病理

1. 内因

主要是解剖因素，如小眼球、小角膜、房角窄、前房浅、远视眼等眼球结构上的变异。

2. 外因

情绪激动、精神紧张、焦虑过度、劳累、停留在暗处时间过长，或滴用散瞳剂促使瞳孔散大，都可导致急性发作。在前房浅、房角窄的基础上，加上外因的作用，促使虹膜与晶状体紧贴，形成生理性瞳孔阻塞，房水进入前房困难，后房压升高，迫使虹膜膨隆，虹膜周边部与小梁网相贴，造成房角关闭，房水排出受阻，导致眼压升高。

## 二、护理评估

1. 健康史

了解患者有无青光眼家族史。发病前有无全身性或眼部疾病。有无发作性的眼胀痛、虹视、视力下降，了解发病的诱因，有无不良情绪、劳累等因素的刺激。评估患者目前的视功能改变、眼压升高的程度、眼痛的性质及伴有症状的特点；视力明显下降者还要了解患者的生活自理能力。

2. 临床表现

急性闭角型青光眼临床表现按病程不同分为以下 6 期。

(1)临床前期:表现有2种,当一眼确诊为急性发作期,另一眼无症状但有发作的可能,即可诊断为临床前期;有急性闭角型青光眼家族史,前房浅、虹膜膨隆、房角狭窄、暗室或散瞳试验后眼压升高者,亦可诊断为双眼临床前期。

(2)先兆期:为一过性或反复多次小发作,表现为一过性雾视、虹视、眼胀痛、轻度充血、眼压升高、瞳孔稍大,休息后自行缓解。

(3)急性发作期:①症状表现为突然发作的剧烈眼球胀痛、头痛、恶心、呕吐、雾视、虹视、视力急剧下降,常降至指数或手动;②体征表现为眼睑水肿、混合性充血、角膜水肿、前房变浅、房角完全关闭、瞳孔呈椭圆形散大、对光反射消失、眼压常在50 mmHg(6.67 kPa)以上,此期发生严重视功能障碍,如不能及时控制眼压,将导致永久性失明。患者可出现青光眼三联征,即角膜后色素沉着、虹膜阶段性萎缩、晶状体前囊膜下乳白色混浊点(青光眼斑)。

(4)间歇期:有明确的小发作史,眼压降至正常,视力部分恢复。

(5)慢性期:多次发作后,房角广泛粘连,小梁功能严重损害,眼压持续中度升高,视乳头逐渐出现青光眼性病理凹陷和萎缩,视野逐渐缩小。

(6)绝对期:持久的高眼压,导致视功能完全丧失,已无光感,有时因眼压过高引起剧烈眼痛、头痛。

3.社会心理状态

多数青光眼患者性情急躁,易激怒,情绪不稳定。因眼压急剧升高、视力明显下降,害怕失明而恐惧;因剧烈的眼痛、头痛导致舒适度的改变,或因视功能严重障碍、手术后双眼包扎生活不能自理产生焦虑和急躁情绪;因担心手术治疗效果不佳而忧虑。

## 三、治疗要点

原则上需要手术治疗。术前用缩瞳剂、碳酸酐酶抑制剂和高渗剂降低眼压,用缩瞳剂开放房角,并通过改善视神经血液供应和控制节细胞凋亡来保护神经。手术治疗的目的主要是促进房水排出或减少房水生成。

## 四、护理诊断

1.疼痛:眼痛、头痛

眼痛、头痛与眼压升高和手术创伤有关。

2.感知改变:视力障碍

视力障碍与高眼压导致视神经损害及手术后双眼包扎有关。

3.潜在并发症:创口裂开或出血

创口裂开或出血与手术或术后活动不当有关。

4.自理缺陷

自理缺陷与视力障碍导致活动受限有关。

5.睡眠型态紊乱

睡眠型态紊乱与眼痛、头痛有关。

6.有受伤的危险

受伤与视力障碍有关。

## 五、护理措施

1. 一般护理

热情接待患者，合理安排治疗及护理时间，保持环境安静，保证患者充足睡眠。

2. 生活护理

患者应食清淡、易消化食物，多食蔬菜及水果，保持大便通畅，勿食刺激性食物，忌烟酒、咖啡、浓茶，必要时控制饮水量。

3. 病情观察

密切观察患者的视力、视野、瞳孔、眼压的变化，并做好记录，如有异常情况，及时报告医生。

4. 用药护理

遵医嘱及时正确给药并观察用药反应。

(1)缩瞳药：常用 1%～2%毛果芸香碱滴眼液，在发作期应频繁滴眼，每次间隔 15 min，观察瞳孔和眼压，待瞳孔缩小后可减少滴眼次数至每日 4 次，滴眼后用棉球压迫泪囊片刻，避免药物吸收中毒。常见的中毒反应有恶心、呕吐、流涎、出汗、腹痛、肌肉抽搐，若出现上述反应，应立即停用缩瞳剂，反应严重者可用阿托品解毒。注意眼部治疗操作要轻柔，切勿压迫眼球。

(2)碳酸酐酶抑制剂：乙酰唑胺能抑制房水生成，降低眼压。久用可出现口周及四肢麻木、针刺感等神经末梢反应，停药后症状可消失。除此之外，此药还有泌尿系统的不良反应，如少尿、血尿、结石等，可配合口服碳酸氢钠缓解。

(3)高渗剂：20%甘露醇注射液静脉滴注必须快速进行，应在 30 min 内滴完。口服 50%甘油盐水时，应使温度适宜，减少恶心呕吐及上腹不适等感觉，服药后尽量少饮水，以免药液稀释影响疗效；有心、脑、肾功能不全者，应严密观察血压、脉搏及呼吸变化，以防意外。用药后因颅内压降低，部分患者可出现头痛、恶心等症状，嘱其平卧休息 1～2 h，症状即可消失。

(4)镇静剂：遵医嘱必要时应用，注意勿用安定。

(5)禁用阿托品、肾上腺素、颠茄类药物，以免瞳孔散大，睫状肌紧张使眼压升高。

5. 手术护理

(1)术前护理：术前 12 h 用缩瞳剂。

(2)术后护理：①术后 24 h 绝对卧床休息，对有前房出血的患者应取半卧位或头部高枕位，减少头部活动，保持眼部清洁，避免眼压升高的因素；②滤过手术后，为保证滤道畅通，可做眼球按摩，以示指和拇指指腹置于患者下眼睑，手指由下向上做半圆形轻轻按摩，按摩时间每次 3～5 min，每日 2～3 次，勿用力过强，以患者能忍受为宜，一般按摩后有眼红反应；③术后注意患者生命体征变化，观察角膜、瞳孔形态、伤口、眼压变化，若发现异常，应及时与医生联系。

6. 心理护理

负性心理状态，如焦虑、恐惧、郁闷等是青光眼的重要发病诱因，护理人员要有耐心，分析患者的具体心理障碍原因，有针对性地进行疏导、释疑、支持、鼓励等，使其心理平衡稳定，积极配合治疗。

7. 健康教育

(1)指导患者定期复查，出院后可每周测眼压1 次，每月检查眼底 1 次，6 个月复查视野 1

次，并遵医嘱用药，不能随意停药或自行加药。日常生活中不宜过久阅读，不宜关灯看电视，不要在暗处长时间停留，避免情绪激动等诱发因素。如有眼胀痛、雾视、虹视、视力急剧下降等，立刻到医院就诊。

(2)教会患者用手指指腹轻轻按摩眼球，可坚持按摩1个月。鼓励患者进行一些有益的活动，如听音乐、缓慢深呼吸等，或采取促进睡眠的方法，以提高对疼痛的耐受性。

(3)衣领、腰带不宜过紧，睡眠时枕头适当垫高，避免用力大便、咳嗽、打喷嚏、长时间低头、弯腰等动作，勿压迫眼球，以免因头部淤血而导致眼压增高。

(4)对视力明显下降者，指导患者多运用听觉、触觉、残余视力。训练患者判断方向、距离，指导患者防止跌伤、碰伤的方法。家庭要提供穿衣、取物的方便条件，保证安全的生活环境，完成生活自理。

(5)患有内眼疾病者，应积极治疗。应积极宣传防治青光眼的意义，社区医务人员应指导可疑人群(40岁以上有青光眼家族史者)进行检查，使患者能够得到及时诊治，以减少青光眼盲的发生。

(张丽红)

## 第四节　细菌性结膜炎

细菌性结膜炎是一种常见的眼部细菌感染，包括超急性细菌性结膜炎、急性或亚急性细菌性结膜炎(又称急性卡他性结膜炎)和慢性结膜炎。本病具有很强的传染性。

### 一、病因病理

1.超急性细菌性结膜炎

超急性细菌性结膜炎由淋球菌和脑膜炎球菌引起，是一种传染性极强、破坏性极大的结膜炎。

成人感染淋球菌性结膜炎的途径主要是生殖器—眼，新生儿则是通过产道—眼的途径而感染。脑膜炎球菌结膜炎最常见的感染途径是血源性播散。

2.急性卡他性结膜炎

急性卡他性结膜炎俗称红眼病。多发于春秋季节，散发或流行发病。以革兰阳性球菌为主要感染菌群，常见有肺炎球菌、流感嗜血杆菌(又称Koch-Weeks杆菌)、流感杆菌和金黄色葡萄球菌等。传播途径是接触传播。

3.慢性结膜炎常见致病菌

有摩-阿氏(Morax-Axenfeld)双杆菌、变形杆菌、大肠埃希菌。

### 二、护理评估

1.健康史

急性卡他性结膜炎患者多有明显的红眼病患者接触史，如共用面巾、面盆或其他用具，流行季节到公共的游泳池或浴室等；超急性细菌性结膜炎患者多有淋球菌性尿道炎病史，或患儿母亲有淋球菌性尿道炎病史。

2.临床表现

(1)超急性细菌性结膜炎:以淋球菌性结膜炎多见。新生儿一般于出生后 2～5 d 发病,双眼同时受累。病情发展急剧,有畏光、流泪,眼睑高度水肿表现,重症患者可有假膜形成,分泌物为黄色脓液,并不断从睑裂流出,故称“脓漏眼”。伴有淋巴结肿大、压痛。严重者可并发角膜溃疡、眼内炎,或其他部位的炎症,如脑膜炎、败血症。

(2)急性卡他性结膜炎:发病急,潜伏期 1～3 d,两眼同时或相隔 1～2 d 发病,3～4 d 达到高峰。自觉流泪、异物感、烧灼感或刺痛,分泌物多,晨起睁眼困难,严重时结膜表面形成假膜。检查可见眼睑肿胀、结膜充血和结膜表面分泌物。

(3)慢性结膜炎:主要表现为轻度的结膜充血及少量的黏液性眼分泌物。可单侧或双侧发病。患者自觉眼痒、异物感和眼疲劳,早晨起床时可发现内眦部有分泌物,白天眦部可见白色泡沫状分泌物,结膜充血、少量乳头增生和滤泡形成,以睑结膜为主。

3.辅助检查

结膜刮片及结膜分泌物涂片,可见大量多形核白细胞,必要时可做细菌培养及药物敏感试验,以明确菌种,选择抗生素。

4.社会心理状态

疾病会引起患者焦虑不安,如若须隔离,则会产生孤独、自卑感。

## 三、治疗要点

根据病情的轻重选择结膜囊冲洗、局部和(或)全身应用抗菌药物。切勿包扎患眼。超急性细菌性结膜炎局部和全身用药并重,并在局部用药之前以大量生理盐水或 1∶10 000 高锰酸钾溶液冲洗结膜囊。急性细菌性结膜炎一般具有自限性,不予治疗可在 10～14 d 痊愈,治疗时可根据检查出的菌种选择最有效的抗生素眼药水,睡前涂抗生素眼药膏。慢性细菌性结膜炎应针对不同致病原因,给予抗生素眼药水及眼药膏。

## 四、护理诊断

1.疼痛:眼痛

眼痛与病变累及角膜有关。

2.有传播感染的危险

传播感染与其传染性有关。

3.潜在并发症

潜在并发症包括角膜炎、角膜溃疡等。

## 五、护理措施

1.心理护理

向患者讲解疾病知识,安慰患者,解除其焦虑不安情绪。

2.眼部护理

分泌物较多时用生理盐水、3%硼酸溶液或 1∶10 000 高锰酸钾溶液冲洗结膜囊。冲洗时注意避免损伤角膜上皮,避免感染健眼。眼局部充分应用抗生素眼药水或眼药膏,急性期每 1～2 h用 1 次。禁忌包扎患眼。炎症较重者可用冷敷,以减轻充血、眼不适感等。注意保护健眼,带保护眼罩,睡眠时采取患侧卧位。

3.隔离护理

被患眼污染的面巾、洗脸用具和医疗器械需严格消毒；淋球菌性结膜炎患者用过的敷料要焚烧；医护人员在接触患者后必须洗手消毒以防止交叉感染；检查急性细菌性结膜炎时，应戴防护镜；淋球菌性尿道炎患者在小便后或接触患眼后，手要彻底清洁消毒。

4.健康教育

(1)尽量不要到人多的地方。

(2)注意个人卫生和集体卫生，勤洗手、洗脸，不用手或衣袖拭眼。

(3)急性期应隔离，以避免传染，防止大规模流行。

(4)注意用眼卫生，一眼患病，应防止另一眼感染。

(5)淋球菌性尿道炎孕妇必须产前治疗。

(6)新生儿立即用1%硝酸银溶液、青霉素溶液滴眼，红霉素眼膏涂眼，以预防新生儿淋球菌性结膜炎。

（张丽红）

# 第五节　葡萄膜炎

葡萄膜炎是一类有多种原因引起的葡萄膜的炎症，为眼科常见疾病，多发生于青壮年，易合并全身性自身免疫性疾病，常反复发作。病程小于3个月的为急性葡萄膜炎，大于3个月的为慢性葡萄膜炎。

根据发病部位可分为前葡萄膜炎、中间葡萄膜炎、后葡萄膜炎和全葡萄膜炎。炎症累及虹膜及睫状冠以前的睫状体组织称前葡萄膜炎；炎症累及睫状体平坦部、周边部视网膜、玻璃体基底部称中间葡萄膜炎；炎症累及脉络膜、视网膜组织称后葡萄膜炎；包括上述3种情况的称全葡萄膜炎。

## 一、前葡萄膜炎

前葡萄膜炎又称虹膜睫状体炎。

### (一)病因病理

病因复杂，分为两个方面。

1.内因性

内因性是主要的类型，主要是由病原体通过血行播散，从身体其他部位感染进入眼内。也可因对变性组织、坏死组织的免疫反应所致。如交感性眼炎、系统性红斑狼疮、风湿性关节炎。

2.外因性

外因性由外界致病因素引起。如外伤、手术感染等引起。

### (二)护理评估

1.健康史

询问患者的发病时间，有无反复发作，有无全身性的相关疾病，如结核、风湿性疾病、溃疡性结肠炎。有无外伤史、眼部感染史。

2.临床表现

(1)视力下降,如治疗不彻底可以导致失明。

(2)畏光、流泪、眼痛,眼痛夜间加重。

(3)眼部的典型体征:①睫状充血或混合充血;②房水混浊,裂隙灯下前房内光束增强,成灰白色半透明带,称前房闪辉,是由于血-房水屏障功能破坏,蛋白、炎症细胞进入房水造成的,为炎症活动期的体征;③角膜后沉着物主要是炎性细胞或色素颗粒在角膜内表面沉积所致,数量、大小、颜色可反映炎症的变化;④虹膜变化:水肿,纹理不清并粘连,膨隆;⑤瞳孔改变:瞳孔缩小,对光反应迟钝或消失;⑥并发白内障,继发青光眼、低眼压及眼球萎缩。

3.辅助检查

了解患者的血常规、红细胞沉降率、HLA-B27 抗原分型等实验室检查,如怀疑病原体感染,应进行相应病原学检查。

4.社会心理状态

由于本病常反复发作,并伴有眼痛、畏光、流泪及视力障碍,影响工作、学习和生活,患者往往焦虑不安,心理负担较大。

## 二、后葡萄膜炎

后葡萄膜炎又称脉络膜炎,是指各种病因引起脉络膜、玻璃体后部及视网膜组织炎性病变的总称。

### (一)护理评估

1.健康史

后葡萄膜炎常反复发作。应仔细询问病史、评估患者有无全身相关性疾病,如风湿性疾病、结核病、有无外伤史或眼部感染史。

2.临床表现

(1)视觉症状:以眼前闪光、视力下降和视物变形为主要症状,是由炎性反应刺激、视网膜损伤和炎性渗出物使玻璃体混浊所致。

(2)眼底改变:眼底出现多种形态的脉络膜炎性病灶,像斑块状、点状的白色渗出物,玻璃体可见尘埃或絮状混浊物。

### (二)治疗要点

应用散瞳剂,防止虹膜后粘连,减少并发症。同时合理应用糖皮质激素,非甾体类抗炎药和抗感染药,控制炎症反应,针对病因进行治疗。

### (三)护理诊断

1.疼痛:眼痛

眼痛与炎症引起睫状神经刺激有关。

2.感知改变:视力下降

视力下降与房水混浊、角膜后沉着物、并发白内障、继发青光眼有关。

3.知识缺乏

缺乏本病防治知识。

4.焦虑

焦虑与视功能障碍、病程长、反复发作有关。

5. 潜在并发症

潜在并发症包括继发性青光眼、并发性白内障、视网膜脱离、视神经萎缩等。

## 三、护理措施

1. 散瞳

散瞳为最主要的治疗措施。

它可解除瞳孔痉挛，防止瞳孔后粘连，减轻疼痛，减少并发症。常用的散瞳药为阿托品眼药水或阿托品眼膏，效果不理想的可结膜下注射散瞳合剂（1%阿托品、1%可卡因和0.1%肾上腺素等量混合）0.1～0.2 mL。

2. 糖皮质激素

糖皮质激素具有消炎、抗过敏的作用，还能抑制炎性介质的释放。常用的有0.1%的地塞米松和0.5%的醋酸可的松眼药水，还可用眼膏涂眼或结膜下注射，病情严重可口服或静脉应用糖皮质激素。

3. 热敷

热敷可以促进炎症和毒素的吸收，减轻炎症反应，并有止痛作用。每日2～3次，每次15～20 min。

4. 病因治疗

寻找全身病因，积极治疗。

5. 并发症治疗

积极治疗青光眼、白内障等严重并发症。

6. 心理护理

向患者提供治疗信息，坚持用药的重要性，稳定患者情绪，帮患者树立战胜疾病的信心。

7. 用药护理

阿托品散瞳后要压迫泪囊3～5 min，以防吸入性中毒。如患者出现心跳加快、面色潮红、头晕烦躁、胡言乱语等症状，应立即停药，及时通知医生，同时嘱患者卧床休息，多饮水，注意保暖，给予静脉滴注葡萄糖。

8. 治疗护理

中老年人、前房浅患者为避免散瞳后房角阻塞引起青光眼，可先用1%的苯肾上腺素散瞳，无眼压升高后再用阿托品散瞳。

小儿要用低浓度药物散瞳。应用糖皮质激素的要注意观察患者的不良反应（应激性溃疡、骨质疏松、向心性肥胖）。

9. 病情观察

密切观察视力、房水、瞳孔、眼压的变化，有异常及时通知医生处理。

10. 生活护理

嘱患者注意休息，保证充足睡眠，不能用眼过度。给患者高营养、易消化的食物，多食蔬菜水果，保持大便通畅，禁食刺激性食物。戒烟酒，外出戴墨镜，防止强光刺激，减轻疼痛。

11. 健康指导

指导患者热敷的正确方法，防止烫伤。指导正确用药，向患者宣讲局部应用散瞳剂的目的在于防止虹膜后粘连，避免并发症，同时可以解除睫状肌、瞳孔括约肌的痉挛，减轻出血、疼痛，促进炎症吸收。应用抗生素治疗期间，嘱患者勿饮酒，以免引起双硫仑样（戒酒硫样）反应，对机体产生更大的损害。

（张丽红）

# 第六节　眼钝挫伤

眼钝挫伤是眼部受机械性钝力引起的外伤，可造成眼球和眼附属器的损伤。占眼外伤的发病总数的1/3以上，严重危害视功能。

## 一、病因病理

砖、石块、木棍、拳头、球类、车祸及爆炸的冲击波等是眼钝挫伤常见原因，钝力除直接损伤打击部位外，还可在眼内组织传导，产生间接损伤。

## 二、护理评估

1.健康史

了解患者有无明确外伤史，受伤时间、地点及过程，目前视力状况。

2.临床表现

眼钝挫伤部位、性质、程度不同，表现为不同症状及体征。

(1)眼睑钝挫伤：引起眼睑血肿，皮肤撕裂伤，泪小管断裂，眶骨骨折。

(2)结膜、角膜、巩膜钝挫伤：结膜充血水肿、裂伤；角膜上皮擦伤，角膜基质层水肿、增厚、混浊、破裂；巩膜破裂。

(3)虹膜睫状体钝挫伤：外伤性虹膜睫状体炎，外伤性瞳孔散大，前房积血，房角后退。

(4)晶状体损伤：晶状体脱位、半脱位，挫伤性白内障，造成视力下降。

(5)视网膜、脉络膜及视神经损伤：视网膜震荡或脱离，脉络膜破裂出血，视神经损伤，玻璃体出血。

3.辅助检查

(1)X线、CT检查：眶壁有无骨折。

(2)眼A超、B超检查：出血位置、玻璃体积血程度、晶状体是否脱位、有无视网膜脱离及脱离程度、眶内有无血肿。

(3)实验室检查：合并感染者血白细胞计数增高。

4.社会心理状态

眼钝挫伤为意外伤害，患者及其家属大多没有心理准备。因眼钝挫伤可造成视力突然下降，患者及其家属因害怕失明而感到恐惧，又因剧烈眼痛等不适而感到焦虑，还因担心面容受损、形象损害而感到悲哀。

## 三、治疗要点

眼钝挫伤主要是局部治疗，24 h内给予冷敷，防止再出血；24 h后热敷，促使积血吸收。撕裂伤应及时清创缝合伤口，并给予抗炎止血、止痛药物，及时注射破伤风抗毒素。严重眼钝挫伤给予双眼包扎，卧床休息。

## 四、护理诊断

(1)疼痛：眼痛与眼内积血、眼压升高、眼组织损伤有关。

(2)感知改变：视力障碍与眼内积血、眼内组织损伤有关。

(3)焦虑与担心预后有关。

(4)潜在并发症包括前房、玻璃体出血，视网膜脱离，继发性青光眼等。

## 五、护理措施

1. 心理护理

眼钝挫伤多为意外伤，直接影响视功能和眼部外形，患者多有恐惧和焦虑情绪，应给予心理疏导。护理操作准确、熟练、及时，态度认真负责，使患者情绪稳定，配合治疗。

2. 病情观察

监测视力、眼压、眼部伤口的变化，并做好记录。眼钝挫伤多引起眼组织多部位损伤，并发症多且严重，应密切观察伤情变化。如有分泌物、出血、眼压升高，应及时报告医生并协助处理。

3. 用药护理

遵医嘱给予抗生素、止血、止痛、降眼压、镇静、散瞳、糖皮质激素、破伤风抗毒素等药物，并观察药物反应。

4. 手术护理

需手术的患者做好围手术期的护理。

5. 生活护理

卧床休息，多食富含纤维素、易消化的软食，保持大便通畅，避免用力排便、咳嗽及打喷嚏。如果患者双眼视力受损，护士应协助患者穿衣、如厕等，做好生活护理。

6. 健康教育

(1)指导患者及其家属出院后遵医嘱用药，定期复诊，预防并发症的发生。

(2)介绍眼钝挫伤防治常识，严格遵守操作规程，加强安全教育，注意自我保护，杜绝眼外伤发生。

（张丽红）

# 第七节　牙周病

## 一、牙龈炎

牙龈炎是指炎症只局限于龈乳头和龈缘，严重时可累及附着龈。牙龈炎的病变是可逆的，一旦病因去除，炎症消退，牙龈便可恢复正常。

如果炎症未被控制，牙龈炎可发展为牙周炎。因此，积极防治牙龈炎是减少牙周炎发病率的重要措施。

### (一)致病因素

致病因素主要是口腔卫生不良，如牙菌斑、牙垢、牙石及其他因素，如食物嵌塞、不良修复体及牙颈部龋的局部刺激所引起。此外，妊娠期妇女由于性激素水平的改变也可使原有的慢性龈炎加重和形成瘤样改变特性。

### (二)临床表现

①局部牙龈发痒、肿胀等不适，常有刷牙或咬硬物时出血，有口臭；②牙龈变为深红色或暗红色，点彩消失，重者龈缘肥厚，龈乳头呈球状增大；③形成假性牙周袋；④牙龈探诊出血；⑤牙齿无松动、牙槽骨无破坏，这是区别牙龈炎与牙周炎的主要标志。

### (三)心理-社会状况

无自觉症状出现时，不易引起患者的注意。当牙龈出血、口臭而影响人际交往时，患者易产生自卑、焦虑、孤独的心理。

### (四)护理诊断及医护合作性问题

(1)口腔黏膜改变与炎症引起牙龈充血、红肿有关。

(2)患者缺乏口腔卫生保健知识。

(3)社交障碍与说话时牙龈出血、口臭有关。

### (五)护理措施

1.用药护理

去除致病因素，口腔内有不良修复体者，协助医师取下，消除食物嵌塞。协助医师用3%过氧化氢溶液与生理盐水交替冲洗龈沟，涂布碘甘油，病情严重者，遵医嘱指导患者服用抗生素及维生素。

2.洁治术的护理

(1)术前准备：①向患者说明洁治术的目的及操作方法，使患者能够合作；②根据病情做血液检查，如血常规、血小板计数、出凝血时间等，如有血液疾病或局部急性炎症，不宜手术；③嘱患者用漱口液(如复方氯己定含漱液)含漱1～3 min，消毒口腔；④准备好消毒的洁治器或超声波洁牙机。

(2)术中配合：①用1%碘酊消毒手术区；②根据患者牙位及医生使用器械的习惯摆放好所需的洁治器；③术中协助牵拉唇、颊及遮挡舌体，及时吸唾，保证术野清晰，若出血较多用1%肾上腺素棉球止血；④随时观察患者一般情况，如表情、面色等。如果患者很疲劳，需休息一下，再行洁治；⑤洁治完毕，备好磨光膏，低速手机装上杯状刷及橡皮杯，递给医生抛光牙面，龈下刮治则用锉形器磨光根面；⑥遵医嘱用3%过氧化氢溶液及生理盐水交替冲洗龈袋，并嘱患者漱口，备棉球拭干牙龈表面水分或气枪吹干，用镊子夹持碘甘油置于龈沟内。全口洁治应分区进行，以免遗漏。

3.健康指导

(1)指导患者采取正确的刷牙方法及其他保持口腔卫生的措施，如牙线及牙签的正确使用；宣传早晚刷牙的重要性，养成良好的口腔卫生习惯。

(2)让患者了解牙龈炎是可预防可治疗的，但是牙龈炎不及时治疗发展到牙周炎时，对口腔健康带来严重危害，增强患者防病意识。

## 二、牙周炎

牙周炎是牙周组织发生的慢性、非特异性感染性疾病，是一种慢性破坏性疾病，表现为牙龈、牙周膜、牙骨质及牙槽骨均有改变。一旦患了牙周炎，经过有效治疗后，疾病可以停止发展，但已被破坏的牙周支持组织则不能完全恢复到原有水平，留下严重危害。

### (一)致病因素

①牙周炎的病因基本上与牙龈炎相同；②牙龈炎如未能及时治疗或致病因素增强，机体抵抗力下降，则牙龈炎可能发展为牙周炎；③全身因素尚不明了，可能与营养代谢障碍、内分泌紊乱、精神因素、自主神经功能紊乱等有关。

### (二)临床表现

①牙龈红肿出血；②牙周袋形成；③牙周袋溢脓；④牙周形成脓肿；⑤牙齿松动。

### (三)心理-社会状况

牙周炎是一种慢性破坏性疾病，早期因病变程度较轻，患者对其危害性认识不够，常不被引起重视。当疾病进一步发展，出现牙周袋溢脓、牙周脓肿、牙齿松动时，才来就诊，此时松动牙常需拔除。牙齿拔除后，严重影响患者咀嚼功能及面容，使其产生焦虑情绪。由于有明显的口臭，常影响患者的社会交往，使其产生自卑心理。

### (四)护理诊断及医护合作性问题

(1)口腔舒适的改变与炎症造成牙周脓肿、牙周溢脓、口臭等有关。

(2)牙周组织受损与炎症造成牙龈充血、水肿、色泽改变有关。

(3)社交障碍与牙齿缺失、口臭有关。

(4)患者缺乏牙周炎的防治知识，对其严重性认识不够。

### (五)护理措施

1. 一般护理

指导患者加强营养，增加维生素 A、维生素 C 的摄入，以利于牙周组织的愈合，禁烟酒。

2. 药物护理

遵医嘱全身使用抗生素，嘱患者正确使用 0.2%氯己定液，用 0.2%氯己定液漱口，保持口腔清洁。

协助医生用 3%过氧化氢液冲洗牙周袋，拭干后用探针或镊子夹取少许碘甘油或碘酚置于袋内，涂擦碘酚时，应避免烧灼邻近黏膜组织。

3. 手术护理

协助医生做好洁治术及牙周手术的护理，取出口腔内不良修复体，消除食物嵌塞等局部刺激因素。

(1)术前准备：嘱患者用漱口液(如 0.2%氯己定液)含漱 3 min，消毒口腔。准备好洁治器、刮治器或超声波洁牙机。另备磨光用具、冲洗液及冲洗空针，低速手机、橡皮磨光杯、杯状刷、磨光膏。遵医嘱备好局部麻醉药(如 2%利多卡因)，牙周手术时需用 75%乙醇消毒口周皮肤、铺消毒巾。

(2)术中护理：术中协助医生牵拉唇、颊及遮挡舌体，及时吸唾、止血，保证术野清晰。洁治完毕，备好磨光膏，低速手机装上杯状刷及橡皮杯，递给医生抛光牙面。遵医嘱用生理盐水及 3%过氧化氢溶液冲洗龈袋或牙周袋，并嘱患者漱口。备棉球拭干牙龈表面水分或气枪吹干，用镊子夹持碘甘油置于龈沟或牙周袋内。

(3)术后护理：牙周手术后，嘱患者 24 h 内不要漱口、刷牙，进温软饮食，注意保护创面，术后1周拆线，术后6周勿探测牙周袋，遵医嘱服用抗生素药物以防止感染。

4.健康指导

(1)保持良好口腔卫生习惯：每天早、晚两次彻底刷牙，每次3 min。教会患者用正确的刷牙方法。饭后漱口，少食糖类食物，不能口含食物睡觉。

(2)去除发病因素：积极改善食物嵌塞，对颌创伤的牙进行调牙殆；均衡营养；有吸烟嗜好者应积极戒烟；纠正口呼吸等不良习惯；预防和矫治畸形。

(3)巩固疗效的指导：指导患者认识到牙周病可以治疗，但也可以反复发作，需定期复诊预防复发，一般2～3个月复诊1次，每6～12个月做1次洁治术，以有效维护牙周健康并巩固疗效。

（王红霞）

# 第八节　耳部疾病

## 一、分泌性中耳炎

分泌性中耳炎是以鼓室积液和听力下降为主要特征的中耳非化脓性炎性疾病。当中耳积液极为黏稠而呈胶冻状者，称之为胶耳。

### (一)致病因素

本病病因未完全明确，目前认为主要病因与咽鼓管功能障碍、感染和免疫反应有关。当咽鼓管功能不良时，外界空气不能进入中耳，中耳内原有空气逐渐被吸收，腔内形成负压。此时，中耳黏膜肿胀，毛细血管通透性增加，鼓室内出现漏出液、渗出液和分泌液的混合液体。

### (二)临床表现

1.症状

听力逐渐下降，有时伴有自听增强。患儿常因对声音反应迟钝，注意力不集中，学习成绩下降而由家长领来就医。急性发病者可有轻微耳痛，慢性者耳痛不明显。本病伴有耳内闭塞感或闷胀感，按捺耳屏后可暂时减轻。另外，尚可出现间歇性耳鸣，如“噼啪”声。当打呵欠或用力擤鼻时，耳内可出现气过水声。

2.体征

耳镜检查时可见鼓膜内陷，光锥缩短、变形，锤骨短突明显外突。失去正常光泽，呈淡黄、橙红或琥珀色。有时透过鼓膜见到液平面，鼓气时耳镜检查鼓膜活动可受限。

### (三)护理诊断及医护合作性问题

(1)感知改变听力损失与分泌性中耳炎有关。

(2)耳痛由鼓室积液引起。

### (四)护理措施

(1)按医嘱应用适当的抗生素，以避免已行鼓膜穿刺术或鼓膜置管术的患者中耳发生感染。

(2)保持鼻腔及咽鼓管道通畅，可用0.5%～1%麻黄碱液或0.05%盐酸羟甲唑啉液滴鼻。

(3)行鼓膜穿刺术或鼓膜置管术。

(4)可采用波氏球法、导管法或捏鼻鼓气法进行咽鼓管吹张。

(5)如患者该病由鼻腔或鼻咽疾病所引起，须向患者说明处理目的并处理原发疾病。

(6)进行卫生宣教指导，加强身体锻炼，防止感冒，提高家长和患者对本病的认识。

## 二、急性化脓性中耳炎

急性化脓性中耳炎是中耳黏膜的急性化脓性炎症。好发于儿童。

### (一)致病因素

急性上呼吸道感染、急性传染病时，致病菌常经咽鼓管侵入中耳，此为最常见途径。婴幼儿哺乳位置不当，如平卧位吃奶，乳汁亦可经咽鼓管流入中耳发病。此外，经外耳道鼓膜穿孔途径和血源扩散途径也可致病。本病主要致病菌为肺炎球菌、流感嗜血杆菌、溶血性链球菌、葡萄球菌、变形杆菌等。

### (二)临床表现

1. 症状

常表现为耳痛，可为搏动性跳痛或刺痛。有时伴畏寒、发热等全身症状，尤以小儿全身症状显著。一旦鼓膜穿孔，脓液自外耳道溢出，则体温下降，耳痛缓解，耳聋减轻。

2. 体征

耳镜检查：早期鼓膜松弛部充血，继而发展为弥散性充血。穿孔后，即可看到鼓膜紧张部穿孔处有脓液溢出，听力检查呈传导性聋。

### (三)护理诊断及医护合作性问题

(1)耳痛由急性化脓性中耳炎所致。

(2)体温过高由急性化脓性中耳炎所引起。

(3)焦虑与急性化脓性中耳炎所致的听力损失和耳痛有关。

### (四)护理措施

(1)按医嘱应用足量而有效的抗生素，症状消退后仍需巩固用药 5～7 d。

(2)指导患者鼻腔内滴减充血滴鼻液，减轻咽鼓管咽口肿胀，有利于引流。

(3)鼓膜穿孔前，外耳道内滴用 2%苯酚甘油，以利消炎镇痛。鼓膜穿孔后用 3%过氧化氢溶液清洗外耳道，拭净后再用 0.3%氧氟沙星滴耳，每日 2 次。

(4)健康教育指导：①指导患者平时积极锻炼身体，积极防治上呼吸道感染，做好各种传染病的预防工作；②指导母亲采取正确的哺乳姿势，避免婴幼儿平卧位吮奶。

（王红霞）

# 参考文献


[1] 侯军华,宫琦玮.五官科疾病护理指南[M].北京:人民军医出版社,2012.

[2] 杨秀岭.五官科疾病用药手册[M].北京:人民军医出版社,2011.

[3] 许庚.耳鼻咽喉科疾病临床诊断与治疗方案[M].北京:科学技术文献出版社,2011.

[4] 田勇泉.耳鼻咽喉头颈外科学[M].北京:人民卫生出版社,2013.

[5] 韩德民.耳鼻咽喉头颈外科学[M].2版.北京:北京大学医学出版社,2013.

[6] 李远贵.实用儿童口腔医学[M].重庆:重庆大学出版社,2015.

[7] 张文忠.口腔疾病诊断与治疗[M].天津:天津科学技术出版社,2019.

[8] 高志强.耳鼻咽喉头颈外科诊疗常规[M].2版.北京:人民卫生出版社,2012.

[9] 冯照远.临床实用耳鼻咽喉科学[M].上海:第二军医大学出版社,2014.

[10] 陈谦明.口腔黏膜病学[M].北京:人民卫生出版社,2017.

[11] 黄选兆,汪吉宝,孔维维.耳鼻咽喉头颈外科学[M].2版.北京:人民卫生出版社,2010.

[12] 姜晓蕾.口腔临床医学新进展[M].北京:科学技术文献出版社,2018.

[13] 杨旭.口腔颌面外科学[M].北京:中国医药科技出版社,2019.

[14] 文玲英,吴礼安.实用儿童口腔医学[M].北京:人民军医出版社,2016.

[15] 丁继芬.口腔预防医学[M].北京:中国医药科技出版社,2019.

[16] 李晔.口腔科实用诊疗技术[M].北京:科学技术文献出版社,2018.

[17] 燕贵军.精编口腔科学[M].上海:上海交通大学出版社,2018.

[18] 袁萍.实用口腔医学[M].天津:天津科学技术出版社,2019.